国家科学技术学术著作出版基金资助出版

女性盆底学

Female Pelvisology

第3版

主　编　朱　兰　郎景和

编　者　（以姓氏笔画为序）

王　巍　史宏晖　仝佳丽　曲　璇　朱　兰　任　常
刘晓红　刘海元　孙智晶　肖　河　邱　琳　宋晓晨
张　林　张国瑞　陆菁菁　陈　娟　范　融　周　莹
庞海玉　郎景和　娄文佳　曹　杨　梁　硕　谭　莉
滕莉荣　薄海欣　戴毓欣

秘　书　戴毓欣

人民卫生出版社

·北　京·

图书在版编目（CIP）数据

女性盆底学/朱兰，郎景和主编. —3版. —北京：人民卫生出版社，2021.1（2025.1重印）

ISBN 978-7-117-30313-2

Ⅰ.①女…　Ⅱ.①朱…②郎…　Ⅲ.①女性-骨盆底-功能性疾病-诊疗　Ⅳ.①R711.33

中国版本图书馆CIP数据核字(2020)第144943号

女性盆底学

Nüxing Pendixue

第3版

主　　编：朱　兰　郎景和
出版发行：人民卫生出版社（中继线 010-59780011）
地　　址：北京市朝阳区潘家园南里19号
邮　　编：100021
E - mail：pmph @ pmph.com
购书热线：010-59787592　010-59787584　010-65264830
印　　刷：北京盛通印刷股份有限公司
经　　销：新华书店
开　　本：889×1194　1/16　　印张：15.5
字　　数：458千字
版　　次：2008年3月第1版　　2021年1月第3版
印　　次：2025年1月第6次印刷
标准书号：ISBN 978-7-117-30313-2
定　　价：158.00元

主编简介

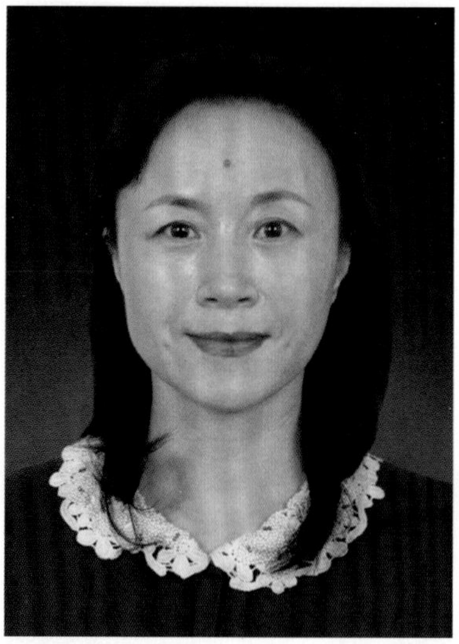

朱 兰

中国医学科学院、北京协和医学院、北京协和医院妇产科学系主任，教授，博士研究生导师。中华医学会妇产科学分会候任主任委员、妇科盆底学组组长，中国预防医学会盆底疾病防治委员会主任委员。《中国计划生育与妇产科》主编，《中华妇产科杂志》《实用妇产科杂志》《中国实用妇科与产科杂志》副主编。*International Urogynecology Journal* 编委。中华全国妇女联合会第十二届执行委员会委员，中央保健委员会特聘专家，国家自然科学基金项目评审二审专家，国务院政府特殊津贴获得者。曾获卫生部有突出贡献中青年专家，新世纪百千万人才工程国家级人选和全国"三八红旗手"。

主持并完成国家及部级课题多项。以通信作者和第一作者发表 SCI 文章逾百篇，中文核心期刊数百篇。主编和主译《女性盆底学》等多部著作。已申请专利 10 余项。2013 年牵头完成的"女性盆底疾病的基础与临床研究"获高等学校科学研究优秀成果奖（科学技术进步奖）一等奖；2015 年牵头完成的"女性生殖道畸形的矫正策略及新术式研究与应用"获华夏医疗保健国际交流促进科学技术奖一等奖；2017 年牵头完成的"中国盆底康复模式建立和应用推广"获中华预防医学会科学技术奖一等奖；2019 年牵头完成的"女性盆底功能障碍性疾病防治体系的建立和推广"获国家科学技术进步奖二等奖。

主编简介

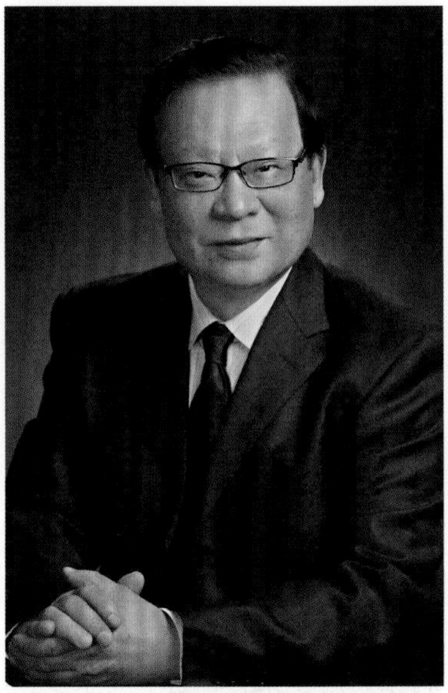

郎景和

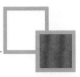

中国工程院院士，北京协和医院妇产科名誉主任，教授，博士研究生导师。1984年、1986年赴挪威、加拿大研修妇科肿瘤及妇科显微外科。1986—1993年任北京协和医院副院长，1993—2015年任北京协和医院妇产科主任。中华医学会妇产科学分会前任主任委员，《中华妇产科杂志》总编辑，中国医师协会妇产科医师分会会长。国际欧亚科学院院士、美国妇产科学院荣誉院士、英国皇家妇产科学院荣誉院士、法国妇产科学院荣誉院士。亚太妇科内镜协会主席、美国妇科腹腔镜医师协会及欧洲妇科内镜协会常务理事。世界华人医师协会副会长、世界华人妇产科协会会长。

从事妇产科医疗、教学、科研50余年，对子宫内膜异位症发病机制进行研究，提出了"在位内膜决定论"和"源头治疗说"；关于卵巢癌淋巴转移的研究，以及对妇科内镜手术、宫颈癌的防治、女性盆底障碍性疾病的诊治与基础研究均有突出贡献。获国家科学技术进步奖，原卫生部、教育部、中华科学技术进步奖及北京市科学技术奖等15项，并荣获2004年度何梁何利基金科学与技术进步奖，2005年北京市劳动模范、全国五一劳动奖章、全国科技先进工作者、全国高校教学名师、杰出华人榜奖及杰出世界华人医师奖等荣誉称号。发表学术论文600余篇，主编（译）著作30部，个人专著20部。郎院士重视与推广人文医学，著书立说，已出版"一个医生的"系列丛书10部。

第3版序

妇科泌尿学和盆底重建外科学(urogynecology and reconstructive pelvic surgery,URPS)系针对女性盆底功能障碍的亚学科,旨在研究盆底支持结构缺陷、损伤及功能障碍造成疾患的诊断与处理,其主要问题是女性尿失禁、盆腔器官脱垂、大便失禁、女性性功能障碍、生殖道瘘和盆腔痛等一系列疾病。随着人类寿命的延长,以及社会经济生活的变化,人们对生命与生活水准的期望和要求也日益增高,但由于其发病率的日渐升高,盆底功能障碍性疾病业已成为严重影响中老年妇女健康和生活质量的医疗问题及突出的社会问题。

URPS 亚专业发展在全球发达国家已有半个世纪的发展史,在我国还尚属年轻阶段,但发展迅速。2005 年 12 月 24 日,在广州成立了中华医学会妇产科学分会妇科盆底学组,每两年召开一次全国性的学术会议,引入国际妇科泌尿协会的国际培训项目,并在全国推广盆底解剖和手术治疗的新观念、新技术,以提升我国的 URPS 学术水平,促进我国妇科泌尿及盆底重建外科的建立与发展。至此,中国的妇科泌尿学和盆底重建外科学已立于世界学术之林。

《女性盆底学》是一本侧重于临床诊治的实用专业书,其内容包括中国特色的流行病调查数据、盆底疾病相关解剖,详尽地阐述了各种盆底疾病的病因、病理、临床表现、诊断和处理,并介绍了本领域的国际前沿新进展。

第 1 版《女性盆底学》于 2008 年出版,2014 年出版了第 2 版,时隔 6 年我们推出第 3 版。第 3 版《女性盆底学》涵盖了最新的临床研究证据和国际新观点,还对全书的插图进行了一致化的彩图绘制,使其更具有可读性和实用性。期冀本书能成为妇产科、泌尿科、肛肠科医师及康复科医师进行 URPS 诊疗的案头书。

诚然,参与第 3 版编写的北京协和医院妇产科、泌尿科、放射科、超声科的同事们都力求本书能够全面反映飞速进步的盆底学进展,展现丰富的基础与临床研究成果,但由于编者的实践经验和理论水平有限,难免存在错误和瑕疵之处,本书出版之际,恳切希望广大读者在阅读过程中不吝赐教,欢迎发送邮件至邮箱 renweifuer@ pmph. com,或扫描封底二维码,关注“人卫妇产科学”,对我们的工作予以批评指正,以期再版修订时进一步完善,更好地为大家服务。

最后,我们还是想再一次引用著名的妇科医师 Telinde 的名言与大家共勉:“很难设想,没有女性泌尿学知识的医师能成为一流的妇科医师。”希望更多的妇科医师能够掌握妇科泌尿学知识,并付诸于临床实践。

朱 兰 郎景和

2020 年 12 月

第2版序

时代前进,学科发展,新书再版,令人欣然鼓舞。

中华医学会妇产科学分会女性盆底学组自2005年成立,工作活跃,2013年在上海成功举办了第五次全国会议,并有国际妇科泌尿学会(IUGA)一组专家到会,形成高端论坛和培训项目实施,也使女性盆底学进入了一个新的阶段。

这之后,本书的编撰再版工作加速进行,在原书基础上,又增加了关于女性性功能障碍、老年医学等新的章节与内容。一些量表都经过验证,还强调和记述了手术护理等内容。应该说本书再版是我国女性盆底学近年新发展的总结,是以盆底学成员为中坚的同道们辛勤劳动的结晶。

女性盆底功能障碍性疾病业已成为中老年妇女的常见病、多发病,它甚至不仅是健康问题,也是社会问题。其诊断和治疗,又涉及多学科、多专业,从基础、临床,到预防、康复,要求合作、整合。因此,本学科面临的问题和任务,还会增多和扩大,也为本书的编撰增加了沉重感。

作为比较新的亚学科,特别是近年推行的新理论、新观念、新技术、新方法,在实践中也一定遇到和要解决一些新问题,如过度的手术选择、网片的应用偏颇,以及并发症的预防和处理等都是应以循证医学、价值医学的观念给予评判和改善,所幸,诸多问题都在本书中予以了重视和阐述。

我们曾引用著名的妇科医师Telinde所说的"很难设想,没有女性泌尿学知识的医师能成为一流的妇科医师。"我们也曾强调,女性盆底学的知识和技术应是二十一世纪妇产科医师的必备技能。回顾这些年的工作和历程,我们不无欣慰地说,我们践行了、前进了、发展了,并且非常有信心地说:我们是完全可以达到这一目标的!

但愿这部再版的书会为此贡献绵薄之力。

郎景和　朱　兰

2014年夏

第1版序

当我们把这部书奉献给读者时，油然产生一种欣慰的感动，尽管先前我们也撰写出版过不少书。这是因为，女性盆底障碍性疾病或女性盆底学作为一个亚学科或亚专业已经在我国兴起，而我们也尽了一份努力。

以压力性尿失禁和盆腔器官脱垂为主要表现的女性盆底功能障碍性疾病是中老年妇女的常见病和多发病，严重影响她们的健康和生活质量，甚至被称为“社交癌”。作为患者，会因各种原因或难言之隐而延迟就诊和治疗；作为医者，又涉及泌尿科、妇产科、消化及肛肠科，又有解剖、生理、病理、临床诊治、预防保健诸多问题，可以认为这类疾病是多学科交叉、全方位的医疗卫生与社会保健问题。虽然作为医疗诊治，中国医生早于20世纪50~60年代，曾对“两病”（子宫脱垂、生殖道瘘）进行过卓有成效的工作，但从90年代伊始，国际上关于盆底功能障碍性疾病或盆底重建外科出现了很多新理论、新观念、新技术，而我国学者在认识和临床实践上则嫌落后。但到21世纪初，特别是近年，我们迎头赶上，已跻身于国际前列队伍。

2004年我们在福州召开了第一次专题学术会议。翌年12月在广州成立了中华医学会妇产科学分会女性盆底学组，中华医学会会长钟南山院士到会祝贺、指教。2007年在成都举行了第二次学术会议，情势已别开生面，各地学者报告了流行病学调查、基础研究和临床经验，而且这一亚学科的专家队伍业已形成，甚至可以与国际接轨。关于女性盆底学的论述、书著日渐增多，专题学习班、训练班、学术研讨会接踵而至，呈现如火如荼的可喜局面。

更为重要的是，我们的同道们不仅明确了著名的妇科医师 Telinde 所说的“很难设想，没有女性泌尿学知识的医师能成为一流的妇科医师”，而且已经确认，对女性盆底障碍性疾病的诊治与盆底重建手术是21世纪妇产科医师的必备技能。

我们愿意在女性盆底学发展中推波助澜。此书的特点是推出新观念、新技术，与先前我们出版的书重要的不同是，突出了自己的研究成果和经验总结，如流行病学资料、盆底解剖、基础理论阐述，以及具体的临床方法、技术。这使我们充满信心地开发与应用。参加撰写各章的作者都是实际的研究者，而不仅仅是文献综述。

女性盆底学毕竟是一个新的亚学科，它需要多学科的密切合作，从事者应具备多学科的知识和技能，突出边缘学科的特点。此外，有关理论尚待深入，临床技术的实施和效果也需循证和改进。鉴于此，本书的不足或可难免，可谓前行驿站之小结与揣摩。

时代步伐飞速、科学发展惊人、信息丰富快捷，纵然如夸父追日般辛劳不舍，仍感心力不及，怀若空谷。唯需努力不怠，与读者及同道们共同协作，乞使女性盆底学长足发展以为幸。

郎景和

2007年岁末

目 录

第一章 盆底解剖

第一节 盆底解剖结构

女性盆底是由封闭骨盆出口的多层肌肉和筋膜组成,有尿道、阴道和直肠贯穿其中。盆底肌肉群、筋膜、韧带及其神经构成了复杂的盆底支持系统,其互相作用和支持,承托并保持子宫、膀胱和直肠等盆腔脏器的正常位置。盆底前方为耻骨联合下缘,后方为尾骨尖,两侧为耻骨降支、坐骨升支及坐骨结节。

一、盆底结构

盆底由外向内由 3 层组织构成。

1. 外层即浅层筋膜与肌肉　在外生殖器、会阴皮肤及皮下组织的深面,有一层会阴浅筋膜(superficial fascia of perineum)亦称 Colles 筋膜(colles fascia),其深面由 3 对肌肉及一块括约肌组成浅层肌肉层。此层的肌肉与肌腱会合于阴道外口与肛门间,即会阴体的中央,形成中心腱(图 1-1)。

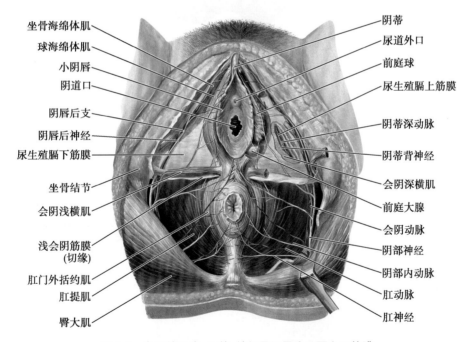

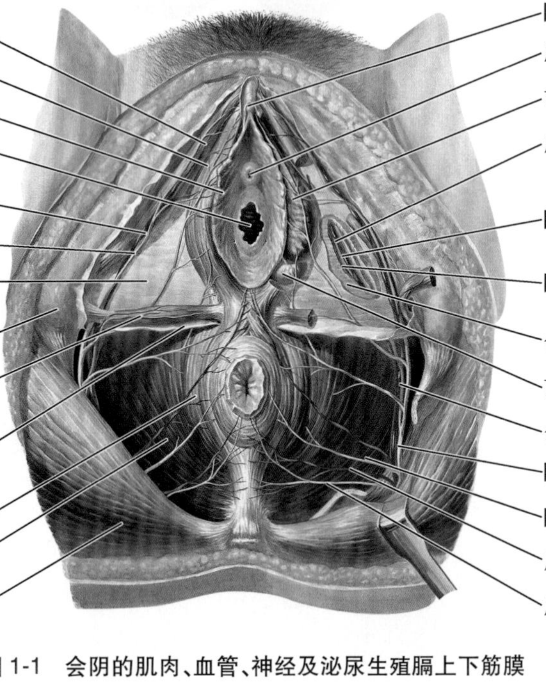

图 1-1　会阴的肌肉、血管、神经及泌尿生殖膈上下筋膜

(1) 球海绵体肌(bulbocavernosus muscle):位于阴道两侧,覆盖前庭球及前庭大腺,向后与肛门外括约肌互相交叉而混合。此肌收缩时能紧缩阴道又称阴道缩肌。

(2) 坐骨海绵体肌(ischiocavernosus muscle):从坐骨结节内侧沿坐骨升支内侧与耻骨降支向上,最终集合于阴蒂海绵体(阴蒂脚处)。

(3) 会阴浅横肌(superficial transverse muscle of perineum):自两侧坐骨结节内侧面中线会合于中心腱。

(4) 肛门外括约肌(external anal sphincter):为围绕肛门的环形肌束,前端会合于中心腱,后端与肛尾韧带相连。

2. 会阴隔膜 会阴隔膜(perineal membrane，PM)以往称为泌尿生殖膈，认为是一层三角形的致密的肌肉筋膜组织，由尿道阴道括约肌、会阴深横肌和覆盖其上、下两面的尿生殖膈上、下筋膜共同构成。现认为是一层厚的膜性纤维片(见图 1-1，图 1-2)。

3. 盆底肌 由 1 对肛提肌、1 对尾骨肌构成(图 1-3，图 1-4)。

(1) 肛提肌(levator ani muscle)：是盆底最重要的支持结构。它是一对三角形肌肉，两侧对称，尸体解剖中呈漏斗形，由两侧盆底向下向中线行走。起自耻骨联合后面、肛提肌腱弓(tendinous arch of levator ani)和坐骨棘，止于尾骨、肛尾韧带

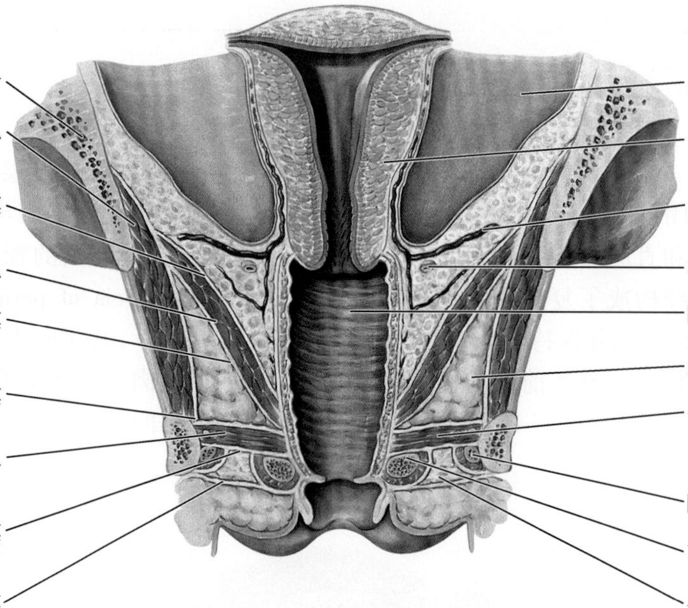

图 1-2 盆腔冠状断面

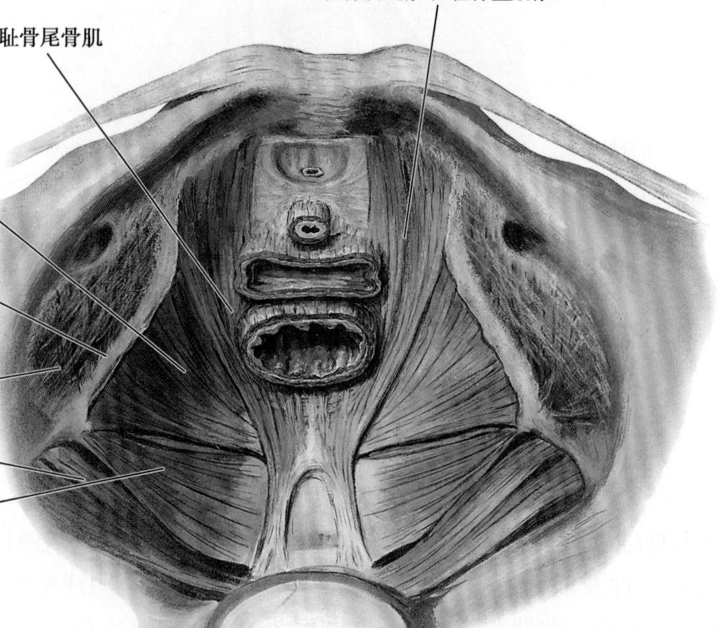

图 1-3 盆底肌(内面观)

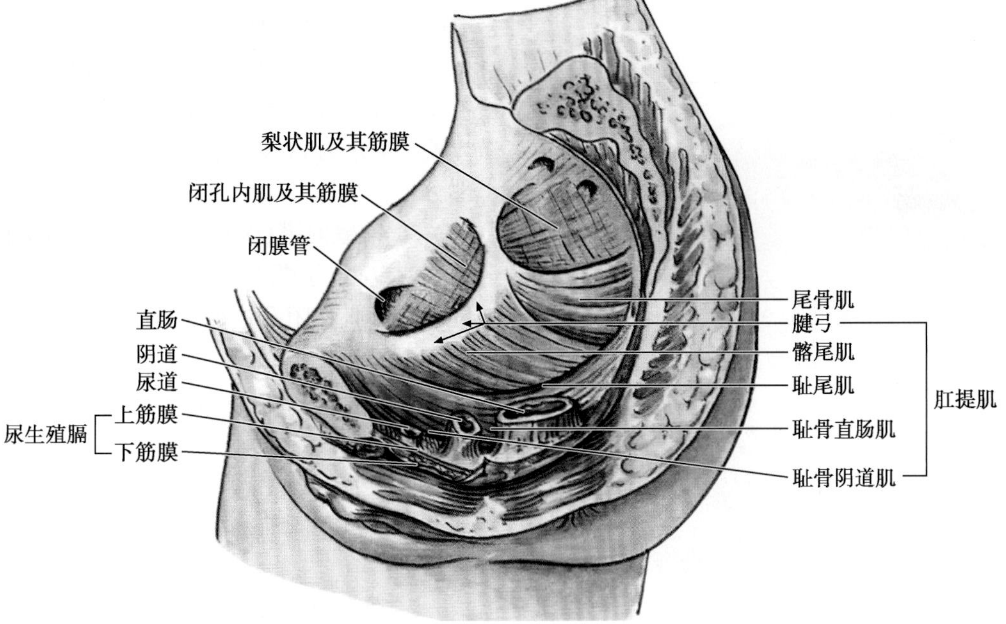

图 1-4 盆底肌及其筋膜

和会阴中心腱。在左右两肌的前内缘与耻骨联合后面之间有一空隙称为盆膈裂孔。两肌的后缘与尾骨肌相邻接。在直肠后方，左、右肛提肌有部分肌纤维会合形成“U”形肌束，盘绕直肠和阴道后壁，参与形成肛门直肠环。该肌按纤维起止和排列不同可分为 4 部分，由前内向后外依次为耻骨阴道肌、耻骨直肠肌、耻尾肌、髂尾肌。肛提肌发育因人而异，发育良好者肌束粗大密集，发育较差者肌束薄弱稀疏，甚至出现裂隙。

1）耻骨阴道肌（pubovaginalis）：位于前内侧，起自耻骨盆面和肛提肌腱弓前份，肌纤维沿尿道、阴道两侧排列，与尿道壁、阴道壁肌互相交织，并与对侧肌纤维构成“U”形袢围绕阴道、尿道，有协助缩小阴道的作用。

2）耻骨直肠肌（puborectalis）：位于中间部，是肛提肌中最强大的部分。自耻骨体后面和尿生殖膈，肌纤维向后止于肛管的侧壁、后壁和会阴中心腱。该肌束较发达，绕直肠肛管移行处周围，是肛直肠环的主要组成部分。

3）耻尾肌（pubococcygeus）：是肛提肌中最靠前内侧的部分，起于耻骨体后面（但高于耻骨直肠肌平面）和肛提肌腱弓的前部，向后下方，向后止于骶尾骨和肛尾韧带。

4）髂尾肌（iliococcygeus）：位于后外侧部，宽而薄，发育因人而异，有时该肌大部分纤维化成半透明的膜状。通常认为该肌起于坐骨棘盆面及肛提肌腱弓的全长。但有学者认为只起自肛提肌腱弓的后半。肛提肌腱弓在肛提肌附着处以上，位于闭孔筋膜上部，由闭孔筋膜、肛提肌筋膜及肛提肌起始端退化的纤维共同体组成，呈腱样肥厚，止于耻骨体后面与坐骨棘之间的连线上。髂尾肌纤维行向内、下、后方，其后部纤维止于尾骨的侧缘、尾骨尖和肛尾韧带（anococcygeal ligament），又称肛尾缝。

（2）尾骨肌（coccygeus）：又称坐骨尾骨肌，位于肛提肌的后方，为成对的混杂有腱纤维的薄弱三角形肌，起自坐骨棘盆面和骶棘韧带，肌纤维呈扇形扩展，止于骶尾骨的侧缘。该肌协助肛提肌封闭骨盆底，承托盆内脏器和固定骶、尾骨位置。有研究发现：肛提肌作为一个整体发挥作用，肛尾肌或肛提肌板代表尾骨肌在尾骨的融合。盆腔肌肉功能正常时，盆腔器官保持在肛提肌板之上，远离生殖裂孔，腹腔内压力增加将盆腔内器官向骶骨窝推挤，肛提肌板能防止其下降。盆底韧带、盆底肌肉和会阴肌肉以及软组织共同组成一个坚实的横纹肌和筋膜组织，通过这些结构的收缩和紧张度来抵抗腹压增加，从而支持盆腔脏器。若这些盆底的支持结构损伤或减弱，在腹压增加时就会出现盆腔脏器的脱垂和尿失禁等盆底功能障碍的临床表现。

肛提肌的神经支配有两个来源，第 3、4 骶神经前支发出分支，从盆面（上面）支配该肌肉；另外，肛提肌下面还有阴部神经的分支，主要分布于耻骨直肠肌（图 1-5）。

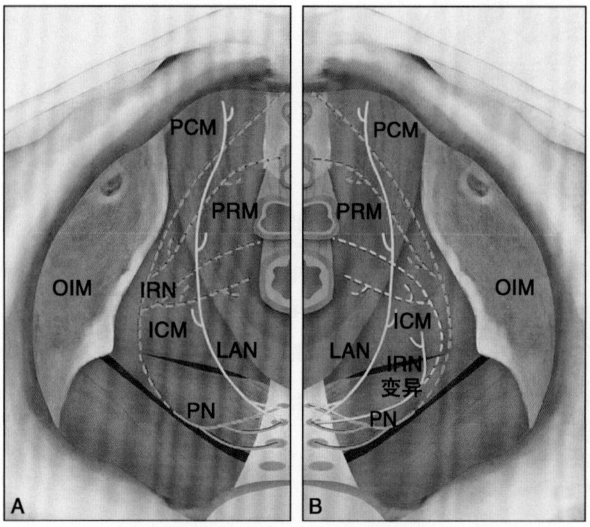

图 1-5 肛提肌的神经支配

黄色实线表示肛提肌神经（LAN），自 S_3 和/或 S_4 发出在肛提肌上面行走，发出分支支配肛提肌。A 表示阴部神经（PN）发出直肠下神经（IRN），其终末支会阴神经，两者共同发出神经进入肛提肌的下面支配之；B 表示变异的直肠下神经（直接从 S_4 神经发出），经过尾骨肌表面，发出分支支配髂尾肌（ICM）后穿过尾骨肌-骶棘韧带复合体到达肛提肌下面，发出分支到达耻骨直肠肌（PRM）和耻尾肌（PCM）的下面

二、盆底结缔组织

盆筋膜是腹内筋膜向下的一部分，被覆盆壁肌内膜，并延续包被于盆腔脏器的血管神经束的周围，形成他们的鞘、囊或韧带，对盆内脏器具有保护和支持作用。盆筋膜在骨盆入口处附着于骨膜。由于盆筋膜与盆腹膜外组织皆起源于中胚层的间充质，因此，把环绕于盆内脏器及血管神经束周围的腹膜外组织，视为盆筋膜的脏层；把被覆于盆壁和盆底肌的筋膜称为壁层。为了叙述方便，可分为盆壁筋膜、盆膈筋膜、盆脏筋膜 3 部分。

1. 盆壁筋膜（parietal pelvic fascia） 覆盖于盆腔四壁，位于骶骨前方的称骶前筋膜（图 1-6），位于梨状肌和闭孔内肌表面的分别称梨状肌筋膜和闭孔筋膜（图 1-4）。骶前筋膜位于直肠筋膜鞘与盆膈上筋膜之间，它像一个吊床似的扩展于两边的盆筋膜腱弓，向下延伸至肛管直肠结合处，在这里与直肠筋膜鞘相融合，左、右腹下丛及下腹下丛神经都被包在骶前筋膜内。它与骶骨之间有骶静脉丛。

2. 盆膈筋膜（fascia of pelvic diaphragm）

（1）盆膈上筋膜（superior fascia of pelvic diaphragm）：又称盆膈内筋膜（见图 1-2），是盆壁筋膜向下的延续，覆盖于肛提肌和尾骨肌上面，前方附着于耻骨体盆面，并向两侧延伸越过耻骨上支，在耻骨下缘上方约 2cm 处与闭孔筋膜融合，并继续沿一条不规则的线到达坐骨棘。盆膈上筋膜向后与梨状肌筋膜相连向内下方移行为盆筋膜的脏层。盆筋膜腱弓（tendinous arch of pelvic fascia）位于肛提肌腱弓的稍下方，它是盆膈上筋膜从耻骨联合弓行向后，走向坐骨棘增厚的筋膜纤维束，其内侧的附着，为耻骨膀胱韧带，左右成对，也称白线（white line）。

（2）盆膈下筋膜（inferior fascia of pelvic dia-

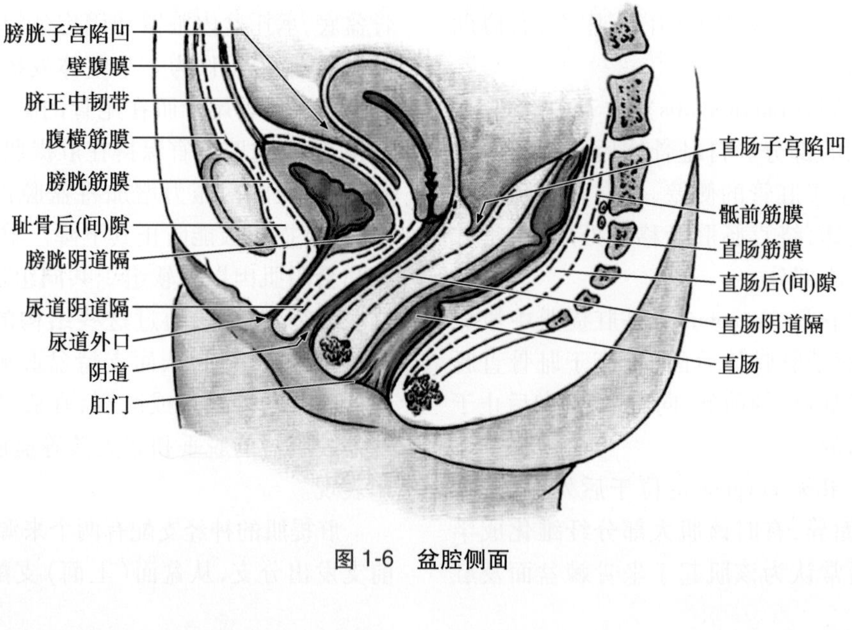

图 1-6 盆腔侧面

phragm)：又称盆膈外筋膜(图 1-2)，位于肛提肌尾骨肌的下面，较薄，上方起于肛提肌腱弓，向两侧与闭孔筋膜相延续，并覆盖着坐骨直肠窝的内侧壁，向下与向下内移行于尿道括约肌和肛门括约肌的筋膜。

3. 盆脏筋膜(visceral pelvic fascia)　是包绕在盆腔脏器周围的结缔组织膜，为盆膈上筋膜向脏器表面的延续，在脏器周围形成筋膜鞘、筋膜膈及韧带等，有支持和固定脏器位置的作用(图 1-7)。

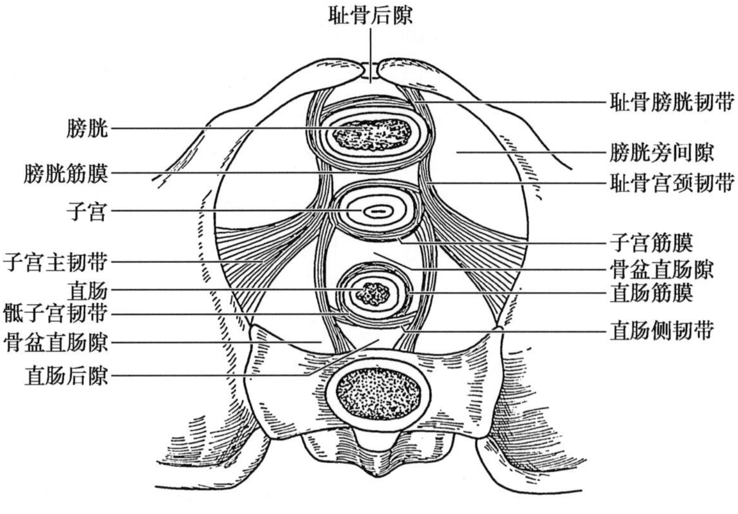

图 1-7　盆筋膜间隙

关于盆脏筋膜所形成的韧带是富有争议的问题，有学者认为其中有些实为以静脉为主体的血管壁与充填于血管或神经周围的疏松结缔组织膜，并非真正致密的结缔组织纤维束。但迄今仍沿用旧习惯，把血管、神经和包绕于他们周围的筋膜鞘称为韧带或柱，如子宫骶韧带、直肠柱。

(1) 直肠侧韧带(直肠柱)：约平第 3 骶椎从盆筋膜腱弓向前内侧发出，与直肠外侧壁的筋膜相连的韧带，内含盆丛的直肠支与直肠中血管。

(2) 子宫骶韧带：起自第 2~4 骶椎前的骨面，经直肠两侧向前，止于宫颈内口平面后方的肌层和阴道上份的外侧壁，并与盆膈上筋膜相融合。它主要由平滑肌、盆腔脏器自主神经、混合结缔组织和血管组成。其内侧为直肠，外侧为输尿管，是术中的重要标志。

(3) 主韧带：又称宫颈横韧带，位于子宫阔韧带基底部两层腹膜之间，看上去像韧带组织，实际上只是由围绕子宫血管周围的结缔组织和神经构成。它连接于盆筋膜腱弓与宫颈及阴道上端之间，膀胱旁间隙的后界，内有阴道及子宫静脉丛、子宫动脉、神经及淋巴管穿行。输尿管末段与子宫动脉交叉行于其中。韧带上方与阔韧带的腹膜外组织连续，下与盆膈上筋膜附着，对子宫起着重要的固定作用。

(4) 直肠阴道隔(rectovaginal septum)：在直肠与阴道之间，有一冠状位的结缔组织隔，为盆腔筋膜的一部分，称为直肠阴道隔。上附于直肠子宫陷凹，下达盆底，两侧附于盆侧壁。

(5) 耻骨膀胱韧带：是位于耻骨后面和盆筋膜腱弓前部与膀胱颈之间的结缔组织韧带，有左右两条。每侧韧带都有两部分：内侧部较为坚韧，位于中线两侧，名为耻骨膀胱内侧(前)韧带；外侧部名为耻骨膀胱外侧韧带，此部较宽较薄弱，由膀胱颈连于盆筋膜腱弓的前部。此韧带属于膀胱的真韧带，对膀胱起固定作用。

三、盆腔脏器

1. 子宫(uterus)

(1) 位置与毗邻：子宫位于膀胱与直肠之间，其前面隔膀胱子宫陷凹与膀胱上面相邻，宫颈阴道上部的前方借膀胱阴道隔与膀胱底部相邻，子宫后面借直肠子宫陷凹及直肠阴道隔与直肠相邻。直立时，子宫体几乎与水平面平行，子宫底伏于膀胱的后上方，宫颈保持在坐骨棘平面以上。成人正常的子宫呈轻度前倾、前屈姿势。

(2) 血管、淋巴与神经：子宫动脉起自髂内动脉的前干，沿盆侧壁向前内下方走行，进入子宫阔韧带基底部，在距子宫颈外侧约 2cm 处，横向越过输尿管盆部的前上方，至宫颈侧缘后，沿子宫两侧缘迂曲上行。主干行至子宫角处即分为输卵管支和卵巢支，后者与卵巢动脉分支吻合。子宫动脉在宫颈外侧还向下发出阴道支，分布于阴道上部。子宫静脉丛位于子宫两侧，该丛汇集成子宫静脉汇入髂内静脉。子宫静脉丛与膀胱静脉丛、直肠静脉丛和阴道静脉丛相续。宫底和子宫体上部的多数淋巴管沿卵巢血管上行，注入髂总淋巴结和腰淋巴结。子宫底两侧的一部分淋巴管沿子宫圆韧带注入腹股沟浅淋巴结。子宫体下部及宫颈的淋巴管沿子宫血管注入髂内或髂外淋巴结，一部分淋巴管向后沿骶子宫韧带注入骶淋巴结。盆内脏器的淋巴管之间均有直接或间接的吻合。子宫的神经来自盆丛分出的子宫阴道丛，随着血管分布于子宫和阴道上部。

（3）维持子宫正常位置的韧带

1）子宫阔韧带（broad ligament of uterus）：位于子宫两侧，为冠状位的双层腹膜皱襞，上缘游离，下缘和外侧缘分别与盆底和盆侧壁的腹膜移行。子宫阔韧带包裹卵巢、输卵管和子宫圆韧带，韧带内的血管、淋巴管、神经和大量疏松结缔组织，被称为子宫旁组织（parametrium）。子宫阔韧带可限制子宫向两侧移动。

2）子宫圆韧带（round ligament of uterus）：呈圆索状，长 12~14cm。起自子宫角，输卵管附着部的前下方，在子宫阔韧带内弯向盆侧壁，到腹壁下动脉外侧，经深环入腹股沟管，出浅环附着于阴阜及大阴唇皮下，是维持子宫前倾的主要结构。

3）子宫主韧带（cardinal ligament of uterus）：又称宫颈横韧带，位于子宫阔韧带基底部，由结缔组织和平滑肌纤维构成。呈扇形连于宫颈与盆侧壁之间。有固定子宫颈，维持子宫在坐骨棘平面以上的作用（图 1-7）。

4）子宫骶韧带（uterosacral ligament）：从宫颈和宫体的两侧向后，经直肠两侧，附着于骶骨前面。其表面的腹膜为骶子宫襞。该韧带向后上方牵引子宫颈，防止子宫前移，维持子宫前屈（图 1-7）。

5）耻骨宫颈韧带（pubocervical ligament）：起自宫颈和阴道上部的前面，向前呈弓形绕过膀胱和尿道外侧，附着于耻骨盆面，韧带表面的腹膜为膀胱子宫襞，有限制子宫后倾后屈的作用（图 1-7）。

2. 子宫附件

（1）卵巢（ovary）：位于髂内、外动脉分叉处的卵巢窝内，窝的前界为脐动脉，后界为髂内动脉和输尿管。卵巢的后缘游离，前缘中部血管神经出入处称卵巢门，并借卵巢系膜连于子宫阔韧带的后叶。卵巢下端借卵巢悬韧带（suspensory ligament of ovary）即骨盆漏斗韧带（infundibulopevic ligament）连于盆侧壁，此韧带为隆起的腹膜皱襞，内有卵巢血管、淋巴管及卵巢神经丛等。

（2）输卵管（fallopian tube）：位于子宫阔韧带的上缘内，长 8~12cm。子宫底外侧短而细直的输卵管峡，输卵管外侧端呈漏斗状膨大的输卵管漏斗，有输卵管腹腔口通向腹膜腔。输卵管的子宫部和输卵管峡由子宫动脉的输卵管支供血，输卵管壶腹与输卵管漏斗则由卵巢动脉的分支供应，彼此间有广泛的吻合。同样，一部分输卵管静脉汇入卵巢静脉，另一部分汇入子宫静脉。

（3）阴道（vagina）：上端环绕宫颈，下端开口于阴道前庭。宫颈与阴道壁之间形成的环形腔隙，称为阴道穹窿（fornix of vagina）。阴道穹窿后部较深，与直肠子宫陷凹紧邻。腹膜腔内有脓液积存时，可经此部进行穿刺或切开引流。阴道前壁短，长 7~9cm，上部借膀胱阴道隔与膀胱底、颈相邻，下部与尿道后壁直接相贴，也有学者提出部分女性尿道完全包埋在阴道前壁内。阴道后壁较长，为 10~12cm 上部与直肠子宫陷凹相邻，中部借直肠阴道隔与直肠壶腹相邻，下部与肛管之间有会阴中心腱。

（4）直肠（rectum）

1）位置与形态：直肠位于盆腔后部，上于第 3 骶椎平面接乙状结肠，向下穿盆膈延续为肛管。直肠在矢状面上有两个弯曲，上部的弯曲与骶骨的曲度一致，称为骶曲；下部绕尾骨尖时形成凸向前的会阴曲。在冠状面上，直肠还有 3 个侧曲，从上到下依次凸向右、左、右。直肠的上、下两端处于正中平面上。直肠腔内一般有 3 条由黏膜和环行平滑肌形成的半月形横向皱襞，称为直肠横襞。

2）毗邻：直肠后面借疏松结缔组织与骶骨、尾骨和梨状肌邻接，在疏松结缔组织内有骶正中血管、骶外侧血管、骶静脉丛、骶丛，骶交感干和奇神经节等。直肠两侧的上部为腹膜腔的直肠旁窝，两侧下部与盆丛、直肠上血管、直肠下血管及肛提肌等邻贴。

3）血管、淋巴和神经：直肠由直肠上、下动脉及骶正中动脉分布，彼此间有吻合。直肠上动脉(superior rectal artery)为肠系膜下动脉的直接延续，行于乙状结肠系膜根内，经骶骨岬左前方下降至第3骶椎高度分为左、右两支，由直肠后面绕至两侧下行，分布于直肠。直肠下动脉(inferior rectal artery)多起自髂内动脉前干，行向内下，分布于直肠下部骶正中动脉发出小支经直肠后面分布于直肠后壁。上述各动脉均有同名静脉伴行。

直肠肌壁外有直肠旁淋巴结，其上部的输出管沿直肠上血管至直肠上淋巴结、肠系膜下淋巴结；下部的输出管向两侧沿直肠下血管注入髂内淋巴结；部分输出管向后注入骶淋巴结；还有部分输出管穿过肛提肌至坐骨直肠窝，随肛血管、阴部内血管至髂内淋巴结。

支配直肠的交感神经来自肠系膜下丛和盆丛，副交感神经来自盆内脏神经，它们随直肠上、下血管到达直肠。

(5) 膀胱(urinary bladder)

1) 位置与毗邻：膀胱空虚时呈三棱锥体状，位于盆腔前部，其上界约与骨盆上口相当。膀胱尖朝向前上，与腹壁内的脐正中韧带相连。膀胱底为三角形，朝向后下。膀胱底与宫颈和阴道前壁直接相贴，与尿生殖膈相邻。膀胱尖与膀胱底之间的部分为膀胱体，其上面有腹膜覆盖，下外侧面紧贴耻骨后隙内的疏松结缔组织，以及肛提肌和闭孔内肌。膀胱充盈时呈卵圆形，膀胱尖上升至耻骨联合以上，这时腹前壁折向膀胱的腹膜也随之上移，膀胱的下外侧面直接与腹前壁相贴。临床上常利用这种解剖关系，在耻骨联合上缘之上进行膀胱穿刺或做手术切口，应避免伤及腹膜。

2) 血管、淋巴和神经：膀胱上动脉(superior vesical artery)起自髂内动脉的脐动脉，向下走行，分布于膀胱上、中部。膀胱下动脉(inferior vesical artery)起自髂内动脉前干，沿盆侧壁行向下，分布于膀胱下部及输尿管盆部等。膀胱的静脉在膀胱下部的周围形成膀胱静脉丛，最后汇集成与动脉同名的静脉，再汇入髂内静脉。

膀胱的淋巴管多注入髂外淋巴结，亦有少数膀胱的淋巴管注入髂内淋巴结和髂总淋巴结。膀胱的交感神经来自第11、12胸椎和第1、2腰椎脊髓节段，经盆丛随血管分布至膀胱，使膀胱平滑肌松弛，尿道内括约肌收缩而储尿。副交感神经来自第2~4骶椎脊髓节段，经盆内脏神经到达膀胱，支配膀胱逼尿肌，是与排尿有关的主要神经。膀胱排尿反射的传入纤维也通过盆内脏神经传入。见图1-8。

(6) 输尿管(ureter)：见图1-9。

1) 盆部：左、右输尿管腹部在骨盆上口处分别越过左髂总动脉末段和右髂外动脉起始部的前面进入盆腔，与输尿管盆部相延续。

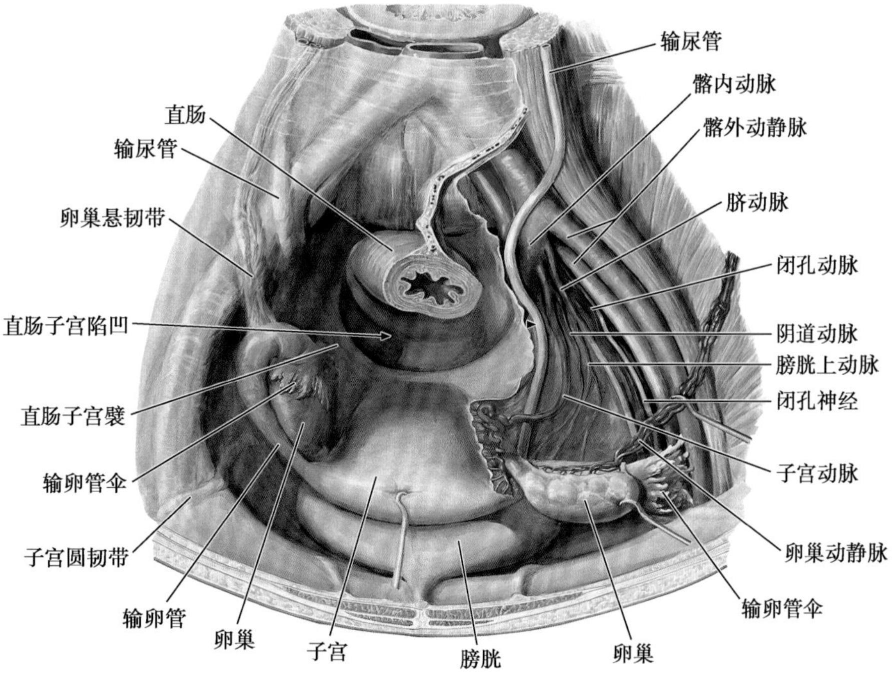

图1-8　盆腔器官(前上面观)

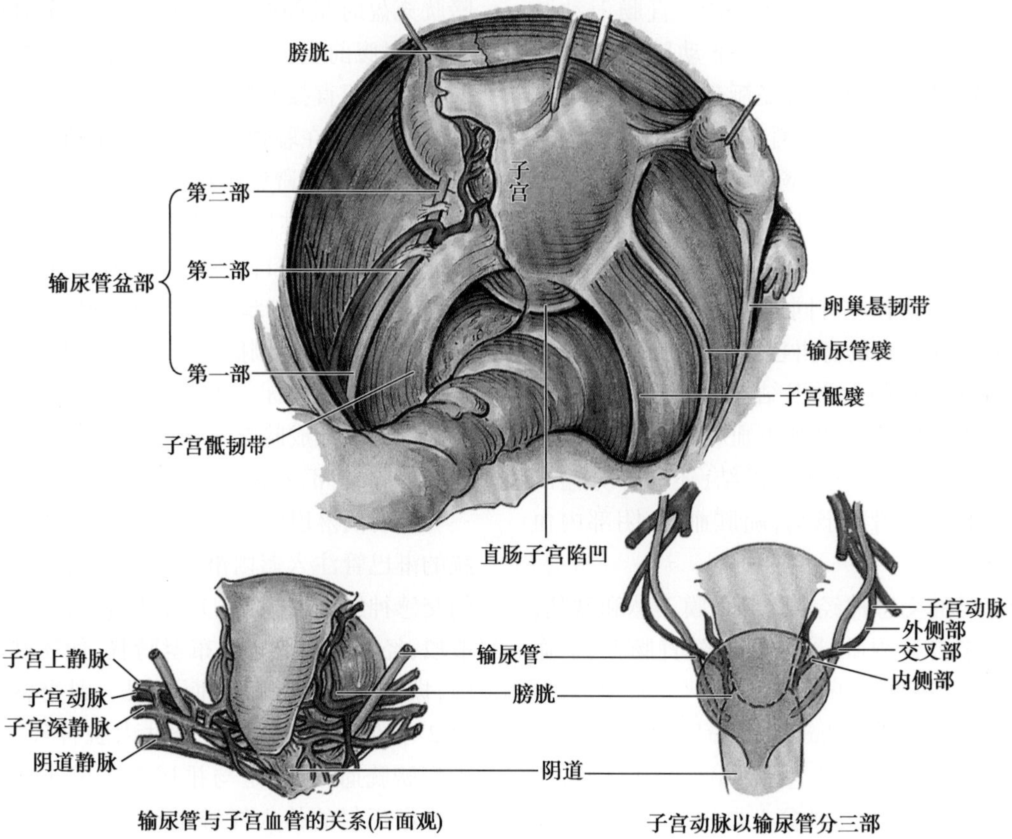

图 1-9 输尿管盆部

输尿管盆部位于盆侧壁的腹膜下,行经髂内血管、腰骶干和骶髂关节前方,向后下走行,继而经过脐动脉起始段和闭孔血管、神经的内侧,在坐骨棘平面,转向前内穿入膀胱底的外上角。女性输尿管盆部位于卵巢的后下方,在经子宫阔韧带基底部至于宫颈外侧约 2cm 处(阴道穹侧部的上外方)时,有子宫动脉从前上方跨过,恰似"水在桥下流"。施行子宫切除术结扎子宫动脉时,慎勿损伤输尿管。输尿管盆部的血液供应有不同的来源,接近膀胱处来自膀胱下动脉的分支,在女性也有子宫动脉的分支分布。

2)壁内部:输尿管行至膀胱底外上角处,向内下斜穿膀胱壁,开口于膀胱三角的输尿管口。此段长约 1. 5cm,即壁内部,是输尿管最狭窄处,也是常见的结石滞留部位。当膀胱充盈时,压迫输尿管壁内部,可阻止膀胱内的尿液向输尿管逆流。

四、盆底筋膜间隙

盆筋膜间隙是指盆壁筋膜与覆盖盆腔的腹膜之间,形成潜在的筋膜间隙。这些筋膜间隙有利于手术分离脏器,血、液体也易于在间隙内聚集。重要的间隙如下(图 1-7)。

1. 耻骨后间隙(retropubic space) 位于耻骨联合后方与膀胱之间,又称膀胱前间隙。其上界为腹膜反折部,下界为尿生殖膈,两侧为盆脏筋膜形成的耻骨膀胱韧带。正常为大量的疏松结缔组织占据。是经腹膜外到达膀胱及子宫下部与阴道的手术途径。也可经此间隙行抗尿失禁手术、膀胱颈悬吊术。

2. 膀胱旁间隙(paravesical space) 位于膀胱旁窝的腹膜下方,顶为膀胱旁窝的腹膜及脐内侧韧带;底为盆膈上筋膜;内侧为膀胱柱(即膀胱子宫韧带);外界为闭孔内肌的筋膜及髂内血管、神经、淋巴管及输尿管等。

3. 直肠旁间隙(perirectal space) 又称骨盆直肠间隙(pelvirectal space),位于直肠两侧与盆侧壁之间。上界为直肠侧窝的腹膜;下界为盆膈;内侧界为直肠筋膜鞘;外侧为髂内血管鞘及盆侧壁;前为子宫主韧带;后为直肠侧韧带;输尿管自直肠侧韧带外侧腹膜下行向下内,经此韧带向前,穿子宫主韧带可至膀胱前(旁)间隙。

4. 直肠后间隙(retrorectal space) 也称骶前间隙,为骶前筋膜与直肠筋膜之间的疏松结缔组织,其下界为盆膈,上方在骶岬处与腹膜后隙相延续。此间隙的脓肿易向腹膜后隙扩散。

腹膜后隙充气造影术即经尾骨旁进针，将空气注入直肠后隙然后上升到腹膜后隙。手术分离直肠后方时，在此间隙之间作钝性分离，可避免损伤骶前静脉丛。

五、盆腔血管、淋巴和神经

1. 动脉 见图 1-10。

(1) 髂总动脉(common iliac artery)：平第 4 腰椎下缘的左前方，腹主动脉分为左、右髂总动脉。髂总动脉沿腰大肌内侧斜向外下，至骶髂关节前方又分成髂内、外动脉。左髂总动脉的内后方有左髂总静脉伴行，右髂总动脉的后方与第 4、5 腰椎体之间有左、右髂总静脉的末段和下腔静脉起始段。

(2) 髂外动脉(external iliac artery)：沿腰大肌内侧缘下行，穿血管腔隙至股部。髂外动脉起始部的前方有卵巢血管越过，其末段的前上方有子宫圆韧带斜向越过。近腹股沟韧带处，髂外动脉发出腹壁下动脉和旋髂深动脉，后者向外上方贴髂窝走行，分布于髂肌和髂骨。

(3) 髂内动脉(internal iliac artery)：为一短干，长约 4cm，分出后斜向内下进入盆腔。其前方有输尿管，后方邻近腰骶干，髂内静脉和闭孔神经行于其内侧。主干行至坐骨大孔上缘处一般分为前、后两干，前干分支多至脏器，后干分支多至盆壁。按其分布，它的分支可分为壁支和脏支。

1) 壁支：包括髂腰动脉(iliolumbar artery)发自后干，向后外方斜行，分布于髂腰肌和腰方肌等；骶外侧动脉(lateral sacral artery)发自后干，沿骶前孔内侧下行，分布于梨状肌、尾骨肌和肛提肌等；臀上动脉(superior gluteal artery)为后干的延续，向下穿梨状肌上孔至臀部；臀下动脉(inferior gluteal artery)为前干的终末支，向下穿梨状肌下孔至臀部；闭孔动脉(obturator artery)发自前干，沿盆侧壁经闭膜管至股部。

2) 脏支：包括膀胱上、下动脉，子宫动脉、直肠下动脉及阴部内动脉等，各动脉的行程与分布详见盆腔脏器部分。

(4) 骶正中动脉(median sacral artery)：起自腹主动脉末端上方 0.1～1.4cm 处的后壁上，在第 4、5 腰椎体、骶骨和尾骨前面下降最后终于尾骨球。全程行于骶前筋膜之后。

2. 静脉 见图 1-11。

(1) 髂内静脉(internal iliac vein)：由盆部的静脉在坐骨大孔的稍上方汇聚而成，在骨盆缘、骶

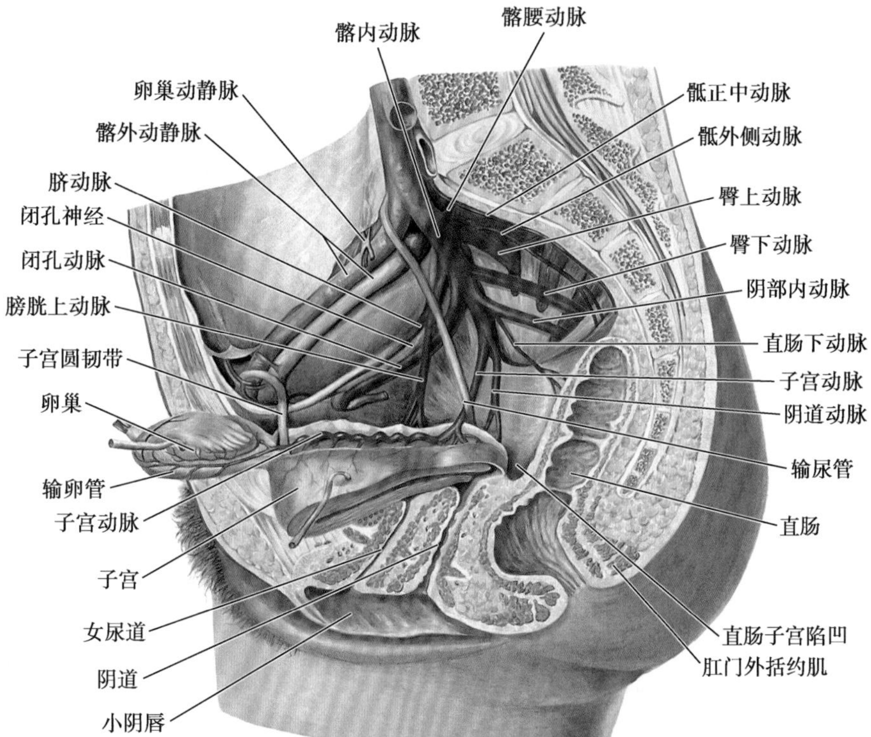

图 1-10 盆腔的动脉

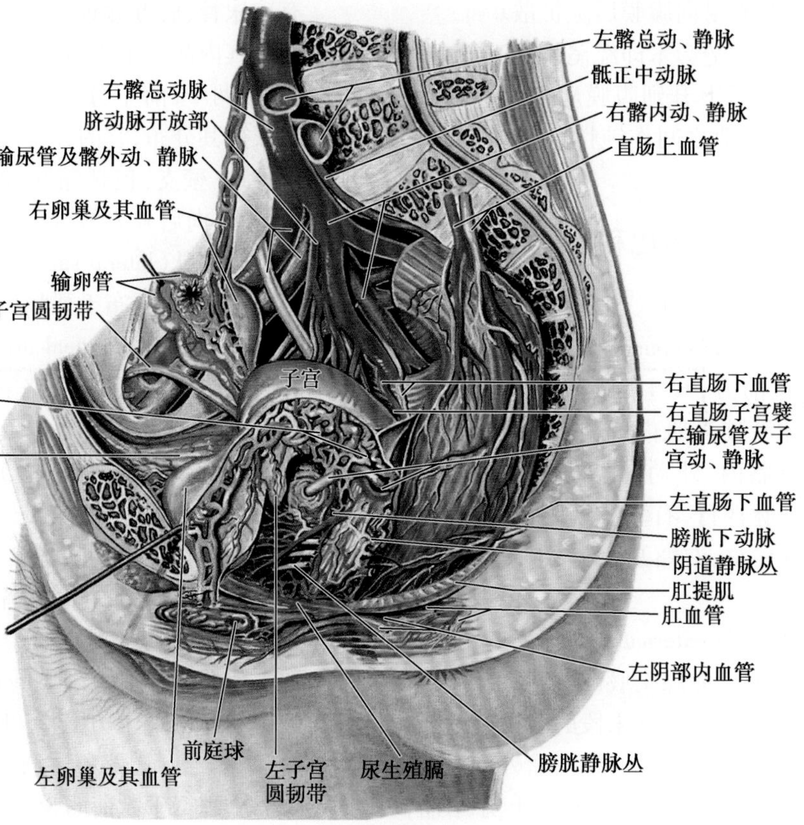

图 1-11　盆腔的静脉

髂关节前方与髂外静脉汇合成髂总静脉。髂内静脉的属支较多，可分为脏支和壁支。壁支的臀上、下静脉和闭孔静脉均起自骨盆外，骶外侧静脉位于骶骨前面，它们与同名动脉伴行。脏支起自盆内脏器周围的静脉丛，包括膀胱静脉丛、直肠静脉丛、子宫静脉丛和阴道静脉丛。它们分别环绕在相应器官的周围，并各自汇合成干，注入髂内静脉。女性卵巢和输卵管附近的卵巢静脉丛汇集为卵巢静脉伴随同名动脉上行注入到左肾静脉和下腔静脉。

（2）骶前静脉丛（presacral venous plexus）：位于骶前筋膜前方与直肠固有筋膜之间的直肠后间隙内，由骶前静脉横干、骶中静脉、骶外侧静脉、骶椎旁静脉、骶椎椎前穿通静脉及其属支共同组成。骶前静脉丛紧贴骨面，血管壁薄，大多数无静脉瓣膜，弹性差，故损伤后难以止血（图 1-12）。

3. 淋巴　盆腔内淋巴结一般沿血管排列，可分为脏器旁及盆壁淋巴结（图 1-13）。

（1）脏器旁淋巴结：多沿该脏器动脉配布，数目、位置、大小极不恒定，主要有膀胱旁淋巴结、子宫旁淋巴结、阴道旁淋巴结和直肠旁淋巴结。

（2）盆壁淋巴结：主要沿大血管排列，主要的淋巴结群如下。

1）髂外淋巴结（external iliac lymph nodes）：沿髂外动脉排列，收纳腹股沟浅、深淋巴结的输出管，以及下肢和腹前壁下部、膀胱、前列腺和子宫等部分盆内脏器。

2）髂内淋巴结（internal iliac lymph nodes）：沿髂内动脉及其分支排列，收纳盆内所有脏器、会阴深部、臀部和股后部的淋巴。位于髂内、外动脉间的闭孔淋巴结还收纳子宫体下部及宫颈的淋巴。

3）骶淋巴结（sacral lymph nodes）：沿骶正中和骶外侧动脉排列，收纳盆后壁、直肠肛管黏膜部、宫颈和阴道上部等处的淋巴。

上述三组淋巴结的输出管注入沿髂总动脉排列的髂总淋巴结（common iliac lymph nodes），它的输出管注入左、右腰淋巴结。

4. 神经　盆内的躯体神经来自腰丛和骶丛，自主神经主要来自骶交感干、腹下丛和盆内脏神经（图 1-14）。

（1）躯体神经

1）腰丛（lumber plexus）：由部分 T_{12}、$L_1 \sim L_3$ 和部分 L_4 神经前支组成，位于腰大肌深面腰椎横突前面，发出肌支支配髂腰肌和腰方肌，并发出髂

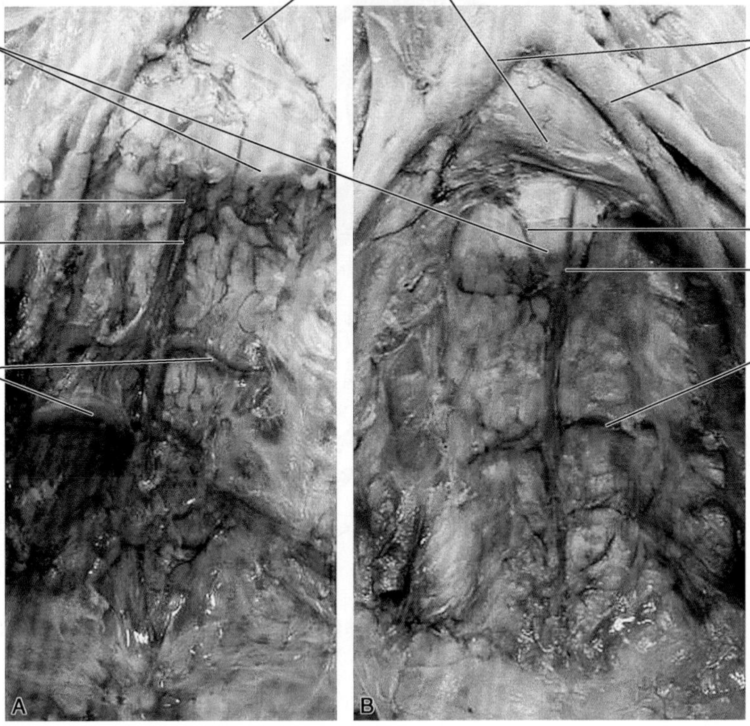

图 1-12　骶前静脉
A. 新鲜尸体；B. 固定尸体

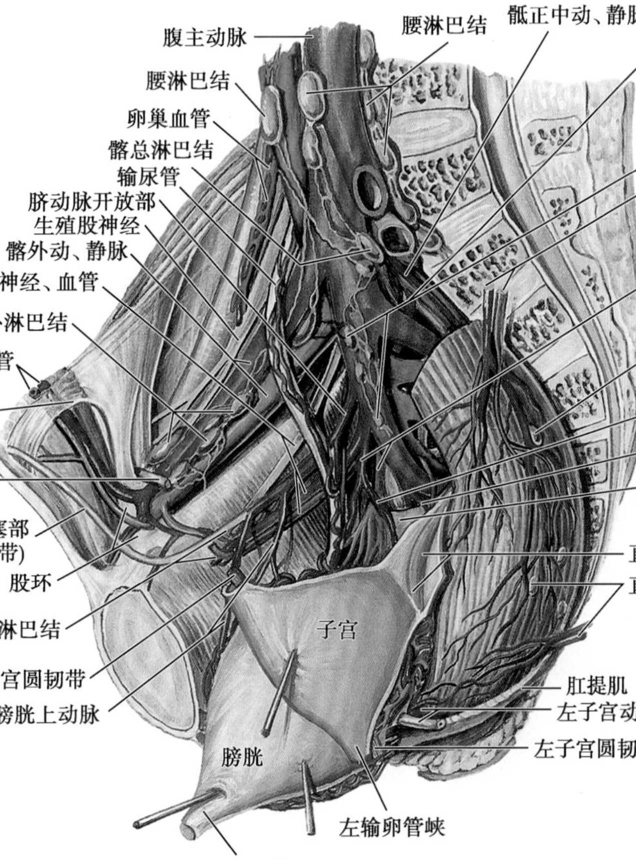

图 1-13　盆腔的淋巴管与淋巴结(侧面观)

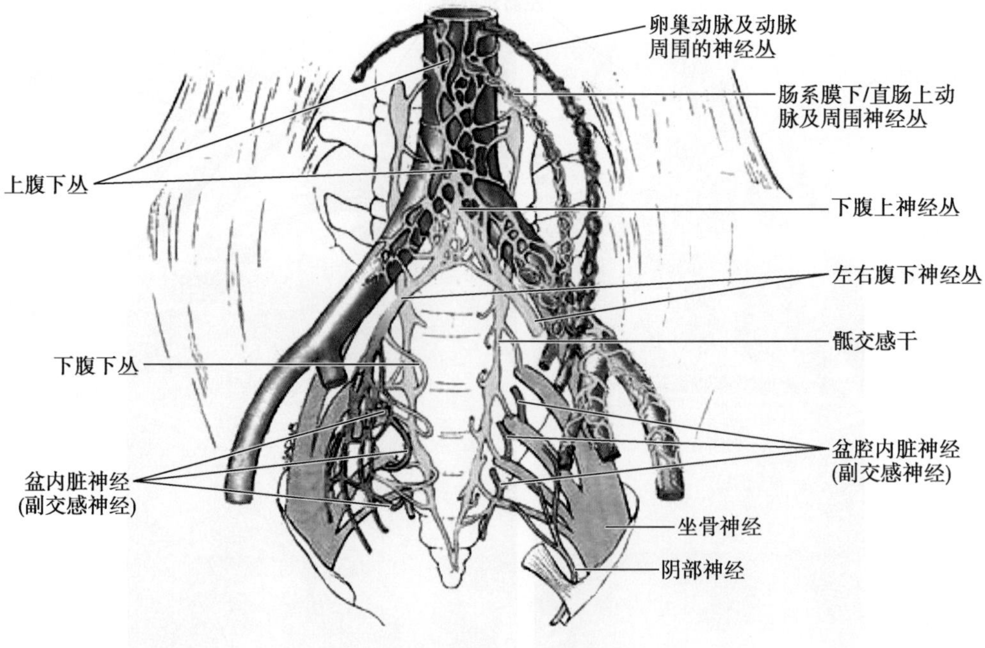

图 1-14　盆底的神经和神经丛

腹下神经、髂腹股沟神经、生殖股神经、股外侧皮神经、股神经、闭孔神经等分支分布于腹股沟区及大腿的前部和内侧部，并通过交通支与交感神经丛广泛联系。

闭孔神经（obturator nerve）（图 1-15）：由第 2～4 腰神经前支组成。从腰大肌内侧缘向下，经髂血管与骶髂关节之间，穿腰大肌筋膜后入小骨盆，紧贴耻骨行向位于盆侧壁前、中 1/3 交界处的闭膜管内口处，随后闭孔神经分为前后两支，两支神经均支配大腿内收肌群运动，前支司髋关节及大腿前内侧的感觉，后支司膝关节的感觉。

生殖股神经（genitofemoral nerve）：由第 1 腰神经前支小部纤维及第 2 腰神经前支大部组成。穿过腰大肌在其前面下行，沿髂总动脉外侧，在输尿管的后方分为股支与生殖支。后支与子宫圆韧带伴行，穿过腹股沟管，分支至大阴唇。清扫髂外淋巴结时，注意勿损伤该神经。

2）骶丛（sacral plexus）：位于梨状肌前方，由腰骶干和所有骶神经、尾神经的前支组成。骶丛呈三角形，其尖端朝向坐骨大孔，前方有髂内动脉的主干及其分支。骶丛分支主要有臀上神经、臀下神经、阴部神经、股后皮神经、坐骨神经等，分布于臀部、会阴及下肢。

阴部神经（图 1-16）：从骶丛发出后伴有阴部内动静脉出梨状肌下孔，绕坐骨棘穿坐骨小孔入坐骨直肠窝，进入阴部管，神经经过骶棘韧带外侧

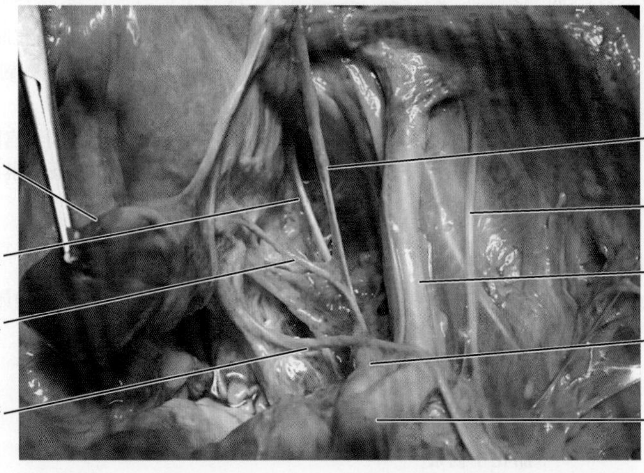

图 1-15　闭孔神经及其周围结构

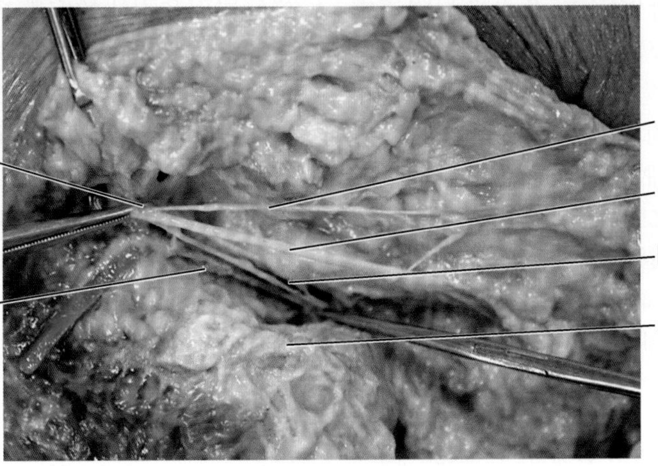

图 1-16 阴部神经及其分支

1/3 的后方和坐骨棘后方,骶棘韧带在盆底重建手术中是重要的承力支持组织,骶棘固定缝合术及中盆腔植入手术时可损伤阴部神经,引起神经痛。

(2) 自主神经

1) 骶交感干(sacral sympathetic trunk):由腰交感干延续而来,沿骶前孔内侧下降。至尾骨处与对侧骶交感干汇合,每条骶交感干上有 3~4 个神经,其节后纤维部分参与组成盆丛,部分形成灰交通支,连于骶神经和尾神经。

2) 腹下丛(hypogastric plexus):可分为上腹下丛和下腹下丛,上腹下丛(superior hypogastric plexus)又称骶前神经,由腹主动脉丛经第 5 腰椎体前面下降而来,上腹下丛跨越骶岬后分为左右两支,为左、右腹下神经,腹下神经沿盆腔的后外侧壁上方,在输尿管内侧 1.0~2.0cm 处与输尿管平行下降。腹下神经、盆内脏神经、骶内脏神经在直肠侧面的后下方 1/3 处汇合,形成左、右下腹下丛(inferior hypogastric plexus),又称盆丛(pelvic plexus)。该丛位于直肠、宫颈和阴道穹窿的两侧,膀胱的后方。其纤维随髂内动脉的分支分别形成膀胱丛、子宫阴道丛和直肠丛等,随相应的血管入脏器。

3) 盆内脏神经(pelvic splanchnic nerve):又称盆神经,属于副交感神经,较细小,共 3 支。由第 2~4 骶神经前支中的副交感神经节前纤维组成,向前依次穿过骶前筋膜、骶前间隙,走行于盆壁中央的后下方,在盆壁层筋膜与腹下神经汇合,形成一个“Y”形,加入下腹下丛,与交感神经纤维一起走行至盆内脏器,在脏器附近或壁内的副交感神经节交换神经元,节后纤维分布于结肠左曲以下的消化道、盆内脏器及外阴等。

第二节 盆底功能性解剖

一、盆底功能性解剖的变迁

女性盆底解剖,尤其是与控制排尿及器官支持相关的部分一直以来被认为是复杂的问题,是在泌尿科医生、妇科医生和解剖学家之间存在争议的领域。最典型的就是 20 世纪早期两位英国外科大师关于肌肉与韧带的作用孰重孰轻的著名争论:1907 年 Fothergill 以曼彻斯特手术为依据,提出韧带结构对盆底支持起主要作用;而 1908 年 Paramore 驳斥了 Fothergill 的观点,认为盆底肌肉及内脏筋膜发挥同样重要的作用。早在 16 世纪,著名的解剖学家 Andreas Vesalius 就描述了盆腔结构及其内容物。盆底肌肉、韧带、神经、血管的解剖走行虽然已经很清晰,但正常盆底功能依赖于完整肌肉、结缔组织和神经分布的复杂相互作用,是一个动态平衡系统,其功能并不是各部分简单的累加。盆底支持组织因退化、损伤所致松弛而引发的一类疾病,即女性盆底功能障碍性疾病(pelvic floor dysfunction,PFD),主要表现为压力性尿失禁(stress urinary incontinence,SUI)和盆腔器官脱垂(pelvic organ prolapse,POP)。目前,对盆底解剖的研究已经不能局限于传统解剖学,盆底结构的功能性解剖研究受到了更多的关注。

二、“三个水平”理论和“吊床假说”

1992 年,DeLancey 提出了解释盆底功能的“阴道三个水平支持”理论,将支持阴道的筋膜、韧带等结缔组织分为上、中、下 3 个水平:Ⅰ水平为最上段的支持，由主骶韧带复合体完成；Ⅱ水平为阴道中段的侧方支持，包括盆腔筋膜腱弓、阴道膀胱筋膜和阴道直肠筋膜；Ⅲ水平为远端的支持结构，包括会阴体和会阴隔膜。同时他又发表了"吊床假说"，即认为尿道位于盆腔内筋膜和阴道前壁组成的支持结构（"吊床"）之上，这层支持结构的稳定性又依赖于通过侧方连接的盆腔筋膜腱弓和肛提肌，随着肛提肌的收缩和放松可使尿道上升或下降。尿自禁是通过耻尾肌前部和尿道横纹括约肌的收缩以及"吊床"功能的激活所致尿道管腔的关闭来实现的；当"吊床"功能缺陷时，可产生近端尿道高活动性，导致压力性尿失禁的发生。这一理论将治疗压力性尿失禁的重点从提升尿道转至加强其支持结构。

三、整体理论

对于盆底支持结构的研究及盆底功能障碍性疾病手术治疗的飞跃来自 1990 年 Petros"整体理论"的形成，其核心即盆底功能障碍性疾病的发生是由于各种原因导致支持盆腔器官之结缔组织韧带损伤所致的解剖结构改变，手术应通过修复受损的韧带完成解剖结构的重建，从而达到恢复盆底功能的目的。

整体理论在其发展过程中吸纳了 DeLancey 的"三个水平"理论和"吊床假说"，建立了定位结缔组织缺陷的"三腔系统"，将盆腔人为的分为前、中、后 3 区。其中，前区包括尿道外韧带、尿道下方之阴道（"吊床"）、耻骨尿道韧带；中区包括盆腔筋膜腱弓、耻骨宫颈筋膜及其位于膀胱颈下方的膀胱阴道筋膜；后区包括宫骶韧带、直肠阴道筋膜、会阴体。由此形成了判断盆底缺陷类别和层次，并确定修复层面和方法的完整系统。该系统包括相对简单的临床诊断途径和比较复杂的结构诊断途径。前者是首先通过临床症状问卷提示盆底缺陷区域，然后进行阴道检查核对，最后通过模拟手术（即在膀胱充盈状态下，以血管钳将缺陷结构上提后判断临床症状的改善情况）确定盆底结缔组织缺陷的位置，通过模拟手术定位缺陷部位，适合妇科泌尿专科医师应用。

四、盆底支持系统

盆底支持系统主要包括盆底肌和盆底结缔组织。

1. 盆底肌 盆底肌可分为上、中、下 3 层。上层包括肛提肌和尾骨肌，有器官支持及开关尿道、阴道和肛门的双重作用；中层为肛管纵行肌，其纤维来自肛提板、耻尾肌侧方及耻骨直肠肌，下方插入肛门外括约肌的深部和浅部，收缩时可为膀胱颈提供向下的拉力，协助打开排尿通道（图 1-17）；下层为会阴浅横肌、会阴深横肌球海绵体肌及坐骨海绵体肌，主要起固定远端尿道、阴道及肛门的作用（图 1-18，图 1-19）。盆底肌中发挥支持作用的主要是肛提肌。

（1）肛提肌的解剖及功能：肛提肌是封闭骨盆出口的一组骨骼肌复合体，由 3 块走行不同的肌肉组成，即耻尾肌、耻骨直肠肌和髂尾肌。位于中线部的耻尾肌是行于耻骨联合与尾骨之间的长条形肌肉，是距离盆腔器官最近的肛提肌组分，其前内侧纤维直接连于阴道和尿道周围，而后侧方纤维连于肛门外括约肌的深部。耻骨直肠肌是一条强有力的"U"形吊带，起自耻骨，向后环绕直肠、阴道和会阴体，将其牢固的悬吊在耻骨上。这一肌性吊

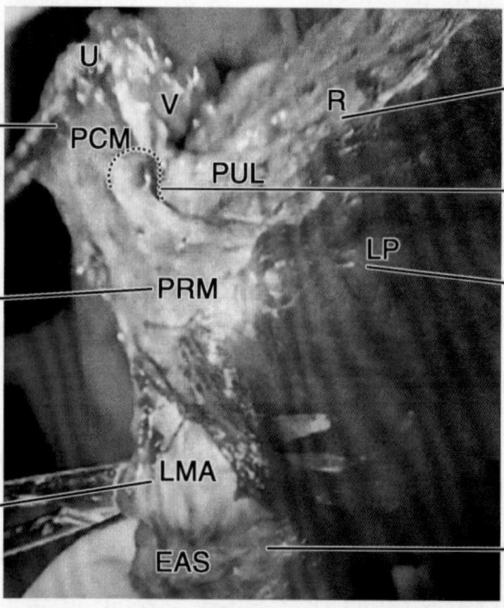

图 1-17 盆底中层肌——肛管纵行肌

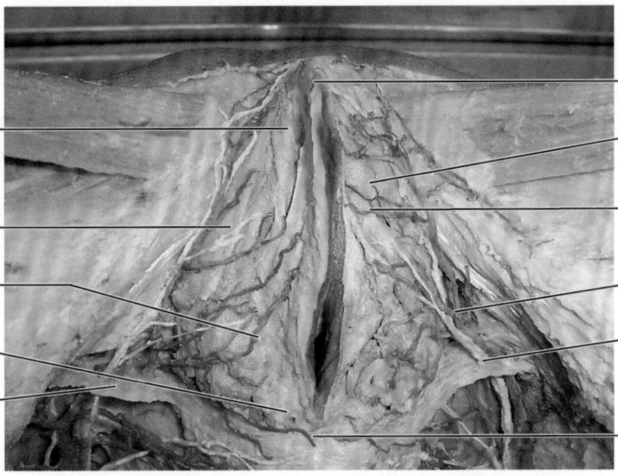

图 1-18　盆底浅层肌

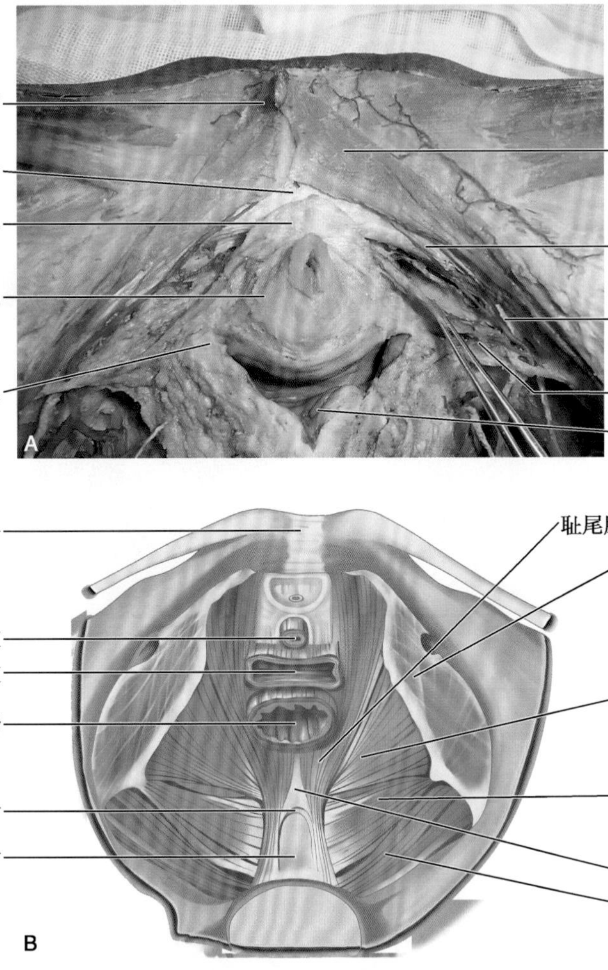

图 1-19　会阴深横肌

带的收缩可将尿道、阴道和直肠拉向耻骨并收缩尿生殖裂孔，保证了正常情况下尿生殖裂孔的关闭，帮助阴道上 2/3 后倾及维持肛门直肠角。髂尾肌是 1 块扁平的肌肉，自中线部的肛尾缝至侧盆壁的肛提肌腱弓（tendinous arch of levator ani），形成一个水平面覆盖盆腔后区的开口，其强度较耻尾肌和耻骨直肠肌弱，为盆腔提供了“棚架”样支持（图 1-20，图 1-21A、B）。

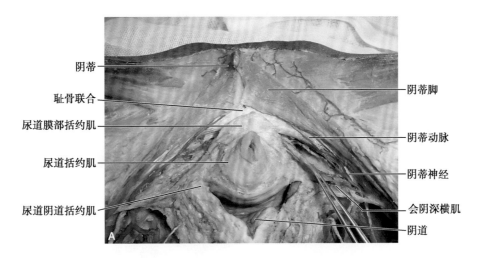

肛提肌不仅在盆腔脏器支持方面非常重要，同时还能主动收缩参与维持脏器的正常功能。组织学研究显示，肛提肌大多由 Ⅰ 型横纹肌纤维，即慢缩型肌纤维构成，适于静息状态下在脊髓反射作用

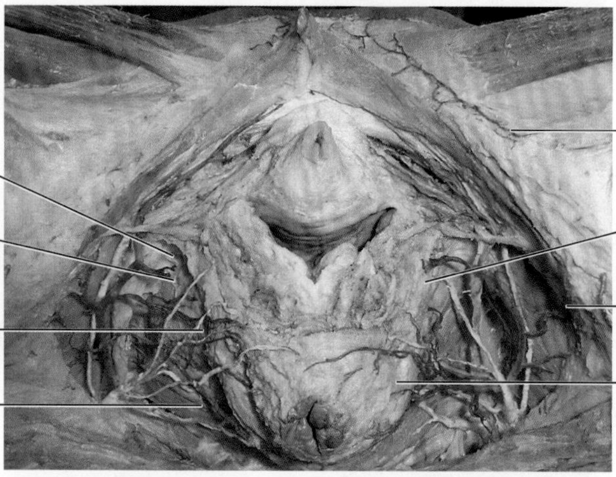

图 1-20　肛提肌（会阴侧观）

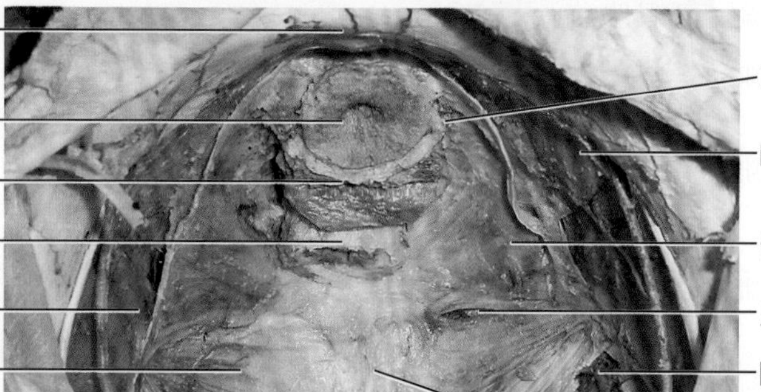

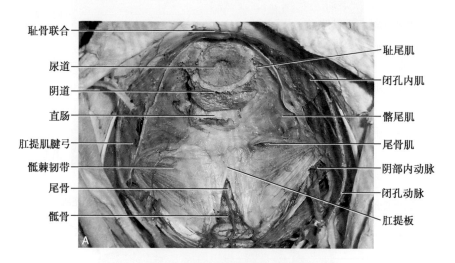

图 1-21　肛提肌（盆内侧观）

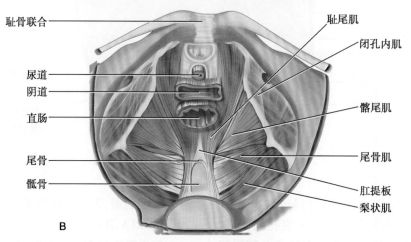

下维持恒定的收缩力,即静息张力,关闭尿道和肛门括约肌,缩小尿生殖裂孔,对盆腔脏器提供持久支持。而少量Ⅱ型纤维,即快抽搐纤维分布在尿道和肛门周围,在活动量增加时,通过自主收缩提高张力以对抗腹内压的增加。研究显示,盆底肌和腹直肌有同步收缩功能,在腹直肌收缩,如咳嗽或打喷嚏时,耻尾肌也收缩,使膀胱颈保持在较高位置,同时维持了等同的腹腔内压传导至近端尿道;而肛提肌后部和尾骨肌的同步收缩则维持了正常的阴道轴。

(2) 肛提肌损伤参与压力性尿失禁(SUI)、盆腔器官脱垂(POP)的发生:研究显示,SUI 患者较盆底功能正常的妇女肛提肌退化的比例升高,阴道最大挤压力和盆底肌厚度降低。组织学研究也证实很多 SUI 和 POP 患者存在耻尾肌后部纤维损伤,Ⅰ型和Ⅱ型肌纤维的直径变小。北京协和医院对 SUI、POP 患者肛提肌的组织学研究发现肛提肌肌纤维直径密度减小,被结缔组织取代,肌纤维直径缩短,Ⅱ型纤维比例(快缩型肌纤维)降低。也有研究者将 SUI 患者肌肉形态同功能参数联系起来,发现肌肉阳性的患者显示出非常高的压力传导率,其中接受纠正尿失禁手术者均在术后达到了控制排尿,而没有肌肉成分的患者中很多出现了 SUI 的复发。

2. 盆底结缔组织　结缔组织是指含有胶原、黏多糖和弹性蛋白的一类组织,包括筋膜及韧带。

盆底结缔组织的解剖及功能:盆底发挥支持作用的结缔组织包括盆腔内筋膜、盆腔韧带及会阴隔膜。

盆腔内筋膜是腹横筋膜延续至覆盖骨盆底,位于盆底肌之上,腹膜之下,包绕盆腔器官并将其连接至支持的肌肉组织和骨盆的骨组织。这一结缔组织网与盆腔器官表面的结缔组织纤维相交织,使盆腔器官固定在正常的解剖位置,同时能够完成贮尿、贮便、性交、排尿和排便功能。盆腔内筋膜特殊部位的增厚形成了盆腔韧带,参与支持盆腔器官。这些韧带并不是独立的、容易分离出的结构,而是整个网状筋膜的一部分,其周围连于骨盆骨和腱弓。

1) Ⅰ水平:主骶韧带复合体、耻骨宫颈筋膜的功能解剖。即阴道上段的支持结构。主骶韧带复合体是起自宫颈和阴道上端的三维立体结缔组织支持结构,止于侧盆壁和骶骨。宫骶韧带主要由平滑肌、盆腔脏器自主神经、结缔组织和血管组成,而主韧带主要由血管旁结缔组织和盆腔血管构成。它的作用是悬吊子宫和上段阴道,向后牵拉宫颈,可维持直立位妇女的阴道长度并使上 2/3 阴道轴保持在几乎水平的位置,位于其下方的肛提板之上。这样可使腹腔内压和宫宫颈的压力压向阴道后壁和其下方的肛提板,而不是将阴道推出骨盆出口。在产后或子宫切除术后,Ⅰ水平支持被破坏,可导致子宫和/或阴道穹窿脱垂。

耻骨宫颈筋膜(pubocervical fascia,PCF)是否是一层独立的组织现在仍有争论,它位于膀胱阴道间隙,是尿道、膀胱颈与阴道、宫颈之间的纤维肌性组织,不能与周围组织截然分开。耻骨-宫颈筋膜头端即膀胱-宫颈韧带,连于宫颈环,其组织薄弱可致高位膀胱膨出;侧方连于盆腔筋膜腱弓,薄弱可致阴道侧方缺陷;而中部缺陷可致中位膀胱膨出,即膀胱膨出。确切地说,耻骨宫颈筋膜应该属于Ⅰ、Ⅱ水平之间的支持结构(图 1-22A~C)。

2) Ⅱ水平:盆腔筋膜腱弓(arcus tendineus fascia pelvis,ATFP)、膀胱阴道筋膜、直肠阴道筋膜、耻骨尿道韧带的功能解剖,即中段阴道侧方的支持结构。盆腔筋膜腱弓也称盆筋膜"白线",是重要的盆腔解剖标志。它是耻尾肌和髂尾肌表面盆腔内筋膜的中部增厚,为条状纤维结构,起自耻骨联合中点外侧 1cm 处的耻骨体内面,终止至坐骨棘内缘。其前段纤维与耻尾肌外侧的盆底筋膜相接;中段是 2~4cm 长、含肌纤维的纤维板,有力的连于阴道壁前侧方,尿道壁后侧方;其上后 1/3 段纤维起自肛提肌腱弓。盆腔筋膜腱弓的纤维连接非常广泛(图 1-23),在其全长的上外侧部接受闭孔内肌筋膜发出的纤维,而下外侧部接受盆膈上筋膜发出的纤维,是将盆腔器官、盆底肌及盆壁筋膜组织联系起来的重要结构。它的作用类似于吊桥的承力索,提供将尿道悬于阴道前壁("吊床")的支持力量,并阻止在腹压增加时阴道前壁和近端尿道向尾端的移位,维持尿自禁。盆腔筋膜腱弓组织的薄弱可致阴道旁的缺陷和阴道前壁膨出。肛提肌腱弓由于盆腔筋膜腱弓中没有脂肪成分,极度肥胖的患者也可以此为固定点。需要与盆腔筋膜腱弓区别的结构是肛提肌腱弓,它起于耻骨上支内面,其起点位于盆腔筋膜腱弓起点外侧并截然分开,其后 1/3 与盆腔筋膜腱弓的后 1/3 几乎融合,是耻尾肌后部纤维及髂尾肌的起点,即为肛提肌的侧方固定点,仅当打开盆腔内筋膜时可见。解剖命名委员会(1998 年)已将盆腔筋膜腱弓归为盆腔内筋膜,而肛提肌腱弓归为盆膈(图 1-24A、B)。

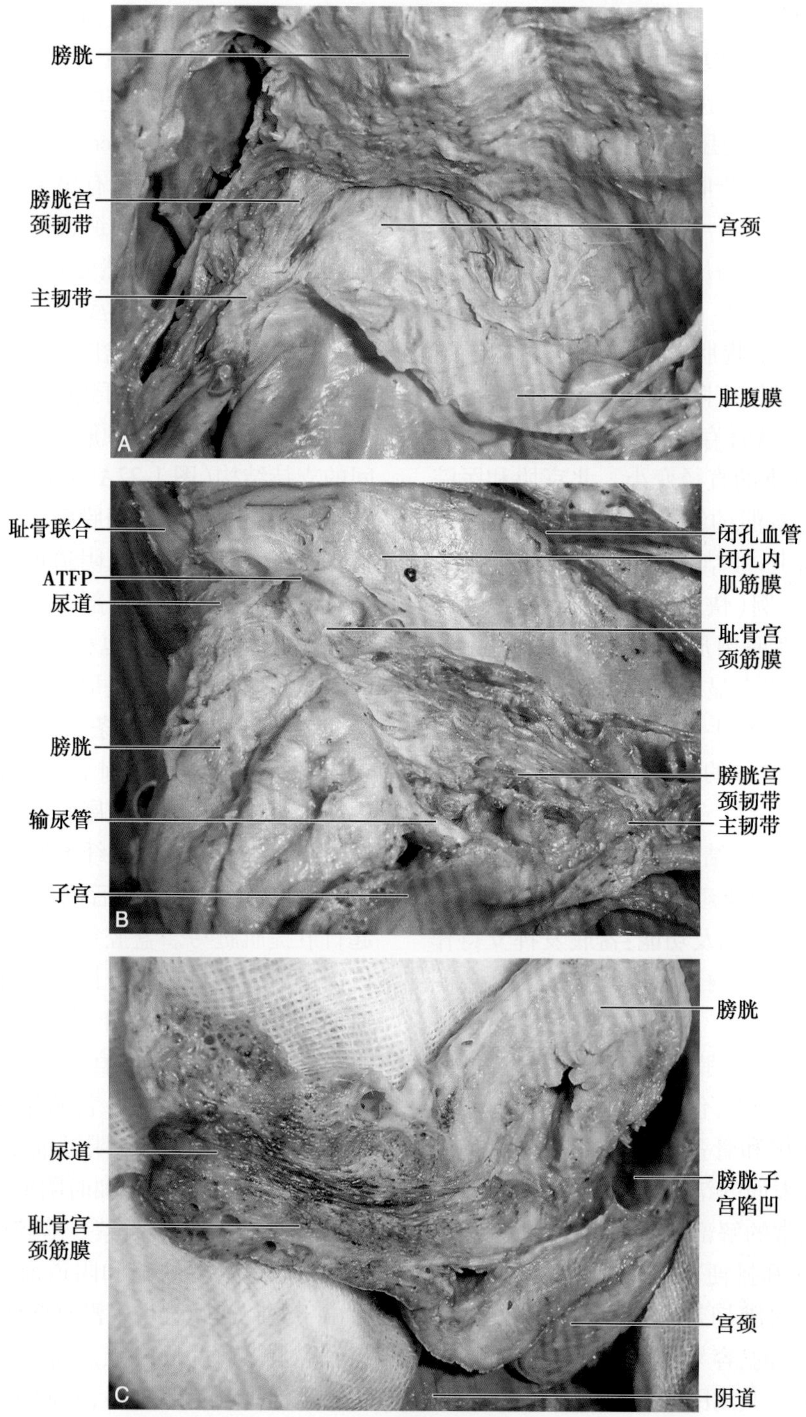

图 1-22　**耻骨宫颈筋膜**

A. 耻骨宫颈筋膜(头端);B. 耻骨宫颈筋膜(侧方、头端);C. 耻骨宫颈筋膜(矢状面)

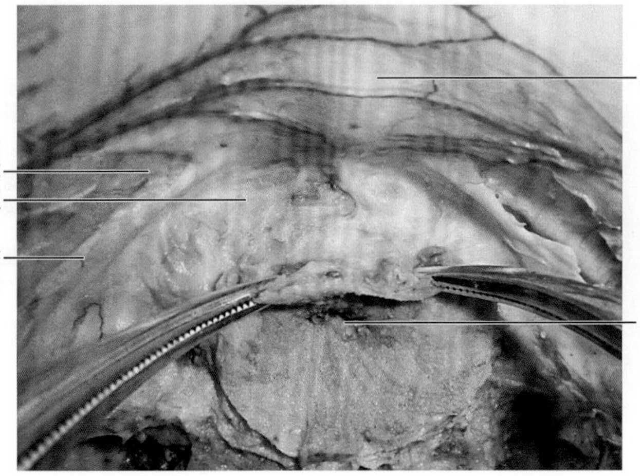

图 1-23　盆腔筋膜腱弓纤维来源

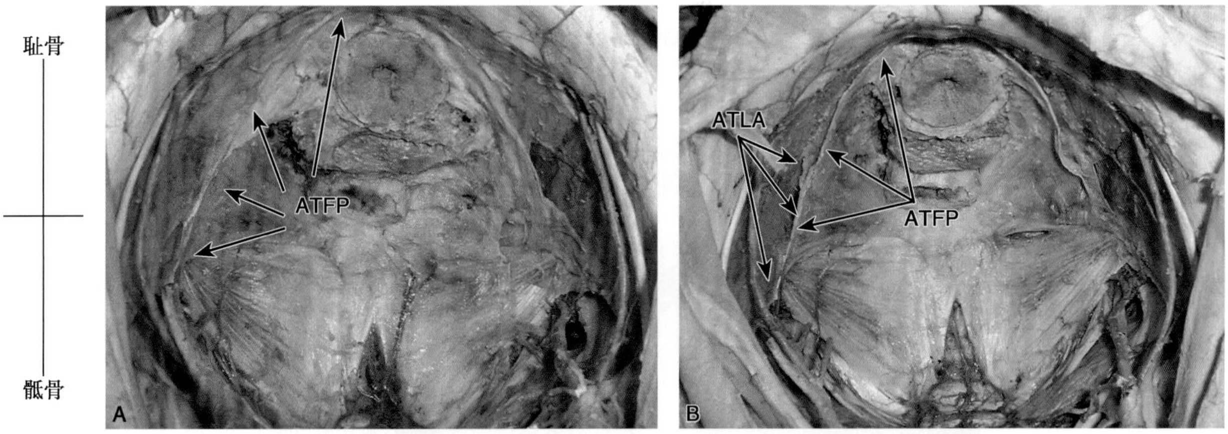

图 1-24　盆腔筋膜腱弓与肛提肌腱弓
A. 盆腔筋膜腱弓(ATFP);B. 盆腔筋膜腱弓(ATFP)与肛提肌腱弓(ATLA)

阴道前壁及膀胱分别被一层盆内筋膜包绕。阴道筋膜发育很好,包含有平滑肌,膀胱筋膜很薄,紧贴膀胱肌层。阴道前壁的 1/2 处距离尿道口约 4cm,阴道筋膜与膀胱筋膜之间有一裂隙,称为膀胱阴道间隙。阴道前壁的下 1/2 相当于尿道内口处,膀胱筋膜与阴道筋膜相融合形成膀胱阴道筋膜,沿融合线有一线形凹陷,称为阴道横沟。融合的筋膜在尿道后面与尿道黏膜粘合紧密,向下伸展,到近尿道外口的平面处,形成尿道后韧带。尿道后韧带向两旁伸展和耻骨支相连,形成一层几乎由平滑肌组成的支持尿道结构。在阴道上部,膀胱筋膜和宫颈的前部相连,形成膀胱-宫颈韧带,在膀胱-宫颈韧带的内侧,有一个疏松无血管间隙,称为膀胱-宫颈间隙。在尿道口上约 0.6cm 处有一横沟,相当于泌尿生殖膈的部位在近宫颈的前阴道壁有一横沟,称为膀胱沟。

阴道后壁侧方的直肠阴道筋膜是阴道后壁的远端 1/2 与肛提肌腱膜的融合,自会阴体向内延伸约 3.5cm 形成的。在耻骨联合至坐骨棘中点的位置与盆腔筋膜腱弓融合,并不延伸至阴道后壁全长,其上端与道格拉斯窝处的腹膜凹陷相连(图 1-25)。在阴道近端 1/2 处,阴道前壁和后壁都向侧方连于盆腔筋膜腱弓,其支持是相同的。这种结构说明了为什么阴道远端的断层呈“H”形,而上端呈扁平管状轮廓。许多组织学研究同样发现在膀胱阴道间、阴道直肠间并没有独立的“筋膜”层。虽然手术中经常用到耻骨-宫颈筋膜及阴道直肠筋膜的概念,通常是指将阴道黏膜层同周围组织分开的结构。

耻骨尿道韧带是盆腔内筋膜的增厚,起自耻骨联合后下缘下,其起点位于盆腔筋膜腱弓起点内侧紧连于耻骨,下行纤维呈扇形,向内侧插入尿道上中 1/3 交接处,向外侧插入耻尾肌和阴道壁的筋膜,呈锥体形,总长约 1cm(图 1-26)。该韧带将尿

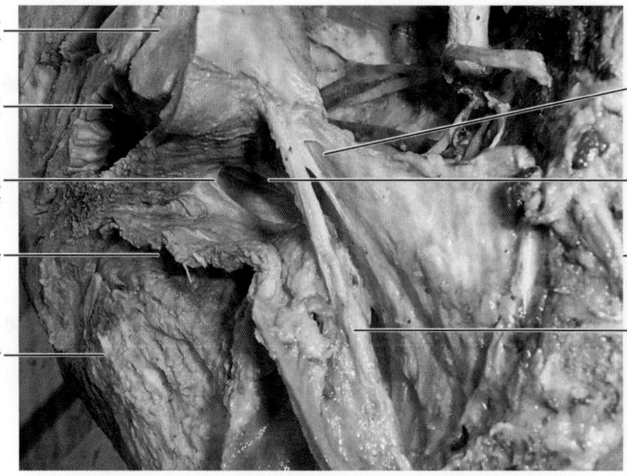

图 1-25 直肠阴道筋膜(矢状面)

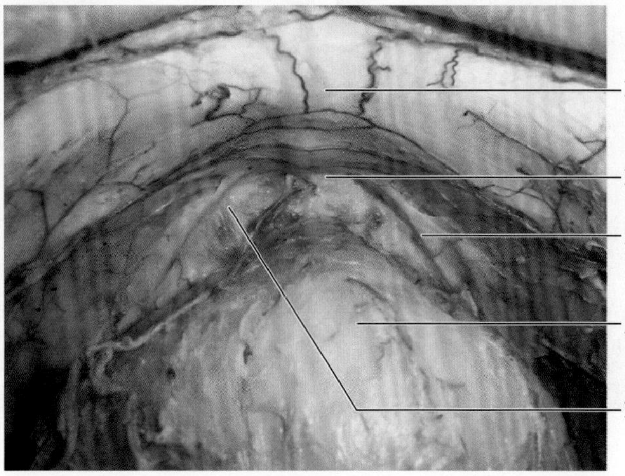

图 1-26 耻骨尿道韧带

道有力的悬吊于耻骨。肛提肌也仅仅是通过与之紧密的连接直接参与尿道的支持作用。这一韧带的薄弱可使尿道中段向后下移位。

3) Ⅲ水平:会阴隔膜、会阴体、尿道外韧带。会阴隔膜(perineal membrane,PM)是一层厚的膜性纤维片,覆盖于整个尿生殖三角。目前这一结构已经不再称为“泌尿生殖膈”,因为已经确定其并非以前所认为的由中间肌层及上下膜性层所构成。它的两侧连于耻骨弓,后缘为游离缘,中线部附着于尿道、阴道壁和会阴体。尿道和阴道通过尿生殖裂孔穿出会阴隔膜至前庭。会阴隔膜与会阴浅筋膜之间是会阴浅隙,其深方为会阴深隙。

会阴体(perineal body,PB)是阴道和肛门之间的区域,是球海绵体肌、会阴浅横肌、会阴深横肌、会阴隔膜、肛门外括约肌、阴道后壁肌层,起自耻骨直肠肌和耻尾肌纤维的集合点,有大量的弹性组织。

尿道外韧带(external urethral ligament,EUL)是将尿道外口与耻骨联合前表面、耻骨间韧带前部紧密连接的结构,是由阴蒂体和两侧阴蒂脚下方发出的一束宽而分散的纤维,与阴蒂悬韧带相接续,提拉该韧带可提升尿道外口。EUL 发出向后的纤维与耻骨尿道韧带发出的向前的纤维互相连接,平行尿道行于尿道上表面,耻骨弓下方,称为中间韧带(intermediate ligament,IL)(图 1-27)。

3. 盆底肌与盆底结缔组织的相互作用 完整的盆底是一个密切联系的整体,完整的盆底功能是在盆底肌、盆底结缔组织及盆腔器官的密切配合下完成的,是支持系统与括约肌系统的协同统一。

正常盆腔器官的支持和功能依赖于盆底肌和盆底结缔组织的动态相互作用。解剖研究显示肌肉与筋膜、韧带及器官浆膜层间有非常多的相互交织的纤维连接,提示其作为整体发挥作用。DeLancey 研究了女性尸体的 1 500 个连续显微切片,

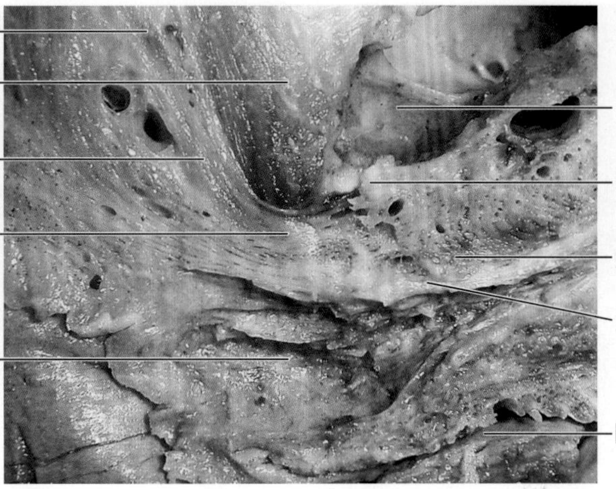

图 1-27　尿道外韧带、耻骨尿道韧带及中间韧带(矢状面)

发现从膀胱下方至会阴隔膜,阴道和尿道周围的胶原和弹性纤维呈交错状,并且与肛提肌的中间部分交织。在直立女性,盆腔内筋膜及其增厚形成的韧带于肛提肌上悬吊阴道上段、膀胱和直肠,而盆底肌关闭泌尿生殖裂孔并为盆腔脏器提供一个稳定的平台。腹腔内压和重力垂直作用于阴道和盆底,盆底肌以其关闭状态下持续性的张力对抗之。如果盆底肌张力正常,结缔组织连接的压力将减小。另外,在急性压力下,如咳嗽、打喷嚏时,盆底肌存在反射性收缩,对抗并稳定盆腔脏器。

肛提肌通过与结缔组织连接控制近端尿道的位置,即压力从盆底肌传向尿道依赖于结缔组织,特别是胶原。先天性或获得性胶原损伤,可以导致肌肉的起点或插入点松弛,影响其等长收缩,导致关闭功能不全。另外,盆腔的韧带将器官悬吊于骨盆壁,任何一条韧带的松弛都将使相应肌肉力量失效,导致脏器开关功能的紊乱。Petros 的整体理论中,用风帆的比喻形象地说明了胶原是怎样传导肌肉力量的。尿道关闭所需肌肉力量的正常功能,需要足够有力的结缔组织维持。正如只有当固定帆(阴道)的绳索(韧带)很牢固时,风力(肌肉力量)才能传导,驱动船前进。如果固定帆的绳索松弛,帆只能在微风中摆动,犹如没有帆的船,无法前进。同样,固定阴道的韧带松弛,阴道就无法在肌肉的作用下维持对尿道的支撑,无法关闭尿道(图 1-28)。

盆底肌薄弱,如神经病理性损伤或机械性损伤,肛提板无法维持其水平位置,泌尿生殖裂孔打开,使得支持盆腔器官的责任都落在盆底结缔组织上。随着时间的推移,持续性张力将使筋膜及韧带

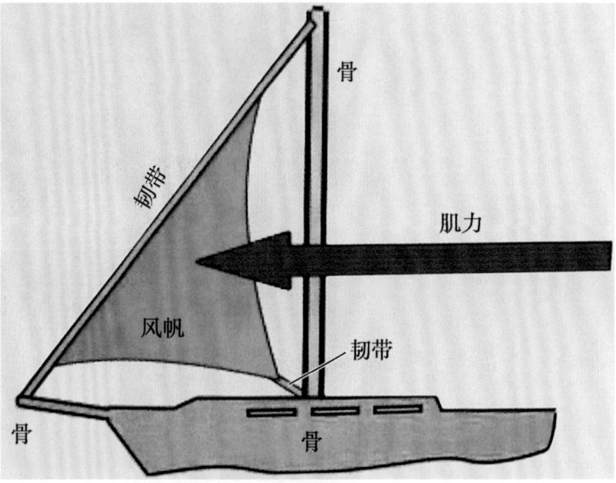

图 1-28　Petros 理论中阐述韧带绳索作用的风帆比喻
(引自:PETROS PE. The female pelvic floor-function, dysfunction and management according to the integral theory. Springer Medizin Verlag Heidelberg, 2004.)

的连接拉伸、薄弱、断裂,导致器官正常解剖位置丧失。北京协和医院利用健康未孕女性建立盆底的有限元模型,模拟其肛提肌后方损伤,分析该损伤对肛提肌应力及应变的影响。结果发现仅 1cm 深度的损伤即可使肛提肌表面尤其是内侧区域明显增高(图 1-29)。由于应力的增高将加大肌肉的负担,因此更容易使盆底肌肉继发出现广泛损伤,从而对盆底其他支持结构造成了负担,这种累积作用加之随年龄增加的软组织松弛,使得盆底支持结构整体弱化,并最终造成了盆底功能障碍性疾病的发生。

五、盆腔脏器括约系统

1. 尿道括约系统

(1) 尿道的分段解剖:为了方便尿道功能的

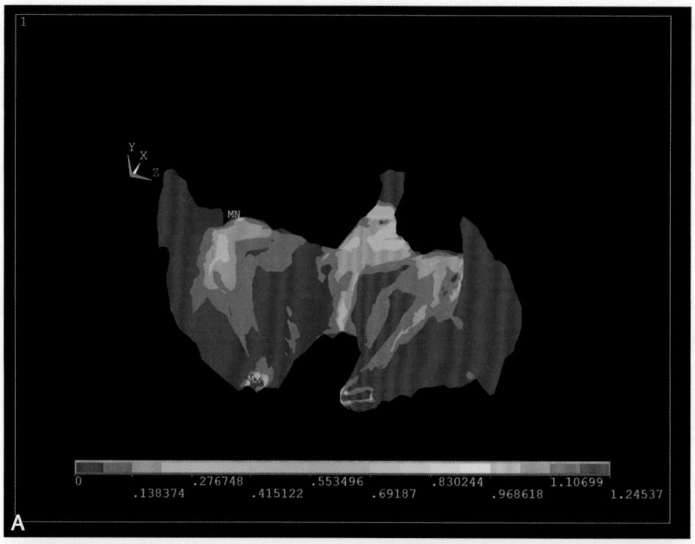

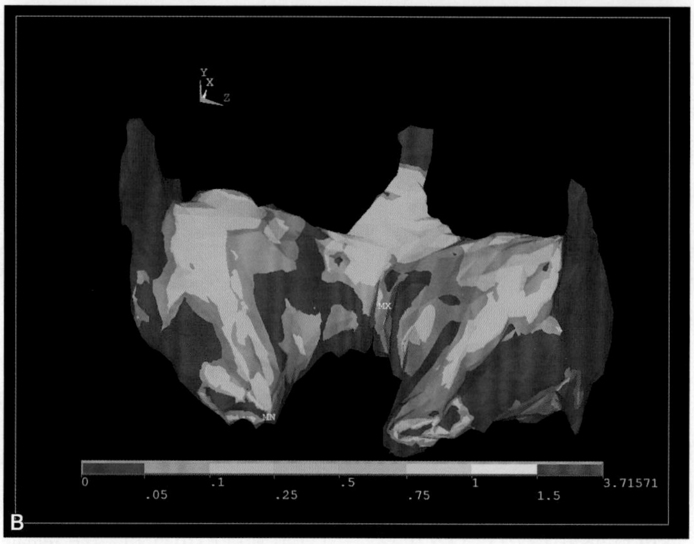

图 1-29 示肛提肌损伤前后的 Mises 应力分布图

(单位:Mpa,A 为损伤前:由应力分布图 A 可见,当增加腹压时应力分布并非均一的,其在接近边缘固定的位置及直肠正后方的部分应力更大为浅蓝色至红色,而大部分接近中部的肌肉应力值较小为深蓝色;B 为损伤后)

讨论,通常以会阴隔膜和耻骨弓内缘为界将尿道分为近、中、远 3 段。

近段尿道为膀胱颈至耻骨弓内缘的一段,在尿控中有重要作用。在近端尿道,耻尾肌筋膜的纤维与尿道旁筋膜组织交织,提供了侧方支持,使膀胱颈和近端尿道维持在较高位置,使作用于膀胱底和膀胱出口的腹腔内压相同。因此,近端尿道也是手术纠正压力性尿失禁的重要区域。另外,“U”形的逼尿平滑肌环绕近端尿道,通过收缩管腔帮助关闭尿道。近端尿道内黏膜下层由胶原、弹性组织和静脉网构成,通过黏膜表面相接形成一个防水的密封层并产生 1/3 的静息尿道关闭压,由于受雌激素水平的影响,随年龄增加,尤其是绝经后黏膜变薄,其封闭作用减弱。

中段尿道指近段与远段尿道中间,即会阴隔膜深方的部分。中段尿道行于耻骨弓下方,是完成尿道括约功能的骨骼肌所在部位,包括尿道外括约肌、尿道膜部括约肌和尿道阴道括约肌,这 3 块肌肉共同作为独立单位发挥功能,Oelrich 称其为“横纹尿生殖括约肌”。解剖中发现这 3 块肌肉互相交织,不能完全分开,尿道外括约肌起自逼尿肌终点,主要围绕中段尿道,是呈环形环绕尿道壁的平滑肌纤维;尿道膜部括约肌沿耻骨支下缘走行,包绕尿道腹侧面,跨过尿道后,其纤维深入耻骨支附近的会阴隔膜;尿道阴道括约肌则环绕尿道和阴道。组织学研究显示,构成横纹尿生殖括约肌的肌纤维主要是慢收缩纤维（Ⅰ型），直径为 15~20μm，适于保持持久的张力，参与形成静息尿道关闭压；而少量快收缩纤维在腹内压突然升高时的自主收缩功能则提供了更多的控尿保护。

远段尿道是指会阴隔膜至尿道外口的部分。其作用主要是尿液导出的管口。

（2）尿道括约系统的解剖：女性尿道括约系统（图 1-30）由以下功能性结构组成，包括黏膜的密封作用、膀胱颈的关闭及功能正常的尿道括约肌，后者又由内括约肌和外括约肌两部分组成。尿道外括约肌如前所述，解剖学研究发现其腹侧较厚而背侧较薄，并存在少量纵行纤维，提示其关闭尿道的机制是通过腹侧压向背侧，不是单纯的环形收缩。另外，会阴隔膜上方的尿道膜部括约肌和尿道阴道括约肌也是只位于尿道的腹侧，其收缩也使得尿道管腔自腹侧压向背侧，协助其关闭。尿道外括约肌内侧为尿道内括约肌，主要由斜行或纵行的平滑肌组成，其确切功能尚不清，但 Schafer 基于生物力学基础的研究提出，纵行平滑肌为环行平滑肌和横纹尿道括约肌的“容积填充物”，其存在提高了括约机制的效力，使得尿道管腔在仅有少量环行肌收缩的情况下收缩。但也有研究者认为可能是在收缩时帮助打开管腔完成排尿而非收缩管腔。

（3）尿道括约系统与压力性尿失禁：大多数临床试验证实，正常人的静息尿道关闭压与 SUI 者不同，并且与 SUI 的程度相关。尿道关闭压的降低与年龄相关的尿道横纹肌组织的退化及神经损伤有关，随着年龄的增长，尿道关闭压降低，而锻炼能起到的改善作用很小，特别是当腹压增加时。尿道横纹肌由阴部神经支配，分娩所致的神经损伤可使尿道外括约肌萎缩，导致其关闭不全。

2. 肛门括约肌系统

（1）肛门括约肌系统解剖：肛门括约肌系统包括肛门内括约肌和肛门外括约肌，后者又分为深部、浅部和皮下部。肛门内括约肌长 3cm，位于肛瓣和齿状线附近，肛管的白线标志了肛门内括约肌和肛门外括约肌皮下部的交界。肛门外括约肌深部是环绕肛门内括约肌上部的一条厚的环形带，其纤维与耻骨-直肠肌纤维交织；肛门外括约肌浅部环绕肛门内括约肌的下部，向前连接至会阴体，向后通过肛尾缝连接至尾骨，是肛门外括约肌唯一与骨连接的部分，肛门外括约肌的皮下部是 1.5cm 厚，环绕下端肛管的扁平条带，在肛门外口和白线以下深入皮肤。组织学研究证实，肛门外括约肌由Ⅰ型慢收缩骨骼肌纤维组成，适于长期收缩状态的维持。在静息状态下，肛门括约肌处于每 4 秒 1 次的间歇性收缩力增加并伴有反相蠕动的状态。在肛门外括约肌中已经发现有雌激素受体，并且在雌激素替代的试验人群中发现了便失禁症状的改善。耻骨-直肠肌在肛门外括约肌深部后方形成了吊带样的结构，它将肛管拉向前方形成肛门直肠角，在排便过程中，耻骨-直肠肌放松，肛门直肠角变钝，协助内容物排至肛管。研究显示，肛门直肠角对于控制排便非常重要。腹腔内压力的突然升高会导致肛门括约肌收缩力的升高，而其部分原因是耻骨-直肠肌的反射性收缩。肛管内黏膜和其下方的血管间隙，肛垫提供了肛管静息状态下的封闭作用（图 1-31）。

（2）肛门括约系统缺陷与便失禁：排便与排尿相同，是由所有与排便相关之元素神经反射的相

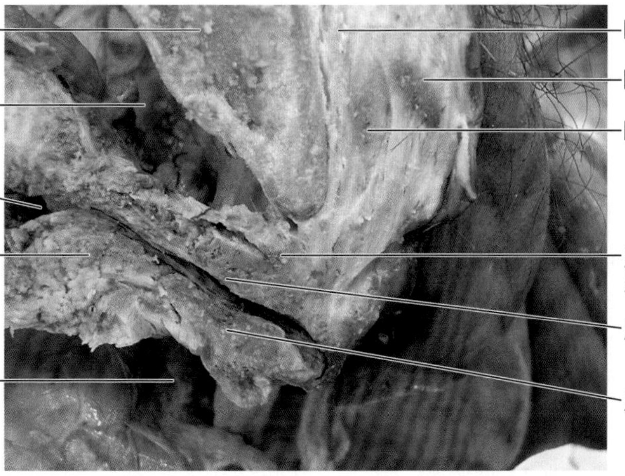

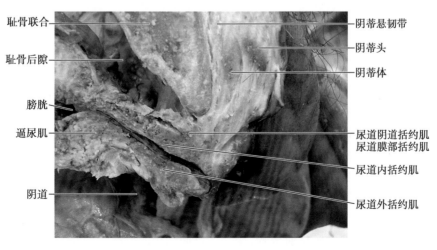

图 1-30　尿道括约肌（矢状面）

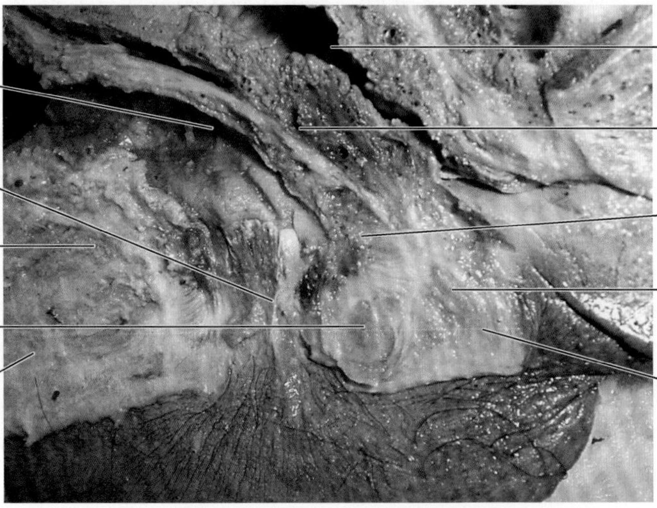

图 1-31　肛门括约肌(矢状面)

互作用来驱动的。肛门外括约肌的损伤是便失禁发生的主要原因,它通过两个途径起作用,即直接关闭作用和降低肛提肌收缩活性,因为肛门外括约肌是肛提肌的插入点,而肛提肌又是产生肛门直肠角的主要结构。对阴道分娩后有晚期便失禁发生妇女的经肛门超声检查发现,隐性肛门括约肌损伤很常见,所致便失禁甚至可能在分娩结束很长时间后出现。

六、盆底动态解剖

盆底肌主要为慢缩型肌纤维,可以支持盆腔脏器、维持其形状、结构及关闭其开口。在耻尾肌向前拉力、肛提板向后拉力和肛管纵行肌向下拉力的协同作用下盆腔器官被拉向后下方,压向其下方的肛提板,这样可以避免脱垂,并且可以帮助关闭尿道和肛门(图 1-32)。

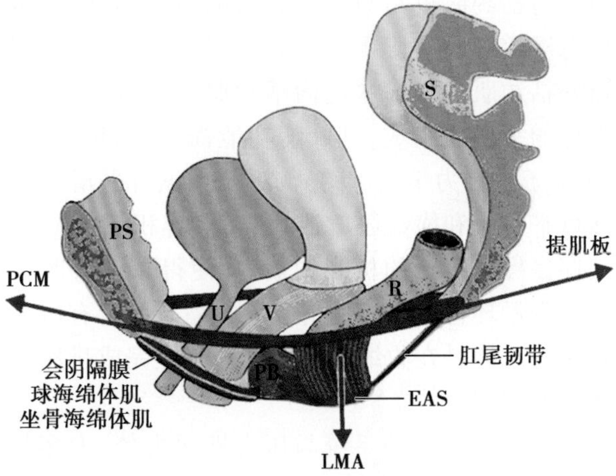

图 1-32　盆底肌拉力方向示意图

耻骨联合(pubic symphysis,PS),会阴体(perineal body,PB),肛门外括约肌(external anal sphincter,EAS),直肠(rectum,R),阴道(vagina,V),尿道(urethra,U),耻尾肌(pubococcygeus,PCM);肛外纵行肌(longitudinal muscle of the anus,LMA)

(引自:PETROS PE. The female pelvic floor-function, dysfunction and management according to the integral theory. Springer Medizin Verlag Heidelberg,2004.)

尿道的正常状态有 3 种:静息状态下关闭、腹压增加时关闭及排尿时开启。每一种状态都是肌肉收缩向前方对抗耻骨尿道韧带及向后方对抗宫骶韧带的结果。Petros 在整体理论中结合放射线造影技术阐述了这 3 种状态下盆底肌及盆腔器官的运动情况。在静息状态,耻尾肌前部向前拉紧阴道远端,肛提板及肛管纵行肌向后向下拉紧阴道近端,阴道自身弹性及慢缩型肌纤维收缩维持尿道关闭(图 1-33A)。腹压增加时,以上 3 个方向肌肉的快缩型肌纤维收缩,力量通过阴道传导至尿道及膀胱颈将其维持在较高水平,同时耻尾肌纤维收缩维持尿道关闭(图 1-33B)。排尿时,耻尾肌放松,牵拉受体激活排尿反射,肛提板和肛管纵行肌收缩将整个系统拉向后下方,打开尿液流出道,逼尿肌收缩将尿液排出(图 1-33C)。

由于女性盆底结构复杂的三维解剖结构,传统的二维图片已经不能满足日益增长的教学及研究需要。而得益于现今飞速发展的科学技术,基于真实人体的三维立体解剖模型的建立已经成为可能。北京协和医院利用 MRI 影像准确建立女性盆底三维数字模型,制作了女性盆底三维立体解剖图及动画(图 1-34),并利用有限元分析模拟不同腹压下盆底结构的形态学变化,为医学可视化、数字解剖研究、医学教学培训提供了支持。

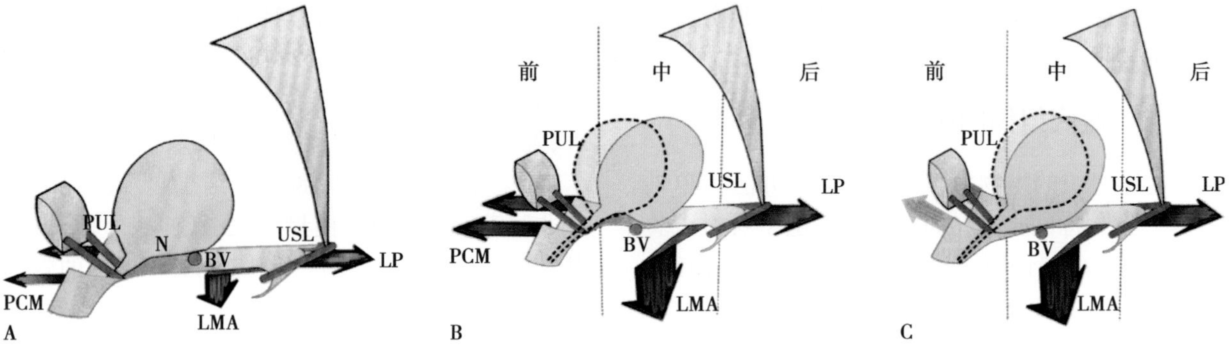

图 1-33 尿道的正常状态

A. 静息状态;B. 腹压增加状态;C. 排尿状态

提肌板(levator plate,LP),子宫骶韧带(uterosacral ligaments,USL),耻尾肌(pubococcygeus,PCM),肛外纵行肌(longitudinal muscle of the anus,LMA),耻骨尿道韧带(pubourethral ligament,PUL),膀胱排空(bladder voiding ,BV)

(引自:PETROS PE. The female pelvic floor-function,dysfunction and management according to the integral theory. Springer Medizin Verlag Heidelberg,2004.)

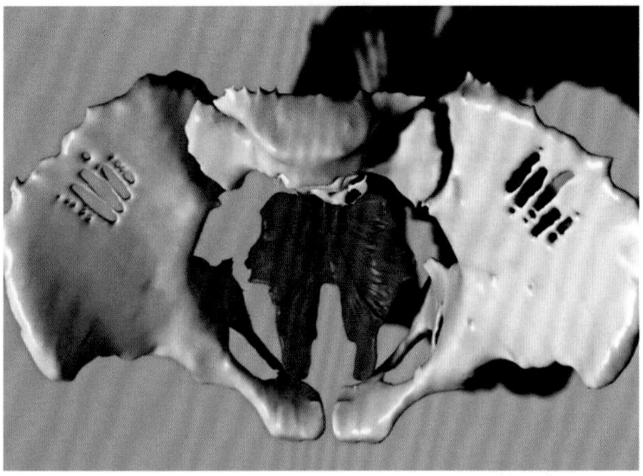

图 1-34 女性盆底三维模型——肛提肌及尾骨肌

第三节 盆底支持系统生物力学

生物力学是一门古老又年轻的学科,是将力学的定量手段用于生物问题的研究。盆底及其相关支持结构组成了人体解剖的复杂区域;当盆底组织因退化、创伤、先天发育等原因引起张力减低导致其支持功能减弱时,会出现盆底功能障碍性疾病。阴道及其支持结构的相互作用来对抗腹部压力的变化,可以看做是生物力学系统的模型,因此 PFD 可看做是一种源于盆底支持结构的生物力学特性减退所导致的疾病。

女性盆底生物力学研究通过处理结构-功能的关系、在生物力学和临床环境中建立一个桥梁。近年来,生物力学在女性盆底领域的研究逐渐增加并向临床应用转化,主要包括以下几方面:①使用有限元分析法及成像技术评估盆底结构及 PFD;②通过对盆底组织的生物力学研究来探讨 PFD 病因;③通过对盆底重建术的生物力学研究,指导其在盆底重建手术中的应用。

一、有限元分析法及成像技术

有限元分析法是结合成像和重建技术来模拟组织器官的运动、变形情况,将连续的整体模型分割为包含与原始模型相同性能的有限个单元,对形状、结构、材料和载荷情况及其复杂的构建进行应力、应变分析。建模过程是将 MRI 所提供的几何学信息构造成计算机模型,首先从图像序列中分割出所需要的器官或组织信息,再进一步生成有限单元网格。有限元分析法在女性盆底研究中的应用主要为重建盆底模型、模拟 PFD、分析阴道分娩对盆底的影响等方面。

2003 年,Janda 等利用女性尸体标本上获得的盆底肌肉的几何参数、同时运用 MRI 三维重建技术,建立了首个基于解剖的盆底肌肉有限元模型和模型数据库。PFD 患者可以通过 MRI 成像来得到可视化的盆底结构的变形。Chen 等建立一个阴道前壁支持结构的三维有限元模型来模拟膀胱膨出的过程,结果显示肛提肌损伤、腹压增加、阴道顶端和阴道旁缺陷均可导致膀胱膨出,膀胱膨出的大小与腹部最大压力有关。

阴道分娩对大多数女性来说是一种安全的分娩方式,但分娩过程中胎儿头部所产生的压力可能会导致盆底结构的损伤,为 PFD 发生的危险因素。有学者建立计算机模型模拟头位阴道分娩,展示了阴道分娩过程中胎头与盆底组织间的相对生物力学作用,同时研究显示盆底肌群的最大拉伸的着力点位于肛提肌与耻骨连接处，此与临床阴道分娩后肛提肌与耻骨连接处易损伤是一致的。

二、盆底组织的生物力学研究

盆底组织的生物力学研究的基本方法为单轴拉伸试验。将试验材料固定于万能电子材料试验机（图 1-35）进行拉伸，通过绘制应力-应变曲线，得到弹性模量、极限抗张力强度等生物力学参数。

盆底组织的生物力学特性研究主要包括对盆底支持结构的研究。2002 年 Goh JT 等最早报道了使用单轴拉伸测量研究女性阴道壁的生物力学特性，发现绝经后女性阴道壁弹性模量有升高。2007 年 Lei 等的一项病例对照研究结果提示脱垂患者较非脱垂患者的弹性模量增大、延伸率降低、极限载荷降低，表明盆底支持组织生物力学性能的减退可能是脱垂发生的原因。

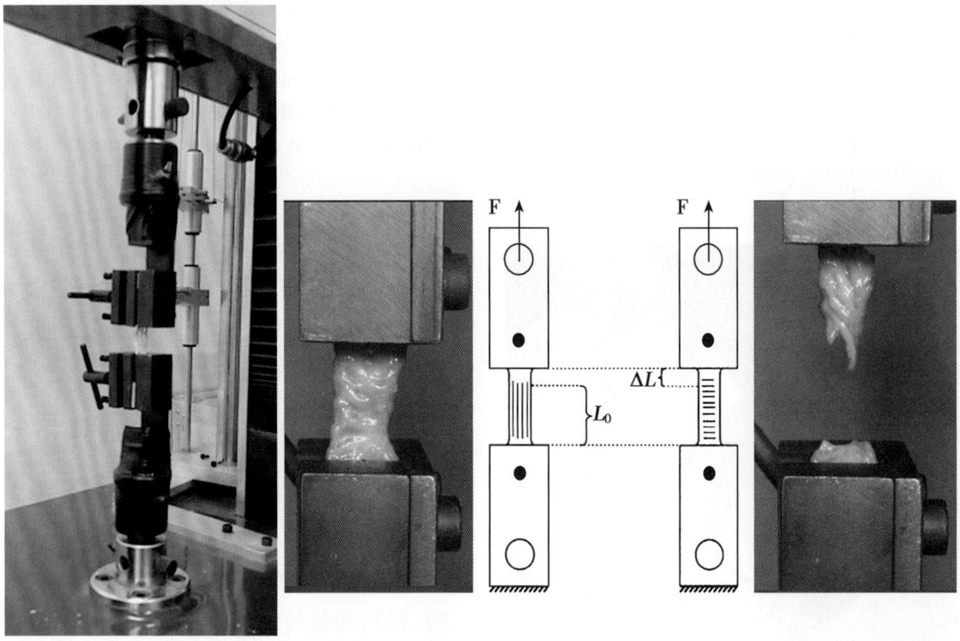

图 1-35　样本进行单轴拉伸试验
长度（length，L），力量（force，F）

北京协和医院对新鲜尸体的研究发现骶岬水平的前纵韧带的刚度明显高于骶 1 和骶 2 椎体水平；Martins 等对 15 例无 POP 的女性尸体的宫骶韧带、圆韧带的单轴拉伸试验提示宫骶韧带的刚度、极限载荷高于圆韧带。以上研究都为盆底重建手术的有效性提供了生物力学依据。了解盆底支持结构的生物力学特性，有利于盆底手术时医生根据盆底情况决定手术方式。

三、阴道植入合成网片的生物力学研究

合成网片是盆底重建手术中的常用材料。与自体组织修补术相比，使用合成网片可以更好地恢复盆底解剖结构、降低复发率；但术后网片侵蚀、暴露、盆腔疼痛等发生率增加。有学者认为盆底重建术后网片暴露/侵蚀的发生可能与合成网片的“应力遮挡效应”相关。应力遮挡是指当两种或者多种具有不同刚度的材料共同承载外力时，刚度较大的材料将会承载较多的载荷，而刚度较低的材料只需承载较低的载荷。合成网片在植入体内后存在各种拉伸、压缩、扭曲等应力作用，网片与盆底组织的刚度不匹配，随着时间延长，网片下方的阴道黏膜及完整性会发生退化，从而出现网片相关并发症。高重量、低孔隙率、刚度大的合成网片，其应力遮挡效应更明显、更容易引起网片侵蚀及性交痛的发生。

综上所述，生物力学在女性盆底领域的研究逐渐向临床应用转化，生物力学在分析 PFD 的发病机制、选择合成网片、选择盆底重建手术等方面发挥着越来越多的作用。

（王巍　张国瑞　宋晓晨　张林）

参考文献

1. 柏树令. 系统解剖学. 5 版. 北京：人民卫生出版社，2001.
2. 陈娟，郎景和，朱兰，等. 压力性尿失禁及盆底组织膨出患者肛提肌肌纤维直径和分型的研究. 中华妇产科杂

志,2003,38(12):733-736.

3. 威廉斯(Williams,P. L.)(英).格氏解剖学. 38 版. 杨琳,高英茂,译. 沈阳:辽宁教育出版社,1999:1011.
4. ROCK JA,THOMPSON JD. 铁林迪妇科手术学. 杨来春,段涛,朱关珍,译. 济南:山东科学技术出版社,2003.
5. DELANCEY JOL. Anatomic aspects of vaginal eversion after hysterectomy. Am J Obstet Gynecol, 1992, 166(6 Pt 1): 1717-1724;discussion 1724-1728.
6. OBERWALDER M, DINNEWITZER A, BAIG MK, et al. The association between late-onset fecal incontinence and obstetric anal sphincter defects. Arch Surg, 2004, 139(4): 429-432.
7. PETROS PE, ULMSTEN UI. An integral theory of female urinary incontinence. Experimental and clinical considerations. Acta Obstet Gynecol Scand Suppl,1990,153:7-31.
8. JANDA S,van der HELM FC,de BLOK SB. Measuring morphological parameters of the pelvic floor for finite element modelling purposes. Journal of biomechanics,2003,36:749-757.
9. CHEN L,ASHTON-MILLER JA,DELANCEY JO. A 3D finite element model of anterior vaginal wall support to evaluate mechanisms underlying cystocele formation. Journal of biomechanics,2009,42:1371-1377.
10. LI X,KRUGER JA,NASH MP,et al. Anisotropic effects of the levator ani muscle during childbirth. Biomechanics and modeling in mechanobiology,2011,10:485-494.
11. GOH JT. Biomechanical properties of prolapsed vaginal tissue in pre-and postmenopausal women. International urogynecology journal and pelvic floor dysfunction,2002,13:76-79;discussion 9.
12. LEI L,SONG Y,ChEN R. Biomechanical properties of prolapsed vaginal tissue in pre-and postmenopausal women. International urogynecology journal and pelvic floor dysfunction,2007,18:603-607.
13. 商晓. 女性盆底在体生物力学研究. 北京协和医学院,2011.
14. 宋晓晨. 阴道前壁膨出女性的阴道壁生物力学特性研究及三种合成网片植入兔腹壁及阴道后组织相容性及生物力学特性变化的研究. 北京协和医学院,2016.
15. ULRICH D, EDWARDS SL, ALEXANDER DL, et al. Changes in pelvic organ prolapse mesh mechanical properties following implantation in rats. American journal of obstetrics and gynecology,2016,214:260. e1-8.

第二章

盆底影像学研究

传统的盆底解剖学的一个主要来源是尸体解剖学，缺乏生理解剖学研究。超声、X线造影、螺旋计算机体层摄影检查磁共振成像术，使盆底结构成像又进入了一个新阶段。

第一节　超声在盆底疾病中的应用

一、超声检查在压力性尿失禁中的应用

超声检查不能直接诊断压力性尿失禁（SUI），但是结合临床检查和尿动力学数据，可发现与SUI有关的解剖学改变，以帮助临床选择合适的治疗方案。超声检查路径有经腹、经阴道、经直肠、经会阴等，目前多采用经会阴超声检查。

二维超声检查常使用正中矢状切面，由腹侧至背侧依次显示耻骨联合、尿道、膀胱颈、阴道、直肠和肛管。发生SUI的一个重要原因是膀胱颈活动度增大。Valsalva动作时，膀胱颈围绕耻骨联合下端做旋转运动。超声评价膀胱颈活动度的指标包括膀胱颈下移距离（bladderneck symphyseal distance，BSD）、尿道旋转角（urethral rotation angle，URA）、膀胱尿道后角（posterior urethrovesical angle，PUVA）。其中，膀胱颈下移距离与SUI的相关性最强，且与SUI严重程度呈正相关。SUI患者Valsalva动作时的超声表现包括：膀胱颈下移距离增大、膀胱尿道后角增大或消失、尿道旋转角增大、尿道内口漏斗化（urethral funneling）。有研究运用超声评价尿道不同节段的活动性，发现SUI与中段尿道活动性的关系较膀胱颈活动性更加密切。

尿道中段悬吊带术是目前最常用的治疗SUI的术式，而超声是观察植入吊带最清晰的影像学手段。超声可测量吊带与耻骨之间的距离，距离越小，提示吊带越紧，SUI的复发可能性越小，但术后发生排尿障碍的可能性就越大。因此对复杂病例可在术中运用超声直观判断悬吊的松紧程度，避免悬吊过紧，损伤膀胱，减少术后排尿困难、急迫性尿失禁等并发症，提高手术成功率。随着时间的推移，部分患者会出现吊带侵蚀现象，吊带可能穿透尿道横纹肌和尿道平滑肌，进入尿道管腔内，导致反复的尿道感染。因此，术后对于复发的膀胱过度活动患者或者反复尿路感染患者，亦可利用二维甚至三维超声进行评估，观察术后膀胱颈位置改变，吊带的松紧程度、吊带的位置，有无吊带扭转、断裂和侵蚀等现象，有助于分析部分术后并发症发生的原因。见图2-1。

二、超声在盆腔器官脱垂诊断中的应用

二维超声可以定量评估盆腔器官的脱垂，以耻骨联合下缘线作为参考线，测量下移器官距此线的距离。为研究方便，以阴道为分界线，将盆腔分为前、中、后三个腔室。前盆腔主要研究膀胱颈或膀胱的脱垂程度，中盆腔主要观察宫颈或子宫切除术后穹窿的位置，后盆腔主要测量直肠壶腹部的最尾侧或直肠膨出的最突出处。与临床使用的盆腔器官脱垂定量分度法（pelvic organ prolapse quantitation，POP-Q）对比研究显示，超声定量评估前盆腔和中盆腔脱垂与临床评估的一致性优于后盆腔。

前盆腔的下移是指膀胱位置下降并突入到阴道前壁内，可和其他盆腔器官脱垂并存，如子宫脱垂、直肠膨出、肠疝等。在最大Valsalva动作时，经会阴超声可以动态观察尿道向后向下移位，膀胱后壁呈弧形旋转下降至耻骨联合下缘以下甚至脱垂至阴道外口。有研究发现，膀胱尿道位置下移，与压力性尿失禁密切相关；但膀胱尿道后角完整的膀胱脱垂，可能与排空功能障碍相关，与压力性尿失禁相关性不大。

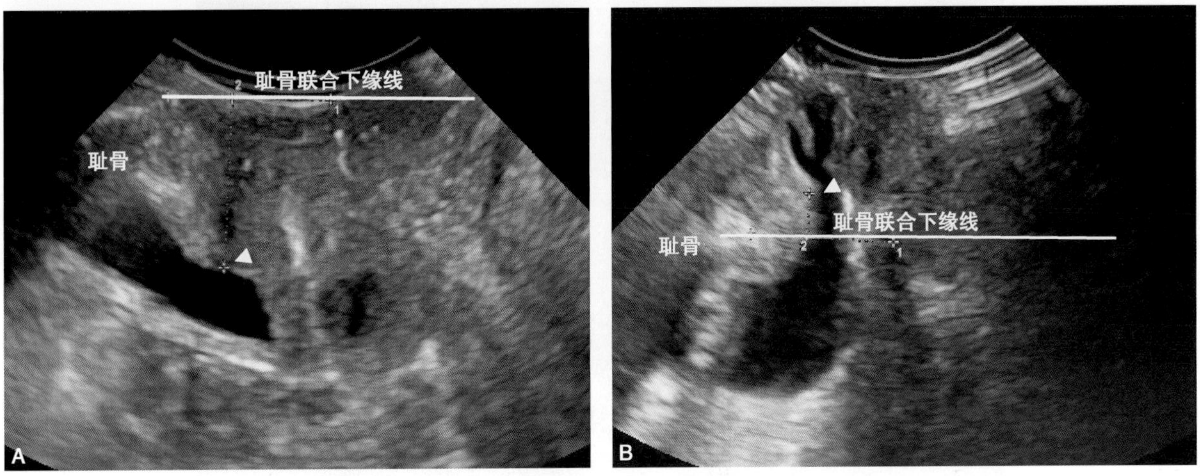

图 2-1　经会阴二维超声检查显示膀胱颈活动度增大

A. 静息状态下膀胱颈位于耻骨联合下缘线上方 32.0mm；B. 乏氏动作后膀胱颈下移至耻骨联合下缘线下方 9.5mm，下移 41.5mm

超声还能鉴别后盆腔的“真性”和“假性”直肠膨出，前者存在直肠阴道隔的缺陷，后者无筋膜缺陷、只是隔膜扩张和/或会阴过度运动。一般来说，“真性”直肠膨出或筋膜缺损几乎总是发生在相同的区域，即紧邻肛门直肠连接处，通常都是横向的。超声可以定量测量膨出的深度（图 2-2）。

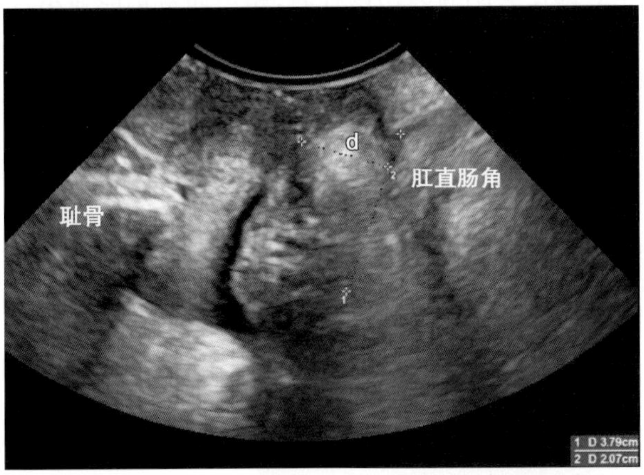

图 2-2　经会阴二维超声检查显示直肠膨出，深度为 20.7mm

超声还能将直肠膨出和肠疝区别开来。如果膨出物在肛门直肠连接部前面，将直肠壶腹部与阴道分开，内容物为小肠、乙状结肠、腹膜或网膜，即诊断为肠疝。小肠的蠕动也可以帮助我们识别疝内容物。

三、三维、四维超声在盆底疾病诊断中的应用

二维超声对盆底的观察主要利用的是矢状切面成像，三维超声的主要优势在于能显示二维超声无法观察的轴平面，并能进行多平面成像、动态图像采集以及数据后处理。三维超声可以帮助我们更好地判断各腔室之间的空间位置关系，准确判断膨出器官的来源，为盆底成像提供更全面的研究方法。

轴平面是研究肛提肌和肛提肌裂孔的主要平面，其中以超声断层成像（tomographic ultrasound imaging，TUI）最有帮助，采集容积数据后，可按照预想随意调节或更改图像数目、层间距和层数，显示出和 CT 和 MRI 相似的多幅图像信息，进行多层面多方位观察（图 2-3）。三维超声成像可显示由耻骨联合与耻骨内脏肌内侧缘围成的“菱形”肛提肌裂孔及通过肛提肌裂孔的尿道、阴道、直肠及旁周组织。在此平面上可以观察肛提肌有无撕裂、撕裂的程度；测量肛提肌厚度；测量肛提肌裂孔大小，包括裂孔前后径（耻骨联合内侧缘与耻骨内脏肌在直肠后方内侧缘之间的距离）、左右径（耻骨内脏肌的两侧支内缘之间的最大距离）和面积（耻骨联合内侧缘与耻骨内脏肌内侧缘之间的面积）。近期研究显示，肛提肌撕裂及肛提肌裂孔面积（levator hiatus area，LHA）增大均与盆腔脏器脱垂相关。

实时三维超声即四维超声，可通过对肛提肌收缩和 Valsalva 动作的动态观察，更好地了解肛提肌的功能、肛提肌腱弓或筋膜损伤的程度。尤其对于无法正确完成盆底收缩动作的患者，四维超声对盆腔脏器脱垂的评估较 MRI 更具优势。

此外，三维超声还可应用于盆底人工合成植入材料的评估和随访，包括吊带和网片。三维超声可以更立体地观察网片的位置、长度，是否皱缩、折叠，固定点有无移位、脱落等并发症。

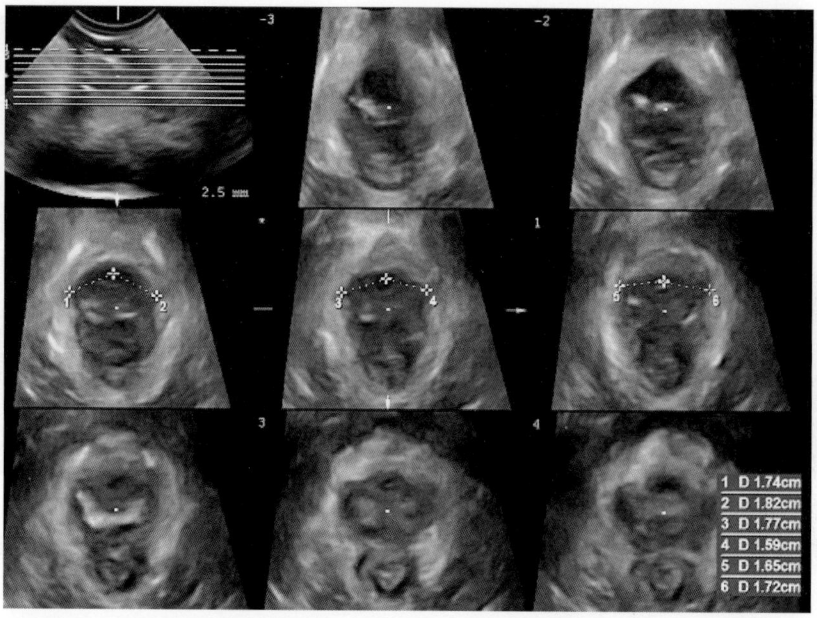

图 2-3 经会阴三维超声检查，超声断层成像（TUI）显示肛提肌未见异常

经阴道三维超声还能更清晰地显示尿道的解剖形态，以及尿道横纹肌的形态学特点，对尿道宽度、厚度、尿道横纹肌的厚度、体积等各种参数进行测量，显示尿道周围血供的三维空间分布，有助于对排尿困难和压力性尿失禁的病因学研究。横断面上，尿道括约肌显示呈“靶形”，中央为高回声的尿道黏膜、黏膜下血管丛及平滑肌，周围环绕着低回声的横纹括约肌，其厚度在各个部位并不完全一致，两侧厚，背侧薄。

四、腔内超声对肛管括约肌的形态功能的评价

肛管主要由内括约肌（internal anal sphincter，IAS）、外括约肌（external anal sphincter，EAS）和肛提肌等肌肉组成，共同协调控制大便的排出。阴道分娩创伤是引起括约肌损伤的主要原因，Ⅲ～Ⅳ度会阴撕裂伤后，不仅会阴肌肉、筋膜受损，还同时累及部分或全部肛门括约肌，导致大便失禁。超声评估肛门括约肌缺损的位置、厚度、长度，建议在产后10～14 周至 1 年内最适合，可以预测大便失禁的发生。即使会阴撕裂伤修补后，超声通常仍能显示残余的缺损，这种缺损可能与括约肌压力降低和肛门失禁风险的增加有一定相关性。

有的研究者使用直肠腔内超声探头对肛门括约肌进行成像，大多建议将探头放置在肛门外进行检查，即经会阴超声。后者为肛门外成像，可减少肛管的变形。还可以利用三维成像对肛门括约肌进行冠状面扫查，可以在静息状态和括约肌收缩时动态评估肛门括约肌和肛门直肠黏膜，有利于提高肌肉缺损的诊断率（图 2-4）。

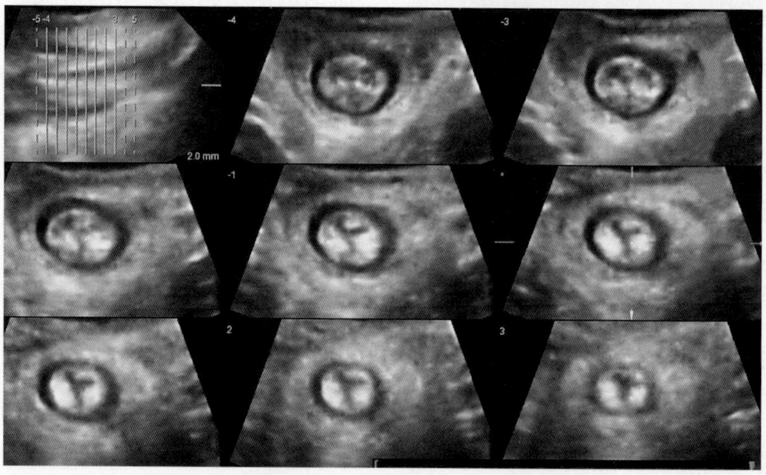

图 2-4 经会阴三维超声检查，超声断层成像（TUI）观察肛门括约肌

超声图像上，肛门内括约肌表现为环形低回声，外括约肌表现为包绕着内括约肌的高回声结构，黏膜表现为高回声区，常呈星形，说明肛管排空闭合(图 2-5)。括约肌损伤则表现为肛门内/外括约肌的环形结构连续性中断。在冠状面，用时钟标记法来描述缺损更准确方便；在纵断面，通过测量括约肌损伤的长度相对于整个括约肌长度的比例来描述。

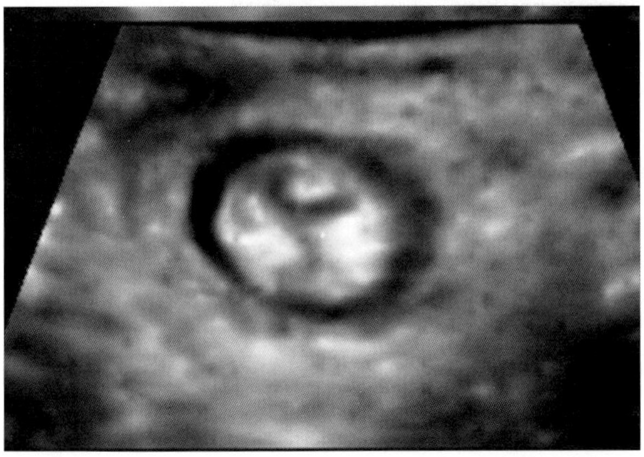

图 2-5　经会阴超声检查，肛门内括约肌表现为环形低回声，外括约肌为外围的高回声结构，黏膜为高回声区，呈星形表现

第二节　磁共振成像在盆腔器官脱垂诊断中的应用

一、磁共振成像(MRI)在盆腔疾病应用的基本方法和评价手段

磁共振成像(magnetic resonance imaging，MRI)是用于评价盆底疾病最新的影像学技术。与以往的造影、超声等技术相比，MRI 具备很多优势：MRI 可以多参数、多平面成像，具有很高的软组织对比度，而没有电离辐射；MRI 既可以静态高分辨成像，又可以动态快速采集图像，也就是说，既可以直接观察盆底支持组织结构，获得盆底的肌肉、筋膜和器官的解剖结构方面的信息，又可以无创、动态地在一次检查中评价所有的盆腔脏器功能情况。MRI 对确定盆底疾病的病理生理情况可提供直接而有用的信息。

目前对有症状的盆底器官脱垂，应用 MRI 描绘解剖异常、确定损伤性质，包括盆腔肌肉连续性破坏及相关的支持系统疾病。MRI 还可以进行三维成像，应用计算机后处理软件，对成像数据进行重建，显示肛提肌群及其与疾病相关解剖结构的关系。

与 X 线膀胱阴道直肠联合造影比较，MRI 成像的优势在于它无辐射、非侵入性；它还可以显示子宫直肠陷窝疝内容物是小肠、结直肠还是肠系膜脂肪；能够显示肠黏膜，并区分黏膜套叠和全层肠壁套叠；还可术前帮助确定共存的其他器官的病变，以及肌肉损伤、筋膜、韧带撕裂。

目前多数成像中心均采用的是封闭式磁体，患者在检查中采取仰卧位(模拟膀胱截石位)。虽然开放式磁体的 MRI 成像仪可允许患者以坐姿进行检查，结合了 MRI 和 X 线造影的优点，更符合患者的生理状况，但实际的情况是这种开放式 MRI 设备很少见；并且有研究发现两者对于有临床意义患者的敏感性没有显著性差别，因此目前的指南都是推荐采用常规封闭式磁体的设备行仰卧位成像。仰卧位成像时，患者膝盖下方可垫一个较硬的枕头，以使膝盖抬高，便于配合动态成像时的排便动作等。

盆底 MRI 多采用体表盆腔相控阵线圈，就可取得很好的成像效果。腔内线圈(如阴道内线圈和直肠内线圈)虽可获得更高分辨率的影像，但不足之处其一是显示视野小；其二是患者接受度较低，因此目前并不大范围推荐使用。

完整的盆底 MRI 成像计划应包括盆底结构的静态和动态成像。检查前要跟患者进行充分交代，以获得患者良好的接受和配合。

盆底静态结构成像用以观察盆底组织结构，可以获得盆底的肌肉、筋膜和器官的解剖结构方面的信息。不采用直肠内对比剂。成像平面通常包括单次激发快速自旋回波(或称为半傅立叶采集快速自旋回波)冠状位 T_2 像、高分辨横轴位 T_2 像及大视野横轴位的常规 T_1 像和 T_2 像。

盆底动态成像一般在直肠注入对比剂扩张前先行预扫描，使用快速序列(如单次激发快速自旋回波序列)采集矢状位 T_2 像。该预扫描主要是训练患者在后续扫描的配合，使患者可习惯于动态检查的各种动作。预扫描顺利进行后，开始注入对比剂进行后续的动态成像。对比剂一般推荐采用超声用的凝胶，经肛门插管后注入 120~250ml；注入前最好进行一定的加温，使得凝胶温度和体内温度接近。

盆底动态成像采集层面以正中矢状面为主，应用快速成像序列或者是电影成像；主要包括单次激发快速自旋回波序列(或半傅立叶采集快速自旋回波)及稳态进动快速成像序列。其中,稳态进动快速成像序列成像速度更快,不过对设备有一定的要求。在直肠内注入对比剂后,配合动态快速成像序列,患者在仰卧位分别做缩肛、下压和排空 3 种动作。指导患者做缩肛动作,是让患者模拟憋尿或粪便、防止尿便漏出的动作;下压是让患者尽量向下用力,模拟便秘情况下使劲试图排便的动作;排空是重复排便动作,直到将直肠内的凝胶排空。在获得的高分辨静态和快速动态盆底 MRI 图像上进行全面的结构和功能评估。

高分辨静态图像用以观察结构的异常及其分类。盆底结构是一个复杂的三维结构,从内至外可分为盆筋膜和韧带、盆膈、尿生殖膈,对盆腔结构的支持有赖于各层结构的相互作用。某一结构出现薄弱,其功能可由其他结构进行代偿,但是有盆底结构薄弱的患者更易发生盆底功能障碍性疾病。

盆筋膜是坚韧的结缔组织膜,附着于骨性盆壁,覆盖在肛提肌上方和盆腔脏器下方,某些部分的结缔组织较肥厚,与盆腔脏器的肌纤维汇合,形成相应的韧带,对盆腔脏器起到支持作用。目前应用 MRI 并不能完全清晰显示盆筋膜和部分韧带,盆底韧带的解剖及影像学定义仍在研究中。

盆膈由坐骨尾骨肌和肛提肌组成。坐骨尾骨肌位于肛提肌的后方,附着于坐骨棘和骶尾骨外侧缘。肛提肌由耻骨阴道肌和耻骨直肠肌为主,以及耻尾肌和髂尾肌构成。这些肌肉在盆底作为一个统一的整体,通过肌肉张力提供支持作用,而各部分在功能上又有差异。髂尾肌主要起支持作用,耻骨阴道肌和耻骨直肠肌的作用主要为括约作用。从影像学角度各部分肌肉之间存在着差异。

MRI 检查显示正常女性肛提肌为向上突起的薄肌,起自位于骨盆侧壁的肛提肌腱弓,向后到达直肠,后方水平附着于尾骨。向前中部倾斜,厚度不均匀,肌膈上有时有缺损区,平均厚度为 2.9mm。肛提肌的运动方向为头尾侧运动,即肛提肌不仅可以从静息位向上运动,而且可以从静息位向下运动。耻骨直肠肌的形态像一个"U"形,前方起自耻骨,后方环绕直肠。像一个盆部器官的带状包裹(图 2-6),后高前低,它并不接触膀胱颈,但中尿道和下尿道与它非常接近;耻骨直肠肌的运动方向为腹背侧。耻骨直肠肌环在缩肛时显著变短,排便时显著变长。耻尾肌水平走行,前方起自耻骨联合上部,向后方附着于腱弓和尾骨,同时还连接阴道和会阴体。

尿生殖膈是由结缔组织和会阴深横肌组成。尿生殖膈在两侧坐骨支之间水平走行,连接会阴体和肛门外括约肌。会阴体位于肛管和阴道口之间,也称会阴中心腱,有许多结构附着,包括盆筋膜、肛门外括约肌、尿生殖膈、球海绵体肌、耻骨直肠肌。多数女性的肛门外括约肌前部间存在自然缝隙,括约肌损伤时可表现为括约肌缺损,缺损越大、波及的范围越大。绝大多数人的耻骨直肠肌和肛门外括约肌之间存在明确的解剖功能分界面,少数人两者存在重叠。

在冠状位和横轴位的 MRI 上,髂尾肌和耻骨直肠肌可以清晰显示,坐骨-尾骨肌不能和其他肌

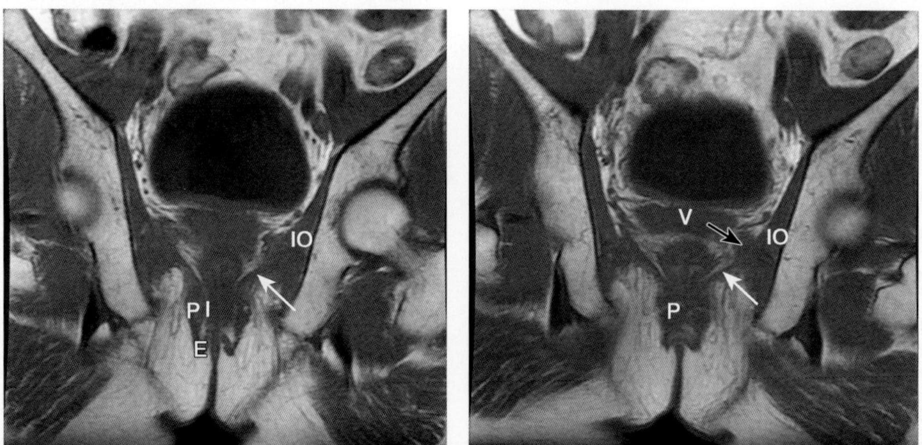

图 2-6　盆底 MRI 冠状面图像

I. 肛门内括约肌;E. 肛门外括约肌;P. 耻骨直肠肌;V. 阴道;髂尾肌(白色箭头)起自肛提肌腱弓(ATLA,黑色箭头),ATLA 由闭孔内肌(internal obturator,IO)筋膜增厚形成

肉完全分开。耻骨直肠肌在横轴位图像上显示最好,可显示耻骨直肠肌变薄、缺损等情况。双侧耻骨直肠肌略不对称,右侧较薄,是正常变异。髂尾肌在冠状位上显示最好,表现为向上隆起屋顶状,肌肉萎缩时表现为平直、向下凹陷。

MRI 被认为是评价肛门括约肌病变的最佳方法,尤其是外括约肌病变。在横轴位和冠状位上均可观察。肛门内括约肌在 T_2WI 上表现为内侧中等信号,信号均匀,外括约肌位于最外侧、偏下方,在 T_2WI 上信号较低。MRI 成像可以清晰地勾勒出括约肌复合体的边界,特别是超声难以确定的外括约肌也能够得到良好的显示,还可以显示括约肌的损伤、瘢痕形成和萎缩。括约肌信号环的不完整提示损伤;肌层内出现低信号则反映了纤维组织替代和瘢痕形成;萎缩则表现为肌肉变薄和脂肪替代。

动态图像用来评价功能异常。分析动态 MRI 影像最常用的参照线有两种:一是耻尾线(pubococcygeal line,PCL),是耻骨联合下缘到最末尾骨间关节的连线;另一个是平行于耻骨联合长轴的耻骨中线(midpubic line,MPL)(图 2-7)。正常者无论静息或用力排便时,盆腔脏器包括膀胱底、阴道穹窿、小肠及乙状结肠均应位于 PCL 以上。而 MPL 相当于处女膜水平,与临床体格检查时的解剖标志一致。两种参照线均可用于评价盆腔脏器脱垂。

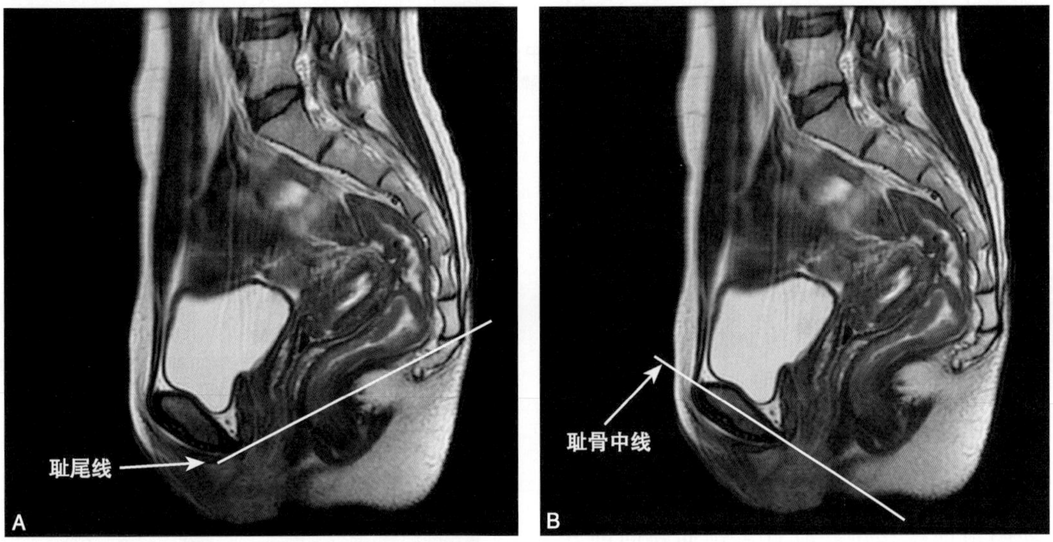

图 2-7　盆腔正中矢状位 MRI 图像

A. 耻尾线是指耻骨联合下缘与远端尾骨间关节的连线;B. 平行于耻骨联合长轴的耻骨中线

评价盆腔脏器脱垂的有无及程度时,在正中矢状位图像上,在用力或排便时盆底下降达最大程度时,测量前、中、后盆腔的解剖标志点与参照线之间的垂直距离。前盆腔的解剖标志点为膀胱底的最后下部;中盆腔的标志点为宫颈前唇,如患者做过子宫切除术,则取阴道最后上部;后盆腔标志点为肛管直肠交界的前壁(图 2-7,图 2-8,图 2-9)。膀胱膨出界定为盆腔用力时膀胱底最后下部下降超过 PCL 下 1cm 以下。子宫脱垂界定为盆腔用力时宫颈前唇下降达 PCL 以下。肛管直肠交界(anorectal junction)界定为肛管近端的耻骨直肠肌压迹,其过度下降界定为该部位在盆腔用力时其前壁下降达 PCL 下 2.5cm 以上。如果采用 MPL 线,认为各解剖标志点位于 MPL 线上 1cm 以内,甚至位于 MPL 线以下,会出现脏器脱垂的相应临床表现。除了盆腔脏器脱垂,还应评价有无直肠子宫陷凹

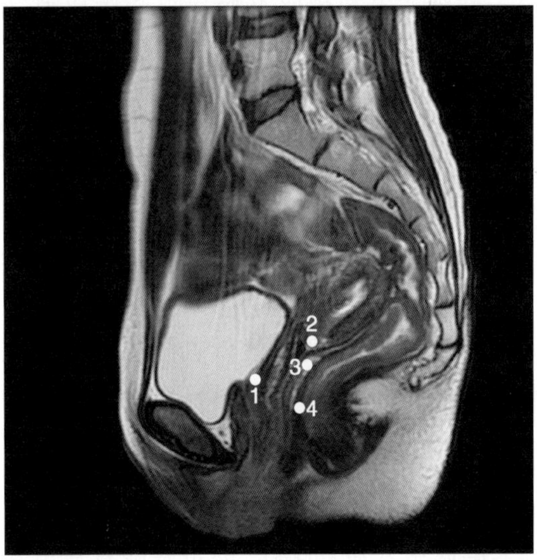

图 2-8　骨盆 MRI 矢状位图像显示正常的解剖

1. 膀胱底最后下部;2. 宫颈前唇;3. 直肠子宫陷凹;4. 肛管直肠交界的前壁

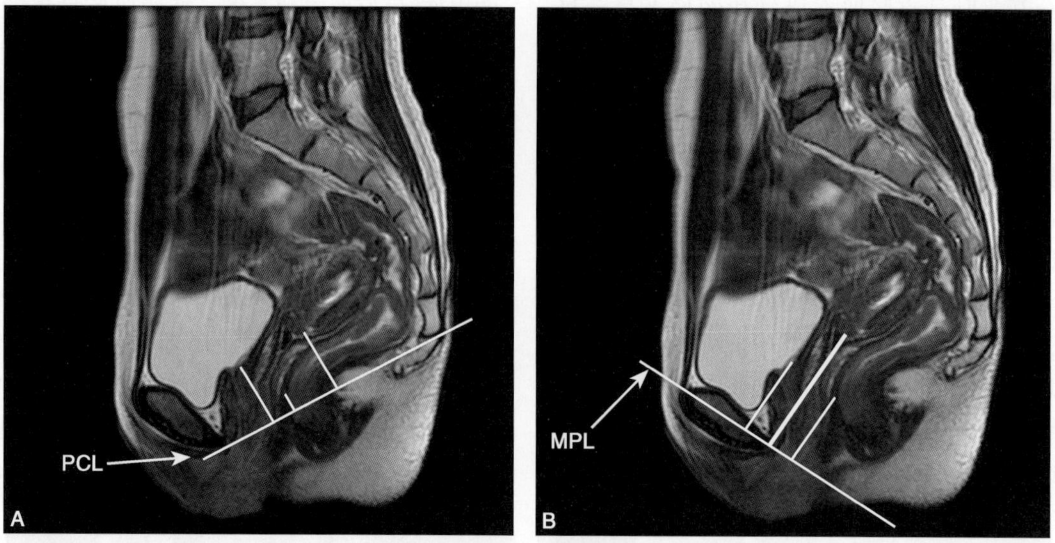

图 2-9　正中矢状位图像

A. 为 PCL 线；B. 为 MPL 线，测量各解剖标志点与参照线之间的垂直距离

疝，包括小肠、乙状结肠、腹膜疝，界定为在用力或排便时小肠、乙状结肠或腹膜脂肪进入直肠阴道隔上 1/3 以下，或异常下降达 PCL 以下。

MRI 的静态和动态成像适于盆底结构和功能的整体评价。以下分别对前、中、后盆腔脱垂的 MRI 诊断进行阐述。

二、MRI 在前盆腔器官脱垂诊断的应用

1. 膀胱膨出　膀胱膨出指膀胱位置下降，甚至压迫、使阴道前壁移位。耻骨宫颈筋膜向前外侧附着于盆筋膜腱弓，向后附着于宫颈。该结构的缺陷削弱了对膀胱的支持作用，从而造成膀胱膨出。膀胱膨出和排尿不畅导致膀胱尿道结合部下移或扭转，由此产生压力性尿失禁或者尿潴留。

按照耻骨宫颈筋膜的缺损可分为 4 种类型：Ⅰ型是与盆筋膜腱弓分离造成的外侧或阴道旁缺损；Ⅱ型是与宫颈周围纤维组织分离造成横行缺损；Ⅲ型是于膀胱底中线部位中断产生中央缺损；Ⅳ型是与尿生殖膈分离则为远端缺损。

在动态 MRI 中，膀胱最低点位于 PCL 线以下 1cm 可诊断为膀胱膨出。动态 MRI 的排便期成像，可显示膀胱底的位置向后下移动，压迫并使阴道前壁移位，尿道走行从纵向变为横向水平走行，使患者排尿时难以完全排净。膀胱膨出的程度可按照盆腔脱垂分级的方法，即当膀胱最低点位于 PCL 下方<3cm，3~6cm 或者>6cm，而分别为Ⅰ度、Ⅱ度及Ⅲ度膀胱膨出（图 2-10）。当膀胱膨出严重时，膀胱基底部占据了肛提肌裂孔的大部分，使得子宫和肛管直肠交界向后、向下移位，导致 H 线>5cm、M 线>2cm。另外，严重的膀胱膨出可能导致阴道前壁的扭曲和黏膜的外翻。

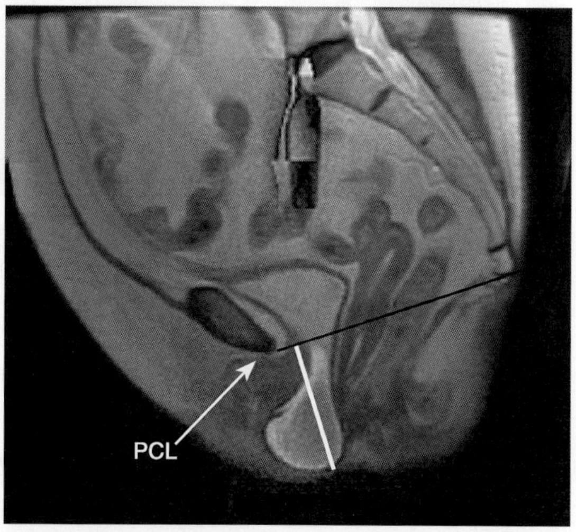

图 2-10　膀胱膨出的 MRI 正中矢状位图像

Ⅲ度膀胱膨出，即膀胱底最后下部低于 PCL 6cm 以上

2. 尿道活动度过大（urethral hypermobility）　动态 MRI 可以准确地定位膀胱颈的位置和测量膀胱尿道后角及尿道倾斜角。用 PCL 或 MPL 作为参照标志，用于定位静息及最大用力时膀胱的位置。由于腹内压增高时，尿道活动度过大可使尿道的长轴、位置、角度发生变化，因此在静息态 MRI 矢状位的影像上，尿道由正常时的垂直位变为倾斜，当与垂直方向夹角>30°时提示后方的支持结构不够

稳固，还可看到耻骨后间隙增宽及膀胱尿道角超过110°；当腹压增加时，尿道近端下移，尿道长轴近乎水平位，结果在冠状位影像上可看到尿道的一个环形的断面。如有肌肉损伤，在横断面影像上可显示耻骨直肠肌的撕裂，表现为该肌肉信号比闭孔内肌信号升高，并可能出现脂肪浸润。

三、MRI 在中盆腔器官脱垂诊断的应用

1. 子宫、宫颈和阴道脱垂　在动态 MRI 上，阴道穹窿或宫颈位于 PCL 线以下诊断为脱垂（图 2-11）。由于盆底共有的支持结构，常常伴有其他器官的脱垂，如尿道和小肠膨出。MRI 上，正常女性阴道长轴与纵轴线有一定的角度，病变者该交角消失，阴道呈垂直状。用力时，由于阴道部分外翻使其变短，相应的直肠子宫陷凹变宽，可见小肠袢进入该间隙内，膨出的直肠和膀胱使阴道变形。除阴道和宫颈脱垂外，子宫也可发生，常提示为子宫骶韧带和/或主韧带撕裂。有时候由于合并子宫肌瘤妨碍了子宫下降，可能会掩盖盆底器官脱垂的真正程度。

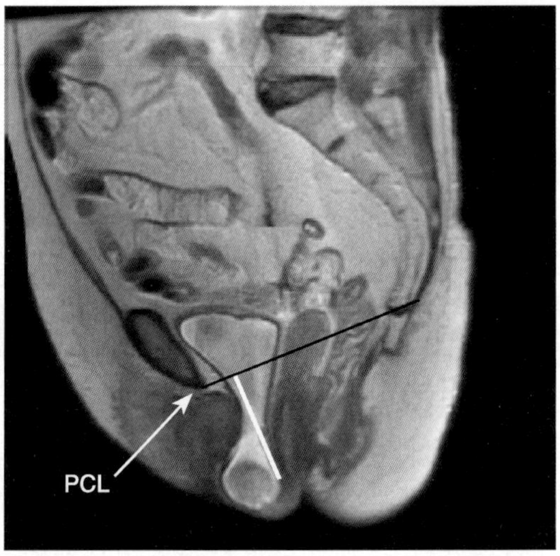

图 2-11　中盆腔膨出的 MRI 正中矢状位图像
Ⅱ度子宫脱垂，宫颈在 PCL 下方 3~6cm

2. 小肠膨出　由于盆腔筋膜的缺损，使小肠、乙状结肠进入直肠阴道间隙内，使该间隙增宽。小肠也可膨入阴道位置，此时常与膨出的膀胱竞争有限的空间，如果膀胱引流不彻底也影响了小肠疝的显示。乙状结肠过长进入直肠子宫陷凹形成乙状结肠疝，不及小肠疝常见。在 X 线排粪造影中，乙状结肠常常由于充盈欠佳而被漏掉或者低估了其膨出的程度。而在动态 MRI 上，小肠或乙状结肠下降到 PCL 以下为小肠或乙状结肠疝（图 2-12）。在矢状位影像上，小肠袢突入直肠阴道间隙内超过2cm 提示直肠阴道筋膜撕裂。横断面可以看到小肠和乙状结肠位于直肠阴道间隙内。

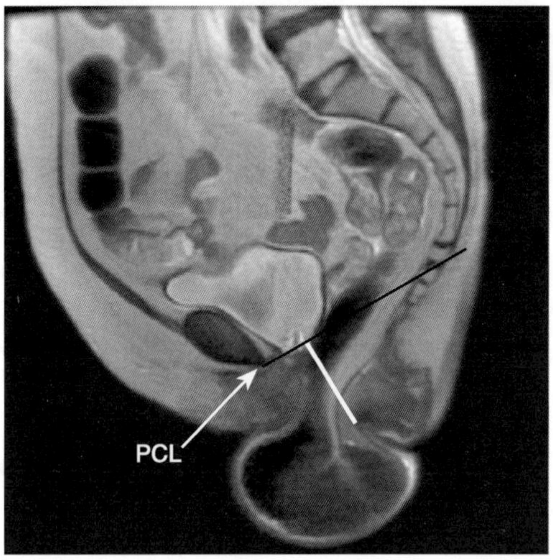

图 2-12　后盆腔脱垂的 MRI 矢状位 T_2 加权像
肛管直肠交界（白线）位于 PCL（黑线）以下 7.8cm，同时可见乙状结肠下降，达到 PCL 以下

四、MRI 在后盆腔器官脱垂诊断的应用

1. 直肠膨出　可分为直肠前突和直肠后突。直肠前突界定为盆腔用力期间动态 MRI 矢状位影像上直肠前壁向前方呈囊袋状突出，其深度超过预计正常前壁直肠边界以外垂直距离 2.0cm，通常在动态 MRI 矢状位上自肛管的前壁画一条延长线，测量直肠膨出部分的最远点到此线的距离，如超过2.0cm 则为直肠膨出。在 MRI 上，可以看到对比剂潴留于直肠膨出的囊袋内，严重者于冠状位上直肠显示为位于膀胱下的一个环形结构。肛提肌的角度可以正常，如向尾侧成角则提示后部的肌结构缺陷，角度>10°则提示病变严重。

另外，还有直肠后膨出为直肠的后壁向后膨出，它是直肠壁通过缺损的肛提肌板疝出，又称会阴疝。X 线排粪造影较 MRI 对于直肠前突的显示较好，尤其是小的病变。

2. 直肠脱垂和套叠　直肠脱垂分为内脱垂和外脱垂，直肠黏膜或肠壁全层脱入至直肠或肛管内为内脱垂或套叠，如全部脱入到直肠或肛管外则为外脱垂。

直肠套叠在 MRI 上可以看到，排便用力开始时肠壁内折，继续用力则套叠的肠壁进入肛管，通过肛管开口形成完全的外脱垂。

直肠脱垂MRI排出期表现与X线排粪造影相似：静息期可因为肛管远侧部肛门括约肌的强直性痉挛使得直肠穹窿难以完全充盈，对比剂仅充盈于直肠远侧部，肛管处于开放状态；排粪初期，直肠壁开始出现局部黏膜套叠；排粪期间，直肠壁开始部分地伸出于肛管口外，肛管内对比剂流变细，其周围可见直肠壁的软组织信号影；继续排粪时，直肠壁完全地伸出肛管口外（图2-12）。

X线排粪造影虽然是诊断直肠脱垂和套叠的一线方法，较MRI动态成像对直肠套叠的敏感性高，但是MRI动态造影仍有其优势。MRI可显示肠黏膜并区分黏膜套叠和全层肠壁套叠，而且约30%直肠套叠患者伴有其他脏器脱垂，MRI可在术前帮助确定共存的其他器官的病变。

五、耻骨直肠肌痉挛综合征/盆底痉挛综合征

耻骨直肠肌痉挛综合征/盆底痉挛综合征表现为经过多次尝试仍不能排出直肠内对比剂，但有些受检者不能排便是因为不适应仰卧位体位，这种情况必须与耻骨直肠肌痉挛综合征鉴别。一般来说，正常人在多次尝试后，至少能排出部分对比剂。另外，在努力排便时观察肛直肠角的变化有助于鉴别。努力排便时肛直肠角无变化，甚至减小，提示为耻骨直肠肌痉挛综合征；而该角的增大，则提示为患者不适应仰卧位的体位排便。

六、会阴下降综合征

盆底肌肉的广泛薄弱使得盆腔的内容物在静息期或排空期过度下降（常包括前、中、后三腔），定义为会阴下降综合征。肛管直肠角在静息期的水平可以用来评价盆底肌肉张力和弹性。当静息期MRI显示直肠的位置较正常低，肛管直肠角的水平低于PCL线，高度提示会阴下降综合征。并且动态成像可以看到直肠在最大收缩时上升程度降低。该综合征起初以便秘和会阴痛为表现，后期则以大小便失禁为主要表现。

综上所述，盆底的组织器官精细复杂，盆底功能不良常常累及多个器官。目前盆底影像学研究的重点，是在明确盆底影像解剖的基础上进行功能和机制研究。随着快速成像序列的出现、各种线圈的研制、图像后处理技术的改进，以及开放式MRI成像仪的应用，MRI为我们研究盆底结构提供了更为广阔的空间，也将为临床提供更精准的诊断和评估。

第三节　螺旋计算机体层摄影在盆底疾病中的应用

CT也可较系统地描述盆底肌及邻近组织结构，更加形象化，更易于理解盆底的复杂解剖结构，肛提肌的漏斗形空间结构在肌肉和盆底骨骼的三维重建中愈加逼真形象。应用大孔径为的开放式CT扫描机，患者可采用接近正常排便时的位置接受检查，可真实地评价腹部用力时盆底解剖结构的细微变化，定量测量静息和最大用力时肛提肌长度、角度、直肠后壁到尾骨的距离，以及肛提肌上下空间的面积变化等，获得盆底正常生理学标准的定量数据结果。但是，CT因其软组织对比度较差，且具有较大电离辐射等缺点而没有普遍开展。

第四节　X线盆腔器官造影术在盆底疾病中的应用

一、排粪造影术

排粪造影术（evacuation proctography or defecography）是将一种特制糊状造影剂注入被检查者直肠内，在重力位（立位或坐位）条件下进行的影像学检查，在接近生理排便状态下对直肠作静态和动态观察，已成为诊断肛直肠功能性疾病的经济有效的方法。正常的排粪造影见图2-13。

排粪造影可以很好地评价肛直肠形态异常，同时根据造影剂排出速度和程度推测功能性异常。主要用于诊断肛直肠功能性疾病，如直肠膨出、直肠套叠、直肠脱垂、耻骨直肠肌痉挛综合征及会阴下降综合征等，甚至是一些肛直肠功能性疾病，得以准确诊断的唯一方法。

直肠膨出为用力排便时直肠前壁向前呈囊袋状突出，膨出囊袋内造影剂存留常大于直肠容量的10%。直肠套叠表现为直肠壁不同厚度的内褶或下降达肛管内，分为直肠前壁、后壁和全环直肠套叠。排便初直肠壁开始出现局部黏膜套叠，随后直肠壁部分甚至伸出肛管口外，肛管内造影剂流变细，最后直肠壁完全脱出肛管外（图2-14）。直肠脱垂实质上为肛管外直肠套叠。耻骨直肠肌痉挛综合征表现为排便时耻骨直肠肌压迹加深，肛直肠

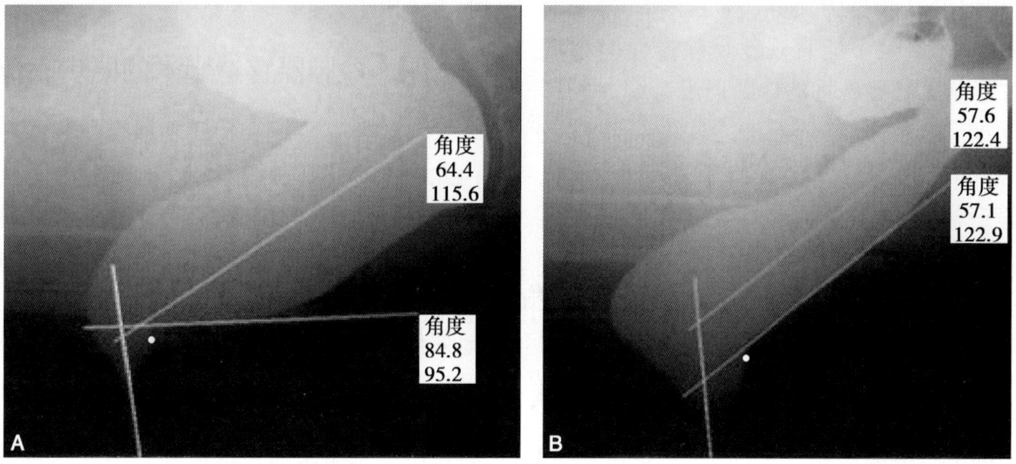

图 2-13　正常的排粪造影

A. 排前相。静息的直肠位置和形态是正常的，肛管紧闭，直肠壁光滑，肛直肠角约为 85°，肛管直肠交界（白色圆点）大约在便桶上缘的水平。B. 排泄相。肛管直肠交界下降，肛管开放，肛直肠角变钝，直肠在 30 秒内完全排空

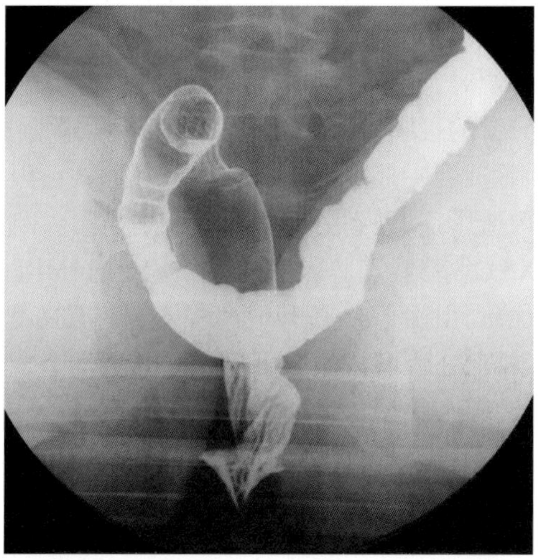

图 2-14　排粪造影显示排便时黏膜套叠进入肛管，肛管内造影剂流变细，提示直肠套叠

角反而变小，盆底反而轻度上移（图 2-15），肛管变细，直肠排空时间延长。会阴下降综合征表现为肛管直肠交界在用力排粪时较静息状态下下降 > 3.5cm，一般会阴下降综合征提示整个盆底薄弱下降，常有多个盆腔器官脱垂。

排粪造影的缺点是，由于盆底软组织在 X 线片上缺乏对比，它只能依靠耻尾线（耻骨联合下缘至骶尾间关节连线，认为其大致反映盆底肌附着水平）、坐骨结节、直肠轴线、肛管轴线、肛管直肠交界、后肛直肠角、肛管长度、肛管宽度和直肠后壁的耻骨直肠肌压迹等解剖学标志，以及同时进行的小肠、阴道、膀胱和腹膜造影等，间接推断盆底结构的生理功能。排粪造影虽然接近生理排便状态，可以

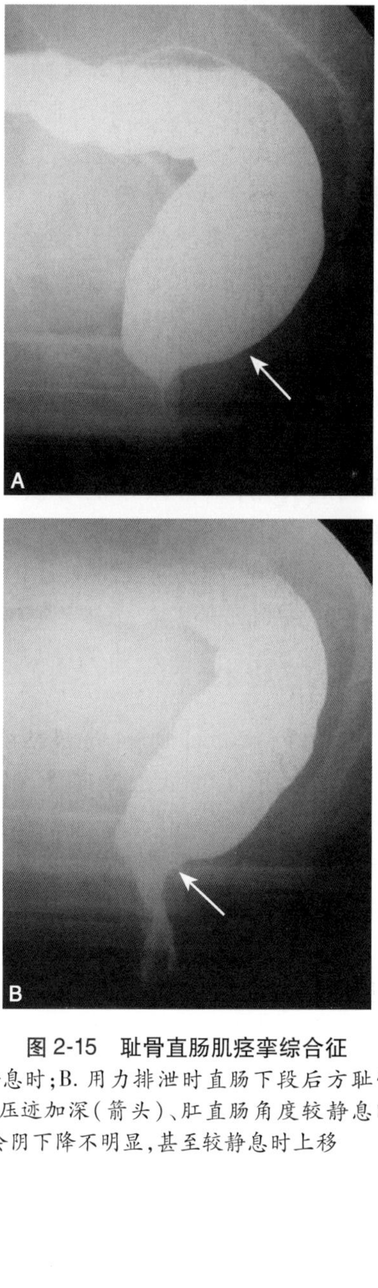

图 2-15　耻骨直肠肌痉挛综合征

A. 静息时；B. 用力排泄时直肠下段后方耻骨直肠肌压迹加深（箭头）、肛直肠角度较静息时变小，会阴下降不明显，甚至较静息时上移

准确测量和记录肛管直肠交界、盆底下降、排便时间、造影剂残留等，但不能直观地反映排便时盆底的状态，对于盆腔脏器脱垂的诊断仍没有统一的影像学“金标准”，与临床评价标准之间的一致性及对治疗方案的选择的意义仍有待于进一步评价。另外，排粪造影需人工引入造影剂，而且有电离辐射。

直肠排粪造影检查接近生理排粪过程，所以更能反映出排粪障碍性疾病的实际情况。对病变的诊断明显优于传统的钡剂灌肠、临床指诊和内镜检查，特别是多种异常合并存在时，排粪造影可以很好地显示，做出完整的诊断。

二、排泄性膀胱尿道造影术

排泄性膀胱尿道造影术（voiding cystourethrography，VCUG）最初用于检测膀胱膨出和评价膀胱尿道连接部的活动度，近年来将 VCUG 与排粪造影术相结合，称为动态膀胱直肠造影术（dynamic cystoproctography）。VCUG 检查前采用导尿管将膀胱排空，将大约 200ml 含碘水溶性对比剂注入膀胱内后，向尿道内置入一金属链珠替代导尿管，取侧位透视观察排尿过程并摄取静息、用力及排泄时期片。可以观察尿道膀胱的活动度，以及尿道憩室、膀胱输尿管返流等情况。膀胱膨出为排泄期膀胱底下降达耻骨联合下缘水平以下。膀胱尿道后角为尿道轴与膀胱后下缘所成的夹角，正常人排泄时该角不超过 110°。尿道倾斜角为尿道轴与人体纵向垂线所成的夹角，正常人排泄时该角不超过 45°。尿道高活动度表现为尿道倾斜角明显增大，尿道呈水平走行，或尿道膀胱交界在用力时明显下降，较静息时下降超过 10mm。

三、腹膜造影术

腹膜造影术（peritoneography）最初由 Ducharme 等首先报道用于诊断腹股沟疝，后来 Halligan 和 Bartram 于 1995 年将该技术与排粪造影术相结合，称为排粪腹膜造影术（defecoperitoneography），用于诊断腹膜疝或肠疝。检查前常规碘过敏试验阴性患者，于脐下 1～2cm 或脐与髂后上棘连线内 1/3 处经皮穿刺透视下将 20～80ml 水溶性对比剂注入腹腔内，头侧抬高使其对比剂流入盆腔。完成上述操作后继续进行常规排粪造影术。肠疝或腹膜疝最常见于直肠子宫陷凹，又称道格拉斯腔疝，正常女性该部位腹膜反折最低点应在直肠阴道隔上 1/3 以上。

四、盆腔器官造影术的同步联合应用

盆腔器官脱垂和盆底功能性疾病常几种并存，由此便产生了几种技术相结合的检查方法，如动态膀胱直肠造影术、排粪腹膜腔造影术、排粪造影结合小肠或乙状结肠造影术及最近报道的同步联合膀胱、腹膜腔、阴道及直肠造影术等有助于较全面地评价盆底功能，包括盆腔器官的脱垂、排泄功能异常等。检查前 1～2 小时口服钡剂可使小肠显影。检查前经肛门向乙状结肠注入钡糊，使乙状结肠显影。阴道内注入造影剂与凝胶的混合物，有助于显示排便时阴道移位的情况。先行动态膀胱尿道造影，于静息及用力排尿时侧位摄片，然后排空膀胱，因为膀胱充盈会影响直肠子宫陷凹疝的显示，然后行动态排粪造影。阴道标志的过度下降可推测存在子宫脱垂。小肠疝和乙状结肠疝时，可见用力排便时，充盈造影剂的小肠或乙状结肠进入到盆腔异常的腹膜间隙，如腹膜后、直肠阴道隔，甚至疝入阴道、会阴部等，疝入直肠阴道隔时，可以借助阴道内造影剂，见到阴道直肠间隙增宽。

X 线盆腔器官造影术的价格相对于 MRI 便宜是其优点，但由于检查有电离辐射，使其应用受到限制，目前在大多数情况下已被磁共振动态成像所替代。

（陆菁菁　谭莉）

参考文献

1. WEN L，SHEK KL，SUBRAMANIAM N，et al. Correlations between Sonographic and Urodynamic Findings after Mid Urethral Sling Surgery. J Urol，2018，199（6）：1571-1576.
2. XUAN Y，YUE S，SUN L，et al. Repeatability of female midurethral measurement using high-frequency 3-Dimensional transvaginal ultrasonography. J Ultrasound Med，2018，37（6）：1389-1395.
3. GILLOR M，DIETZ HP. Translabial ultrasound imaging of urethral diverticula. Ultrasound Obstet Gynecol，2019，54（4）：552-556.
4. HANDA VL，ROEM J，BLOMQUIST JL，et al. Pelvic organ prolapse as a function of levator ani avulsion，hiatus size，and strength. Am J Obstet Gynecol，2019，221（1）：41. e1-41. e7.
5. ABDOOL Z，DIETZ HP，LINDEQUE BG. Prolapse symp-

toms are associated with abnormal functional anatomy of the pelvic floor. Int Urogynecol J. 2017,28(9):1387-1391.

6. TUREL FD, LANGER S, SHEK KL, et al. Medium-to Long-term Follow-up of Obstetric Anal Sphincter Injury. Dis Colon Rectum, 2019, 62(3):348-356.
7. DIETZ HP. Exoanal Imaging of the Anal Sphincters. J Ultrasound Med, 2018, 37(1):263-280.
8. ALAPATI S, JAMBHEKAR K. Dynamic Magnetic Resonance Imaging of the Pelvic Floor. Semin Ultrasound CT MR, 2017, 38(3):188-199.
9. RAM R, OLIPHANT SS, BARR SA, et al. Imaging of Pelvic Floor Reconstruction. Semin Ultrasound CT MR, 2017, 38(3):200-212.
10. SALVADOR JC, COUTINHO MP, VENÂNCIO JM, et al. Dynamic magnetic resonance imaging of the female pelvic floor-a pictorial review. Insights Imaging, 2019, 10(1):4.
11. KOBI M, FLUSBERG M, PARODER V, et al. Practical guide to dynamic pelvic floor MRI. J Magn Reson Imaging, 2018, 47(5):1155-1170.
12. EL SAYED RF, ALT CD, MACCIONI F, et al. ESUR and ESGAR Pelvic Floor Working Group. Magnetic resonance imaging of pelvic floor dysfunction-joint recommendations of the ESUR and ESGAR Pelvic Floor Working Group. Eur Radiol, 2017, 27(5):2067-2085.
13. 高鑫，王文艳，有慧，等. 动态MRI评价女性盆腔器官脱垂的初步研究. 磁共振成像，2010, 1(3):204-207.

第三章

盆底生理和病理

第一节　尿控的生理机制

正常女性尿控机制(mechanism of continence)是由膀胱、尿道、盆底肌肉群、结缔组织和神经系统之间复杂的相互作用完成的,是结构与功能协调关系的体现,其中任何环节异常都会影响整个系统的功能状态。尿道对于维持尿自禁意义重大,无论静息状态还是腹压增加时,尿道内压必须超过膀胱内压才能保持尿液不流出。正常尿控机制主要由以下两方面维持。

(一)膀胱颈和尿道的括约肌闭合系统

首先,尿道黏膜的闭合作用在尿控中起重要作用。正常情况下,丰富的尿道黏膜及黏膜下结缔组织使尿道呈皱褶状,能封闭尿道。

女性尿道有3层肌肉覆盖,即内层较发达的纵形平滑肌和中间较薄弱的环形平滑肌(以上统称尿道内括约肌)和外层的横纹肌(类似马蹄样结构包绕大部分尿道的外括约肌)。膀胱颈和近端尿道周围还包绕着"U"形的逼尿肌闭合管腔。该括约肌系统主要由交感神经和副交感神经支配,还有部分为躯体神经支配,位于大脑皮质和脑干的排尿反射高位中枢对储尿和排尿起调节作用。交感神经起源于脊髓胸腰段,经腹下神经与肾上腺素能神经元相突触,有临床意义的是通过α受体对膀胱三角区和尿道内括约肌起收缩作用。副交感神经起源于骶髓,经盆神经与节后胆碱能神经元相突触,支配膀胱逼尿肌,主要通过刺激毒蕈碱样受体使逼尿肌收缩。支配尿道横纹肌的运动神经纤维细胞核位于第2~4骶骨的Onuf核,走行于阴部神经中。尿道横纹肌主要是慢缩型肌纤维(type Ⅰ型),能持久收缩保持尿道基本张力,特别是尿道中段处肌层最厚,因此尿道中段区域对于维持尿控至关重要。妊娠和分娩对于阴部神经的损伤可能影响尿道横纹肌功能,参与压力性尿失禁的发生。此外,尿道旁还有一些快缩型肌纤维(type Ⅱ型)起源于耻尾肌内侧,腹压增高时能产生额外的阻力。

储尿期通过脊髓反射活动保持阴部神经对尿道外括约肌的刺激,以及交感神经对尿道内括约肌和膀胱颈的刺激产生收缩张力。同时交感兴奋抑制了副交感神经对逼尿肌的收缩作用,始终保持逼尿肌松弛,膀胱出口和尿道关闭。当尿液储存到一定程度时,排尿反射开始,副交感神经刺激逼尿肌收缩增加膀胱内压,同时抑制对尿道外括约肌的阴部神经刺激及尿道内括约肌的交感刺激,尿道内压下降,盆底组织松弛使尿道松弛,尿液从压力高的膀胱向外排出(图3-1)。

(二)尿道周围支持系统

主要结构包括阴道前壁、盆内筋膜、盆筋膜腱弓及肛提肌,共同参与尿自禁的盆底支持。如果支持结构正常,膀胱颈和后尿道位于正常水平,腹压增高可传至膀胱颈和后尿道,使该水平的尿道内压同时增高,尿液不会流出。超声影像学发现,咳嗽时近端尿道向下移位,盆底支持结构起到了承托作用,并使尿道前后壁紧贴,管腔闭合。如果肛提肌损伤或者盆内筋膜完整性遭到破坏,尿道下方支持结构的顺应性会大大增加,轻微的腹压增加就会造成盆底平面的明显下降,尿道管腔不能有效闭合,发生尿失禁。

尿道支持系统的正常功能需要肛提肌的持久张力,以及盆筋膜系统的支持作用。咳嗽时肛提肌收缩能拉紧尿道下筋膜层,限制膀胱颈和尿道的下移,增加尿道内压,同时也保护了筋膜组织不被过度牵拉。如果分娩等原因导致了肛提肌的神经源性和肌源性损伤,或者阴道旁筋膜组织的断裂等都将减弱盆底的支持功能,增加尿道活动性。

综上所述,在静息状态下,尿道括约肌系统、尿道壁的纤维弹力组织及黏膜下血管床提供了足够

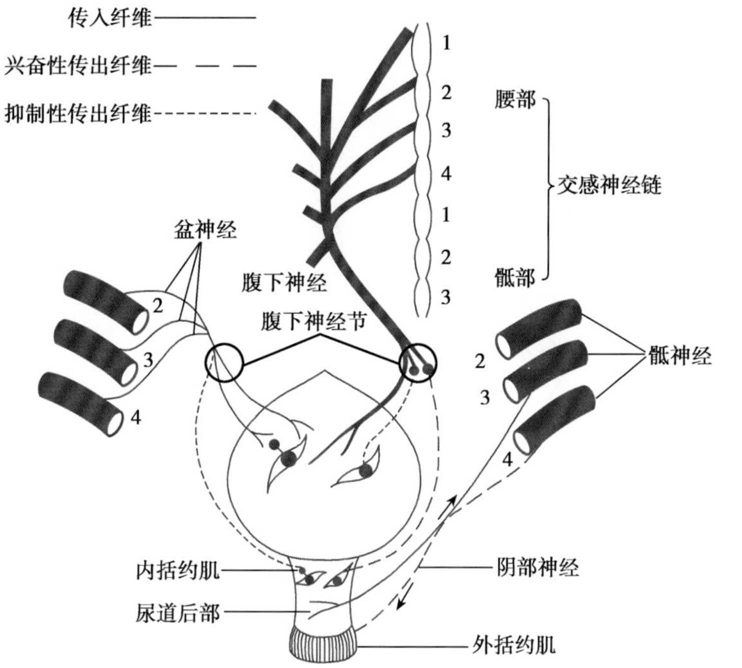

图 3-1　膀胱和尿道的神经支配

的尿道张力，避免了尿失禁的发生，其中主要的尿道阻力来源于中段平滑肌和横纹肌成分。腹压增加时，尿道内压力上升部分来源于腹压的直接传导，但大部分压力的增加是通过反射性尿道横纹肌和盆底肌肉的收缩，主动增加了尿道阻力，同时肛提肌和盆内结缔组织共同提供了有力的支持平面，对抗腹压，承托尿道，从而维持尿自禁功能。

第二节　压力性尿失禁的病理机制

压力性尿失禁（SUI）是储尿期的下尿路功能障碍，因尿道控尿机制异常，腹压增加时膀胱内压大于尿道内压而使尿液不自主流出。年龄和分娩是发生 SUI 的高危因素。SUI 的病理生理学机制近一个世纪以来一直都在争论中，至今仍有许多未知因素需要进一步探索。目前较为公认的是尿道高活动性学说和尿道固有括约肌缺陷学说，两者并不是相互排斥的。通过超声和动态磁共振显像发现，绝大多数的 SUI 患者都有不同程度的尿道高活动表现和括约肌功能障碍共存。没有良好的盆底支持，尿道的过度活动也会使括约肌丧失收缩的有效性。维持尿自禁是一个复杂的动态神经解剖网络功能，理解 SUI 的病理生理机制可以帮助提供个体化的治疗方案及预防策略。

一、尿道高活动性学说

1961 年，Einhorning 提出了压力传导理论（the pressure transmission theory），该理论认为正常控尿的妇女尿道始终位于正常腹腔压力带内。盆底支持不足时，膀胱颈和近端尿道向下后方移位，并出现过度活动的症状，有类似排尿动作初期的表现，如尿道-膀胱后角消失、尿道缩短、尿道轴倾斜角旋转等。腹压增加时压力只传到膀胱，膀胱压力迅速增加，压力不能同时有效地传至尿道，尿道阻力不足以对抗膀胱的压力而尿外流，即诱发不自主排尿（图 3-2）。

20 世纪 90 年代，尿失禁的发病机制转向盆底肌肉、筋膜和脏器之间协调作用的研究，1994 年 DeLancey 提出了“吊床”假说。该假说将近端尿道和膀胱颈的周围结构，耻骨尿道韧带、耻尾肌、阴道前壁及连接各个部分的结缔组织，称为支持尿道的“吊床”，这些结构作为提举支托媒介负责在静息和应力状态下尿道的闭合。正常情况下尿道位于耻骨联合下方向前下方向走行，几乎呈水平方向，使尿道前后壁紧贴，管腔闭合。腹压增加时耻尾肌收缩向前牵拉阴道，拉紧“吊床”结构，位于阴道和耻骨联合之间的尿道被压扁，尿道内压能有效抵抗升高的腹内压。如果起支持作用的“吊床”结构松弛，膀胱尿道产生过度活动，腹压增加时尿道不能正常闭合增加抗力，就会发生尿失禁（图 3-3）。

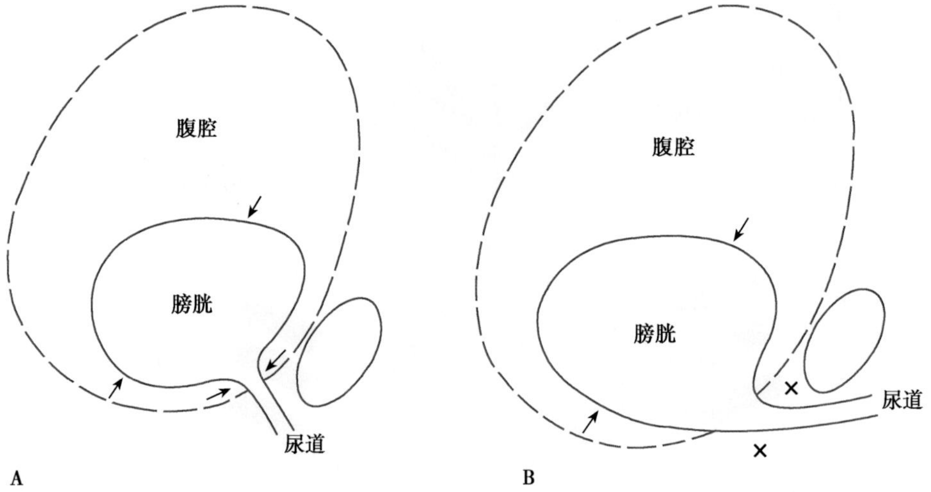

图 3-2　压力传导理论

A. 正常状态；B. 盆底支持不足时，膀胱颈和近端尿道向下后方移位，并出现过度活动的症状。腹压增加时压力只传导到膀胱，不能同时有效地传至尿道

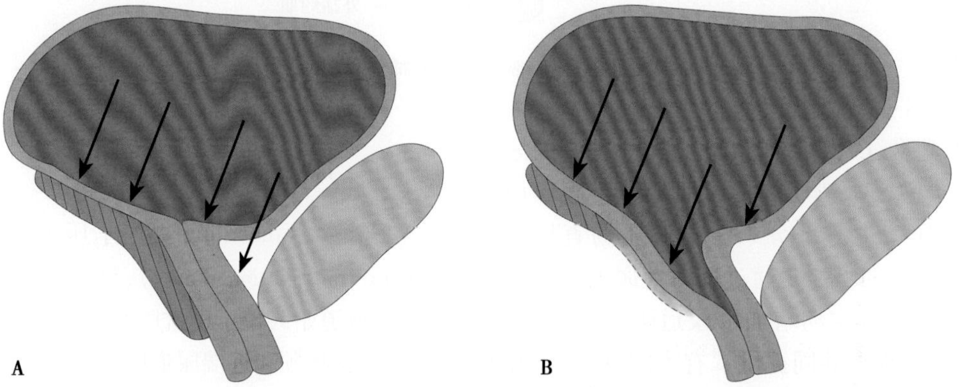

图 3-3　“吊床假说”

A. 腹压增加时尿道受压于稳定的支持结构上，保持关闭状态；B. 盆底支持结构松弛时，不足以提供有效的支持平面，尿道开放发生尿失禁

近年来也被认可的还有 1990 年由 Petros 和 Ulmsten 提出的整体理论（the integral theory）。即不同腔室、不同阴道支持轴水平共同构成一个解剖和功能相互关联的有机整体，是由肌肉、结缔组织和神经等组成的平衡体，削弱任何结构都会导致整体功能失衡（图 3-4）。盆底韧带和筋膜等构成盆

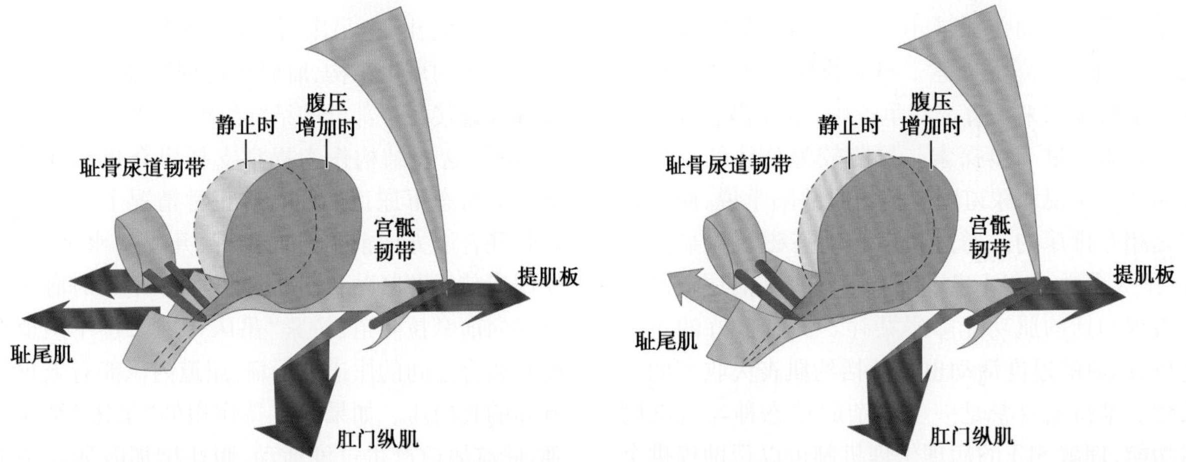

图 3-4　整体理论

底吊桥结构,支撑阴道膀胱,其张力受盆底肌肉舒缩的调节,只要肌肉保持一定张力,耻骨尿道韧带就不会松懈,即所谓的“水”和“缆绳”支撑停泊船的比喻。神经病理和生理学研究已证实,妊娠和分娩等造成的盆底神经肌肉损伤可能是 SUI 的病因之一。此外获得性或者原发性结缔组织损伤,也能造成盆内筋膜的断裂和弹性降低,参与 SUI 的发病。

支持膀胱颈和尿道的阴道壁张力来源于几组肌群的共同作用,包括耻尾肌(pubococcygeus)、支配肛门的纵肌(longitudinal muscle of the anus,LAM)及肛提肌板(levator plate,LP)。如果这些肌肉平衡有力,则耻骨尿道韧带(pubourethral ligament,PUL)和子宫骶韧带(uterosacal ligament)无张力;如果其中一组或多组肌群松弛,就会降低闭合力,使膀胱颈开放。

二、尿道固有括约肌缺陷学说

尿道固有括约肌缺陷学说(intrinsic urethral sphincteric deficiency,ISD)认为,尿失禁主要是由于膀胱颈和尿道括约肌关闭功能不全引起的。这类患者由于尿道括约肌薄弱,往往不能主动中断排尿。最严重时,即使轻微的腹压增加(如极轻微的运动)都能使括约肌开放导致漏尿,甚至是持续漏尿。绝经后妇女尿道黏膜及黏膜下层变薄,手术或机械创伤对括约肌系统及其支配神经的直接破坏,以及盆腔放疗所致的尿道纤维化、瘢痕等均可使尿道本身的自禁功能丧失。神经系统病变比如糖尿病、多发性硬化等也会干扰下尿路的神经支配,导致括约肌功能障碍。尿道固有括约肌缺陷学说最早是由 Ed McGuire 提出的,最近该假说又获得了 DeLancey 的 SUI 病因学研究证实。该研究认为,最大尿道闭合压(maximum urethral closure pressure,MUCP)是 SUI 患者与对照组之间差异最大的指标[SUI 组为(40.8±17.1)cmH_2O,对照组为(70.2±22.4)cmH_2O],而提示尿道高活动性及盆底支持的指标,如影像学、POP-Q 系统的 Aa 点和棉签试验等测量结果,其差异性均明显小于 MUCP,提示 MUCP 是压力性尿失禁患者最具特征性的参数。DeLancey 认为,尿道高活动性对于压力性尿失禁的发生可能并不是最重要的因素。尽管临床上增强尿道支持的手术总体有效,但是仍然有小部分失败的概率,有些研究将 MUCP 作为尿道中段悬吊手术失败的预测因素。该研究还表明,年龄每增加 10 岁,MUCP 平均下降 15%,且与尿道横纹肌的数量下降呈正相关。

DeLancey 还研究了分娩与压力性尿失禁的关系,他比较了产后患压力性尿失禁的初产妇、无压力性尿失禁的初产妇和未产妇,证实分娩后早期,尿道支持和括约肌功能障碍都参与了尿失禁的发病。产后压力性尿失禁的发病机制有别于中老年妇女压力性尿失禁的发病机制。

第三节　盆腔器官脱垂的病理生理

当盆底肌和筋膜及子宫韧带因损伤而发生撕裂,或其他原因导致其张力减低时,可发生子宫及其相邻的膀胱、直肠的移位即盆腔器官脱垂(POP)。位于骨盆底最下方的肛提肌有一定的静息张力,能关闭生殖裂孔,为盆腔脏器提供一个稳定的支撑平台。如果其张力下降,会使生殖裂孔开放,改变肛提肌板的水平方向。阴道周围的结缔组织牵拉阴道上段,使其近乎水平方向,正好位于肛提肌上方。当腹压增高时,阴道上段向下压迫肛提肌,盆腔脏器得以保持正常位置。如果阴道周围的结缔组织损伤,阴道轴变成垂直方向,则腹压增加时,阴道向下脱出生殖裂孔,反复如此就会发生 POP。

整体理论认为,盆底是一个相互关联的有机整体而并非各部分的简单叠加,不同腔室、不同阴道支持轴水平共同构成一个解剖和功能整体。任何轻微损伤都会打破这种平衡,而由该系统其他结构代偿,超出一定代偿范围就会引起疾病。盆底功能障碍即是由于盆底解剖异常进而发生功能障碍,以至引起症状。不同腔室和水平的脱垂之间相对独立,如阴道支持轴的第 1 水平缺陷可导致子宫脱垂和阴道穹窿膨出,而第 2、3 水平的缺陷常导致阴道前后壁膨出。但是不同腔室和水平的脱垂之间又相互影响,对某一腔室的修复可能增加对其他腔室的压力。

产生 POP 的病因是多方面的。阴道分娩及难产是重要的危险因素,具体机制有分娩对盆底软组织的直接损伤,以及可能引起迟发性盆底功能障碍的神经损伤等。对软组织的直接损伤可以造成支持缺陷,如盆内筋膜从骨盆侧壁的分离等。急性创伤对盆筋膜和盆底肌肉的损伤有些是可逆的,分娩后并不立即表现为盆腔器官脱垂,神经损伤可能在脱垂的发生发展中起更重要的作用。神经电生理已证实分娩所致的神经损伤导致盆底肌肉功能障碍,而缺乏肌肉支持的韧带结构最终会被牵拉变性,还有许多研究证明盆内结缔组织有结构及生化代谢异常。其他因素如衰老、绝经、神经本身病变如脊柱裂、慢性腹压增高及肥胖等也与脱垂有关。

POP 和 SUI 同为盆底功能障碍性疾病,其病理生理机制有共同之处。盆底结构及功能非常复杂,共同维持尿自禁和支持功能。盆底支持结构的损伤原因可能是多方面的,对于每位患者各有不同,深入理解其病理生理机制可以更加有效地预防疾病和修复缺陷。

(陈娟 朱兰)

参考文献

1. WEINTRAUB AY, GLINTER H, MARCUS-BRAUN N. Narrative review of the epidemiology, diagnosis and pathophysiology of pelvicorgan prolapse. Int Braz J Urol, 2020, 46(1): 5-14.
2. DELANCEY JO. What's new in the functional anatomy of pelvic organ prolapse? Curr Opin Obstet Gynecol, 2016, 28(5): 420-429.
3. AOKI Y, BROWN HW, BRUBAKER L, Cornu JN, Daly JO, Cartwright R. Urinary incontinence in women. Nat Rev Dis Primers, 2017 6(3): 17042.
4. KHARAJI G, NIKJOOY A, AMIRI A, et al. Proprioception in stress urinary incontinence: A narrative review. Med J Islam Repub Iran, 2019, 25(33): 60.
5. PAPA PETRO. 女性骨盆底. 罗来敏, 译. 上海: 上海交通大学出版社, 2007.

第四章

盆底功能障碍性疾病的流行病学研究

盆底功能障碍性疾病在中老年妇女中是一种比较常见的疾病。近年来,其流行病学研究结果使临床医师对该类疾病的范围和影响有所了解。流行病学调查多应用横断面研究、队列研究。患病率(prevalence rate)是指某特定时间内总人口中某病新旧病例所占的比例,是用来衡量某一时间点(或时期)人群中某种疾病存在多少的指标。发病率(incidence rate)表示在一定期间内、一定人群中新病例出现的频率,用于描述疾病的分布,反映人群发病的危险(概率)。

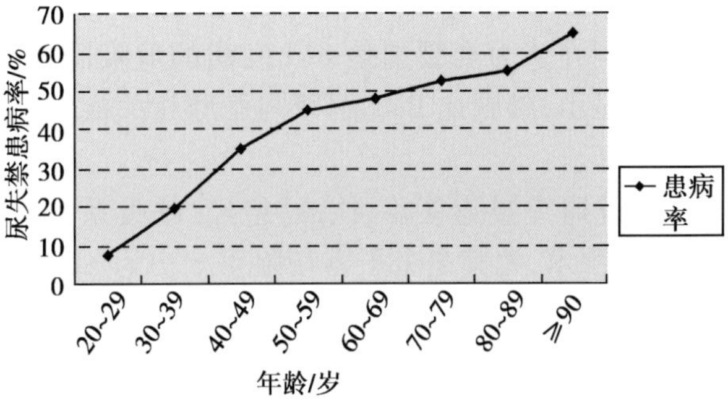

图 4-1 全国不同年龄成年女性尿失禁的患病率

第一节 尿失禁的流行病学研究

国际尿控协会(International Continence Society,ICS)提出的尿失禁(urinary incontinence,UI)定义,UI是一种可以得到客观证实、不自主的经尿道漏尿现象,并由此给患者带来社会活动的不便和个人卫生方面的困扰。UI可影响患者的生活质量。

一、尿失禁的患病率

挪威EPINCONT大样本女性UI调查和土耳其≥20岁女性UI调查得到的患病率分别为25%和25.8%;美国报道在30~90岁女性和欧洲四国报道年龄≥18岁女性UI患病率分别为45%和35%;中国台湾省1 581名20岁以上社区女性以问卷形式进行入户调查,发现UI患病率为53.1%;北京协和医院女性盆底学课题组在2006年对中国成年女性UI的流行病学研究结果显示成年女性UI患病率是30.9%(图4-1),说明在中国约有1/3的女性人口受UI的影响。UI患病率随着年龄的增长而增加,从20~29岁的7.6%到≥90岁的64.8%。

UI主要分为压力性尿失禁(SUI)、急迫性尿失禁(urge urinary incontinence,UUI)和混合性尿失禁(mixed urinary incontinence,MUI)。在中国成年女性UI的流行病学研究中,SUI、UUI和MUI患病率分别为18.9%、2.6%和9.4%(图4-2)。中国成年女性SUI在50岁年龄段为第1个患病高峰期,之后随着年龄的增长SUI患病率有下降趋势,到90岁以后再次上升;MUI患病率随着年龄增长一直呈上升趋势,而且在80岁以后成为主要的类型。SUI、UUI及MUI构成比为61%∶8%∶31%,UI类型构成特征与国外报道一致。

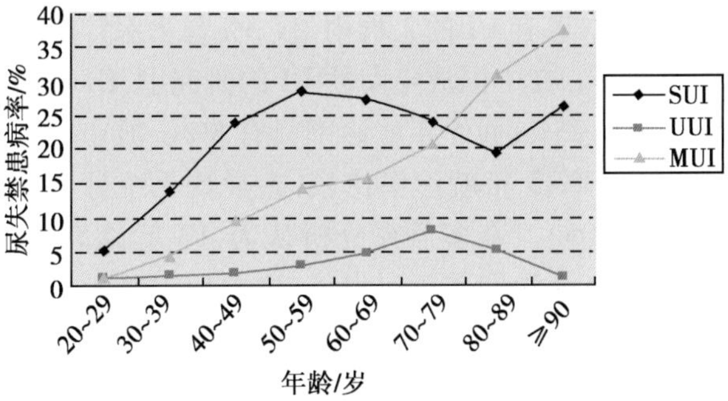

图 4-2 全国不同年龄成年女性3种类型尿失禁的患病率

二、压力性尿失禁发生的危险因素

多数研究认为UI的发生与分娩、年龄及肥胖有关。在中国成年女性SUI的研究中,分娩是中国成年女性SUI发病的独立影响因素。与未产妇相比,阴道单产风险是3.891倍,阴道多产风险是4.366倍,而剖宫产单产的风险是1.78倍。剖宫产多产与未产相比,差异无统计学意义($P>0.05$)。SUI在中青年较常见,约占50%,40~55岁是SUI的患病高峰。研究发现,体重指数(body mass index,BMI)在SUI发生中扮演着重要的角色,而在中国成年女性研究中,多因素Logistic回归结果未发现高BMI与SUI的关联,但腰围粗与SUI的发病关系密切。腰围≥80cm女性发生SUI风险是腰围<80cm女性的1.381倍。韩国女性中的研究结果同样认为高腰围是SUI发病的危险因素。有研究显示,腰围比BMI解释与肥胖相关疾病危险性更好。

国外研究报道便秘、饮酒、绝经、呼吸系统疾病、盆腔手术,尤其是全子宫切除手术史为SUI发病的危险因素。在中国成年女性UI的研究中,便秘的女性发生SUI的风险是无便秘女性的1.166倍;饮酒女性发生SUI的风险是不饮酒女性的1.305倍;有呼吸系统疾病史、妇科疾病史及盆腔手术史的女性发生SUI的风险分别是无此疾病史女性的1.342倍、1.218倍及1.278倍。另外,与月经规律的女性相比,围绝经期妇女与绝经妇女发生SUI的风险增高,分别是1.274倍和1.257倍。有慢性盆腔痛女性发生SUI的风险是无慢性盆腔痛女性的1.525倍。但慢性盆腔痛究竟是SUI发病的危险因素还是SUI发生的结果,还需要进一步前瞻性的研究。

相对于UI的高患病率,其就诊率比较低。美国和欧洲UI妇女寻求医疗帮助的比例仅为1/4和1/3。日本患有UI的人群中,仅3%曾去医疗卫生机构就诊。在中国成年女性UI的研究中,UI人群就诊率为25%,而5年就诊率只有8%。城市与农村的就诊率、5年就诊率比较,差异均无统计学意义($P>0.05$)。众多研究分析认为,UI就诊率低,除了因UI令她们羞于启齿外,主要原因是她们认为UI是机体老化和生育不可避免的结果。流行病学研究提示,应普及UI疾病的知识,纠正错误的疾病概念,以提高广大妇女的生活质量。

第二节　盆腔器官脱垂的流行病学研究

盆腔器官脱垂(POP)是由于盆底肌肉和筋膜组织薄弱造成的盆腔器官下降而引发的器官位置及功能异常,主要症状为阴道口组织物脱出,可伴有排尿、排便和性功能障碍,不同程度地影响患者的生命质量。2001年,美国国立卫生研究院(National Institutes of Health,NIH)提出,任何阴道节段的前缘达到或超过处女膜缘外1cm以上可定义为POP。其中流行病学中常用的为症状性脱垂的定义,多指POP-Q分期在Ⅱ度或以上的脱垂。

一、盆腔器官脱垂的患病率

Swift等对1 004名18~83岁妇女进行每年的常规妇科体检,采用POP-Q量化分期系统评定阴道壁膨出发生率:0期为24%,Ⅰ期为38%,Ⅱ期为35%,Ⅲ期为2%。而在世界卫生协会(World's Health Initiative,WHI)进行的绝经后女性激素替代治疗临床研究中发现,存在子宫的16 616名妇女中,发生子宫脱垂(宫颈和子宫向阴道口的脱出)者占14.2%,膀胱膨出者占34.3%,直肠膨出者占18.6%;在10 727名切除子宫的妇女中,发生膀胱膨出者占32.9%,直肠膨出者占18.3%。人群研究表明,有2%~4%的妇女盆底解剖支持结构的缺损,即脱出处女膜之外>1cm(POP-Q Ⅲ期或更高)。到达处女膜程度的膨出(POP-Q Ⅱ期)为2%~48%。

北京协和医院2014~2016年在全国54 000名成年女性(年龄≥20岁)中开展的中国成年女性(年龄≥20岁)盆腔器官脱垂POP的流行病学调查结果显示:基于临床客观检查,中国成年女性症状性POP(POP-Q Ⅱ期或以上)患病率为9.56%。在24 914名中国农村成年女性中,POP的患病率为9.26%。20 008名绝经后女性中POP患病率为14.8%,POP Ⅱ期的患病率最高,约为7.52%,主要累及前盆腔。其患病率随着年龄的增长而上升。高龄、绝经后状态及多次阴道分娩为其高危因素。

二、盆腔器官脱垂发生的危险因素

POP发病的危险因素,与妊娠及阴道分娩、年龄、慢性腹内压增加、绝经、雌激素水平低下、嗜烟、手术史等因素有关。其发生常常是多种危险因素综合作用的结果。

1. 妊娠与阴道分娩　妊娠期间盆底支持结构的生理改变尚不完全清楚,可能是因为妊娠期间盆腔结缔组织为适应妊娠而过度延伸和腹内压增加所致。初产妇随着妊娠的进展，POP分期也逐渐增高，但是不能明确是否是真正的病理改变。

研究发现，阴道分娩是POP发生的一个重要危险因素。可能与直接损伤盆腔内筋膜支持结构和阴道壁，以及直接或间接破坏盆底肌肉和神经有关。经产妇发生POP的概率随着产次的增加而增大，阴道分娩4次的妇女的发病风险是1次分娩妇女的3.3倍。其他的产科因素，包括巨大胎儿、产程延长、会阴侧切、肛门括约肌损伤、硬膜外麻醉、产钳助产及催产素的使用等都被认为与POP发生有关。有研究认为，选择性剖宫产具有部分保护性的作用，活跃期以后选择剖宫产对盆底支持组织的影响与阴道分娩相似。

2. 年龄及绝经状态　许多流行病学研究认为，老年妇女是发生POP的高危人群。有研究表明，绝经后低雌激素水平是引起POP发病的常见原因之一。年轻妇女出现POP，遗传疾病、严重的产伤及慢性增加的腹内压等可能是原因所在。

3. 体重指数　随着孕前BMI增加，产后尿失禁的发病率也会增加，两者呈线性相关，BMI增加1%，尿失禁发生增加7%，与妊娠一样，肥胖所增加的重量可以向下挤压盆底组织，使盆底的肌肉、神经和其他结构长期受应力和牵拉作用而变弱。Hendrix等的研究发现，肥胖导致脱垂的危险度增加了40%~75%，也是尿失禁的致病因素或加重尿失禁程度的因素之一。

4. 慢性腹内压增加　引起慢性腹内压增加的因素有长期便秘、慢性呼吸道疾病及长期负重等。吸烟也被认为与POP的发生有关，但具体的作用机制尚未完全明确。

第三节　大便失禁的流行病学研究

大便失禁（fecal incontinence，FI）的流行病学研究更加具有挑战性。FI令人羞于启齿而且倾向于被隐瞒，一般不足一半的患病妇女肯说出这个症状。FI包括干便失禁、稀便失禁和排气失禁，由于不同的研究人群和不同的FI定义，目前报道FI的患病率为0.5%~21%。美国估计超过550万人经受着FI的困扰，它可以发生于任何年龄，通常女性多于男性。

一、大便失禁的患病率

美国2005~2010年对14 759名年龄≥20岁的社区人群（其中49%为女性）进行流行病学调查，FI（该研究FI定义为既往曾出现至少每月1次的固体、液体粪便或者黏液自肛门意外漏出）的患病率为8.39%，随着年龄增长患病率明显升高：20~29岁组患病率为2.91%，而70岁以上年龄组患病率达16.16%。2012年美国的另一项研究对1976年以来64 559名62~87岁的女性进行问卷调查，液体大便失禁患病率为7.9%，固体大便失禁患病率为6.5%，其中62~64岁组为9%，而85~87岁组为17%。2014年北京协和医院妇产科牵头进行了全国性FI流行病调查填补了中国FI调查的空白。研究纳入了52 946名年龄20岁以上的女性，得出总体FI的患病率为0.54%。同样，中国女性的FI患病率也随年龄增大而升高，20~29岁、50~59岁、70岁以上女性患病率分别为0.13%、0.69%和1.39%。FI人群中，41.9%存在干便失禁，88%存在稀便失禁。

二、大便失禁发生的危险因素

从发病机制上来说，肛门括约肌撕裂是导致肛门缺乏自禁功能的重要危险因素。肛门括约肌撕裂常常发生在阴道分娩过程中，即使实施了肛门括约肌修补术，因阴道分娩导致括约肌撕裂的妇女发生FI症状的概率仍有增加，这可能与肛门括约肌撕裂后下部肛管压力和感觉下降有关，但产次对于FI的影响目前仍具有争议。虽然不同的研究得出FI的危险因素并不一致，但年龄增长是FI的危险因素已经得到了共识，慢性疾病、合并UI、吸烟、慢性便秘、慢性腹泻等是报道最多的几项危险因素。北京协和医院妇产科对中国成年女性人群进行FI危险因素分析得出，年龄、城市居民、POP分期、慢性咳嗽、饮酒、合并妇科疾病（生殖器官感染、慢性盆腔痛、子宫内膜异位症、子宫肌瘤等）和合并慢性疾病（高血压、糖尿病、慢性支气管炎、癌症和抑郁）是中国女性FI的危险因素。

第四节　女性性功能障碍的流行病学研究

对女性性反应的主观感受进行客观评价非常困难，目前对女性性功能障碍（female sexual dysfunction，FSD）的临床诊断需综合病史、体格检查、心理评估、诊断试验等多个方面，没有统一、客观、可以量化的指标。性无论在哪个国家，都是社会敏感问题，有文化、宗教、伦理等深刻复杂的社会因素，FSD 调查形式几乎都采用问卷式调查。从调查内容来看，不同研究者侧重点不同，在没有一个统一的标准化方法问世之前，各种各样的自制量表被用于研究，但基本都涵盖了 FSD 的 4 个方面：性欲障碍、性唤起障碍、性高潮障碍、性交疼痛障碍。

目前研究 FSD 国际常用的量表包括：简明女性性功能指数（Brief Sexual Function Index for Women，BSFI-W），女性性功能指数（Female Sexual Function Index，FSFI），性功能问卷（Sexual Function Questionnaire，SFQ），其中 2000 年由 Rosen 制订的女性性功能指数（FSFI）调查问卷，通过 19 个问题涵盖了 FSD 的 6 个维度，包括性欲低下、阴道湿润障碍、性唤起障碍、性高潮障碍、满意度障碍和性交疼痛。该问卷具有很好的信度、效度、区分度，目前已经成为诊断 FSD 自填式问卷方法中的“金标准”。

一、女性性功能障碍的患病率

2014 年北京协和医院进行了全国范围的流行病学调查，结果发现，中国女性 20~70 岁 FSD 的患病率为 29.7%，性欲低下患病率为 21.6%，性唤起障碍患病率为 21.5%，阴道湿润障碍患病率为 18.9%，性高潮障碍患病率为 27.9%，性交疼痛患病率为 14.1%。接受高等教育和居住于城市可降低发生性功能障碍的风险。少数民族女性发生性功能障碍的比例较汉族女性低。糖尿病、癌症、盆腔炎和 POP 等则显著增加了 FSD 的发生率。

性在我国传统文化中被赋予的意义是生育，女性在性活动被要求属于从属、被动的地位，虽然我国计划生育政策的推广使得女性从性与生育中分离和解放出来，文化的传统、中国女性的含蓄保守、对性知识正确认知的欠缺，即使在经济文化均比较发达的城市，女性在性欲和性唤起个体主观感受方面的患病率居性功能障碍不同类型之首。

二、中文版女性性功能指数量表

中文版女性性功能指数量表（Chinese Version of Female Sexual Function Index，CVFSFI）共 19 个问题，涵盖了 FSD 的 6 个维度，包括性欲低下、阴道湿润障碍、性唤起障碍、性高潮障碍、满意度障碍和性交疼痛（表 4-1）。

表 4-1　中文版女性性功能指数量表

本项调查将了解您在最近 4 周内性生活的感觉和反应，您需要做的只是在合适的方框内打钩。尽可能真实清楚地回答各项问题。为了容易理解表格中的问题，对一些名词解释如下。 性欲：包括想要性爱、对配偶的性刺激愿意接受，或者有性爱的想象或幻觉。 1. 过去 4 周内，出现性欲的频率如何？ 5-□总有 4-□多数时间有（超过一半的时间） 3-□有时候有（一半时间） 2-□偶有（少于一半时间） 1-□几乎没有 2. 过去 4 周内，如何评价您的性欲高低？ 5-□很高 4-□高 3-□中等程度 2-□低 1-□很低或一点都没有 性激动或性兴奋：是身体和精神的性兴奋感觉，包括性器官的温热、麻木、湿润或肌肉收缩感。 性活动：包括亲吻和爱抚、性刺激、自慰和性交。 性交：阴茎插入阴道的过程。 3. 过去 4 周内的性爱活动或性交时，您是否经常感受到性激动？	0-□没有性活动 5-□几乎每次都感受到性激动 4-□多数时候感受到（多于一半的次数） 3-□有时感受到（一半的次数） 2-□偶尔感受到（少于一半的次数） 1-□几乎每次都不能感受到性激动 4. 过去 4 周的性爱活动或性交时，如何评价您的性激动水平？ 0-□没有性活动 5-□很高 4-□高 3-□中等程度 2-□低 1-□很低或几乎没有性激动 5. 过去 4 周的性爱活动或性交时，产生性激动的自信心强吗？ 0-□没有性活动 5-□自信心非常强 4-□自信心强 3-□中度程度自信 2-□不太自信 1-□自信心很小或不自信 6. 过去 4 周的性活动或性交时，对性激动或性兴奋状况经常是满意的吗？

续表

0-□没有性活动
5-□总是很满意
4-□多数时候满意(超过多一半的时间)
3-□有时满意(一半的时间)
2-□偶尔满意(少于一半的时间)
1-□几乎总是不满意

7. 过去4周内的性爱活动或性交时,阴道是否经常变得湿润?

0-□没有性活动
5-□总能够湿润
4-□多数时候湿润(超过一半的时间)
3-□有时候湿润(一半时间)
2-□偶尔湿润
1-□几乎从不湿润

8. 过去4周内的性爱活动或性交时,阴道湿润很困难吗?

0-□没有性活动
1-□极其困难,或根本不可能
2-□很困难
3-□困难
4-□不太困难
5-□不困难

9. 过去4周的性爱活动或性交时,阴道湿润经常能够持续至性交完成吗?

0-□没有性活动
5-□总是能够维持到性交完成
4-□多数时候能够(超过一半的时间)
3-□有时候能够(一半时间)
2-□偶尔能够
1-□几乎从不能够

10. 过去4周的性爱活动或性交时,阴道湿润持续至性交完成很困难吗?

0-□没有性活动
1-□极其困难,或根本不可能
2-□很困难
3-□困难
4-□不太困难
5-□不困难

性刺激:包括与配偶性身体的接触、自我刺激(自慰)或性想象或幻觉。

11. 过去4周内,当进行性刺激或性交时,经常能达到高潮吗?

0-□没有性活动
5-□几乎总能达到
4-□多数时候能达到(多于一半的时间)
3-□有时能达到(一半时间)
2-□偶尔达到(少于一半时间)
1-□几乎从未达到

12. 过去4周内,当进行性刺激或性交时,您达到高潮很困难吗?

0-□没有性活动
1-□极其困难,或根本不可能
2-□很困难
3-□困难
4-□不太困难
5-□不困难

13. 过去4周内的性爱活动或性交时,您达到高潮的能力是否令您满意?

0-□没有性活动
5-□很满意
4-□满意
3-□满意和不满意的概率相等
2-□不太满意
1-□很不满意

14. 过去4周内的性活动中,您与配偶之间情绪的亲密程度使您满意吗?

0-□没有性活动
5-□很满意
4-□满意
3-□满意和不满意的概率相等
2-□不太满意
1-□很不满意

15. 过去4周内,您与配偶之间的性爱活动使您满意吗?

5-□很满意
4-□满意
3-□满意和不满意的概率相等
2-□不太满意
1-□很不满意

16. 过去4周内,您对整个性生活质量满意吗?

5-□很满意
4-□满意
3-□满意和不满意的概率相等
2-□不太满意
1-□很不满意

17. 过去4周内的性活动中,当阴茎向阴道内插入时,您经常体验到不舒适或疼痛吗?

0-□没有进行性交
1-□总是感到不舒适或疼痛
2-□多数时候感受到(多于一半时间)
3-□有时感受到(一半时间)
4-□偶尔感受到(少于一半时间)
5-□几乎从未感受到

18. 过去4周的性活动中,当阴茎插入阴道之后,您经常体验到不舒适或疼痛吗?

0-□没有进行性交
1-□总是感到不舒适或疼痛
2-□多数时候感受到疼痛(多于一半时间)
3-□有时感受到疼痛(一半时间)
4-□偶尔感受到疼痛(少于一半时间)

续表

5-□几乎从未感受到疼痛 19. 过去4周内的性活动中，当阴茎插入阴道时或插入之后，您如何评价不舒适或疼痛的水平或程度？ 0-□没有进行性交 1-□疼痛程度很高	2-□高 3-□中等程度 4-□低 5-□很低或一点都不疼痛

CVFSFI的内容与分值见表4-2。

表4-2　CVFSFI的内容与分值/分

维度	题号	对应内容	每题得分跨度	权重	最低得分	最高得分
性欲	1	频率	1~5	0.6	1.2	6.0
	2	程度	1~5			
性唤起	3	频率	0~5	0.3	0	6.0
	4	程度	0~5			
	5	信心	0~5			
	6	满意度	0~5			
阴道湿润	7	频率	0~5	0.3	0	6.0
	8	困难程度	0~5			
	9	维持频率	0~5			
	10	维持难度	0~5			
性高潮	11	频率	0~5	0.4	0	6.0
	12	困难程度	0~5			
	13	满意度	0~5			
满意度	14	亲密程度	0~5	0.4	0.8	6.0
	15	与伴侣关系	1~5			
	16	整体性生活	1~5			
性交痛	17	阴茎插入时的疼痛频率	0~5	0.4	0	6.0
	18	阴茎插入后的疼痛频率	0~5			
	19	阴茎插入时的疼痛程度	0~5			

通过FSFI诊断性功能障碍的得分临界值经Rosen等验证已被广泛认可并使用：总分低于26.55分，说明存在性功能障碍；性欲维度得分低于4.28分，说明存在性欲低下；性唤起维度低于5.08分，说明存在性唤起障碍；阴道湿润维度低于5.45分，说明存在阴道湿润障碍；性高潮维度低于5.05分，说明存在性高潮障碍；满意度维度低于5.04分，说明存在满意度障碍；性交疼痛低于5.51分，说明存在性交疼痛障碍。

（庞海玉　邱琳　娄文佳　朱兰）

参考文献

1. LI Z, XU T, LI Z, et al. An epidemiologic study of pelvic organ prolapse in postmenopausal women: a population-based sample in China. Climacteric: the journal of the International Menopause Society, 2019, 22(1): 79-84.
2. LI Z, XU T, LI Z, et al. An epidemiologic study on symptomatic pelvic organ prolapse in obese Chinese women: a population-based study in China. Diabetes Metab Syndr Obes, 2018, 11: 761-766.

3. ZHANG C, TONG J, ZHU L, et al. A Population-Based Epidemiologic Study of Female Sexual Dysfunction Risk in Mainland China: Prevalence and Predictors. The journal of sexual medicine, 2017, 14(11): 1348-1356.

4. LOU WJ, CHEN B, ZHU L, et al. Prevalence and Factors Associated with Female Sexual Dysfunction in Beijing, China. Chinese Medical Journal, 2017, 130(12): 1389-1394.

第五章

妊娠和分娩对盆底的影响

许多研究表明妊娠和分娩会对盆底造成影响，这种影响主要表现为妊娠和分娩会增加患盆底功能障碍(pelvic floor disorders，PFD)的风险。PFD表现盆底肌肉低张力的尿失禁(UI)，大便失禁(FI)和盆腔器官脱垂(POP)，以及高张力的慢性盆腔痛(chronic pelvic pain，CPP)和性交痛等女性性功能障碍。盆底组织在妊娠过程中经历很多生理变化，在分娩过程中可能遭受很多损伤，这些损伤可能是今后出现PFD症状的原因。

但是，目前对妊娠和分娩如何造成盆底损伤的生理机制尚未明确，这一领域中还存在很多需要回答的问题。最重要的是，现有的文献都不能将妊娠对盆底的影响和分娩对盆底的影响明确区分开来。在不考虑分娩方式等分娩因素的情况下，妊娠本身即是PFD的主要危险因素，尤其与SUI、POP的发生关系密切。本章将主要阐述妊娠和分娩对盆底肌肉和神经的影响，以及其与PFD发生的联系。

第一节 妊娠期泌尿、生殖及消化系统的改变

下泌尿道在妊娠过程中经历很多生理变化，其本身可能就是泌尿系统症状，这些变化对母体适应妊娠起了重要的作用。

妊娠期肾脏血流动力学改变显著。孕晚期较孕前肾血浆流量(renal plasma flow，RPF)增加约35%，肾小球滤过率(glomerular filtration rate，GFR)增加约50%。妊娠期肾脏增大，长度增加1～1.5cm，平均重量增加约50g。这一变化是由于妊娠期肾脏血管分布增多，间质容量增大引起的。妊娠期泌尿系统最显著的解剖学变化是输尿管扩张。在妊娠晚期和产后早期，可以见到90%的产妇双侧肾盂、肾静脉和输尿管扩张，右侧更为显著。与非孕期相比，输尿管蠕动减少，膀胱容量减小，残余尿量增加，尿急、尿频和尿失禁的发生率增加。目前还不清楚这些变化是否与诸如无症状菌尿等远期不良预后有关。

妊娠期子宫增大，将双侧输尿管挤到侧方，输尿管膀胱壁内段变短，从倾斜进入膀胱变成垂直进入膀胱，膀胱输尿管连接处防止尿液反流的作用下降。因此，妊娠期有3.5%或更多的产妇发生膀胱输尿管反流。

妊娠期子宫增大使胃部向上移位、肠管向两侧及上方移位，盲肠及阑尾向外上方移位。受孕激素作用，胃肠道平滑肌张力减低，蠕动减弱，胃酸分泌减少，胃排空时间延长，易出现上腹部饱胀感。肠道蠕动减弱，粪便在大肠内停留时间延长，容易出现便秘，常发生痔或使原有痔加重。

第二节 妊娠和分娩对盆底肌肉的影响

现有的研究表明，妊娠和分娩由于对神经、肌肉和结缔组织造成压迫、牵拉或者撕裂引起盆底损伤。

肛提肌是盆底最重要的组成部分之一，由耻尾肌(耻骨直肠肌和耻骨阴道肌为主)、髂尾肌、坐尾肌组成，封闭骨盆出口。肌肉从一侧盆壁出发，向后围绕肛门直肠连接部位，再返回对侧盆壁，形成了“U”形吊带，为盆腔器官提供了“棚架”样支持。肛提肌裂孔内前方有尿道、中部有阴道、后部有直肠穿过。盆底肌肉由两种肌纤维组成：Ⅰ型纤维(又称慢缩型肌纤维)，进行有氧代谢；Ⅱ型纤维(又称快缩型肌纤维)，进行无氧代谢。尿道和肛门括约肌也是盆底的组成部分。

妊娠期随着胎儿的生长和羊水量的增多，子宫体积和重量不断增大，到妊娠足月时子宫内容物比

非妊娠期增加约数百倍，子宫重量增加近 20 倍。胎头会直接压迫和牵拉盆底肌肉和神经肌肉接头部分。阴道分娩时，盆底肌肉和神经被极度牵拉，特别是耻骨尾骨肌的中间部分，在分娩过程中，其伸展率（牵拉后组织长度/组织初长度）可以达到 3.26，这是非妊娠期妇女骨骼肌最大伸展率（1.5）的 217%。肌肉组织极度伸展，甚至发生断裂，造成损伤。在第二产程中，耻骨尾骨肌的中部是肛提肌最容易损伤的部分。

北京协和医院研究发现，阴道分娩后产妇的肛提肌既有肌源性改变，又有神经源性改变，既有急性期改变，又有慢性期改变，提示妊娠和分娩时胎头对盆底肌肉、神经的压迫与牵拉会对肛提肌造成损伤。急性期的改变可能发生在阴道分娩过程中，而慢性期变化可能是妊娠期神经和盆底肌肉长时间受到牵拉和压迫造成的。

无论使用什么方法，包括临床检查平均盆底肌肉力量或阴道内压力测定，研究的结论是一致的，即阴道分娩后盆底肌肉力量减弱。第二产程延长可能是肌肉收缩力下降的危险因素。另外，尸体组织学研究证实，阴道分娩次数增加盆底肌肉纤维化。

会阴中侧切开显然会对盆底肌肉造成医源性损伤。一项对 519 名初产妇产后 3 个月进行的研究表明，与会阴完整或会阴Ⅰ度或Ⅱ度撕裂的产妇相比，会阴切开的产妇 UI、FI 和 PFD 的发生率没有差异。提示无指征的会阴中侧切开虽然会显著增加产妇阴道损伤和缝合的机会，但是没有证据表明会阴中侧切开增加 PFD 的发生率。

有研究者通过建立有限结构模型模拟了阴道分娩时盆底形态变化。通过这种方法，研究者发现由于胎头对盆底的拉伸作用，肛提肌和骨骼连接处张力最大。盆底形态变化的程度超过引起肌肉损伤的阈值，特别是在肛提肌复合体的中间部分。妊娠本身似乎对肛门括约肌的形态和功能没有显著影响。所有括约肌功能的改变似乎是由于临产和/或阴道分娩的机械损伤造成的，而与妊娠期激素变化无关。

盆底肌肉在妊娠和阴道分娩过程中遭受结构和功能损伤，目前的研究尚难以将妊娠引起的损伤和分娩损伤区分开来，因此，也难以分别评估妊娠或分娩的损伤产后恢复情况。

有研究者通过问卷调查、阴道或肛管内压力测定、触诊等方法研究阴道分娩对盆底肌肉功能的影响，结果发现，产后 3~8 天阴道分娩的产妇盆底肌肉力量下降；产后 6~10 周触诊和超声膀胱颈位置检查都与产前没有差异，只有压力计测定阴道内压力仍显示初产妇产后阴道内压力较产前降低，而经产妇阴道内压力与产前相似。该研究随访至产后 1 年，发现产后 9~15 个月与产后 6~10 周盆底肌肉力量相似。提示分娩对盆底神经和肌肉的损伤在产后有一定程度的恢复，这种恢复似乎在产后 2~3 个月内完成。实时 3D 超声显示，产后 46 个月时，阴道分娩产妇肛提肌裂孔径线较妊娠晚期增加，而剖宫产产妇较妊娠晚期减小至早孕期水平。

第三节 妊娠和分娩对盆底神经的影响

盆底的神经分布来自脊髓 S_2~S_4 节段，这几个节段的脊神经纤维一部分直接支配肛提肌，另一部分融合成阴部神经，支配会阴区及肛门外括约肌。

阴道分娩，特别是第二产程是否对支配盆腔器官、盆底组织、膀胱和直肠肛门的神经造成负面影响一直是令人关注的问题。由于阴部神经支配的组织结构（如耻骨尾骨肌与耻骨直肠肌复合体和肛门外括约肌）容易达到，所以可以使用创伤较小的外部电极做电生理研究，必要时可以用针式电极鉴别肛提肌和肛门外括约肌。目前，已有足够的证据证明盆底功能障碍与神经损伤有关。

有学者用阴部神经终末运动潜伏期（pudendal nerve terminal motor latency，PNTML）测量肛门外括约肌的活动情况。PNTML 延长意味着神经远端快速传导的有髓运动神经纤维损伤或缺失，或者意味着刺激点和肌肉之间的运动神经纤维损伤，继而引起传导阻滞。产后 5 年，压力测量和神经生理学的证据表明肌肉收缩弱是由于阴部神经病变导致的盆底局部去神经支配引起的，这种改变在二便失禁的患者中更明显，提示分娩引起的阴部神经病变持续存在而且可能成为今后发生失禁的基础。同一作者还比较了剖宫产和阴道分娩组在产前和产后的情况，确认阴道分娩导致去神经支配，显示多产、产钳助产、第二产程延长、新生儿出生体重较大和会阴三度裂伤是引起阴部神经损伤的主要因素。

阴道分娩和临产后剖宫产的妇女外阴神经 PNTML 延长，选择性剖宫产的妇女不延长 PNT-

ML,说明临产和阴道分娩都会引起不同程度的阴部神经损伤。阴道分娩产妇产后 2 个月肛门外括约肌肌纤维密度(fibre density,FD)显著增加,而剖宫产产妇产后 2 个月的肛门外括约肌肌纤维密度没有明显改变,也说明是阴道分娩而不是妊娠本身引起了阴部神经损伤。

有研究在产后测量了会阴体下降的程度,发现阴道分娩的产妇会阴体均下降,而剖宫产的产妇没有发生会阴体下降。会阴体下降在产后 2 个月仍然持续存在,初产妇和产钳助产的经产妇会阴体下降的程度更重。会阴体下降的程度足以牵拉阴部神经引起损伤。

肛门括约肌同步针式肌电图(concentric needle electromyography,CN-EMG)的研究显示,80%经阴道分娩的产妇运动单位电位(motor unit potential,MUP)平均时限从产前的 3.3ms 增加到产后 2 个月的 5.2ms。运动单位电位时限延长与去神经支配有关,在神经损伤后再修复时出现。因此,阴道分娩引起大多数妇女盆底发生部分去神经支配。严重的病例中,去神经支配与二便失禁有关。盆底肌电图的变化在多产妇和产钳助产的产妇中更加显著,而剖宫产产妇中没有发现肌电图变化。在盆底肌肉收缩力的测量中发现,产后平均最大会阴收缩压下降,因此,提示神经病理学改变与肛提肌功能受损有关。

有研究发现,阴部神经阻滞后,阴道压力降低,泌尿生殖孔延长,耻骨直肠肌肌电图活动减弱,所有这些结果都提示阴部神经的确支配肛提肌。北京协和医院的研究也证实,妊娠和阴道分娩产妇的肛提肌既有肌源性改变,又有神经源性改变,由于支配肛提肌的盆底神经受到损伤,引起肌肉去神经支配,导致妊娠和阴道分娩后肛提肌Ⅰ型和Ⅱ型肌纤维比例的改变。因此,分娩过程中造成的阴部神经损伤可能通过引起肛提肌去神经支配进而引起盆底功能障碍。

总之,阴道分娩会引起阴部神经损伤,没有发现剖宫产的产妇有阴部神经损伤。这种损伤引起的神经功能损害的程度与第二产程的长短、产钳助产和新生儿体重过大等因素有关,而与妊娠本身无关。这说明在宫口开全后施行急诊剖宫产也可能引起盆底神经损伤。但是,这种损伤是否长期存在,以及是否对远期盆底功能障碍性疾病的发生有影响,仍需进行进一步研究。

第四节 产后盆底神经和肌肉的自然恢复

如前文所述,很多研究表明妊娠和分娩可能造成盆底肌肉和神经损伤,这种损伤可能与 PFD 的发生有关。那么,妊娠和阴道分娩对盆底肌肉和神经损伤是否为永久性损伤,这种损伤产后能否自然恢复,就成了值得我们关注的重要问题。

Snooks 等通过在产后 48~72 小时和产后 8 周测量阴部神经终末运动潜伏期(PNTML)会阴体下降程度、肛门外括约肌单纤维肌电图和肛门直肠内压力来评价产后盆底的变化情况。结果显示,阴道分娩后 48~72 小时,42%产妇阴部神经终末运动潜伏期延长,初产妇比经产妇在阴道分娩后 48~72 小时 PNTML 延长的发生率低(33% *vs.* 100%),这是产后阴部神经末端受损的直接证据。产后 2 个月时,60%的产妇 PNTML 恢复到正常水平(其中所有初产妇的阴部神经终末运动潜伏期都恢复正常,约 92%经产妇的阴部神经终末运动潜伏期也有所改善),提示阴道分娩造成的这种盆底神经损伤是可逆的。其他研究者的研究结果也显示,产后短期内阴部神经终末运动潜伏期延长,但产后 3 个月内这种损伤有某种程度的恢复,产后 3 个月以后,阴部神经终末运动潜伏期变化不大。另有研究发现,产后 6 周阴部神经终末运动潜伏期显著延长的产妇中,75%在产后 6 个月时阴部神经终末运动潜伏期恢复正常,因此认为只有部分产妇产后发生永久性神经损伤。

第五节 妊娠和分娩对盆底影响的影像学研究进展

磁共振和超声是评估肛提肌的两种主要影像学检查方法。MRI 在 20 世纪 90 年代首次用于肛提肌影像学检查,距今已有 20 余年历史。此后很长一段时间内,MRI 作为唯一的盆底影像学评估技术,加之其具有无创伤、无辐射、组织对比度清晰等优点,而被公认为盆底影像学评估的有效方法。然而,随着超声影像学技术的进步,3D 经阴道超声(endovaginal ultrasound,EVUS)和 3/4D 经会阴超声(transperineal ultrasound,TPUS)技术日趋完善,以及超声与尿动力学检查结合技术的应用,超声已经能够识别正常耻骨尾骨肌与耻骨直肠肌复合体和经产妇肛提肌的异常变化，并且时间分辨率更好，可以进行动态实时显像，观察盆底的动态改变（图 5-1）。利用容积对比成像（volume contrast imaging，VCI）技术能够获得与 MRI 分辨率相似的立体图像。超声检查价格低廉，几乎没有使用禁忌证，更适合在妊娠期使用。

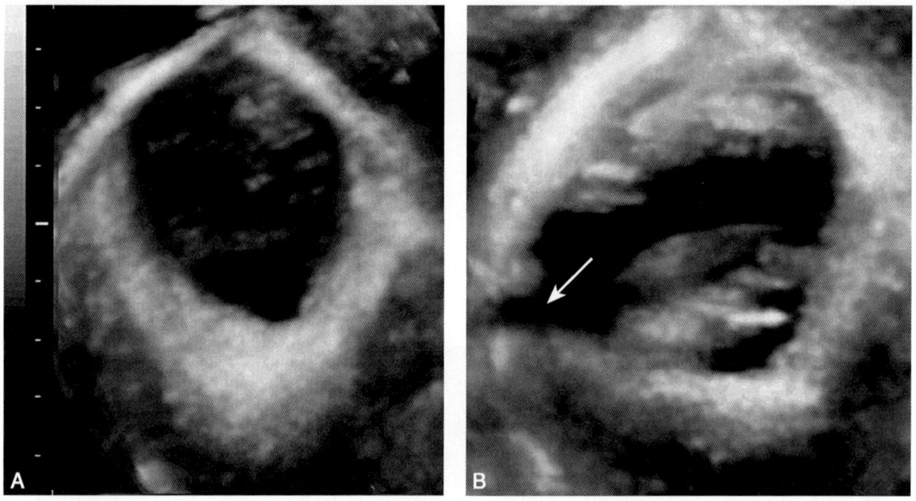

图 5-1　妊娠 36 周三维盆底超声显示的耻骨-尾骨肌与耻骨-直肠肌复合体图像（A）和产后 3 个月图像（B）

两幅图像都在 Valsalva 动作时获取。箭头所指为右侧撕裂

超声检查对盆底的评估主要有以下几个方面：观察肛提肌裂孔形态并测量肛提肌裂孔面积；显示肛提肌损伤及观察近端尿道和膀胱颈的下降程度。澳大利亚 Dietz 等的研究显示，年轻未产妇做 Valsalva 动作时，泌尿生殖孔面积可以从 6cm^2 伸展至 36cm^2。泌尿生殖孔过度牵拉和肛提肌撕裂是 PFD 的独立预测因素。正常未产女性泌尿生殖孔面积在 25cm^2 以下，头围 300～350mm 的胎头最小径线平面的面积为 70～100cm^2。显然，分娩时泌尿生殖孔要极度伸展和变形。超声容积对比成像可清晰显示肛提肌损伤（见图 5-1）。断层成像超声可以完整显示耻骨直肠肌（图 5-2），随后进行的影像数据分析合成断层图像。Dietz 用这一技术发现初产妇分娩前没有耻骨尾骨肌不对称或肌肉从侧盆壁撕裂的现象，而阴道分娩的初产妇中 36% 在产后发生单侧或双侧肌肉撕裂；产妇年龄大和阴道手术产与产后尿失禁的严重程度相关；发生肌肉撕裂的产妇平均年龄较大，无论分娩方式如何，初产年龄大

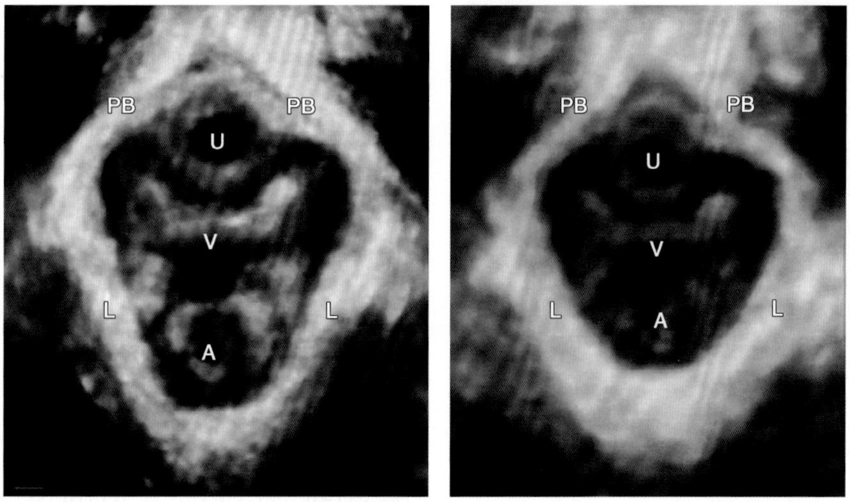

图 5-2　产后 3 个月肛提肌渲染图像（左图为静息期；右图为收缩期）

A：肛管；L：肛提肌；PB：耻骨；U：尿道；V：阴道

与手术产关系密切。因此,作者认为超声发现的这种肛提肌改变可能与产后 3 个月发生尿失禁有关(见图 5-1)。Psesschers 等的一项前瞻性研究显示,与非妊娠女性相比,初产妇妊娠期静息时膀胱颈位置明显下降且移动度增加。阴道分娩后比剖宫产术后膀胱颈位置显著降低。

MRI 检查组织对比度清晰,是首先用于肛提肌的影像学检查。二维和三维 MRI 图像发现,与正常妇女相比,尿失禁和盆腔器官脱垂妇女肛提肌体积和泌尿生殖孔宽度都有显著差异。阴道分娩的初产妇进行 MRI 扫描发现,无论是否有尿失禁症状,阴道分娩产妇都存在影像学可见的肛提肌缺陷(图 5-3),而未产妇中没有发现肛提肌缺陷。有研究表明,MRI 可以评估肛提肌损伤程度(图 5-4),尿失禁初产妇 MRI 显示肛提肌缺陷更严重,膀胱颈下降更明显。MRI 还可以评估骨性骨盆的情况。随着影像学技术的发展,有学者将盆腔动态 3T 磁共振成像(dynamic pelvic 3Tesla magnetic resonance imaging,dp3T MRI)用于孕期和产后肛门括约肌、肛提肌、阴道顶端和前后壁组织和骨性盆腔评估,虽然样本量较小,但却是这一领域中的重要尝试。

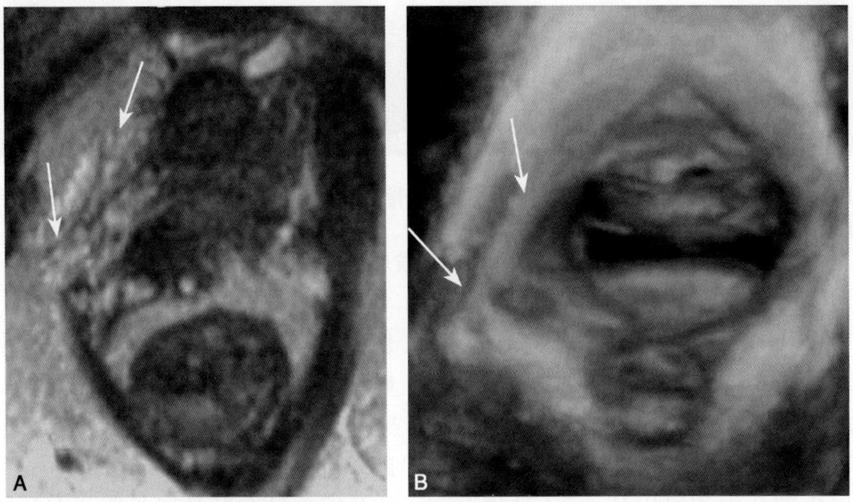

图 5-3　1 例典型的右侧撕伤患者的磁共振图像(A)和超声图像(B)

箭头所指为耻骨-直肠肌

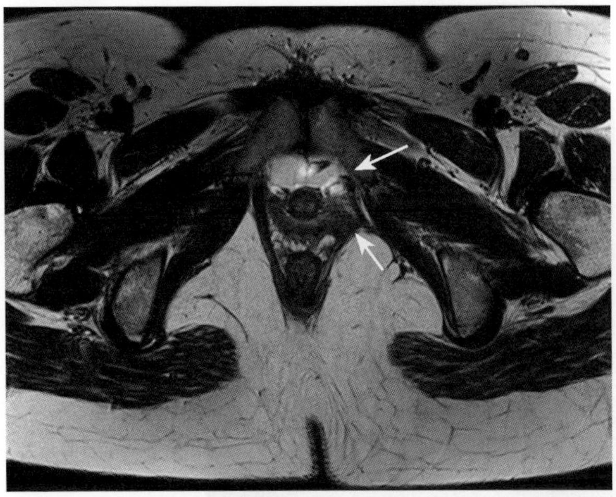

图 5-4　左侧肛提肌自伸入耻骨联合处完全分开(长箭头),可见同侧阴道折叠,失去正常的"H"形

(滕莉荣　孙智晶　朱兰)

参考文献

1. LIEN K, MOONEY B, DELANCY JO, et al. Levator ani muscle stretch induced by simulated vaginal birth. Obstet Gynecol, 2004, 103:31.
2. DIETZ HP. Pelvic floor trauma following vaginal delivery. Curr Opin Obstet Gynecol, 2006, 18(5):528-537.
3. DIETZ HP, LANZARONE V. Levator trauma after vaginaldelivery. Obstet Gynecol, 2005, 106(4):707-712.
4. ALLEN RE, HOSKER GL, SMITH AR, et al. Pelvic floor damage and childbirth: a neurophysiological study. Br J Obstet Gynaecol, 1990, 97:770-779.
5. SNOOKS SJ, SWASH M, MATHERS SE, et al. Effect of vaginal delivery on the pelvic floor: a 5-year follow-up. Br J Surg, 1990, 77z:1358-1360.
6. SNOOKS SJ, SWASH M, MATHERS SE, et al. Injury to innervations of pelvic floor sphincter musculature in childbirth. The Lancet, 1984, 8402:546-550.

7. DIETZ HP. Pelvic floor trauma in childbirth. Australian and New Zealand Journal of Obstetrics and Gynaecology, 2013, 53(3):3-11.
8. HANNAH ME, HANNAH WJ, HODNETT ED, et al. Outcomes at 3 months after planned cesareanvs planned vaginal delivery for breech presentation at term: the international randomized Term Breech Trial. JAMA, 2002, 287: 1822-1831.
9. HANNAH ME, WHYTE H, HANNAH WJ, et al. Maternal outcomes at 2 years after plannedcesarean section versus planned vaginal birth for breechpresentation at term: the international randomized Term Breech Trial. Am J Obstet Gynecol, 2004, 191:917-927.
10. ANNE CC, AUDRA N, TERRI R, et al. Comparison of the Pelvic Floor before Pregnancy and 6 Weeks after Delivery: An MRI Study. Am J Obstet Gynecol, 2016, 214(1): S226.
11. SHI M, SHANG S, XIE B, et al. MRI changes of pelvic floor and pubic bone observed in primiparous women after childbirth by normal vaginal delivery. Archives of Gynecology and Obstetrics, 2016, 294(2):285-289.
12. VAN DELFT K, THAKAR R, SULTAN AH, et al. Does the prevalence of levator ani muscle avulsion differ when assessed using tomographic ultrasound imaging at rest vs on maximum pelvic floor muscle contraction?. Ultrasound in Obstetrics & Gynecology the Official Journal of the International Society of Ultrasound in Obstetrics & Gynecology, 2015, 46(1):99-103.
13. LOCKHART ME, BATES GW, MORGAN DE, et al. Dynamic 3T pelvic floor magnetic resonance imaging in women progressing from the nulligravid to the primiparous state. International Urogynecology Journal, 2018, 29(5): 735-744.
14. REIMERS C, STAER-JENSEN J, SIAFARIKAS F, et al. Change in pelvic organ support during pregnancy and the first year postpartum: a longitudinal study. BJOG: An International Journal of Obstetrics & Gynaecology, 2016, 123(5):821-829.
15. MICHAL LIPSCHUETZ, SARAH M COHENA, Michal LIEBERGALL-WISCHNITZER, et al. Degree of bother from pelvic floor dysfunction in women one year after first delivery. European Journal of Obstetrics & Gynecology and Reproductive Biology, 2015, 191:90-94.
16. SANOZIDIS A, MIKOS T, ASSIMAKOPOULOS E, et al. Changes in Levator Hiatus Dimensions during Pregnancy and after Delivery in Nulliparas: A Prospective Cohort Study using 3D Transperineal Ultrasound. The Journal of Maternal-Fetal & Neonatal Medicine, 2017:1-21.

第六章

压力性尿失禁

第一节 压力性尿失禁的定义及分度

一、定义

国际妇科泌尿协会(International Urogynecological Association,IUGA)/国际尿控协会(International Continence Society,ICS)联合提出的压力性尿失禁(SUI)的定义是:在打喷嚏、咳嗽或劳动、运动等腹压增高的活动时出现不自主的漏尿。症状为打喷嚏、咳嗽或劳动、运动时不自主漏尿,体征是增加腹压时,能观察到尿液不自主地从尿道口漏出。患病率报道不一,中国成年女性SUI患病率高达18.9%,在50~59岁年龄段SUI患病率最高,为28.0%。

二、分度

1. 主观分度 目前多采用Ingelman-Sundberg分度法。

- 轻度:尿失禁发生在咳嗽和打喷嚏时,不需要使用尿垫。
- 中度:尿失禁发生在跑跳、快走等日常活动时,需要使用尿垫。
- 重度:轻微活动、体位改变时发生尿失禁。

Sandvik严重程度指数=漏尿频率×漏尿量。

- 漏尿频率:每月少于1次为1分;每月几次为2分;每周几次为3分;每日/每夜均有为4分。
- 漏尿量:几滴为1分;少量为2分;量多为3分。
- 严重程度指数:1~2分为轻度;3~6分为中度;8~9分为重度;12分为极重度。

2. 客观分度 采用尿垫试验,推荐1小时尿垫试验。目前1小时尿垫的诊断标准并未统一,我国常用的标准如下。

- 轻度:0<1小时漏尿量<2g。
- 中度:2g≤1小时漏尿量<10g。
- 重度:10g≤1小时漏尿量<50g。
- 极重度:1小时漏尿量≥50g。

此外,尚有其他提法如下:

- 阳性:1小时漏尿量>2g。
- 轻度:2g≤1小时漏尿量<5g。
- 中度:5g≤1小时漏尿量<10g。
- 重度:1小时漏尿量≥10g。

北京协和医院研究结果建议如下:

- 轻度:1小时漏尿量<3g。
- 中度:3g≤1小时漏尿量<10g。
- 重度:1小时漏尿量≥10g。

第二节 压力性尿失禁的病因及发病机制

一、病因

压力性尿失禁分为两型。90%以上为尿道高活动型SUI(过去称为解剖型SUI),由盆底组织松弛引起;约10%为尿道固有括约肌缺陷型SUI,是先天性缺陷造成的。

1. 多产、阴道分娩和会阴侧切 是压力性尿失禁的高危因素。妊娠和分娩过程中,妊娠后腹压增高、胎先露对盆底肌肉过度压迫,使用胎头吸引器和臀位牵引等阴道手术分娩等均可造成盆底组织松弛。病例对照研究发现压力性尿失禁与初产年龄、产次、胎儿出生体重、会阴麻醉及产钳助娩明显相关。

2. 尿道、阴道手术 阴道前后壁修补术、宫颈癌根治术、尿道憩室切除术等均可破坏膀胱尿道正常解剖支持结构造成压力性尿失禁。

3. 功能障碍 先天性膀胱尿道周围支持组织

薄弱或神经支配缺陷为青年女性及未产妇的发病原因。绝经后妇女由于雌激素减退，使膀胱三角区及尿道黏膜下静脉变细，血液供应减少和黏膜上皮退化、膀胱和尿道的浅层上皮组织张力减退、尿道及周围盆底肌肉萎缩引起尿失禁。虽然绝经状态与压力性尿失禁的发生相关，但发生风险并未随着年龄的增长而增加。绝经前发病往往由于营养不良、体质虚弱，导致尿道膀胱颈部肌肉及筋膜萎缩引发尿失禁。

4. 盆腔肿物　当盆腔内存在巨大肿物，如子宫肌瘤、卵巢囊肿时，导致腹压增加，膀胱尿道交接处位置降低造成尿失禁。

5. 体重　压力性尿失禁的发生与患者的体重指数（body mass index，BMI）过大及腹型肥胖有关。

6. 周期性压力性尿失禁　月经后半期的压力性尿失禁症状更明显可能与黄体酮使尿道松弛有关。

二、发病机制

压力性尿失禁的发病机制目前尚待研究，无任何假说被广泛接受，但涉及机制包括以下几方面。

1. 压力传导理论（the pressure transmission theory）　1961 年由 Enhorning 提出的压力传导理论是关于尿失禁发病机制的最初理论。尿道阻力保证有效控尿需要完整的尿道内部结构和足够的解剖支持。尿道内部结构的完整性取决于尿道黏膜对合和尿道闭合压两者所产生的阻力。控尿机制良好者其近侧尿道压等于或高于膀胱内压，腹压增加时，由于腹压平均传递到膀胱及 2/3 近侧尿道（位于腹腔内），使尿道压仍等于或高于膀胱内压，因此不发生尿失禁。盆底组织的松弛损伤导致尿道阻力减低。膀胱颈高运动性压力性尿失禁者由于盆底松弛导致 2/3 近侧尿道移位于腹腔之外，在静止时尿道压力减低（仍高于膀胱内压），但腹内压增加时，压力只能传向膀胱而不能传递给尿道，使尿道阻力不足以对抗膀胱内压，遂引起尿液外溢（图 3-2）。有研究发现，神经肌肉的传导障碍时腹压增高不能反射性地引起尿道内压升高。这类压力性尿失禁为尿道内括约肌障碍型。

正常尿道与膀胱底部的后角应为 90°～100°，尿道轴与站立位垂直线的尿道倾斜角约为 30°。在压力性尿失禁患者，由于盆底组织松弛，膀胱底部向下向后移位，遂使尿道膀胱后角消失，尿道倾斜角增加，同时尿道缩短。此时，一旦腹内压增加，即可以诱发不自主排尿。这从另一侧面解释了膀胱颈高运动性压力性尿失禁的发生机制。

2. 吊床理论（hammock theory）　Petros 利用正常尿道和膀胱颈关闭机制假说阐述了压力性尿失禁的发生机制：尿道的关闭是由耻尾肌的前部收缩形成所谓“吊床”所致。“吊床”的形成是以耻骨-尿道韧带后的部分阴道为传递媒介。膀胱颈关闭是由“提举支托结构”共同收缩完成的（图 3-3）。

“提举支托结构”是指直肠的横向肌和肛门周围的纵向肌。阴道后穹窿肌电图的测定证实了这个假说。在无尿失禁的妇女耻骨肌收缩向前拉阴道形成“吊床”而关闭尿道腔隙。如出现阴道壁松弛，则尿道不能关闭而产生尿失禁。

第三节　压力性尿失禁的诊断

压力性尿失禁的诊断包括一般检查和深入检查。

一、一般检查

通过一系列方法对有尿失禁症状的患者进行初步检查，明确诊断，包括完整详细的病史和认真的体格检查，辅以排尿日记和简单的门诊检查。

（一）病史

记录每个尿失禁患者的完整病史。包括症状、一般病史、既往手术史和目前的治疗情况。

1. 症状　应确定患者漏尿症状的频率、漏尿量，引发漏尿、改善或加重漏尿的情况，有无持续尿失禁现象，是否排尿困难，某些患者在性交过程中有尿失禁现象，但羞于与医生交流，医生应评估包括性功能在内的所有盆底功能障碍。同时询问尿失禁对患者生活的特殊影响及严重程度。有些症状的客观严重程度与主观感受之间存在差异，应把患者的主要症状放在首位，只有了解每个妇女的情况才能制订完善的治疗计划、正确进行效果评价和避免过度治疗。医生应了解患者所期待的疗效，并进行适当宣教，告之可能出现的治疗结果。通过问卷和调查表可系统了解以上情况，目前常用的尿失禁评估问卷是验证后的ⅡQ-7 问卷。

2. 全身疾病　详细病史可确定对尿失禁有直接影响的全身疾病，如糖尿病、血管功能障碍、慢性肺病及从大脑皮质到周围神经系统任何一个可影响神经轴的大量神经病变。血糖控制不好会引起渗透利尿，周围水肿组织的液体夜间进入血管，利尿增加，造成尿失禁，慢性咳嗽引起压力性尿失禁。

3. 其他 还应包括患者产科及妇科病史，如有无产程延长、产伤、巨大胎儿分娩史，肠道功能变化，既往对尿失禁的治疗方法等。

尿失禁病史是压力性尿失禁诊断的要点之一，只要患者在腹压增高时出现尿失禁，同时不伴有尿频、尿急和急迫性尿失禁的症状即可诊断为压力性尿失禁。

（二）体格检查

1. 全身检查 应包括与尿失禁相关及可能影响下尿路功能的全身疾病。包括：心血管疾病、肺部疾病、隐性神经疾病（如多发性硬化、脑卒中、帕金森病及脊柱和腰背异常）、腹部包块及运动异常。对于有明显神经系统病史者应进行严格的神经系统检查，如阴蒂肛门反射明显减弱或肛门括约肌张力减弱，提示盆神经损害，可能影响膀胱逼尿肌的收缩能力，伴有膀胱逼尿肌功能受损的压力性尿失禁患者行抗压力性尿失禁手术后排尿困难和尿潴留的发生率明显增高。

2. 盆腔检查 应明确患者有无盆腔包块、盆腔器官脱垂及阴道萎缩。要明确阴道前、后壁有无膨出及膨出程度，有无子宫脱垂、穹窿膨出及程度，是否存在阴道萎缩、小肠疝、会阴体薄弱等。阴道检查和直肠检查时还要用手指触摸盆底肌肉，感受肌肉是否对称和有力。

（三）特殊检查

体检发现一定要与患者的病史相结合才能做出正确判断。

1. 压力试验（stress test） 包括排空后压力试验（empty supine stress test）和充盈膀胱的压力试验。建议患者首次就诊时进行简单易行的排空后压力试验，患者自然排尿后取仰卧位，在膀胱空虚的情况下连续用力咳嗽数次或做 Valsava 动作，如尿道口出现漏尿现象，则该试验阳性。排空后压力试验阳性多由尿道内括约肌功能障碍引起。

充盈膀胱的压力试验是通过导尿管向患者膀胱灌注 300ml 生理盐水或在患者主观感觉膀胱充盈的情况下进行检查。常取膀胱截石位，嘱患者连续用力咳嗽数次，观察尿道口有无漏尿现象。有则压力试验阳性。如果仰卧时没有漏尿，患者要两脚分开与肩同宽站立，反复咳嗽几次，观察有无漏尿。

以上两种压力试验是压力性尿失禁的初筛试验，虽然简单易行，但不能鉴别压力性尿失禁与急迫性尿失禁。压力试验阳性时，必须鉴别漏尿是由腹压升高引起的（压力性尿失禁），还是咳嗽诱导的逼尿肌收缩（运动性急迫性尿失禁）引起的，后者漏尿往往延迟，在咳嗽几秒后发生，停止咳嗽后漏尿也不停止。

临床上有一些压力性尿失禁患者咳嗽时无漏尿，原因可能是尿道括约肌张力异常增高。故压力试验阴性不能排除压力性尿失禁。

2. 指压试验（marshall-bonney test） 压力试验阳性时，应行指压试验（图 6-1），亦称膀胱颈抬高试验。以中指及示指伸入阴道，分开两指置于后尿道两侧，注意勿将两指压在尿道上。将膀胱颈向前上推顶，尿道旁组织同时被托起，尿道随之上升，从而恢复了尿道与膀胱的正常角度。试验前，患者用力咳嗽可见尿道口溢尿；试验时，嘱其连续用力咳嗽，观察尿道口是否溢尿。如试验前咳嗽时溢尿，试验时咳嗽不再溢尿，则指压试验阳性，提示压力性尿失禁的可能性大。该检查主要了解患者压力性尿失禁的发生是否与膀胱颈后尿道过度下移有关，对尿道固有括约肌缺失型压力性尿失禁无诊断意义。有时因检查者手法错误，直接压迫尿道而导致假阳性。

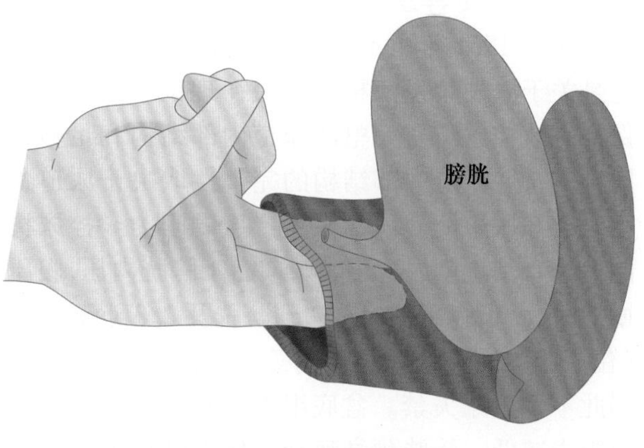

图 6-1 指压试验

3. 残余尿测定 膀胱排空不全可引起尿失禁。排空后残余尿量大者由于剩余尿液占据膀胱体积，膀胱的功能储尿容量下降。由于膀胱通过频繁、近乎完全的排空防止感染，因此残余尿也是引发尿路感染的原因。

大量残余尿导致膀胱过度充盈，通过两种机制引发尿失禁。一方面，增加的腹压使尿液通过尿道括约肌，引起压力性尿失禁；另一方面，膀胱过度充盈使逼尿肌不可抑制地收缩，引起尿失禁。如两种情况同时存在，问题更加复杂。

测定残余尿可评价膀胱的收缩能力及有无膀胱出口梗阻。大量残余尿提示膀胱收缩力下降，无残余尿提示膀胱排空功能正常。

残余尿可通过导尿或超声检测。超声在临床上测定残余尿比较准确，但其标准差仍可达 15%～20%。检查应在排尿 10 分钟内进行检查以免人为数值升高。一般认为，残余尿 < 50ml 为正常，>200ml 为不正常。中间数值有争议。该试验在神经系统正常、无盆腔器官脱垂、无排尿功能异常的妇女中评价膀胱排空能力的意义尚不明确。建议将残余尿测定及尿常规分析作为尿失禁诊断的一线辅助检查。

4. 尿常规分析　尿常规分析是为了排除感染、血尿和代谢异常。如显微镜检查和培养证实存在尿路感染，需要明确尿失禁症状是否因尿路感染的治愈得以改善。有时单纯的尿路感染可引起或加重尿失禁。

如果同时存在血尿和菌尿，应在治愈菌尿后重复尿液检查。仅在血尿而无菌尿时，应进一步检查除外肾脏或膀胱肿瘤；根据高危因素和临床表现决定是否进行检查及检查范围。

糖尿病患者血糖控制不理想可导致高尿糖，由糖尿引起的多尿、尿失禁需在控制血糖后进一步检查与评估。

5. 尿垫试验（pad test）　在咳嗽-漏尿试验无溢尿时，应进行尿垫试验。即嘱患者在一定时间内做一系列规定的动作，测量其活动前后佩带卫生巾的重量，计算漏尿量，从而评估患者尿失禁的严重程度。由于不同动作引起的漏尿程度不同，国际尿控学会制定了尿垫试验规范，以便对世界范围内的研究资料进行比较。尿垫试验有两类：短期试验和长期试验。医院门诊实施短期试验，居家持续 24～48 小时的试验为长期试验。前者包括 20 分钟尿垫试验、1 小时尿垫试验、2 小时尿垫试验；后者包括 24 小时尿垫试验和 48 小时尿垫试验。常用的是 1 小时尿垫试验和 24 小时尿垫试验。

1 小时尿垫试验步骤如下：

（1）试验前患者正常饮水，试验前 1 小时及试验中不再排尿。

（2）预先放置称重过的尿垫（如卫生巾）。

（3）试验开始 15 分钟内：喝 500ml 白开水，卧床休息。

（4）之后的 30 分钟，行走，上下 1 层楼台阶。

（5）最后 15 分钟，坐立 10 次，用力咳嗽 10 次，跑步 1 分钟，拾起地面 5 个物体，再用自来水洗手 1 分钟。

（6）试验结束时，精确称重尿垫，要求患者排尿并测尿量。

尿垫试验结束后应询问患者测试期间有无尿急和急迫性尿失禁现象，如果发生急迫性尿失禁，该结果不应作为压力性尿失禁严重程度的评估参数，应重新进行尿垫试验。1 小时尿垫试验尿垫重量增加为阳性（目前标准多为 0g 以上，也有 2g 以上的提法）。24 小时尿垫试验尿垫重量增加 4g 以上为阳性，亦有学者认为增加 8g 以上方为阳性。尿垫试验可定量反映漏尿程度，较主观评价（如压力试验）更准确。但目前尿垫增重数值与尿失禁程度的对应关系尚存争议，而且尿垫重量增加可因漏尿及阴道分泌物、汗液等引起，怀疑由非漏尿因素引起的尿垫增重时，需要辅助其他检查鉴别。同时，液体蒸发可导致尿垫重量减少，应将试验限制在 72 小时内以保证结果准确。

Ryhammer 等认为短期尿垫试验简便、易行，能迅速地提供信息。试验在医院现场进行，能保证患者按照要求执行，依从性好。测试时间短，最大限度地减少了液体蒸发造成的误差。缺点是不能确切地反映患者每天的漏尿情况，可重复性有待证实。而长期尿垫试验能反映患者每天的漏尿情况，与漏尿程度的相关性好，居家实施，避免了陌生环境带来的紧张不适。缺点是试验时间长，临床操作依从性差。

6. 棉签试验（cotton swab test）　棉签试验（图 6-2）用于测定尿道的轴向及活动度。患者取

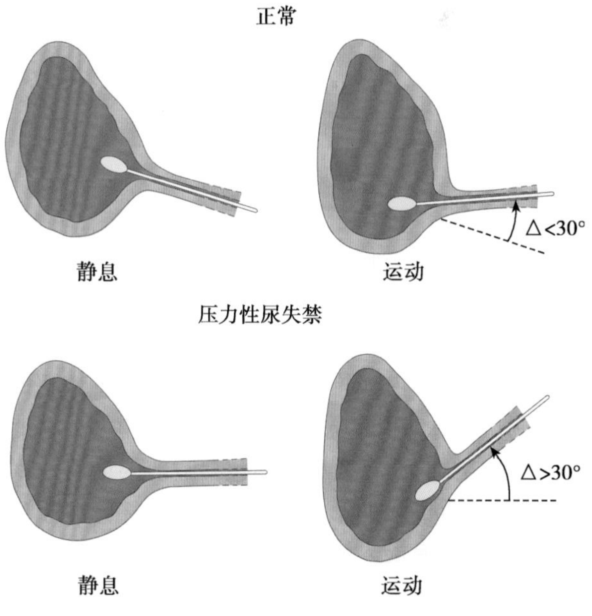

图 6-2　棉签试验

膀胱截石位，将一个消毒的细棉签插入尿道，使棉签前端处于膀胱与尿道交界处，分别测量患者在 Valsalva 动作前后棉签与水平线之间夹角的变化。如该角度<15°，说明有良好的解剖学支持；如>30°或上行 2～3cm 说明膀胱颈后尿道过度下移，解剖支持薄弱；15°～30°不能确定解剖学的支持程度。对<30°而有压力性尿失禁者应进一步检查。

棉签试验结果反映膀胱尿道交接点活动度，与生殖道脱垂及膀胱充盈情况有关。如棉签角度变化不大仍存在尿失禁，表明膀胱颈和尿道具有良好的支撑结构，要考虑内括约肌功能缺陷，不应选择悬吊膀胱颈治疗该类膀胱颈低活动度型压力性尿失禁。

7. 排尿日记（voiding diary） 排尿日记（表 6-1）是评估尿失禁状况的重要工具。患者保存数天的排尿记录，一般为 3 天。指导患者将每次排尿时间记录在图表上并测量尿量，同时记录尿失禁时间及与漏尿相关的特殊活动，还可以记录液体摄入量。

排尿日记可提供正规尿动力学检查不能提供的有关膀胱功能的重要信息：24 小时尿量、每天排尿的总次数、夜尿次数，平均排尿量及膀胱功能容量（日常生活中最大排尿量）。这些信息使医生能够客观评价患者是否尿频及与尿量过多（或少）的关系，同时可计算夜间产生尿量与日间尿量之比。夜间尿量是将入睡后的尿量及早晨清醒后的第 1 次尿量相加。有时老年女性尿量显著偏移，尿量的一半以上是在睡眠时间产生的。排尿日记证实后可指导下一步治疗。

排尿日记用于诊断尿失禁的意义有限，主要用于鉴别压力性或急迫性尿失禁。大量研究表明，急迫性尿失禁组的 24 小时尿量，平均排尿量和膀胱功能容量均显著小于压力性尿失禁组，而排尿频率则显著高于后者。有研究认为，夜尿频率作为单一指标鉴别压力性和急迫性尿失禁比较可靠。

表 6-1 排尿日记示例

	在厕所排尿（时间、数量）		事件（时间）	事件时的活动	液体摄入（类型、数量）
上床	22:00	240ml			200ml 水
	03:00	660ml	03:00	去卫生间的路上漏尿	
	05:00	540ml	05:00	排尿	
起床	07:00	150ml			200ml 咖啡 200ml 水
	08:45	35ml			
	11:45	160ml			
	12:00				200ml 柠檬汁
	15:40	60ml			
	18:00	100ml			100ml 酒 400ml 水
	19:40	60ml			200ml 可乐 200ml 水

分析结果：白天排尿 7 次。有夜尿症（睡眠时起床两次排尿）和夜尿增多（夜间尿量占 24 小时尿量比例增加；注意夜尿量不包括睡前的最后一次排尿，但包括早晨的第一次排尿）。有急迫性尿失禁，可能与傍晚摄入液体、咖啡因、酒精较多，夜间排尿量较大有关。

排尿日记记录中的注意事项：尿急，尿频或夜尿，甚至尿失禁等症状就诊时难以详尽描述，影响医生处方的准确性。正确记录排尿日记可以解决上述问题，为保证填写的准确性，应向患者解释以下几个名词的含义：①尿急：是一种强烈的想排尿的感觉（类似于憋尿但又找不到厕所时的感觉）。②夜尿：是指入睡以后，被排尿感催醒后的排尿。发生一次，记录一次。③尿频：排尿次数过于频繁。

④漏尿:即尿失禁,是指尿液不能控制、漏出体外。

填写格式请参照上表提供的日记范例,一般连续记录 3 天。注:饮水类型如不要求,可不记录。

二、进一步检查

1. 出现以下情况时要考虑进一步检查

(1) 基本检查无法明确诊断。

(2) 实施抗尿失禁手术前。

(3) 患者出现非泌尿系感染的血尿。

(4) 残余尿量增加。

(5) 合并神经系统疾病及严重的盆腔器官脱垂,治疗更加复杂。

2. 进一步检查包括影像学检查、尿动力学检查、膀胱镜及神经系统检查

(1) X 线检查:膀胱尿道造影可以了解尿道角度的变化、膀胱尿道位置及膀胱颈的变化。动态膀胱显影录像(video cystourethrography,VCG)可以连续观察膀胱、膀胱颈的变化,是一种精确判定膀胱尿道运动性的方法,但仪器设备价格昂贵,尚未广泛应用(图 6-3)。

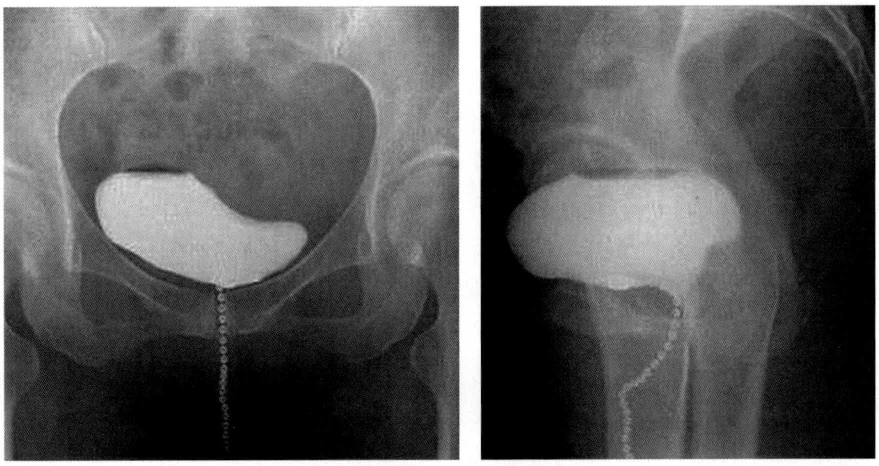

图 6-3 膀胱尿道造影正位及侧位像

(2) 磁共振成像(MRI):可产生软组织的清晰图像,通过阴道和直肠内放置的腔内卷可提高图像的清晰度。有学者通过 MRI 对压力性尿失禁患者的盆底组织进行研究,发现尿失禁与横纹状括约肌的多少有关,同时可以测定膀胱前间隙。

(3) 动态膀胱尿道造影(voiding cystourethrogram,VCUG):用于测定膀胱颈、膀胱基底部的位置及尿失禁的程度。检查要评价膀胱颈活动度、顺应性及位置,还可观察膀胱尿道返流、膀胱尿道憩室及尿道膨出。检查影像的正位片可确定膀胱颈的位置,静息及动态侧位片可观察膀胱膨出、膀胱颈顺应性及活动度,与立位体格检查相似。无膀胱膨出时,尿道与三角区角度增加(漏斗形),提示膀胱颈功能不全,而尿道角度增加(与垂直面角度>35°)提示尿道活动度增加。

(4) 膀胱镜(cystoscope):是内镜的一种,可用于检查和治疗。不到 2%的尿失禁患者存在膀胱病损,因此,膀胱镜不作为常规检查。有血尿、脓尿、尿路刺激症状而无法明确病因、需除外膀胱肿瘤时推荐使用膀胱镜检查。尿道、膀胱处于急性炎症期、膀胱容量<60m 及经期或妊娠 3 个月以上者不宜进行膀胱镜检查。用棉签蘸 1%地卡因留置在尿道内 10 分钟,可达到麻醉目的,必要时可用鞍麻或骶管阻滞麻醉。

3. 检查步骤

(1) 器械准备:取出消毒好的内镜和各种器械,用无菌盐水洗净内镜上的消毒液。检查内镜目镜和物镜清晰度,镜鞘外涂以灭菌甘油滑润。

(2) 插入膀胱镜:应注意内镜不得插入过深,以免损伤膀胱。

(3) 检查膀胱:内镜插入膀胱后,将镜芯抽出,测定残余尿量。如尿液浑浊(严重血尿、脓尿或乳糜尿),应反复冲洗至回液清晰后,换入检查窥镜。将生理盐水灌入膀胱,使其逐渐充盈,以不引起患者有膀胱胀感为度(一般约为 300ml)。将内镜缓慢向外抽出至看到膀胱颈缘。在膀胱颈缘将内镜推入 2~3cm,即可看到输尿管间嵴。在时钟 5~7 点的方位、输尿管间嵴的两端,找到两侧输尿管口(图 6-4)。细心观察可见管口有蠕动排尿、排血或排乳糜现象。最后,系统、全面、由深至浅地检

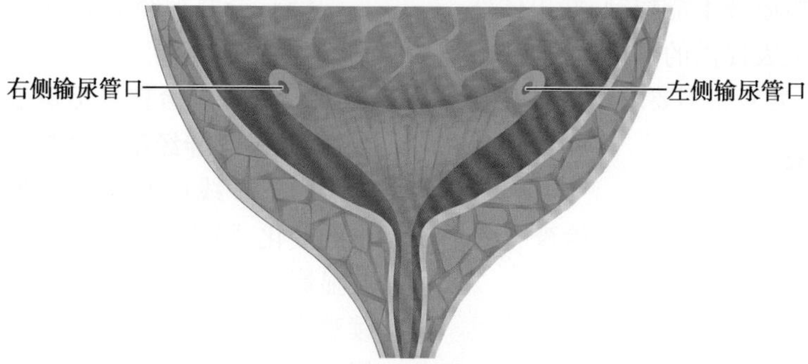

图 6-4　膀胱三角区

查全部膀胱以免遗漏。

膀胱镜观察有无肿瘤、结石及输尿管开口、膀胱尿道接合部情况。膀胱炎症和肿瘤可引起急迫性尿失禁。需在膀胱充盈时观察膀胱颈活动度，把0°和30°内镜置于尿道中段，停止液体充盈，嘱患者缓慢用力。如果在患者用力过程中，膀胱颈呈漏斗状开放并向后下移，则证明是解剖性压力性尿失禁。而膀胱颈固定、近端尿道开放则提示是括约肌功能缺陷。

4. 膀胱肌电图（cystometrogram）　膀胱肌电图测量膀胱压力随膀胱体积的变化，用于区分尿失禁的类型。在膀胱充盈期间，患者出现尿失禁症状的同时伴有膀胱内压变化，提示存在逼尿肌不稳定，临床上表现为急迫性尿失禁。在激发动作时（咳嗽或 Valsalva 动作）压力引起的逼尿肌不稳定，表现为出现不可抑制的膀胱收缩，同时盆底肌肉松弛并漏尿，为压力性尿失禁。

5. 超声（ultrasound）　作为压力性尿失禁的诊断方法之一可对下尿路的形态及动态变化进行评价，并且无创、价廉、易耐受，能够代替放射检查。

超声检查包括腹部超声、会阴超声、阴道超声、直肠超声及尿道内超声，这些方法均可用于测量尿道膀胱结合部的活动度。活动度>1cm 为解剖缺陷型压力性尿失禁的诊断指标，咳嗽时尿道近端呈漏斗形是压力性尿失禁的典型表现。

会阴超声测量静息及收缩盆底、咳嗽、腹部加压时膀胱颈与耻骨联合下缘线之间的距离 H 及尿道膀胱后角 β（图 6-5）。这些参数的变化，尤其是观察运动过程中数值的变化可以评估盆底肌肉的反应能力及结缔组织对盆腔器官的支撑程度。

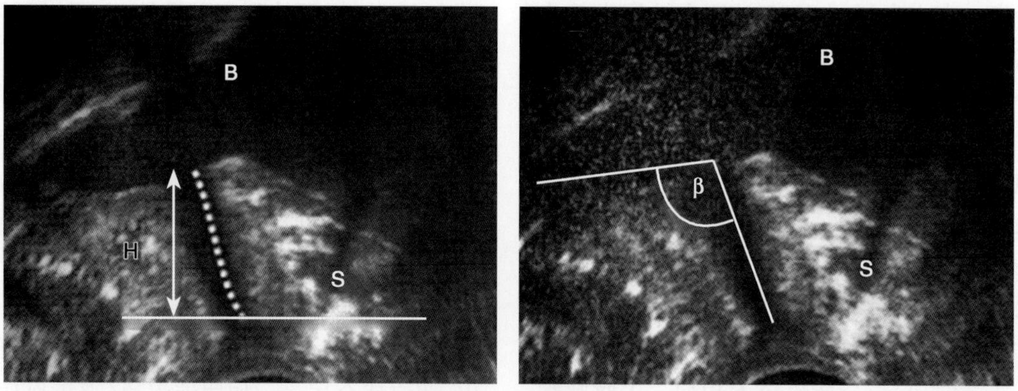

图 6-5　会阴超声

B. 膀胱，S. 耻骨联合；左图 H 为耻骨联合下缘到膀胱颈间的距离；右图 β 为尿道轴与膀胱底的角度

6. 尿动力学检查（urodynamics）　尿动力学检查（图 6-6）测定膀胱充盈和排空过程中膀胱和尿道功能的各种生理指标，是提供下尿路功能客观证据的检查、排尿量及残余尿是尿动力学检查内容之一，频率/尿量表也是有价值的尿动力学研究。尿动力学定义见表 6-2。

（1）尿流率测定：尿动力学检查常从尿流率测定开始评价膀胱排空功能。尿流率测定是把排尿量按时间划分进行研究。排尿时间、最大尿流率及达到最大尿流的时间均随排尿量增加而增加。

该检测的临床意义是：如膀胱容量<300ml 或>800ml，一般禁做压力性尿失禁手术；尿流率降低、

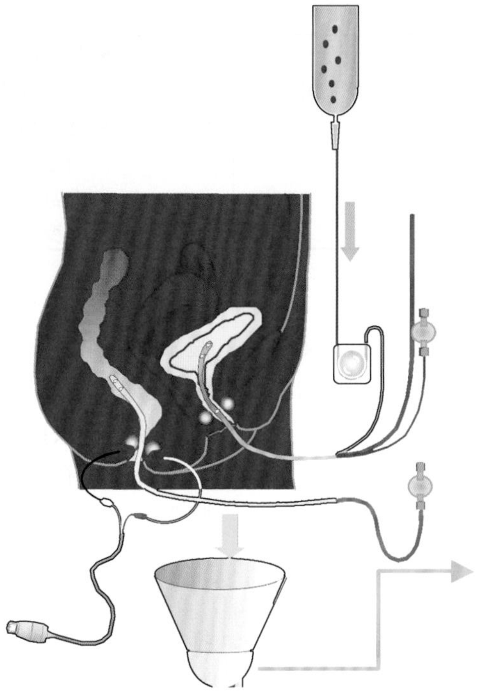

图 6-6　尿动力学检查

表 6-2　尿动力学定义

1. 膀胱感觉

（1）初始感觉：开始感觉膀胱充盈

（2）初始排尿感觉：要去排尿的感觉，必要时也可延迟排尿

（3）强烈排尿感觉：持续要排尿的感觉，不担心漏尿

（4）感觉分为

1）增强

2）减弱

3）缺失

4）非特异膀胱感觉（其他感觉膀胱充盈的症状，如腹部胀大）

5）膀胱疼痛（不正常）

6）急迫（突然迫切的排尿愿望）

2. 逼尿肌功能

（1）正常：膀胱充盈时压力不升高或轻度升高；无不自主收缩

（2）逼尿肌过度活动：膀胱充盈时逼尿肌不自主收缩

1）特征性波形，可引起或不引起尿失禁

2）膀胱压力容量范围内的单发逼尿肌不自主收缩，不能抑制、引发尿失禁和膀胱排空

3）逼尿肌过度活动性尿失禁，由不自主收缩引起的尿失禁

4）神经元性逼尿肌过度活动，有相应的神经病变（又称逼尿肌反射亢进）

5）先天性逼尿肌过度活动，无明确病因（又称逼尿肌不稳定）

（3）膀胱顺应性：充盈体积/逼尿肌压力（P_{det}）变化

1）膀胱充盈时开始计算（常常是 0）

2）膀胱压力容量范围内（除外逼尿肌收缩）

（4）膀胱容量

1）膀胱压力容量：膀胱压力图的终末体积；是排尿体积加残余尿量

2）最大膀胱压力容量：不能再憋尿、必须排尿时的体积

3. 尿道功能

（1）正常尿道关闭机制，在膀胱充盈时维持正的尿道关闭压

（2）尿道关闭功能不全，在无逼尿肌收缩时漏尿

（3）尿道松弛性尿失禁，无腹压增加和逼尿肌过度活动时，因尿道松弛漏尿

（4）尿动力学证实的压力性尿失禁，腹压增加、无逼尿肌收缩时不自主漏尿（又称真性压力性尿失禁）

（5）尿道压力（P_{ura}），打开尿道需要的液体压力

1）压力曲线，沿尿道的压力值曲线

2）尿道关闭压 = P_{ura} − 膀胱压力（P_{ves}）

3）最大尿道关闭压（MUCP），是 P_{ura} 与 P_{ves} 之间的最大差值

4）压力转换，随着膀胱压力的增加，尿道压力成比例增加

（6）腹腔漏尿点压力，因腹压增加漏尿时的膀胱内压

4. 压力尿流的研究

尿流是

1）连续的

2）间断的

a. 尿流率，排尿体积/单位时间

b. 排尿量，排尿总量

c. 最大尿流率

d. 排尿时间，包括间断时间

e. 尿流时间，可测定的尿流时间

f. 平均尿流率，排尿体积/尿流时间

g. 关闭压，尿流终末时的压力

h. 排尿时逼尿肌功能可分为

续表

• 正常 • 逼尿肌活动低下，收缩力下降引起膀胱排空时间延长和/或不能完全排空 • 不收缩，显示不出肌肉收缩 i. 排尿时尿道功能可分为 • 正常：持续扩张	• 排尿功能异常：神经正常者排尿时尿道周围横纹肌不自主间断收缩导致间断和/或波动的尿流率 • 逼尿肌括约肌协作失调：逼尿肌收缩时有不自主尿道和/或尿道周围横纹肌收缩 • 非舒张性尿道括约肌梗阻：常发生于有神经病变的人群

排尿时间长，预示术后尿潴留可能。

（2）充盈膀胱内压测定：膀胱压力曲线（又称膀胱压力测定）是在膀胱充盈过程中评价膀胱和尿道功能的检查。单纯测定膀胱充盈压力时进行简易（单腔）膀胱压力测定。复杂（又称多腔）膀胱压力测定是要近似地测定逼尿肌活动作用于膀胱的真正压力。表6-3列出多腔尿动力学检查的步骤，表6-4中给出了正常女性膀胱的压力。

表6-3 多腔尿动力学研究的实施步骤

1. 向膀胱内插入压力和充盈导管，测量膀胱内压力并充盈膀胱（可以是两根导管或双腔导管）。在阴道顶端或直肠插入压力导管测量近似腹压
2. 以50~100ml/min的速度注入温热的液体（常为无菌水或盐水，有时是造影剂）。连续记录灌注容量并测定压力。灌注膀胱时，患者可取仰卧位、改良膀胱截石位、坐位或立位。由于大多数尿失禁患者更易在直立时出现尿失禁，因此如果可能，取立位测定膀胱压力
3. 记录漏尿点
4. 灌注时，记录初始排尿感觉（即方便时可排尿，不便时可延迟排尿）和强烈排尿感觉（即持续的排尿愿望，担心漏尿）。感觉正常的妇女，不能再延迟排尿的膀胱容量即是最大膀胱容量；当患者出现疼痛和严重不适时，不要再进行膀胱灌注
5. 如果在灌注时未发现逼尿肌过度活动，让患者最大限度地做刺激性动作，如咳嗽、跳跃、听流水声以激发不可抑制的逼尿肌收缩，这可能是引起患者症状的原因

表6-4 女性尿动力学检查的近似正常值

残余尿<50ml
充盈150~250ml时有初始排尿感觉
充盈250ml以上才有强烈排尿感觉
膀胱容量为400~600ml
达到膀胱容量60秒后测定膀胱顺应性是20~100ml/cmH_2O
充盈时，尽管有咳嗽等刺激性动作，无逼尿肌不可抑制收缩
尽管有咳嗽等刺激性动作，无压力性和急迫性尿失禁
自主和持续的逼尿肌收缩引起排尿
尿流率>15ml/s，逼尿肌压力<50cmH_2O

尿动力学检查可出现假阳性和假阴性结果。假阳性结果发生在无症状逼尿肌过度活动的患者中，逼尿肌过度活动与症状无关，或逼尿肌过度活动与环境有关（如检查时紧张）。20分钟的膀胱压力曲线可存在假阴性结果，该方法不能准确代表膀胱24小时的状态。携带式尿动力学检查发现逼尿肌过度活动的概率高于门诊检查。

（3）尿道功能检查：尿道功能的检查指标，包括尿道压力曲线、Valsalva动作漏尿点、膀胱镜检查膀胱颈状态已用于指导压力性尿失禁的治疗。低漏尿点压力、低最大尿道关闭压及开放的膀胱颈证实尿道内括约肌功能差、耻骨后尿道悬吊术失败的风险高。检查的正常值范围有争议。虽然压力性尿失禁妇女的平均最大尿道关闭压显著低于非尿失禁妇女，但其数值交叉范围很大。

1）尿道压力曲线是测量尿道关闭的试验。由于控尿要求尿道压高于膀胱压，测定两者压力差可为临床提供诊断信息。从膀胱经尿道缓慢牵拉压力敏感导管测得尿道压力曲线。尿道关闭压（P_{close}）是尿道压力（P_{ure}）与膀胱压力（P_{ves}）之差。公式如下：

$$P_{close}=P_{ure}-P_{ves}$$

虽然尿道关闭压可用于区分正常妇女和压力性尿失禁妇女（有压力性尿失禁的妇女尿道关闭压较高），但两者有很大重叠。有学者认为尿道关闭压低（<20cmH_2O）的压力性尿失禁与不低者比较，手术效果差；但此观点饱受争议。根据定义，压力性尿失禁在腹压增加时发生，因此，测定尿道静息压与动态压和漏尿的关系不明确。一篇综述认为尿道压力曲线并非压力性尿失禁的有效诊断方法，而其临床应用亦无循证证据。

2）漏尿点压力是腹部用力或咳嗽时，以尿动力学方法测得的引发尿失禁的最小腹压或膀胱内压。是否以静息平卧（通常接近0）或静息站立（因体重增加而增加）的测定值作为基线意见尚未统一。可能影响结果的因素还包括导管类型、口径、放置位置(阴道、直肠或膀胱内)、测定时的膀胱容量、腹压升高的机制(咳嗽还是用力)及体位。

通常在膀胱容量是200ml或300ml时测量漏尿点压力。嘱患者用力咳嗽(咳嗽漏尿点压力),最后缓慢用力(屏气)逐步提高膀胱内压。发生漏尿的最低压力为咳嗽或屏气漏尿点压力。如果没有漏尿,测得的最高压力用 cmH_2O 表示,做“无漏尿”标记。目前很多医生以 $60cmH_2O$ 为标准,把存在括约肌内在缺陷者与无缺陷者区分开来。该检查的两个问题是:依据上述指标,结果差异很大;缺乏漏尿点压力对手术结果预测的前瞻性研究。尿动力学检查只能揭示患者疾病的一个侧面,还要结合病史、体格检查、排尿日记和其他检查。目前的医疗指南要求在使用填充剂,如胶原、治疗压力性尿失禁时,要求膀胱至少注入150ml液体,腹腔漏尿点压力一定要低于 $100cmH_2O$ 方可实施。

医师和学者都认为膀胱颈闭合对控尿非常重要,需用造影和膀胱尿道镜观察膀胱颈。对尿自禁妇女的研究表明很多尿道功能正常者在用力时膀胱颈开放,因此对明确尿失禁者,任何检查的结果都应审慎解读。

3) 排尿膀胱压力曲线:尿动力学检查的结论是通过仪器对排尿的研究(也称压力-尿流研究或膀胱压力曲线)得出的,即排尿过程中,同时测定膀胱、腹部和尿道的压力。多项研究表明排尿费力、尿流率低和逼尿肌压力高是术后排尿功能障碍的高危因素;但检查结果和结论常常是矛盾的。

7. 简易尿动力学检查　由于正规尿动力学检查需要特殊的仪器、设备和经过培训的技术人员,难以广泛应用。笔者通过对照研究发现,以尿动力学检查结果为基准,简易尿动力学检查诊断压力性尿失禁的灵敏度为86.8%,特异度为75%,阳性预测值为91.7%,阴性预测值为64.3%。可见简易尿动力学检查对诊断压力性尿失禁的灵敏度高,结果可靠。但膀胱是腹腔内脏器,其内压力亦受腹内压的影响,因此,简易尿动力学检查诊断压力性尿失禁特异度较差,排除逼尿肌不稳定的可靠性较差,适合作为逼尿肌不稳定的初步筛查。

简易尿动力学检查是利用液体自身重力通过导管向膀胱内注入,根据注液有无回流判断膀胱逼尿肌稳定性,根据注入液体量估测膀胱容量。灌注结束后记录患者排尿时间,计算平均排尿率。由于操作简便,无需特殊设备,可广泛应用于抗尿失禁手术术前筛查(图6-7)。

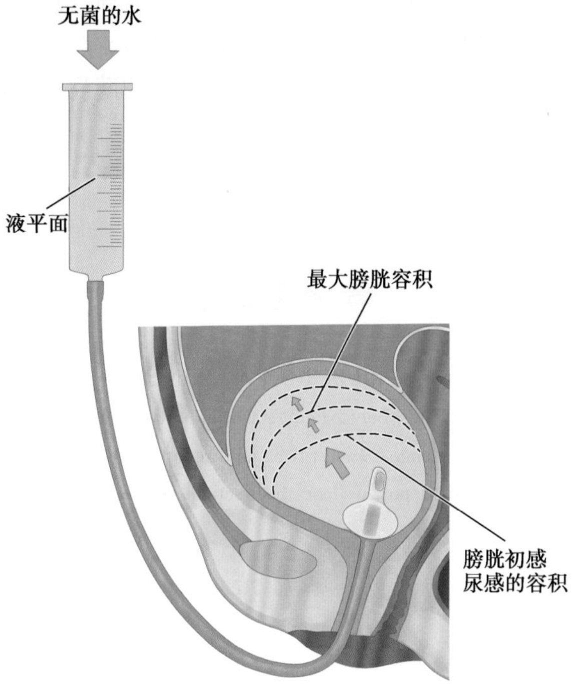

图6-7　简易尿动力学检查

(1) 方法:器械包括60ml真空针管、输液器、导尿包、秒表。常用液体为生理盐水。

(2) 操作步骤:①患者排空尿液后取截石位,常规消毒、铺巾,将14F的Foley导管插入患者尿道内,导管另一端与尿袋相连测量残余尿量。②取下尿袋再接输液器,输液器固定在患者耻骨联合上1m处,输液器上端连接一60ml真空针管(事先将针头和推注器拔除),将无菌生理盐水灌入针管,借助重力生理盐水流经尿管逐渐充溢膀胱。灌注盐水过程中观察针管内液面情况,下降的液面有无出现颤动或者停止下降。③分别记录患者出现排尿感觉时以及无法延迟排尿时注入的容量,此为初始排尿欲膀胱容量和最大膀胱容量。④灌注结束嘱患者排尿,记录排尿时间。将灌注总容量除以排尿时间计算平均尿流率。

(3) 结果评定和意义:①逼尿肌稳定性:灌注盐水过程中,下降的液面出现颤动或者停止下降提示逼尿肌不稳定。由于膀胱是腹腔内器官,其压力易受腹内压影响,对排除逼尿肌不稳定的可靠性较差,适合作为逼尿肌不稳定的初筛方法。②膀胱容量:最大膀胱容量<300ml或>800ml者,一般禁做抗尿失禁手术。③平均排尿率:平均尿流率<15ml/s是术后排尿困难的危险因素。

(4) 注意事项:①所有无菌生理盐水以接近体温为宜,以免液体过冷引发膀胱逼尿肌痉挛。

②膀胱灌注过程中，患者应制动，保持安静，以免影响检查结果。③灌注速度宜高速，可显示存在的逼尿肌不稳定，笔者选用的是 60ml/min 的灌注速度。④术后常规给予口服抗生素预防感染。

（史宏晖　范融）

参考文献

1. HAYLEN BT, de RIDDER D, FREEMAN RM, et al. An International Urogynecological Association (IUGA)/International Continence Society (ICS) joint report on the terminology for female pelvic floor dysfunction. Neurourol Urodyn, 2010, 29: 4-20.
2. ZHU L, LANG J, LIU C, et al. The epidemiological study of women with urinary incontinence and risk factors for stress urinary incontinence in China. Menopause, 2009, 16(4): 831-836.
3. COSTANTINI E, LAZZERI M, BINI V, et al. Sensitivity and specificity of one-hour pad test as a predictive value for female urinary incontinence. Urol Int, 2008, 81(2): 153-159.
4. LI B, ZHU L, XU T, et al. The optimal threshold values for the severity of urinary incontinence based on the 1-hour pad test. Int J Gynaecol Obstet, 2012, 118(2): 117-119.
5. FINK D, PERUCCHINI D, SCHAER G, et al. The role of the frequency-volume chart in the differential diagnostic of femaleurinary incontinence. Acta Obstet Gynecol, 1999, 78: 254-257.

第七章 压力性尿失禁的非手术治疗

非手术治疗是压力性尿失禁(SUI)治疗的重要组成部分,相关方法包括:生活方式干预、盆底肌肉锻炼、盆底电刺激/磁刺激、药物治疗、佩戴子宫托、射频消融、干细胞治疗等多种。其中,生活方式干预和盆底肌肉训练(pelvic floor muscle training, PFMT)是目前最常用的SUI一线非手术治疗方法。对于年龄较大或者合并其他慢性疾病(如心血管疾病、脑卒中、糖尿病)的患者,由于无法耐受手术,非手术治疗可在某种程度上减轻症状。非手术治疗的优点是并发症少、风险较小,即使不能达到完全治愈,也能不同程度地减轻尿失禁和其他泌尿道症状,患者的依从性较好。故应对患者普及非手术治疗的知识。

第一节 生活方式干预

对很多妇女来说,生活方式干预(lifestyle interventions)可以降低SUI的发生,主要包括减轻体重、膀胱训练和液体摄入管理等。

1. **减轻体重** 已有一级证据(1b)表明重度和中度肥胖的妇女可以通过减肥减少SUI和急迫性尿失禁的发生。在338名SUI患者的随机试验中,与6个月随访后体重减轻1.6%的组别相比,体重减轻8.0%的女性SUI的发生率显著降低。

2. **膀胱训练** 膀胱训练作为非压力性尿失禁非手术治疗方法,对混合性尿失禁也有一定疗效。其目的是学习如何控制排空膀胱的冲动,通过改变排尿习惯调节膀胱功能,指导患者记录每日的饮水和排尿情况,填写膀胱功能训练表,有意识延长排尿间隔,使患者学会通过抑制尿急而延迟排尿。膀胱训练的关键部分是制订排尿计划,指导患者醒来后排空膀胱,白天渐进(通常每周1次)延长排尿间隔,直到白天每3~4小时,晚上每4~8小时1次为宜(排尿日记见表6-1)。

此外,行为训练也能帮助患者控制尿急,其主要技巧在于控制盆底肌肉,改善自主控尿能力。当患者在排尿间隔期间感到尿急,可指导她们分散注意力或放松,避免在严重尿急时快速跑向洗手间。有效的分散注意力的方法包括思维锻炼(如数学题)、深呼吸、无声地“唱”一首歌,直到排尿时间到来。另一方法是按顺序(“固定和收缩”)快速收缩盆底肌肉数次,这样通常能减轻尿急感。其他简单的行为治疗,例如自助手册也可平均减少约43%的漏尿。

3. **液体摄入管理** 一般来说,液体和/或饮食管理是有益的,特别是在紧急情况下。然而,应小心避免脱水。限制咖啡因(咖啡因存在于茶、咖啡和可乐中)摄入也可能有帮助。

4. **其他生活方式的干预** 包括避免强负重体力劳动(提拎和搬动重物)、避免参加增加腹压的体育活动、腹压增加时交叉两腿也可减轻SUI的症状。

此外,医师应了解患者有无便秘、咳嗽等引起慢性腹压增加的疾病。事实上,很多患者根据症状加重或改善的经验,已经自觉或不自觉地调整了很多生活方式。

第二节 盆底肌肉锻炼

盆底肌肉锻炼(pelvic floor muscle training, PFMT),又称凯格尔运动(Kegel exercises),是指患者有意识地对以耻骨-尾骨肌肉群(pubococcygeus muscle)为主的盆底肌肉群进行自主性收缩锻炼,以增强尿道的阻力,从而加强控尿能力。PFMT于1948年由德国医生Arnold Kegel提出,半个多世纪以来一直在尿失禁的治疗中占据重要地位,目前仍然是SUI最常用和有效的非手术治疗方法。PFMT的不良反应罕见且是可逆的,少数患者可能会出现下腹不适和阴道出血。

1. 盆底肌肉锻炼的适应证　PFMT 对于各种程度的 SUI、便失禁、轻至中度的盆腔脏器脱垂均有一定效果，但对重度盆腔器官脱垂 PFMT 的效果有限，PFMT 对女性性功能障碍的效果尚待进一步明确。

2. 盆底肌肉锻炼的禁忌证　包括：①神经源性尿失禁；②精神障碍；③严重尿路感染；④生殖道感染；⑤下尿路梗阻；⑥月经期。

3. 盆底肌肉锻炼的效果　根据迄今为止的大部分报道，55%～67%的患者 SUI 症状通过 PFMT 得以改善，30%的患者能够被治愈，患者的生活质量均有不同程度的提高。

一项共计 8 485 名女性参加的前瞻性随机对照试验结果表明，既往未患 SUI 的妊娠期女性若在产前进行 PFMT，则较未进行 PFMT 的女性发生 SUI 的风险减少了 30%；而对于产后第 3 个月即出现 SUI 症状的女性，于产后第 12 个月罹患尿失禁的风险可通过 PFMT 减少 40%。对于产妇，如果能在医师指导下在产后迅速进行为期 8 周的 PFMT 锻炼，则能有效预防和治疗 SUI，其作用可持续 1 年。对 1995～2005 年间 17 项高质量随机对照试验中发现了一致的证据，即单用 PFMT 和联合辅助治疗（如联合生物反馈、电刺激、阴道哑铃等）对女性 SUI 是有效的方法，治愈率和治愈/改善率分别高达 73%和 97%。2018 年，另一项研究对 1990～2017 年间的 24 篇文献进行了系统文献综述，亦得出结论，参与研究的 2 394 名女性在 PFMT 治疗结束后，大多数患者的生活质量都有了显著改善。一项研究对 45 例经过 PFMT 治疗的 SUI 患者进行的为期 10 年的随访，结果发现 53%的患者有效，疗效可持续 10 年。另一项长达 10 年的随访调查显示有效的 PFMT 对于盆底肌肉功能的正面作用有 66%的机会持续至少 10 年。

4. 盆底肌肉锻炼的注意事项　2011 年国际妇科泌尿协会（International Urogynecological Association，IUGA）提出的新锻炼方案要求患者每日 3 组，每组收缩肛门（或憋尿动作）8～12 次，每次都尽力达到自身最长的收缩时间，3～6 周后患者即能发现膀胱的控制能力得到了提高，此时应鼓励患者继续坚持练习，推荐的训练时间至少为 3 个月。理论上，训练强度越大，则治疗效果越好，但患者的依从性会降低；如果患者配合度高、治疗意愿强，则治疗成功的可能性大。此外，对于合并老年痴呆症、中枢神经疾患、严重肥胖、糖尿病的患者，通过 PFMT 获得治疗成功的机会较低。

尽管 PFMT 原理简单，但能否正确掌握盆底肌肉的收缩，以及训练能否持之以恒是两个关键。通过盆底肌肉锻炼以减轻压力性尿失禁受多种因素的影响。教会患者如何进行 PFMT 应注意以下几点：

（1）让患者了解耻骨尾骨肌肉群的位置。让患者将两只手指放入阴道内，感觉上述肌群的收缩，如果指尖受到来自侧方的压力，则说明收缩有效。同时将另一只手放于腹部，感知腹部肌肉是否处于放松状态。

（2）正确的收缩较有力的收缩更重要，盆底肌肉位置较深，患者难以感知肌肉收缩是否正确。在训练过程中可通过阴道压力计、阴道重物、阴道放入球形导管、生物反馈等方法提高阴道的触觉敏感性（图 7-1），避免患者收缩臀大肌及腹肌，而专注于训练阴道、肛门周围的肌肉力量。

（3）运用不同姿势（躺着、坐着或站立）练习，找出最容易操作的姿势，并持续地加以训练。

（4）练习的内容包括缓慢收缩和快速收缩。缓慢收缩是指将尽量将盆底绷紧 10 秒，休息 4 秒，然后尽可能重复收缩，最多 10 次。快速收缩指迅速向上提拉盆底并保持 1 秒。最多重复 10 次。这将帮助患者避免在咳嗽、大笑或运动时突然尿失禁。

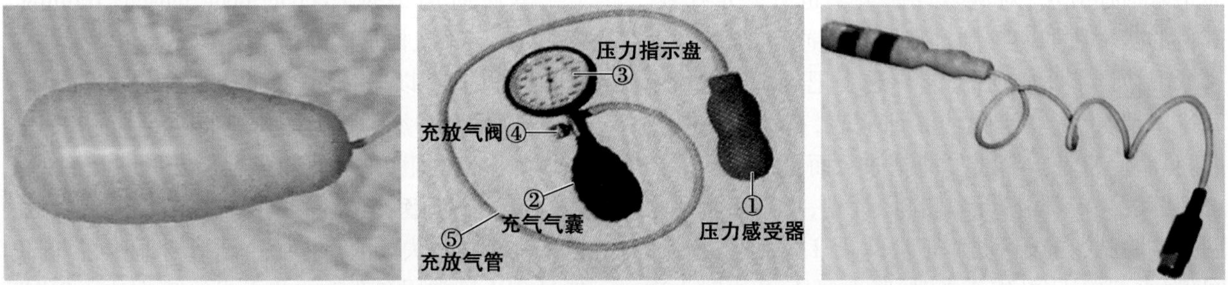

图 7-1　用于辅助盆底肌肉锻炼的阴道重锤、压力计、球形导管

（5）即使症状已经改善，仍需要坚持锻炼，并让患者有意识地训练情境反射，做到咳嗽、打喷嚏或大笑之前，能主动而有力地收缩盆底肌肉，从而预防尿失禁的发生。

（6）还可让患者尝试在排尿过程中停止排尿，以感受盆底肌肉如何发挥作用，从而识别正确的肌肉收缩模式。当这些肌肉收缩时，排尿应能中断，放松后又能继续排尿。需要强调的是，PFMT 的目的并不仅在于加强肌肉力量，适度地放松也非常重要，盆底肌肉收放自如才是目的。

5. 生物反馈法结合盆底肌肉锻炼　生物反馈法（biofeedback，BF）采用模拟的声音信号或者视觉信号来反馈提示正常和异常的盆底肌肉活动状态，以帮助患者和/或医生了解盆底锻炼的正确性，从而达到有效的盆底锻炼效果。

目前，生物反馈仪有直接测量压力及测量肌电图（electromyogram）两种（图 7-2）。

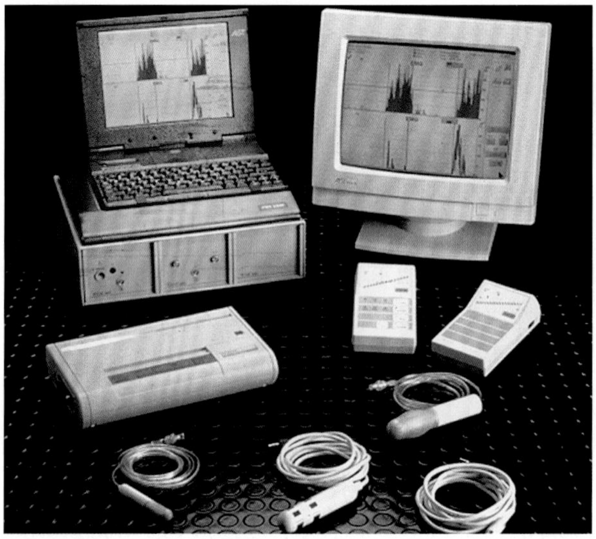

图 7-2　生物反馈记录仪

（1）阴道或直肠压力探头：早期的生物反馈仪设计比较简单，乃是用中空的管状探头或囊状探头置入阴道，另一端直接连接压力仪，当骨盆底肌肉收缩时，使用者能看到压力的变化。目前经过改进的压力探头可以直接测量阴道或肛门肌肉收缩的力量，简单方便，探头可反复使用，但使用时必须置入阴道或肛门内，部分患者难以接受。

（2）肌电图描记系统：肌肉自主收缩或受到外部刺激时，神经肌肉系统中的运动神经元被激活，所募集运动单位形成的动作电位经过由肌肉、脂肪及皮肤等组织构成的容积导体后在皮肤表面测量位置处与各种噪声信息综合叠加形成的电信号，形成表面肌电图（surface electromyography，sEMG）。表面肌电图评估是一种客观的、非侵入性的盆底肌电诊断方法。盆底表面肌电采用经阴道/肛门电极采集盆底肌发出的肌电信号，检测盆底肌电活动，分析出肌电的波幅、变异性、中值频率、运动的肌纤维类型等来评估和诊断盆底肌功能异常。

1997 年提出 Glazer 评估，成为目前盆底评估中一种通用的评估方法。该评估方案不仅提供了固定的肌肉动作序列及检测指标，而且还提供了针对正常人和具有各种盆底肌肉功能障碍患者表面肌电值的数据库。通过软件程序指导，采集分析盆底肌群在静息和进行一系列收缩和放松指令时盆底肌的肌电信号，对整个盆底肌的快、慢肌功能进行评估，系统展示了评估肌肉功能的指标。

Glazer 评估的 5 个步骤和评估指标如下：

（1）前基线静息阶段：60 秒前基线静息状态，评估静息状态下盆底肌肉的张力。评估指标为平均波幅（μV）、变异系数（标准差除以平均值）。

（2）快速收缩阶段：5 次快速收缩，每次收缩前放松 10 秒，对快肌纤维（Ⅱ型肌纤维）的功能状态进行评估。评估指标为最大波幅（μV）、快速收缩时间（秒）、快速收缩放松时间（秒）。

（3）紧张收缩阶段：5 次持续 10 秒的收缩，每次收缩前放松 10 秒，反映快、慢肌协调功能，有助于定义参与收缩的肌肉纤维的类型和程度，以及评估紧张性收缩对静息电位的影响。评估指标为平均波幅（μV）、收缩时间（秒）、放松时间（秒）、变异系数。

（4）耐力收缩阶段：1 次 60 秒耐久收缩，评估参与持久耐力收缩的纤维类型及在耐力收缩期间发生的肌肉疲劳程度。评估指标为平均波幅（μV）、变异系数。

（5）后基线静息阶段：60 秒后基线状态，测定了一系列预定的收缩后肌肉的静息振幅和变异性，再次评估静息状态下盆底肌肉张力。评估指标为平均波幅（μV）、变异系数。

基于 Glazer 评估的结果，可以将盆底肌肉分为正常、活动减弱、过度活动和混合型。如压力性尿失禁、尿失禁、性快感缺失的患者常有活动减弱型盆底肌肉，慢性盆腔痛或性交痛的患者常有过度活动型肌肉。但目前数据基本为欧美人群，尚无中国人数据。

临床目前使用的肌电图描记系统有双通道和

多通道等型号，缺点在于患者必须购买探头。双通道肌电图仪用于一般骨盆底肌肉训练，一条通路连接会阴部，监测骨盆底肌肉收缩，另一条通路连接腹部，确定腹部肌肉有无放松。而多通道系统能同时检测膀胱、括约肌及腹部肌肉的活动。

2010 年荷兰一项 1 583 名女性参与的对照研究结果显示，使用生物反馈仪进行 PFMT 的女性更易获得 SUI 症状的改善或治愈。2015 年的一项荟萃分析显示，结合生物反馈的 PFMT 与单独 PFMT 相比治愈的优势比为 2.1（95% *CI* 0.99-4.4）。然而，近期一项针对 2000~2017 年共计 11 项随机对照试验显示的荟萃分析显示，结合生物反馈的 PFMT 并不优于其他干预措施，如何有效的在治疗中使用生物反馈法，尚值得进一步研究。

第三节　盆底电刺激治疗

盆底电刺激（pelvic floor electrical stimulation，PES）引起的肌肉收缩属于盆底肌肉群的被动运动，有别于主动运动 PFMT。电刺激治疗于 1958 年由 Caldwell 首先提出，于 20 世纪 70 年代中期逐步应用于临床。对于无法正确有效进行 PFMT 的患者，盆底电刺激可为其提供帮助。

1. 盆底电刺激的作用原理　盆底电刺激一方面通过释放不同频率的电流刺激盆底肌群，促使其进行节律性的伸展收缩，从而增强盆底肌肉力量，提高尿道关闭压来改善控尿能力；另一方面通过电流兴奋交感通路并抑制副交感通路，抑制膀胱收缩并降低膀胱收缩能力。此外，电流的刺激也可在一定程度上促进相关神经功能、肌力的恢复，并增加局部血液循环、改善组织营养。

2. 盆底电刺激的应用参数　Wyndaele 等归纳总结了Ⅰ、Ⅱ型肌纤维的最佳电刺激参数。Ⅰ型肌纤维可用 25~33Hz 的方波脉冲，刺激 5 秒，休息 10 秒，进行 5~10 分钟，脉冲宽度为 400μs。Ⅱ型肌纤维可用 50~66Hz 的方波脉冲，刺激 5 秒，休息 10 秒，进行 3~5 分钟，初始脉冲宽度为 400μs，随着刺激的次数增多而延长，最多可至 10~15 分钟。

目前用于临床的盆底电刺激设备分为固定式和便携式两种（图 7-3）。其可能的不良反应主要为下腹部及下肢疼痛不适、发痒和疲劳感，但发生率很低。

3. 盆底电刺激的临床效果　随机对照试验显示，治疗 3 个月后，使用电刺激治疗的患者有 50%

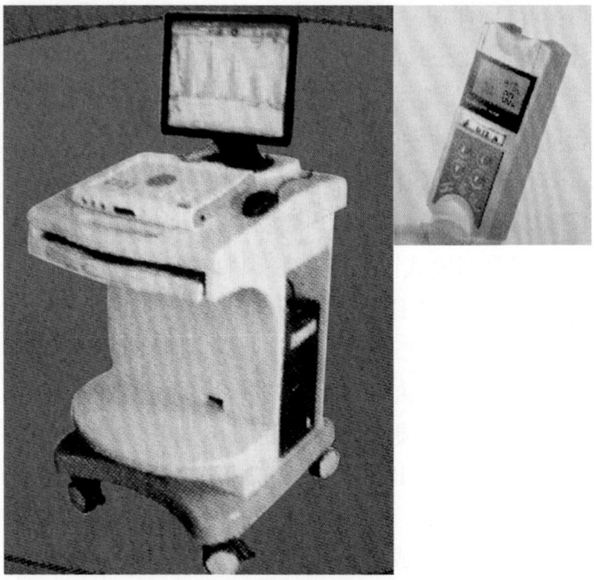

图 7-3　固定式和便携式神经肌肉刺激仪

获得了完全的控尿能力或症状改善在 90%以上，生活质量评分均明显提高。近 2 年来另有研究发现盆底电刺激对轻至中度 SUI 的治疗中，绝经前患者的总有效率达 84%，绝经后患者的总有效率可达 100%。

此外，生物反馈+电刺激治疗方法强调患者主动进行盆底肌肉收缩训练的同时接受不同频率电流刺激，进行肌肉的被动训练，又称联合治疗。2011 年英国阿伯丁大学涵盖 55 项试验（共计 6 608 名女性）的荟萃分析显示，联合应用的治疗效果优于单一方法。2016 年的临床研究亦显示，联合应用的治愈率可比单纯盆底肌锻炼增高 40%。近期一项阴道电刺激的前瞻性研究则发现在采用联合治疗 3 个月后，治愈率可达 42%，有效率为 96%；2 年后治愈率为 13%，有效率为 76%，且无症状加重或不良反应。

第四节　盆底磁刺激治疗

1999 年首次报道了通过磁刺激盆底神经治疗女性 SUI。磁刺激无须内置电极，治疗时只需患者坐在治疗座椅上，安全、无创、患者依从性高（图 7-4）。

1. 盆底磁刺激的作用原理　磁刺激可穿过衣物及人体组织经体外刺激内部神经，通过作用于盆底神经末梢和运动终板来增强盆底肌肉力量，从而加强其对尿道、阴道前部和膀胱的支持作用。

2. 盆底磁刺激治疗的注意事项　盆底磁刺激治疗为每次 20 分钟，1 周 2 次，疗程为期 8 周。需

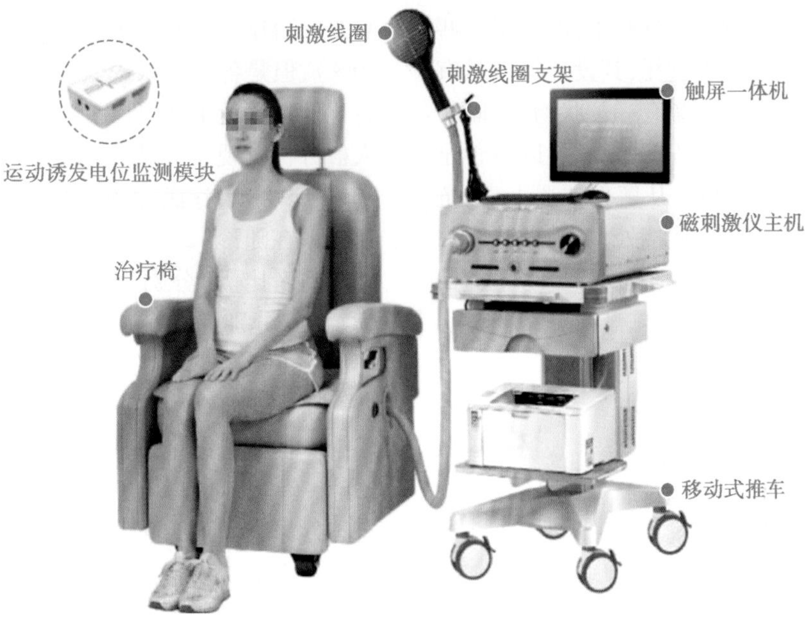

图 7-4　盆底磁治疗仪

要注意的是，磁治疗存在的禁忌证包括：①合并有神经源性疾病；②合并尿路感染；③合并妊娠；④装心脏起搏器；⑤有铁磁性的盆腔植入物（如具有铁磁性的止血夹、支架等）。

3. 盆底磁刺激的治疗效果　研究报道盆底磁刺激可以显著提高初始排尿欲膀胱容量和最大膀胱容量。在一项研究中，经过 16 次的磁刺激治疗，74 例患者最大膀胱容量平均增加 105.5%。2005 年有文献报道，盆底磁刺激治疗 SUI 治愈率为 12.5%~53.9%，改善率为 32%~41%。2014 年一项随机双盲试验显示，接受 32 次磁刺激的受试者，在 2 个月后改善率为 75.0%，而接受 16 次治疗的受试者改善率为 72.2%。对于磁刺激仪的临床治疗效果，大范围的前瞻性试验已经展开，需等待结果以进一步验证。

第五节　药 物 治 疗

1. 度洛西汀　是一种选择性的 5-羟色胺（5-HT）和去甲肾上腺素（NE）再摄取抑制剂，在欧洲已被批准用于治疗女性 SUI，其不良反应包括心理健康问题和自杀倾向，其潜在危害可能大于其益处。英国国家健康和护理研究所建议，不应将度洛西汀作为一线或常规的二线方法来治疗压力性尿失禁。因为盆底肌肉训练较之度洛西汀更有效，成本更低；手术也较度洛西汀有更高的效益比。

2. 局部雌激素治疗　雌激素受体存在于整个生殖泌尿道和盆底肌肉组织中，雌激素用于治疗女性 SUI 已有几十年的历史。雌激素疗法，特别是雌三醇，已被证明在治疗泌尿生殖系统疾病方面有价值，其参与胶原的合成，减少逼尿肌收缩的频率和幅度、增加膀胱的感觉阈；而且它对子宫内膜没有增殖作用。经证实，阴道内局部使用雌三醇对更年期后的泌尿系萎缩、下尿路反复感染和 SUI 的治疗是有效的。且与 PFMT 结合后，即联合治疗后效果更为明显，但联合治疗的效果可能不是长期的。

第六节　抗尿失禁子宫托

在生活方式干预的基础上，联合使用抗尿失禁子宫托或者联合 PFMT 是目前治疗 SUI 普遍采用的非手术治疗方案。荷兰全科医师协会和加拿大泌尿学协会指南建议将 PFMT 和抗尿失禁子宫托作为 SUI 女性初始治疗的选择。由于美国食品药品监督管理局没有批准任何用于治疗 SUI 的药物，因此子宫托已经成为年轻或者老年患者，以及那些不愿手术或等待手术患者最终的选择。国际泌尿妇科协会的调查显示，全世界 61.5%的医师总是或经常向 SUI 合并 POP 的患者提供子宫托治疗。因此，抗尿失禁子宫托可以成为各年龄阶段尿失禁患者理想的治疗选择。

子宫托可以说是最古老的医疗器械，已经有几个世纪的使用历史。从出现至今一直作为子宫脱垂的非手术治疗的一线方案。近些年，出现了一些新型治疗压力性尿失禁的子宫托，其设计特点是有一个位于中线的把手或尿道旁有一叉状物，在耻骨后为尿道和膀胱颈提供不同程度的支撑，以改善压力性尿失禁的症状（图7-5）。从解剖位置上看，抗尿失禁子宫托支撑膀胱尿道连接处，与手术植入的阴道吊带位置一样，从而产生疗效。种类纷繁的治疗SUI的子宫托中以环形和圆盘形最常使用。Hodge子宫托也可作为一种治疗选择。

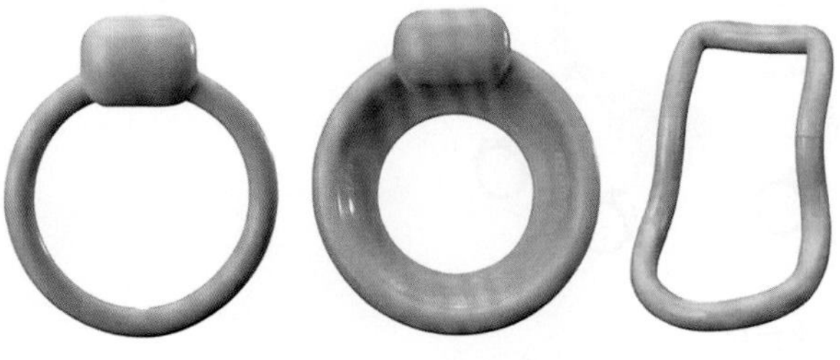

图7-5 3种抗尿失禁子宫托
由左至右分别为环形、圆盘形、Hodge子宫托
（引自Coopersurgical官方网站）

试戴子宫托是子宫托成功治疗的开始，患者可能需要进行多次的佩戴和比较，恰当的试戴过程是较高试戴成功率及持续使用率的基础（具体试戴过程详见POP治疗）。SUI患者子宫托试戴的成功率为60%~90%。如果经过至少3次充分的试托过程没有合适型号或者患者佩戴后感到疼痛、不愿意继续使用，则为试戴失败。其中试戴失败的原因包括阴道宽度大于4指、阴道长度小于6cm、后盆腔缺陷为主、既往脱垂及子宫切除病史。

虽然子宫托具有较高的试戴成功率，但其持续使用率随着治疗时间延长而降低。一项研究表明试戴成功的患者89%持续佩戴6个月，严重的阴道后壁膨出是独立停止使用子宫托危险因素。另一项回顾性研究随诊11个月，59%的患者持续使用子宫托治疗，并且尿失禁症状得到缓解或减轻，停止使用的原因主要有不适感、出血及反复的掉托。

子宫托治疗SUI具有较高的患者满意度、有效改善泌尿系统症状、提高生活质量。一项高质量的临床多中心、随机、压力性尿失禁的门诊治疗（Ambulatory Treatment for Leakage Associated with Stress，ATLAS）研究纳入446名SUI妇女并随机分配到以下3个治疗组：子宫托组、PFMT组、子宫托联合PFMT治疗组。治疗早期，意向治疗分析结果显示子宫托组尿失禁症状完全缓解的患者比率显著低于PFMT组和联合治疗组（分别为33%、49%、44%），治疗满意度也相对较低（分别为63%、75%、79%），但是各组间尿失禁症状改善75%以上的患者比例均接近半数，且无差异。而对实际完成方案人群分析发现尿失禁症状完全缓解的患者比例为46%~59%，治疗满意率为88%~93%，且各组间无差异。在随诊12个月时，不论尿失禁症状完全缓解的患者比例（分别为35%、40%、33%）还是治疗满意度（分别为50%、54%、54%），尽管有所下降，但满意度仍高于50%，且各组间已经不存在差异。北京协和医院纳入109名重度盆腔脏器脱垂患者的前瞻性研究结果同样指出，经过3个月的子宫托治疗，患者排尿困难（97.8%）、辅助排尿（100%）、急迫性尿失禁（76.9%，）、压力性尿失禁（58.1%）等泌尿系症状均获得了显著性改善。

佩戴子宫托常见并发症如阴道分泌物增加、异味等，其程度轻微，取出子宫托即可好转，并且可以很容易通过阴道用药获得治愈。罕见的并发症是生殖道瘘，多数是由于长时间疏于子宫托的护理而导致的。

尽管目前缺乏对子宫托更换的间隔、局部雌激素使用、临床随诊间隔等问题的高质量的循证医学证据，没有达成子宫托管理的共识指南。佩戴子宫托后，患者接受定期的随诊，了解子宫托治疗相关的不良反应及治疗效果，并给予患者相应的处理和指导（详见POP治疗）。

第七节 止 尿 器

1. 止尿器的结构　止尿器是由硅橡胶材料制成，形状像帽子，直径为3.0cm，高2.5cm，中间乳头直径在0.5cm以下。将乳头对准尿道外口，靠乳头产生的微弱负压，并用药膏将外缘密封。其作用是乳头产生的负压将尿道外口黏膜和远端尿道吸入并使之对合，同时对尿道远端组织起稳定及支托作用。

2. 止尿器的适应证　止尿器适用于纯压力性尿失禁、无反复尿路感染、无严重菌尿禁忌证（如人工心脏瓣膜）的妇女。外用止尿器对轻至中度压力性尿失禁的效果较好，对年轻患者，还具有使会阴肌肉张力有恢复的效果。另外，止尿器也可置于尿道内，其疗效优于外置止尿器。

3. 止尿器的临床应用与临床疗效　一项历时5年共计150名妇女参加的多中心研究表明，使用置于尿道内的止尿期的妇女中有93%在随访1年时尿垫试验是阴性的；然而尿路感染达31.3%，故不如外置止尿器应用广泛。使用阴道止尿器亦可以使24小时溢尿量明显减少，使患者生活质量评分提高。目前止尿器总体应用不多，但为某些特定妇女提供了治疗方法。

第八节　射频治疗、干细胞治疗及其他

1. 射频治疗　射频电磁能的振荡发热可使膀胱颈和尿道周围局部结缔组织变性，导致胶原沉积、支撑尿道和膀胱颈的结缔组织挛缩，结果抬高了尿道周围阴道旁结缔组织，恢复并稳定尿道和膀胱颈的正常解剖位置，从而达到控尿目的。该方法可靠，微创且无明显不良反应。但需注意的是，若患者有金属型宫内节育器，则要取出后才能治疗。

迄今为止，已有3个多中心临床试验证明了射频消融的安全性和有效性。2005年美国一项110名女性参与的对照试验显示在经过射频治疗的12个月后，74%的中到重度SUI患者的生活质量评分(I-QOL)评分明显提高，而其安全性与止尿器并无显著差异。另在一项前瞻性试验中，136名妇女接受了射频消融治疗并随访3年，其中60%以上的妇女报告生活质量改善，症状减轻，且上述效果在随访期间持续存在。2014年美国芝加哥大学利用马尔可夫模型计算指出，较之经典的吊带或Burch手术，射频消融使治疗成本降低了17%~30%。

2. 激光治疗　激光治疗亦是一种新型的无创治疗手段。用于妇科的激光器主要有两种类型：二氧化碳激光和铒激光，它们均已用于治疗绝经后女性外阴阴道萎缩、女性性功能障碍和轻至中度的SUI。目前认为其热作用模式，使得阴道黏膜中的热休克蛋白70在激光的剥脱和热作用下，转化为生长因子β(TGF-β)，TGF-β在炎症反应和纤维化反应起关键作用，可诱导细胞产生大量胶原和细胞外基质，进而使阴道黏膜中大量成纤维细胞合成和分泌成胶原纤维、弹性纤维、网状纤维及有机基质，修复受损的弹性纤维网，进而缓解轻至中度SUI。已有研究证实上述组织变化在治疗后至少6个月内都可被检测到(图7-6)。

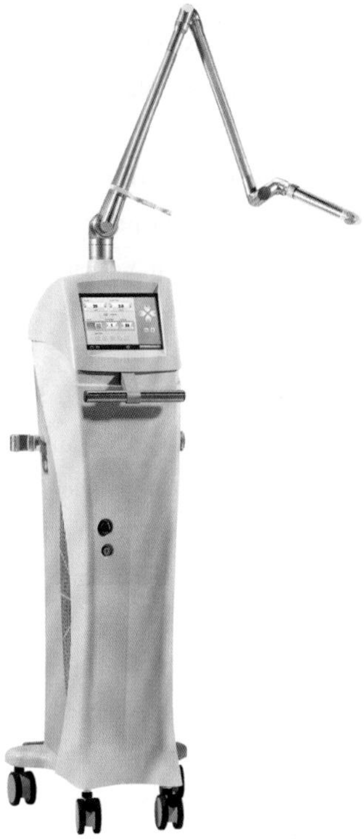

图7-6　激光治疗仪

3. 干细胞疗法　微创干细胞疗法治疗女性SUI可能为这种常见疾病提供有效的非手术治疗。尿道周围干细胞注射的临床试验已经开始。肌肉源性干细胞和脂肪源性干细胞在局部麻醉下很容易大量获得，它们有可能经历长期增殖、自我更新和多潜能的分化，并可作为释放神经营养因子(如神经生长因子)的载体，修复尿道缺损。目前已应用于临床，尚没有足够的临床数据。

总之，SUI的非手术治疗方法较多，联合应用治疗效果优于单一治疗。应根据患者的具体情况，个体化选择非手术治疗方案。

(孙智晶　娄文佳　周莹　朱兰)

参考文献

1. IMAMURA M, WILLIAMS K, WELLS M, et al. Lifestyle interventions for the treatment of urinary incontinence in adults. Cochrane Database Syst Rev, 2015: Cd003505.
2. LAVELLE ES, ZYCZYNSKI HM. Stress urinary incontinence: comparative efficacy trials. Obstet Gynecol Clin N Am, 2016, 43: 45e57.
3. STAFNE S. Does regular exercise including pelvic floor muscle training prevent urinary and anal incontinence during pregnancy? A randomized controlled trial. BJOG, 2012, 119(10): 1270-1280.
4. Information from The British Association of Urological Surgeons(BAUS) about pelvic floor exercises Leaflet No: 16/

022 Page:1 June 2017.
5. Natalia Price Pelvic floor exercise for urinary incontinence: A systematic literature review. Maturitas,2010,67(4):309-315.
6. GOODE PS,BURGIO KL,LOCHER JL,et al. Effect of behavioral training with or without pelvic floor electrical stimulation on stressincontinence in women: a randomized controlled trial. JAMA,2003,290:345-352.
7. 刘景超,朱兰. 盆底肌肉锻炼(PFMT)在女性压力性尿失禁中的应用进展. 现代妇产科进展,2018,27(1):68-71.
8. NUNES EFC,SAMPAIO,LUCIANA MARIA MALOSÁ,et al. Biofeedback for pelvic floor muscle training in women with stress urinary incontinence:a systematic review with meta-analysis. Physiotherapy(Elsevier Science),2018.
9. 王晓光,魏勇. 电生理技术在女性盆底疾病领域的应用. 中国计划生育和妇产科,2016,8(8):15-16,21.
10. WYNDAELE JJ. Study on the influence of the type of current and the frequency of impulses used for electrical stimulation on the contraction of pelvic muscles with different fiber content. Scandinavian Journal of Urology, 2016, 50(3):228-233.
11. LIM R,LIONG ML,LEONG WS,et al. Randomized Controlled Trial of Pulsed Magnetic Stimulation for Stress Urinary Incontinence:1-Year Results. The Journal of Urology, 2016:S0022534716317955.
12. VRIES AMD,HEESAKKERS JP. Contemporary diagnostics and treatment options for female stress urinary incontinence. Asian Journal of Urology,2018,5(3):141-148.
13. MAUND E,SCHOW GUSKI L,Gotzsche PC. Considering benefits and harms of du-loxetine for treatment of stress urinary incontinence:a meta-analysis of clinical study reports. CMAJ,2017,189:E194-203.
14. Urinary Incontinence in Women:the Management of Urinary Incontinence in Women:NICE Clinical Guideline CG171, National Institute for Health and Care Excellence,London (UK),2013.
15. CAPOBIANCO G,DONOLO E,BORGHERO G,et al. Dessole,Effects of intravaginal estriol and pelvic floor rehabilitation on urogenital aging in post-menopausal women. Arch Gynecol Obstet,2012,285(2):397-403.
16. SAND PK,OWENS GM,BLACK EJ,et al. Cost effectiveness of radiofrequency microremodeling for stress urinary incontinence. International Urogynecology Journal,2014,25(4):517-523.
17. FISTONIC N,FISTONIC I,GUSTEK SF,et al. Minimally invasive, non-ablative Er:YAG laser treatment of stress urinary incontinence in women-a pilot study. Lasers Med Sci,2016,31(4):635-643.
18. GILL BC,SUN DZ,DAMASER MS. Stem Cells for Urinary Incontinence:Functional Differentiation or Cytokine Effects?. Urology,2018:S0090429518300141.
19. MCINTOSH L,ANDERSEN E,REEKIE M. Conservative Treatment of Stress Urinary Incontinence In Women:A 10-Year(2004-2013) Scoping Review of the Literature. Urol Nurs,2015,35(4):179-186,203.
20. DAMEN-VAN BEEK Z,TEUNISSEN D,DEKKER JH,et al. Practice guideline "Urinary incontinence in women" from the Dutch College of General,Practitioners,2016,160:D674.
21. KAMMERER-DOAK D,SVABIK K,BAZI T. Variability in practice patterns in stress urinaryincontinence and pelvic organ prolapse:results of an IUGA survey. Int Urogynecol J,2017,28(5):735-744.
22. SHAH SM,SULTAN AH,THAKAR R. The history and evolution of pessaries for pelvic organ prolapse. Int Urogynecol J Pelvic Floor Dysfunct,2006,17(2):170-175.
23. ROEHL B,BUCHANAN EM. Urinary incontinence evaluation and the utility of pessaries in older women. Care Manag J,2006,7(4):213-217.
24. JONES KA,HARMANLI O. Pessary use in pelvic organ prolapse and urinary incontinence. RevObstet Gynecol,2010,3(1):3-9.
25. NAGER CW,RICHTER HE,NYGAARD I,et al. Incontinence pessaries:size,POPQ measures,and successful fitting. Pelvic Floor Disorders Network(PFDN). Int Urogynecol J Pelvic Floor Dysfunct,2009,20(9):1023-1028.
26. DONNELLY MJ,POWELL-MORGAN S,Olsen AL,et al. Vaginal pessaries for the management of stress and mixed urinary incontinence. Int Urogynecol J Pelvic Floor Dysfunct,2004,15(5):302-307.
27. HANSON LA,SCHULZ JA,FLOOD CG,et al. Vaginal pessaries in managing women with pelvic organ prolapse and urinary incontinence:patient characteristics and factors contributing to success. Int Urogynecol J Pelvic Floor Dysfunct,2006,17(2):155-159.
28. MAITO JM,QUAM ZA,CRAIG E,et al. Predictors of successful pessary fitting and continued use in a nurse-midwifery pessary clinic. J Midwifery Womens Health,2006,51(2):78-84.
29. FARRELL SA,SINGH B,ALDAKHIL LJ. Continence pessaries in the management of urinary incontinence in women. Obstet Gynaecol Can,2004,26(2):113-117.
30. DING J,CHEN C,SONG XC,et al. Changes in Prolapse and Urinary Symptoms After Successful Fitting of a Ring Pessary With Support in Women With Advanced Pelvic Organ Prolapse:A Prospective Study. Urology,2016,87:

70-75.

31. RICHTER HE, BURGIO KL, BRUBAKER L, et al. Continence pessary compared with behavioral therapy or combined therapy for stress incontinence: a randomized controlled trial. Obstet Gynecol, 2010, 115(3): 609-617.
32. SARMA S, YING T, MOORE K. Long-term vaginal ring pessary use: discontinuation rates and adverse events. HBJOG, 2009, 116(13): 1715-1721.
33. VON BARGEN E, PATTERSON D. Cost utility of the treatment of stress urinary incontinence. Female Pelvic Med Reconstr Surg, 2015, 21(3): 150-153.
34. ROBERT M, SCHULZ JA, HARVEY MA, et al. Technical update on pessary use. J Obstet Gynaecol Can, 2013, 35(7): 664-674.

第八章 压力性尿失禁的手术治疗

SUI手术方法有150余种，主要分为3类：阴道无张力尿道中段悬吊带术（mid-urethralslings）、耻骨后尿道悬吊术（retropubic urethropexy）和膀胱颈旁填充剂注射。手术对多数SUI患者具有长期、确定的疗效，但有一定创伤，并且存在术后排尿困难、尿急、脏器损伤等风险，因此，在制订手术方案时，应告知患者可选择的手术方式及每种术式的利弊、手术所需时间、住院时间、费用、可能的并发症及其处理，同时，根据患者的生育计划，由医师和患者共同商讨决定手术方式。2017年，美国泌尿协会（American Urological Association，AUA）、尿动力学和女性盆底医学及泌尿生殖道重建学会（Society of Urodynamics，Female Pelvic Medicine & Urogenital Reconstruction，SUFU）就女性压力性尿失禁的手术治疗发布指南，同年中华医学会妇产科学分会妇科盆底学组的《女性压力性尿失禁诊断和治疗指南》，明确了SUI手术治疗的作用和价值。

第一节 压力性尿失禁手术适应证和禁忌证

一、SUI手术的适应证

1. 保守手术治疗效果不理想或依从性不好的患者，可选择手术治疗。

2. 重度SUI患者可直接选择手术治疗，可以行尿道中段悬吊带术、经腹耻骨后膀胱颈悬吊术等手术。

3. 盆腔器官脱垂伴有SUI需行盆底手术者，可同时行抗SUI手术。

4. 尿道内括约肌障碍引起的压力性尿失禁。

二、SUI手术的禁忌证

存在以下情况时，应慎重选择手术治疗及手术方式。

1. 存在以急迫性尿失禁为主的混合性尿失禁，应进行药物治疗，如症状明显改善，则不必手术；抗急迫性尿失禁药物治疗效果不佳，提示患者为SUI为主的混合性尿失禁，可进行手术治疗。

2. 合并尿道阴道瘘、尿道侵蚀、尿道憩室的SUI患者，均不建议使用合成吊带。建议这类患者可使用自体筋膜或生物吊带。

3. SUI合并逼尿肌功能减退、尿潴留、膀胱容量小的患者慎重选择抗尿失禁手术。

4. 膀胱逼尿肌不稳定。

5. 严重的心、肝、肺、肾等疾病者。

第二节 阴道无张力尿道中段悬吊带术（植入合成材料）

Von Giordano（1907年）首先开展了悬吊带术治疗SUI，之后悬吊带术开始从自身筋膜（腹直肌、侧筋膜、圆韧带）过渡至合成材料医用材料带：经耻骨后路径阴道无张力尿道中段悬吊术（tension free vaginal tape，TVT）、经闭孔阴道无张力尿道中段悬吊带术（trans-obturator tape，TOT）和TVT-O等。手术在局麻加静脉麻醉或硬膜外麻醉下完成。

瑞典的Olmsten于1996年首次报道了经阴道无张力尿道中段悬吊术（TVT），迄今为止大量文章提示它是有效、安全的，治疗效果SUI为85%～90%治愈，5%～10%改善，5%无效。与Burch手术治疗效果相似。7年随诊的治愈率可达81.3%。对混合性尿失禁的治愈率约80%。

一、阴道无张力尿道中段悬吊带术适应证与禁忌证

1. 适应证

（1）解剖型压力性尿失禁。

（2）尿道内括约肌障碍型压力性尿失禁。

（3）以压力性尿失禁为主的混合性尿失禁。

所以阴道无张力尿道中段悬吊带术较 Burch 手术指征宽泛。对多次行尿失禁手术失败的病例，也有较高的治愈率。

2. 禁忌证

（1）未完成发育的患者。

（2）妊娠患者。

（3）计划要妊娠的患者。

植入材料的阴道无张力尿道中段悬吊带术，与其他手术方式相比，其优点：①可适用于肥胖者；②可采取局麻方式手术；适于年老体弱、不能耐受手术者；③平均出血量少，手术时间短，术后住院时间短；④无严重的并发症发生；⑤对既往手术失败的患者仍有较高成功率。

二、阴道无张力尿道中段悬吊带术手术路径

阴道无张力尿道中段悬吊术主要分为耻骨后路径和闭孔路径两种方式。耻骨后路径阴道无张力尿道中段悬吊术有自下而上的 TVT 术、自上而下路径完成吊带放置（图 8-1，图 8-2）。耻骨后路径完成的代表性阴道无张力尿道中段悬吊术为 TVT 术。

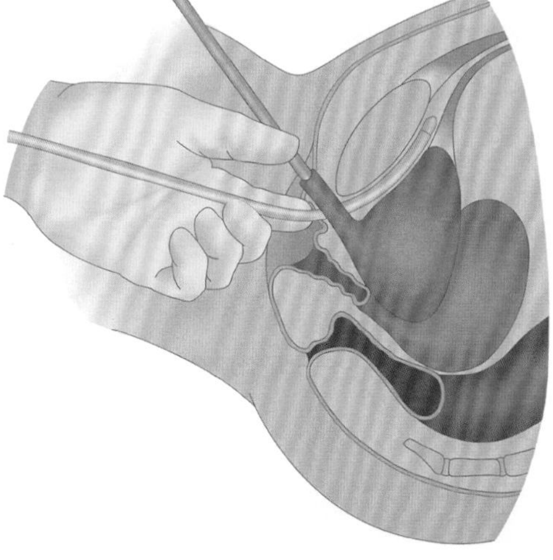

图 8-1 自下而上的路径完成阴道无张力尿道中段悬吊术

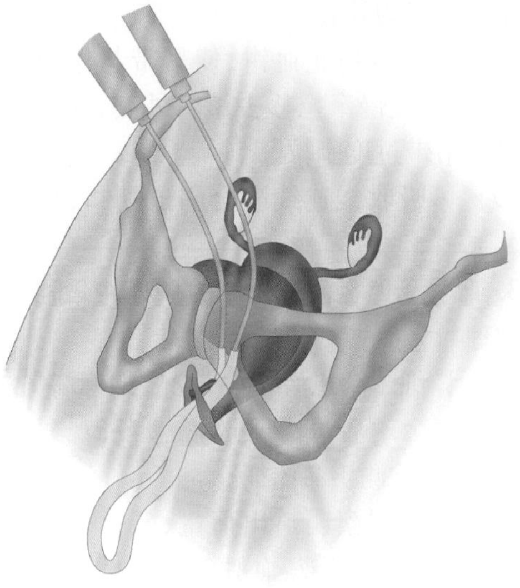

图 8-2 自上而下的路径完成阴道无张力尿道中段悬吊术

（一）耻骨后路径

1. 耻骨后路径阴道无张力尿道中段悬吊带术适应证与禁忌证

（1）适应证：TVT 术适用于因尿道高活动性或者内括约肌缺陷所引起的压力性尿失禁。

（2）禁忌证：同前。

2. 耻骨后路径阴道无张力尿道中段悬吊带术手术的步骤

（1）于耻骨联合上缘中线旁开 1~2cm 两侧局部注射“水垫”后切开皮肤 0.5cm。

（2）于阴道前壁中线上距尿道外口 1cm 处阴道下方注射“水垫”后切开阴道黏膜全层 2cm。钳夹阴道上皮切缘，剪刀在尿道两侧阴道上皮下分离形成黏膜下“隧道”，并向同侧耻骨支方向前行数厘米达耻骨下缘，用于放置 TVT 穿刺针。

（3）硬质支架插入 16 号或 18 号 Foley 尿管向左侧偏移，在阴道切开的右侧黏膜“隧道”内置穿刺针，使其远离尿道支架，避免尿道损伤。

（4）穿刺针进入黏膜下隧道，其尖端紧贴耻骨表面，一手置于阴道内，阴道穿刺针绕过耻骨后向上经切开的皮肤切口穿出。

（5）行膀胱镜检查有无膀胱损伤。

（6）确认无膀胱损伤后，将穿刺针从腹壁拉出。剪断穿刺针与吊带连接处，止血钳钳夹吊带外套。相同步骤处理对侧。

（7）在吊带与尿道之间放置一线剪中部位置，使两者间形成一间隙。此间隙可避免吊带对尿道的过度牵拉，降低术后尿潴留的发生率。切除腹

壁上左右吊带的外套。

（8）术者握持止血钳，使吊带与尿道之间位置固定，助手缓慢牵拉移去塑料外套，忌用力过大以免引起吊带过度牵拉。

（9）可吸收线连续缝合阴道切口，缝合腹壁切口。

3. 耻骨后路径阴道无张力尿道中段悬吊带术术后护理

（1）详细了解患者术中情况，如麻醉方式、术中出血量等。术后每小时巡视患者，观察病情变化，根据需要监测生命体征。

（2）严密观察阴道出血量、颜色、性质，观察穿刺点有无渗血、渗液、血肿等。遵医嘱应用止血药物，术后48小时理疗可促使血肿摄取。

（3）饮食护理：无特殊医嘱要求，术后6小时可进食普食。鼓励患者多进食蔬菜、水果等粗纤维食物，保持大便通畅，避免腹压增加影响手术效果。

（4）排尿护理：术后即拔出尿管或术后第1天晨拔除尿管，嘱患者适量饮水，排尿3次后行B超检查残余尿，排尿困难和无法排尿者，也可于测量前20分钟肌内注射新斯的明1mg（窦性心动过缓、哮喘等禁用）。如残余尿量>300ml，结合患者术前残余水平，如残余尿在100~300ml，一般重置尿管。需重置尿管者，一般保留3~7天后再拔除。亦可暂不重置尿管，每日测残余尿，直到残余尿<100ml或小于术前残余尿水平为止，同时可辅助口服溴吡斯的明。

（5）预防感染：监测体温，每日给予会阴冲洗2次。对于排尿困难并发尿潴留者应注意泌尿系统感染发生，可辅助中药尿感宁颗粒口服5g，每日3次或遵医嘱使用抗生素治疗。

（6）出院指导：患者术后禁性生活3个月，指导患者加强盆底肌锻炼，不做重体力活动，同时养成良好的生活习惯，避免增加腹压，如长期站立、蹲位、负重，吸烟、咳嗽、便秘等。注意适当锻炼，增强体力，对于合并慢性咳嗽、便秘的患者，指导其及时治疗。遵医嘱定期复查随诊。

4. 耻骨后路径阴道无张力尿道中段悬吊术的并发症、处理和预防

（1）损伤和出血：耻骨后路径悬吊带术穿刺针自腹直肌鞘的穿出点位于耻骨联合上1cm，中线处旁开1.5cm，在阴部浅血管上方，腹壁浅血管内侧。去除腹直肌前鞘后，可见穿刺针恰巧于锥状肌两侧穿过，腹直肌外缘内侧约1cm处。对腹壁下血管的解剖发现，它自髂外血管发出后向上内侧斜行走向脐部，在脐耻之间进入腹直肌外侧，于腹直肌与腹直肌后鞘间上行。穿刺针位于腹壁下血管起点水平以下（图8-3）。

耻骨后路径悬吊带术穿刺针穿过尿道旁的盆腔内筋膜进入耻骨后隙，于耻骨和膀胱之间，紧贴耻骨后表面上行（图8-4）。盆腔内筋膜的穿入点位于盆腔筋膜腱弓（ATFP）耻骨起点外侧0.3cm（0.1~0.8cm），耻尾肌耻骨起点内侧0.2cm（0~0.5cm），肛提肌腱弓耻骨（ATLA）起点内侧1cm（0.5~1.6cm），距中线1.2cm（1~1.5cm）。因此穿刺针并未穿过盆膈，而是穿透覆盖尿生殖裂孔的盆腔内筋膜。在耻骨后隙内，髂外血管、闭孔血管神经、副闭孔血管均位于穿刺针的外侧，由腹壁下血管和副闭孔血管发出的耻骨血管紧贴耻骨联合后表面走行，位于穿刺针的前方。在耻骨结节处，穿刺针跨过Cooper韧带内侧向上穿入前腹壁。穿刺针与血管的水平最近距离见表8-1。手术中由于放

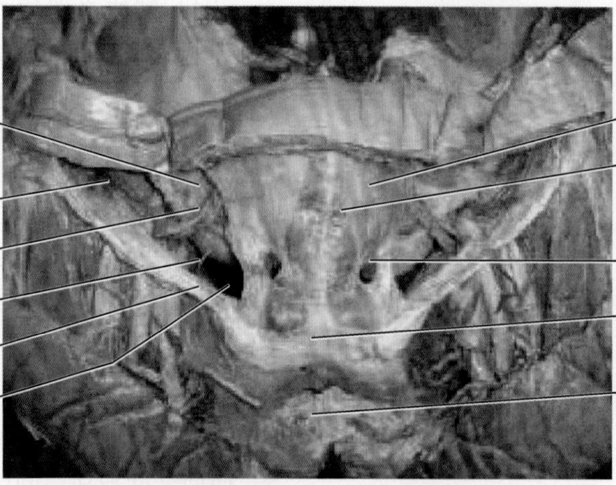

图8-3　TVT穿刺针穿过腹直肌

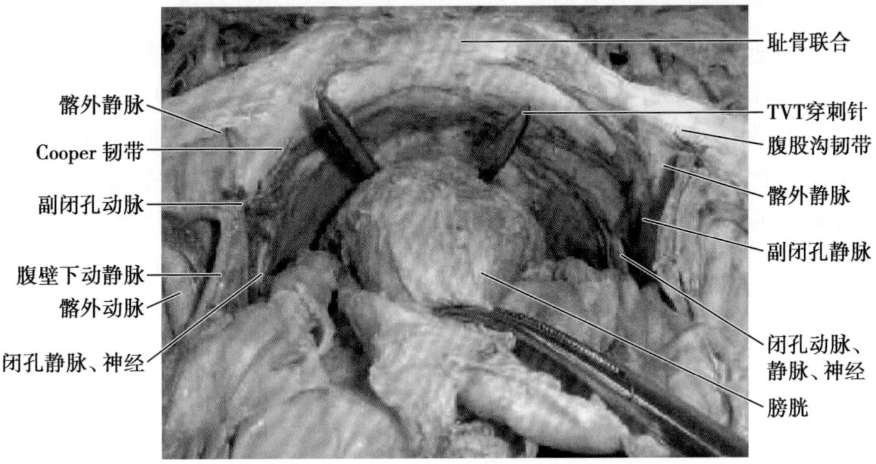

图 8-4　TVT 穿刺针紧贴耻骨后表面上行

表 8-1　耻骨后路径悬吊带术穿刺针与耻骨后隙血管最近距离的测量结果/cm

项目	标本 1		标本 2		标本 3		标本 4		标本 5		平均
	左	右	左	右	左	右	左	右	左	右	
髂外血管	3.8	3.6	3.2	4.3	4.6	4.9	3.9	3.6	4.3	5.3	4.2
闭孔血管	4.0	3.9	3.6	4.0	4.9	5.2	3.6	4.5	5.0	4.7	4.3
副闭孔血管	3.9	3.7	—	—	—	—	3.6	4.5	—	—	3.9
耻骨血管	0.8	1.0	0.5	0.6	0.6	0.3	0.7	0.6	0.5	0.4	0.6

置 Foley 尿管及导引杆指示尿道，并且分离阴道前壁黏膜至耻骨支，即于尿道旁间隙穿入，故损伤尿道的可能不大。但是由于穿刺针刺入耻骨后隙过深，未紧贴耻骨后，有致膀胱穿孔的可能。穿刺针至膀胱壁的平均最近距离是 0.6cm(0.4～1.2cm)。

耻骨后路径悬吊带术手术中，穿刺针的失控、侧偏和轴向旋转都会导致以上血管和脏器的损伤。腹壁各标记点及盆腔内测量显示，沿正确方向穿刺时，穿刺针方向与矢状面夹角约为 10°；当穿刺针向盆壁平均轴向旋转 62°(55°～73°)，穿刺针尖端则朝向髂外血管；如旋转至 75°(59°～82°)则会损伤闭孔血管和神经。当穿刺针在阴道内刺入时就产生侧偏，则只需向盆壁侧偏 40°(31°～58°)就可产生髂外静脉的损伤(图 8-5)。

预防膀胱损伤的方法有：①穿刺前充分排空膀胱；②穿刺前可以紧贴耻骨上缘在耻骨后方注入含有肾上腺素的生理盐水，暂时“外推”膀胱而减少膀胱穿孔的风险；③术中弧形钢针的走向应尽量贴

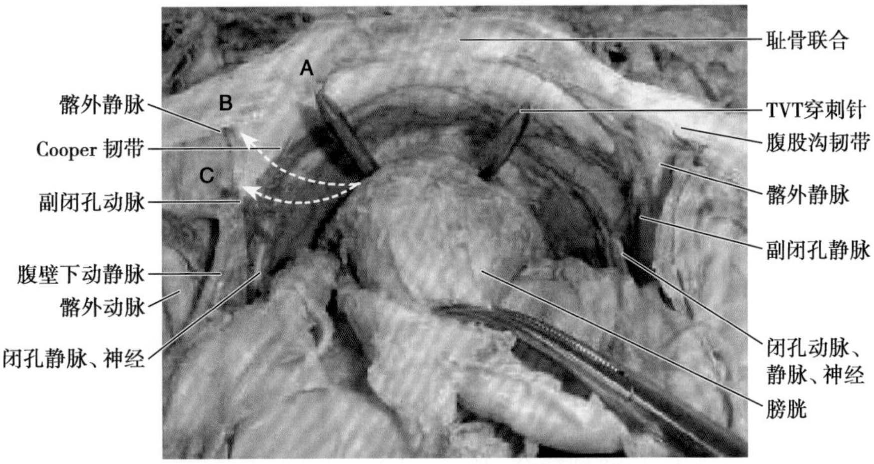

图 8-5　TVT 穿刺针轴向旋转损伤

近耻骨后方，同时以导引针控制膀胱颈及尿道的位置。膀胱镜检查应为常规，及时发现膀胱壁有无穿通伤，如有可将穿刺针退出，再于避开膀胱的位置穿刺。发生穿孔，多主张保留导尿管 5~7 天，所见文献报道的膀胱穿孔非手术治疗均获成功。

出血及耻骨后血肿并不少见，多因穿刺过于靠近耻骨后或存在瘢痕组织。出现耻骨后出血时，可将膀胱充盈 2 小时，同时在下腹部加压，阴道内填塞宫纱，严密观察，主要预防感染，出血多能自行停止并逐渐摄取。

（2）尿潴留和排尿困难：多因悬吊过紧所致。另有部分患者可能与术前膀胱逼尿肌收缩力受损/膀胱出口梗阻有关，该类患者行尿动力学检查有助明确诊断。术后早期出现的排尿困难，可在局麻下经尿道下压松解吊带间歇性导尿，约 1% 的患者需切断吊带，多建议在术后持续尿潴留 4 周内处理。切断吊带后排尿困难多立刻消失，而吊带产生的局部组织机化粘连对压力性尿失禁仍有治疗效果。

（3）逼尿肌不稳定：文献报道 SUI 术后新发和持续逼尿肌不稳定的发生率为 15%~30%。其高危因素为术前存在以急迫性尿失禁为主的混合性尿失禁、高龄患者及尿动力学检查提示存在逼尿肌不稳定、逼尿肌高张力、膀胱容量减小者术。治疗前应排除其他原因导致的逼尿肌不稳定，包括尿道出口梗阻、泌尿系感染及吊带暴露和侵蚀。经典的膀胱过度活动综合征的治疗方法对该并发症有效。

（4）吊带暴露和侵蚀：阴道无张力尿道中段悬吊术的一个重要远期并发症是吊带的暴露（exposure）和侵蚀（erosion），吊带的侵蚀多发生在吊带磨损阴道黏膜表面而外露，引起阴道分泌物增多和性生活不适。也有个别报道吊带向膀胱和直肠侵蚀。发生率在 1.6%~12.27%，多发生在术后 6 个月以内，其中有 50% 以上需要再次手术去除外露吊带。近年对于吊带磨损阴道黏膜而无明显症状者又有吊带暴露（exposure）和吊带突出（extrude）的名词。吊带的侵蚀发生与术者的手术有关，有学者研究 198 名患者使用化学合成材料进行手术，3 年的临床结果提示：由同一外科医师手术，吊带侵蚀的发生率从 19% 降至 4%。对阴道黏膜薄的绝经后患者给予术后短期雌激素治疗，有利预防吊带侵蚀的发生。

（5）其他罕见并发症：包括对置入吊带的异物反应或切口延迟愈合和感染等，应清创缝合，必要时去除吊带。

（二）闭孔路径

经闭孔路径的代表性阴道无张力尿道中段悬吊术为 TOT 和 TVT-O 术。TOT 手术为 2002 年法国 Georges Mellier 医师所发明，其闭孔穿刺方向为“外→里”；2003 年法国 Tayrac 医师所发明的 TVT-O 术，闭孔穿刺方向为“里→外”。由于解剖位置的不同，于耻骨后路径的阴道无张力尿道中段悬吊带术相比，放置体内吊带类似“U”形吊带更趋平缓。

1. 闭孔路径阴道无张力尿道中段悬吊术的适应证与禁忌证

（1）适应证：解剖型压力性尿失禁、耻骨后手术史、肥胖及对耻骨后路径不熟练者建议行经闭孔路径。

（2）禁忌证：尿道内括约肌障碍引起的压力性尿失禁（ISD），混合型尿失禁效果欠佳。

2. 闭孔路径由内向外阴道无张力尿道中段悬吊术的手术步骤

（1）尿道口下方 1cm 处阴道下方注射“水垫”后切开阴道黏膜全层 2cm。钳夹阴道上皮切缘，剪刀在尿道两侧与中线呈 45° 的阴道上皮下至耻骨支后方分离形成黏膜下“隧道”。

（2）在阴蒂水平左右旁开 4~6cm，两侧大腿皱褶皮肤处做一 0.5~1cm 长的手术切口为出点。

（3）将翼状导引器置入“隧道”，沿导引器插入螺旋状穿刺针，穿破闭孔膜、旋转手柄，从确定的 TVT-O 术的出点穿出。

（4）固定穿刺针的顶端、反转手柄，退出推进器。

（5）将穿刺针从腹壁拉出。剪断穿刺针与吊带连接处，止血钳钳夹吊带外套。相同步骤处理对侧。吊带放置松紧同 TVT 术。见图 8-6。

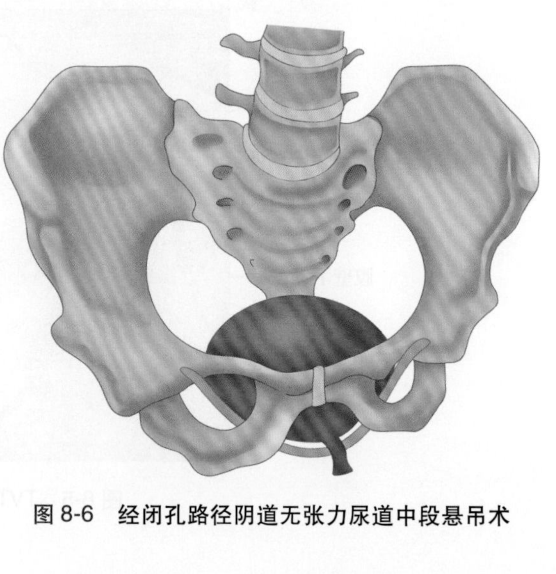

图 8-6 经闭孔路径阴道无张力尿道中段悬吊术

3. 闭孔路径阴道无张力尿道中段悬吊术的术后护理

（1）同 TVT 手术。

（2）腿痛是该手术常见并发症。评估患者疼痛的部位、程度、持续的时间，报告医师，遵医嘱进一步诊断治疗。

4. 闭孔路径阴道无张力尿道中段悬吊术的并发症、处理和预防

（1）腿痛：我们的手术安全性研究结果显示，由内向外的闭孔路径悬吊带术的穿刺是由尿道外口内 1cm 处的尿道阴道间隙向侧方进入会阴深隙与其深方的肛提肌之间，即坐骨直肠窝前隐窝。然后在与尿道矢状面呈 45°的方向绕过坐骨耻骨支的上段，紧贴骨面穿透闭孔内肌、闭孔膜、闭孔外肌、大收肌及股薄肌。此路径位于会阴和盆腔的分隔——肛提肌的浅面，因此并未进入盆腔，不会损伤盆腔内的膀胱、血管及神经。闭孔神经在出闭孔管后，分为两支，其前支及伴行静脉行于短收肌前表面，见其后支及伴行静脉行于大收肌前表面，两分支基本沿大腿轴方向走行，因此距离导引杆最近的部位即为出闭孔管处。在闭孔的外上方，可见闭孔管内自内向外由闭孔静脉、动脉、神经走行。其中闭孔动脉在出闭孔管后分为前、后两支，分别自内缘和外侧缘环绕闭孔。

闭孔路径悬吊带术的导引杆于耻骨下支深方由内向外依次穿过闭孔内肌筋膜、闭孔内肌及闭孔膜。因为阴蒂血管及神经与耻骨下支位于同一水平，耻骨下支可以保护其不被深方穿过的螺旋导引杆损伤。由外向内的解剖（图 8-7A～D）。

自盆腔内解剖耻骨后隙，未见螺旋导引杆穿过，进一步证实其未入盆腔，不经过耻骨后隙，故没有膀胱、髂外血管及闭孔血管损伤的可能（图 8-8）。

从以上穿刺路径的解剖可以看出，与螺旋导引杆相关的结构为会阴浅血管、旋股内侧动脉、闭孔血管神经束、阴蒂血管神经束，其中会阴浅血管位于长收肌表面，而穿刺针行于短收肌下方，故不会损伤，其余结构距导引杆的最近距离见表 8-2。

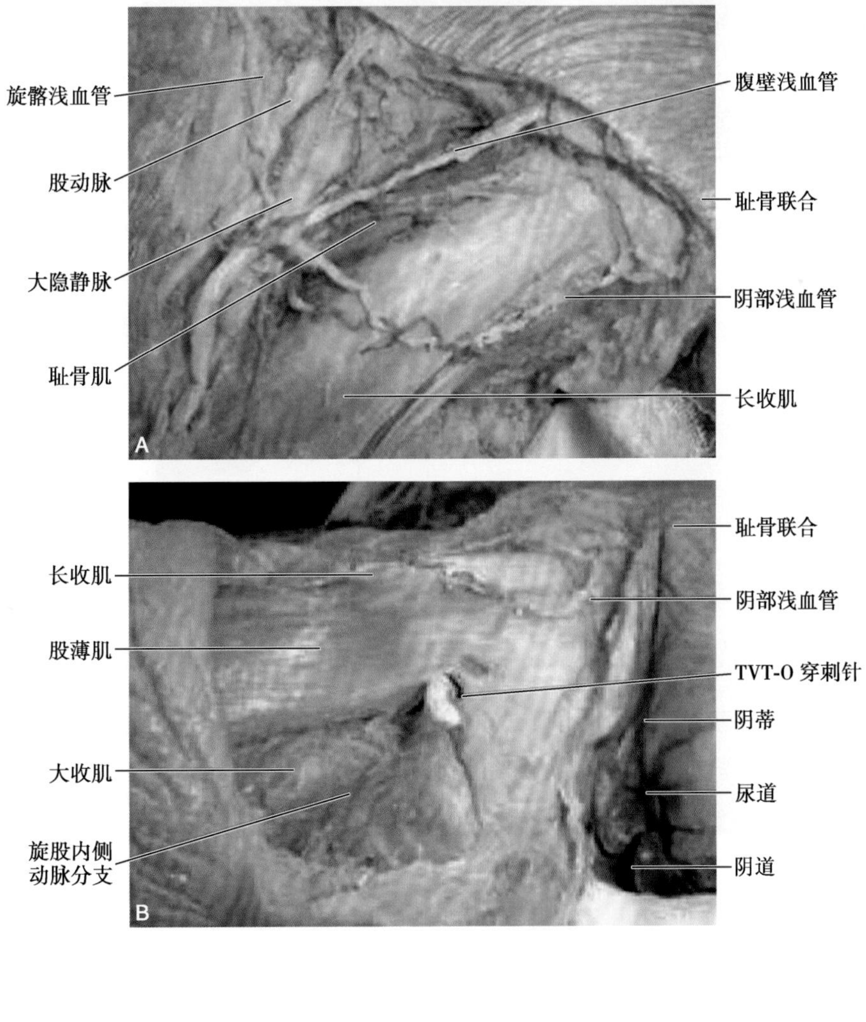

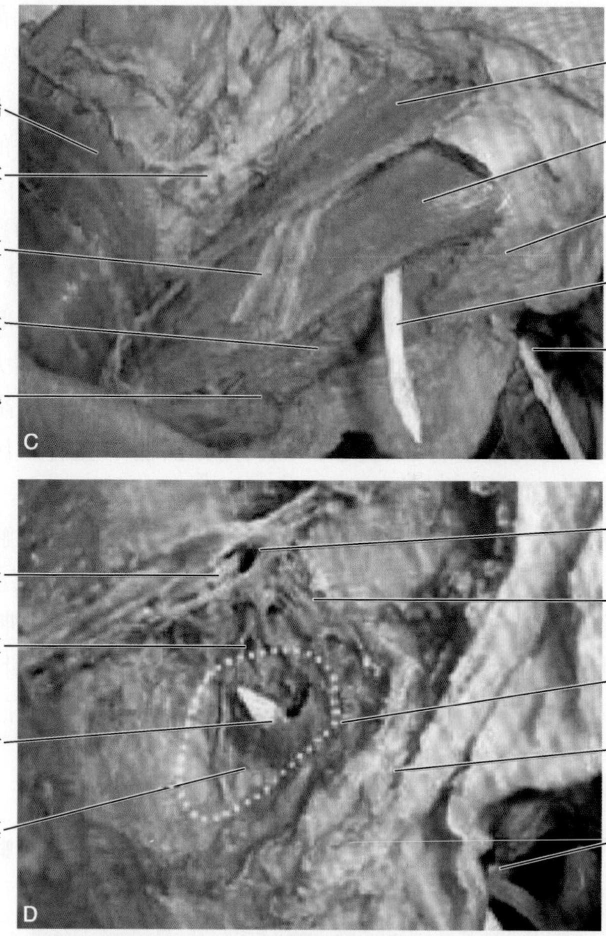

图 8-7

A. 股三角解剖；B. TVT-O 穿刺针穿过股薄肌；C. TVT-O 穿刺针与闭孔神经前支；D. TVT-O 穿刺针穿过闭孔膜

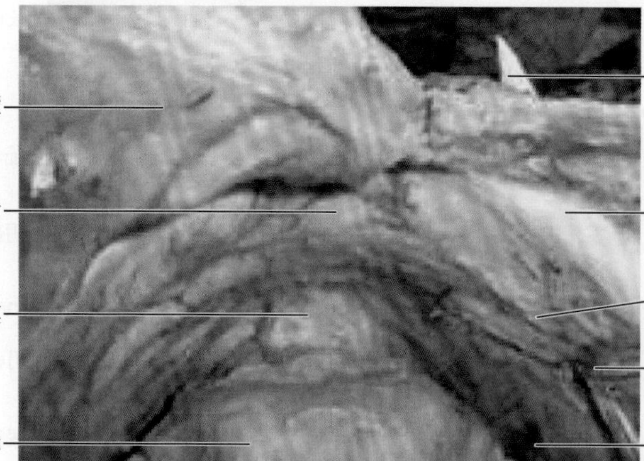

图 8-8 TVT-O 术穿刺针与耻骨后隙

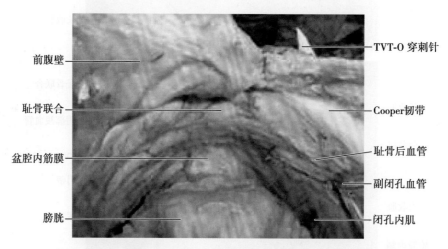

表 8-2 闭孔路径悬吊带术螺旋导引杆与重要血管、神经最近距离的测量结果(cm)

项目	标本 1		标本 2		标本 3		标本 4		标本 5		平均
	左	右	左	右	左	右	左	右	左	右	
旋股内侧动脉	2.3	1.8	3.0	2.3	1.5	2.0	1.8	2.3	1.7	1.3	2.0
闭孔血管神经束(出闭孔管处)	2.0	2.5	3.0	3.3	2.7	2.3	2.5	2.3	2.7	2.6	2.6
阴蒂血管神经束	1.0	0.8	0.3	0.8	0.5	0.7	0.9	0.7	0.3	0.6	0.7

经测量,当穿刺针平均深入尿道外口内 2.2cm(2~2.5cm)处之阴道前壁穿刺时,就可能穿过肛提肌,进入耻骨后隙,有可能损伤此间隙内的血管和器官。由于穿刺前放置翼状挡板,其穿刺路径稳定,故翼状挡板的放置位置与方向很重要。正确的操作是在与尿道矢状面呈 45°的水平面放置翼状挡板,如果该角度变小,则将远离坐耻骨支而刺入闭孔外侧区,经测量如小至平均 35°(32°~40°)则将刺向闭孔血管神经出闭孔管处。故翼状挡板与尿道矢状面的角度应控制在 40°~45°。

穿刺正确则无损伤闭孔管中的神经和血管,但分布在大收肌和短收肌上的坐骨神经前后支,因走向各异,无法防范其穿刺路径对坐骨神经前后支的损伤,腿痛问题是无法避免的并发症。

(2) 逼尿肌不稳定:TVT-O 术后同样存在逼尿肌不稳定的并发症,文献报道其发生率与 TVT 比较差异无统计学意义,高危因素及处理同前。

(三) 阴道单切口微小吊带

为缩短留在患者体内吊带、维持阴道无张力尿道中段悬吊带术的疗效及安全性,同时减少术后疼痛等并发症。2006 年,阴道单切口微小吊带问世。这一术式避免了穿刺路径经过腹股沟及大腿收肌,术后疼痛问题得到解决,但疗效报道差异较大,尚不能肯定其效果,现已少用。

第三节 耻骨后膀胱尿道悬吊术(Burch 手术)

治疗压力性尿失禁的手术始于 1949 年,这一年 Marshall、Machetti 和 Krantz 描述了他们给一名男性前列腺切除术后尿失禁患者实施的尿道悬吊技术。此后出现了各种改良术式,所有术式遵循 2 个基本原则,仅在应用上有所差别:①经下腹部作切口或腹腔镜辅助暴露 Retzius 间隙;②将尿道或膀胱周围的盆内筋膜固定到前盆腔的支持结构上。MMK 手术将尿道周围筋膜固定于耻骨联合后骨膜或耻骨联合软骨。Burch 阴道悬吊术是 1961 年出现的,将膀胱颈水平筋膜固定于髂耻韧带(Cooper 韧带),也可用其他组织如闭孔筋膜、耻骨筋膜的弓状缘、直肠筋膜附着处和耻骨支骨膜。缝合 Cooper 韧带的 Burch 手术更具优势,故临床应用最多。所有手术的目的都是纠正解剖上尿道和膀胱颈的过度活动。初次实施该手术治疗压力性尿失禁的长期有效率在 70%~90%。腹腔镜与开腹治愈率基本相似。近年来由于盆底植入网片和吊带材料的应用存在争议,虽然全球范围内基本肯定吊带在压力性尿失禁治疗中的有效性和安全性。

一、Burch 手术适应证与禁忌证

1. 适应证 中至重度解剖型压力性尿失禁。

2. 禁忌证

(1) 尿道内括约肌障碍引起的压力性尿失禁。

(2) 未完成发育的患者。

(3) 妊娠患者。

(4) 计划要妊娠的患者。

二、Burch 手术步骤

1. 充分暴露耻骨后间隙,在尿道膀胱交接处和膀胱颈底部(膀胱三角)外侧的阴道前壁至同侧的髂耻韧带——Cooper 韧带。

2. 用延迟吸收或不吸收缝线缝合膀胱颈旁 1cm 外阴道筋膜组织和同侧的 Cooper 韧带(图 8-9A),每侧共缝 2~3 针,注意缝线不能穿透阴道黏膜层,打结的松紧以抬高尿道膀胱连接处且不能阻塞膀胱出口为度。一般主张使膀胱颈上抬 2cm 左右。

3. 术后可行膀胱镜检查,及时发现尿道损伤。

Vancaillie 和 Schuessler 于 1991 年首次报道 Burch 手术在腹腔镜下完成(图 8-9B),腹腔镜途径下 Burch 手术逐渐替代了传统的开腹手术方法。腹腔镜下 Burch 手术在技术上的改进有用 U 形针

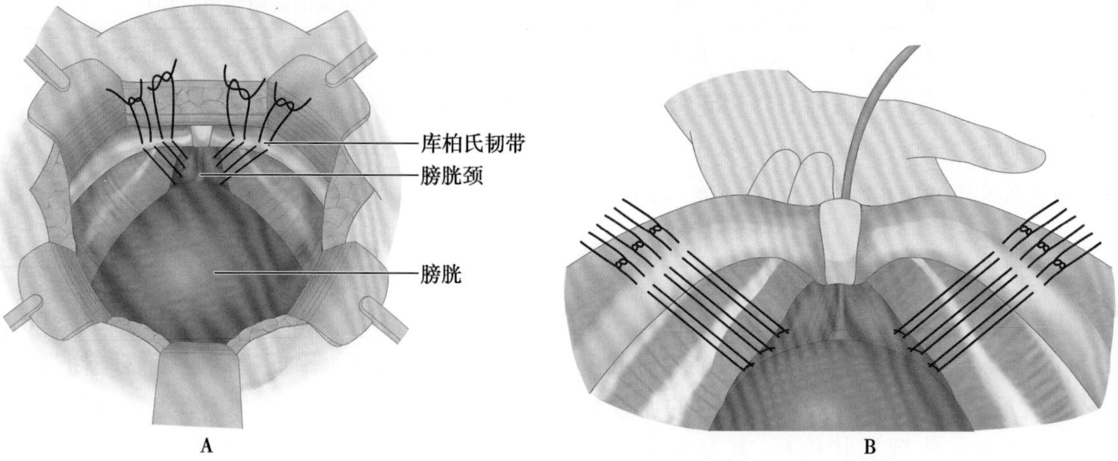

图 8-9　Burch 手术
A. 开腹 Burch 手术;B. 腹腔镜 Burch 手术

替代固定缝线,也可用 U 形钉将 1 块 Prolence 网固定在 Cooper 韧带和膀胱颈旁阴道组织,但实践证明这些改良并不显示明显优势。腹腔镜进耻骨后间隙的路径除腹膜内进入外,还有腹膜外路径。腹膜外路径采用钝性分离或一次性处理的气囊膨胀系统来完成,腹膜外路径的优点包括能使用区域麻醉和患者可采取仰卧位、在腹腔内明显粘连的情况下能不受阻碍地进入耻骨后间隙、套管部位形成疝的危险性低、手术时间缩短、手术后疼痛减轻。但一次性使用机械设备费用较高。治愈率与腹腔镜腹膜内路径相似。

腹腔镜 Burch 手术的优点:①不需要进行开腹手术;②手术视野清晰,组织放大使剥离更加精细,术后并发症如伤口感染、耻骨后血肿及逼尿肌不稳定等减少,术后恢复快;③住院时间短;④同时可行其他妇科手术,解决其他妇科疾病;⑤无须自付昂贵吊带费用(中国),无异物存留体内。

腹腔镜下 Burch 手术的缺点:①操作技术要求高,需较长的学习期;②手术时间长;③老年妇女全身一般状况差者,不能耐受较长时间的麻醉和特殊体位。

三、Burch 手术术后护理

1. 了解患者术中情况,如手术范围、术中出血、意外情况等,以及术后有无特殊护理要求及注意事项。

2. 密切监测患者生命体征变化,观察伤口有无出血、渗血及阴道出血量、色、性质,出现异常及时通知医生进行处理。

3. 排尿护理,同 TVT 手术。

4. 预防感染。严格无菌操作,1∶40 的络合碘溶液擦洗外阴每日 2 次,保持腹部伤口敷料及会阴部清洁、干燥;严密观察生命体征,遵医嘱合理使用抗生素。

5. 并发症观察与护理

(1) 术后排尿障碍:观察患者有无排尿费力、抬高臀部排出、排尿不尽等症状。出现排尿困难时不要再过度饮水,以免膀胱过度充盈,影响功能恢复,同时采取措施,如通过温水洗外阴、听水声等诱导方法刺激排尿。轻度排尿困难多为短暂性,经 1 个月左右可恢复,不需特殊处理。

(2) 膀胱损伤:腹腔镜下 Burch 手术最常见并发症,观察术后有无血尿发生,膀胱损伤者需持续留置尿管 2 周。在留置导尿管期间,注意妥善固定尿管,防止脱落,并保持尿管通畅以防阻塞。鼓励患者多饮水,并记录好每日尿量及其性状。每日行会阴冲洗 1 次,无菌集尿袋每周更换 1 次,衔接处遵守无菌操作进行。

6. 出院指导

(1) 术后 3 个月内禁止性生活、盆浴。

(2) 指导定期随诊复查。

四、Burch 手术并发症、处理和预防

1. 术后排尿障碍　术后排尿障碍是悬吊带术治疗压力性尿失禁手术最常见并发症之一,多数症状较轻,仅表现为术后排尿费劲、需用力、抬高臀部排出或分次排尽,无残余尿,一般进行解释即可,无须处理。症状较重患者可出现慢性尿潴留、排尿不尽。对于术后排尿困难的患者处理:轻度术后排尿障碍常常是术中膀胱尿道水肿、痉挛、感染等引起,

常在术后3天随水肿减轻症状缓解。有的可能为术前原存在轻微逼尿肌功能减弱,这些排尿障碍症状多为短暂性,经1个月左右多可恢复,不需特殊处理,可予以物理疗法、盆腔电刺激等对症治疗。如术前存在排尿不尽、淋漓不尽、排尿中断、延迟,甚至尿潴留等病史,术后易发生排尿障碍。此类患者SUI术前建议进行尿动力学检查,尤其是尿流率、充盈期逼尿肌活动、逼尿肌压力和残余尿测定均涉及手术预后的评估。术前存在逼尿肌不稳定、逼尿肌压力过高、尿流率减弱(<25ml/s)、残余尿阳性(>80ml)者术后易发生排尿障碍,选择抗尿失禁手术要慎重,同时应注意术中悬吊不可过紧。英国皇家妇产科尿失禁学会、美国尿控协会均明确提出,存在排尿障碍和逼尿肌不稳定者,在决定手术前必须进行尿动力学检查。对已存在排尿障碍的患者除详尽病史、体检和尿动力学检查外,病历中应逐一记录,术前充分谈话,签署知情同意书,使患者对术后可能发生的问题有充分思想准备。高度危险患者可进行膀胱训练、盆腔生物反馈和电刺激治疗等必要的术前准备,甚至包括学会自我导尿等,以备术后出现排尿困难。

2. 术后尿潴留 术后发生尿潴留者,推荐进行耻骨上膀胱造瘘引流,有利减轻尿道水肿,缩短从导尿到脱离尿管的时间,也便于观察排尿功能是否恢复及残余尿的评估。有报道可使用胆碱能受体激动药如乌拉胆碱(氯化氨甲酸胆碱),皮下或肌内注射,每次0.25~0.5mg;溴吡斯的明片口服,每次60~120mg(1~2片),每3~4小时口服1次,可能增加逼尿肌收缩,改善尿潴留。严重术后排尿困难、尿潴留,经保守治疗无效者,可缝线或吊带松解术,方法有吊带部分剪开延长术、完全剪断术、尿道周围瘢痕和粘连松解术。有的经松解术后尿失禁复发,但有的吊带完全剪断,术后尿失禁并不复发,可能已形成的瘢痕也有一定治疗作用。松解术前应先进行膀胱镜和尿道镜检查,明确梗阻原因和梗阻狭窄部位。

3. 逼尿肌不稳定 逼尿肌不稳定是术后效果不佳的常见原因,发生率为5%~20%。最早在1979年报道,多认为是由于膀胱颈部压力升高或逼尿肌神经功能异常所致;有的系缝合线或吊带材料的刺激引起,如果术前没有进行尿动力学检查,则很难判断逼尿肌不稳定是术前就存在的还是术后发生的。对于术后发生的尿失禁,除了应进行膀胱测压等检查,还应考虑膀胱镜检查,了解膀胱颈位置和运动情况,除外膀胱异物。尿常规检查和培养可明确是否存在尿路感染。有少数复发是因为尿道不稳定,多由耻骨后出血、血肿、血肿机化、纤维化等,导致尿道壁僵直和括约肌关闭不全。此外,肥胖、慢性咳嗽、酒精、吸烟等影响也可能导致逼尿肌不稳定,应仔细询问病史和检查,进行个体化评估并做出治疗决策。同时手术医师的经验和技巧也很重要,通常应当由经过培训且具有一定经验的医师进行操作,培训中最好有手把手地指导实践,再开始独立进行操作,是减少并发症,保证手术成功的条件。

4. Burch手术本身的并发症 如出血、耻骨后血肿、耻骨炎。腹腔镜下Burch术的最常见并发症为膀胱损伤。Cooper等的113例腹腔镜下Burch术中有10例膀胱损伤,发生率为8.85%。这10例既往均有下腹部手术史,分离膀胱颈周围组织时发生膀胱损伤。膀胱损伤可开腹进行修补,也在腹腔镜下完成修补,因损伤多发生膀胱前壁和侧壁,腹腔镜下操作并不困难,多能完成修补。一种阴道照明器(vaginal transillumination),对腹腔镜下的操作起指示作用,可以清晰地分辨盆底和膀胱颈与周围组织界限,利于分离和缝针及预防损伤。腹腔镜下Burch术的并发症与腹腔镜技术密切相关,该术式的开展须有良好的腹腔镜技术。另外,腹部手术史是并发症高危因素。

第四节 自体筋膜耻骨后尿道悬吊带术

尽管尿道中段悬吊带术是治疗SUI最常用、适于大多数患者的标准术式,但仍有少数患者并不适合这种术式,或要求不使用合成网片的外科技术。膀胱颈自体筋膜悬吊术也是一种治疗SUI的有效方法,此类悬吊带术是采用自体材料形成吊带,如腹直肌筋膜、阔筋膜等,跨过尿道或膀胱颈后固定在腹壁或盆腔结构上以稳定尿道。其治愈率达73%~95%;成功率达64%~100%。由于腹直肌筋膜位于术野中,是最早报道使用的吊带,也是研究得最清楚的吊带移植物材料。如果腹直肌筋膜不够或有大的血管,则阔筋膜是合理的替代选择。腹直肌筋膜和阔筋膜具有作为自体移植材料的优势,且移植物相关的并发症发生率和失败率均较低。自身筋膜耻骨后尿道悬吊带术虽然解决了吊带的组织相容性问题,但因为手术创伤较大,临床上更倾向于在ISD和抗尿失禁手术失败者中使用。

一、自体筋膜耻骨后尿道悬吊带术的适应证与禁忌证

1. 适应证　中至重度解剖型压力性尿失禁，要求不使用合成网片。

2. 禁忌证　同 Burch 手术。

二、手术步骤(以自体腹直肌筋膜悬吊带术为例)

1. 获取筋膜和准备吊带。在耻骨上做一 4~5cm 的横行切口，切取一块长方形的腹直肌筋膜片，大小 2cm×8cm。使用延迟可吸收缝线，对取材部位作无张力缝合。不可吸收缝线附着于所取的腹直肌筋膜四角。

2. 在尿道膀胱连接部的阴道前壁上做一纵行切口 2cm。钝性和锐性分离相结合，形成双侧尿道周围和耻骨后的“隧道”。

3. 放置吊带。长钳经腹直肌筋膜、耻骨后方穿过，进入耻骨后间隙，然后经上文描述的从阴道切口穿出。夹住吊带的缝线臂，随后将缝线臂从阴道穿至腹部。在另一侧重复此步骤，使吊带位于尿道膀胱连接部的下方。使用 70°膀胱镜进行检查，以确认无膀胱穿孔，并且双侧输尿管口的尿流顺畅、尿路上皮无异常。

4. 调整吊带张力，同合成网片悬吊术。向上牵拉吊带的两侧缝线臂，可吸收缝线将吊带缝合固定于尿道周围组织上。腹直肌筋膜是首选固定点。

5. 在腹直肌筋膜上方打结，将 1 把线剪放置于吊带和尿道之间；使近端尿道处的吊带处于无张力状态。

6. 缝合阴道黏膜和皮肤切口。

三、自体筋膜耻骨后尿道悬吊带术的术后护理

1. 尿潴留和排尿功能障碍　该并发症发生率较高，物理治疗在某些患者可加速排尿功能的恢复，另一部分需进行持续膀胱引流直至尿潴留缓解，如间歇性自行导尿、留置导尿管或耻骨上膀胱造瘘。如果尿潴留持续存在，可能需要再次手术松解吊带。如果患者需要保留导尿管超过 4~6 周，建议松解吊带。

2. 切口疼痛　口服消炎药和麻醉药通常可以很好地控制，多数患者的疼痛会在术后几周内消退。

四、自体筋膜耻骨后尿道悬吊带术的并发症、处理和预防

同合成网片悬吊术。

第五节　膀胱颈旁填充剂注射

膀胱颈旁填充剂注射(图 8-10，图 8-11)治疗虽然与手术相比不太可能产生治疗作用，但能减轻很多妇女的症状。膀胱颈旁填充剂注射治疗压力性尿失禁的适应证为尿道内括约肌障碍型压力性尿失禁。明胶醛交叉连接牛胶原蛋白及碳珠已被允许用于治疗压力性尿失禁，可在尿道周围或经尿道进行注射。在尿道周围组织注射物质有利于腹压增加时尿道的稳定。对 15 篇文章的总结的短期治愈或缓解率是 75%。胶原蛋白在局麻下很容易用小孔针头注射，但要求术前检测皮肤是否有过敏(3%)。碳珠具有非抗原性(因此无须做皮肤检测)，而且不游走。与胶原相比，碳珠似乎具有同样减少漏尿事件的作用，更易一次注射成功。膀胱颈旁填充剂注射治疗有效率随时间下降，患者通常每 1~2 年需要进行其他治疗。近年来，干细胞技术用于膀胱颈旁注射得到了逐渐开展，其疗效和并发症有待观察确定。

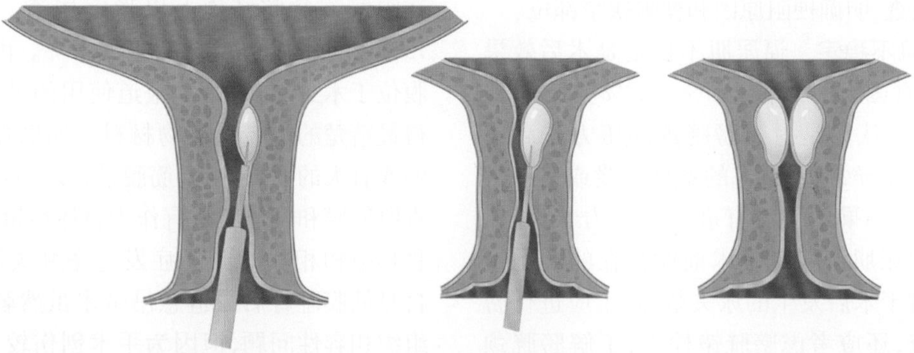

图 8-10　膀胱颈旁填充剂注射

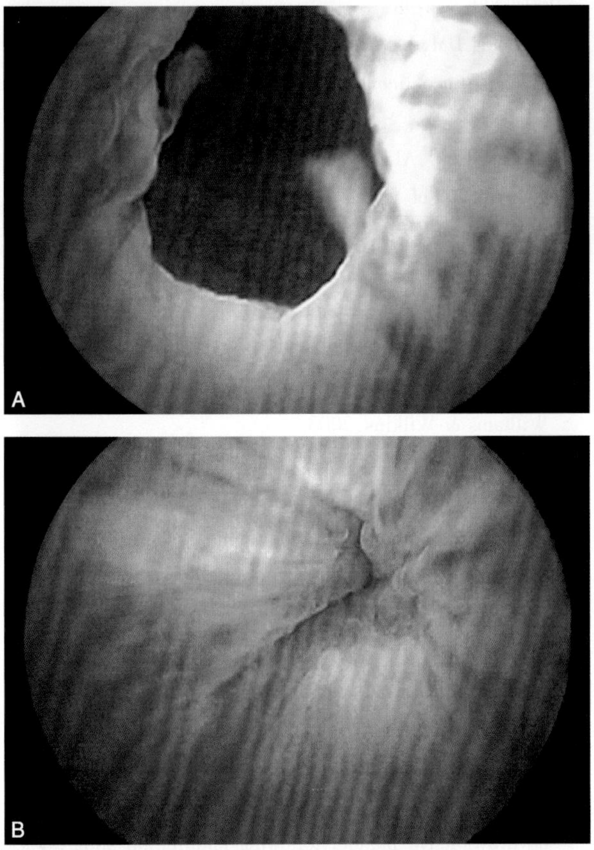

图 8-11　膀胱颈旁填充剂治疗前膀胱颈部开放(A)和膀胱颈旁填充剂治疗后膀胱颈部关闭(B)

第六节　Kelly 术对压力性尿失禁治疗新评价

在抗尿失禁手术方式中,值得一提的是,阴道前壁的尿道折叠缝合修补术。这种手术由 Kelly 的阴道前壁缝合术发展而来,在 20 世纪中叶前一直是治疗压力性尿失禁的标准首选方法。该手术是基于膀胱尿道支持减弱,是由于位于膀胱和尿道之间的盆底筋膜损伤或削弱所造成的这一假说。通过增加膀胱尿道后壁的作用,缩小尿道内径,极少部分可使膀胱颈位置稍有提高,从而达到治疗目的。在传统阴道前壁修补术中,因受损而削弱的阴道和膀胱之间的组织是通过反折结构来重新纠正和加强的。本质上讲,这一手术试图自下方获得微弱支撑并将其推回上方,希望该结构能长期保持张力和位置。虽然某些阴道前壁缝合术长期效果肯定,但多运用了特殊技术,熟练地分离盆内筋膜、大胆地进行深部缝合、从下方到耻骨的永久缝合固定,其本质是经阴道耻骨后膀胱颈悬吊。综合评价阴道前壁缝合术治疗压力性尿失禁的系列手术显示其长期有效率仅为 35%~65%。

该方法虽然比较简单,由于临床效果不理想,对于以 SUI 为主诉的患者不应作为推荐的治疗方法。

一、Kelly 手术的适应证

(1) 症状性Ⅱ度以上阴道前壁膨出。

(2) 联合施行于其他盆底重建手术及妇科手术中。

二、Kelly 手术步骤

(1) 离阴道顶端 1~2cm,将两把鼠齿钳横向钳夹两侧阴道壁,两钳轻轻牵拉以形成张力,于两者间的阴道壁横向切开,第 3 把鼠齿钳于中线处离此切口 3~4cm 远处提起阴道壁。

(2) 在阴道黏膜下分离阴道膀胱筋膜间隙平面上轻柔地向前分离至远端鼠齿钳处。将分离的阴道黏膜沿中线剪开。

(3) 向两侧分离阴道黏膜至耻骨支。

(4) 传统阴道前壁修补:采用不可吸收缝线或丝线将尿道及膀胱下纤维肌层折叠缝合至阴道壁全长中线处,纤维肌层的反折为膀胱和尿道创建了一个双层的支持。当缝合线扎紧时,术者轻柔地上推膀胱并远离切口处。必要时也可以在第 1 层反折缝合结构外侧进行第 2 次反折缝合(图 8-12)。

(5) 剪除多余阴道壁,缝合阴道黏膜切口。

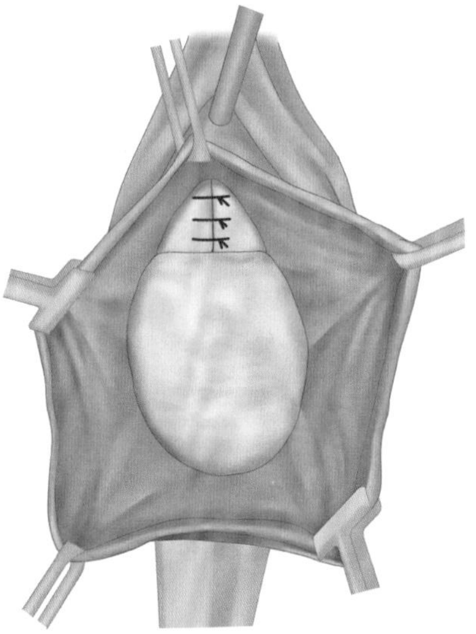

图 8-12　Kelly 手术

(史宏晖　薄海欣)

参考文献

1. 朱兰,郎景和,史宏晖,等. 阴道无张力尿道中段悬吊术治疗压力性尿失禁临床效果分析. 中国实用妇科与产科杂志,2005,21:169-171.
2. 朱兰,郎景和,史宏晖,等. 腹腔镜下 Burch 术治疗解剖型压力性尿失禁 52 例分析. 实用妇产科杂志,2007,23(7):434-435.
3. ULMSTEN U,HENRIKSSON L,JOHNSON P,et al. An ambulatory surgical procedure under local anesthesia for treatment of female urinary incontinence. Int Urogynecol J, 1996,7:81-86.
4. DE TAYRAC. A prospective randomized trial comparing TVT and transobturator suburethral tape for surgical treatment of SUI. Am J of Obstet Gyecol,2004,190:602-608.
5. RACKLEY RR,ABDELMALAK JB,TCHETGEN MB,et al. TVT and percutaneous vaginal tape sling procedures. Tech Urol,2001,7:90-100.
6. DEAN NM,ELLIS G,WILSON PD,et al. Laparoscopic colposuspension for urinary incontinence in women. Cochrane Database Sys Rev,2006:Cd002239.
7. ANKARDAL M,EKERYDH A,CRAFOORD K,et al. A randomised trial comparing open Burch colposuspension using sutures with laparoscopic colposuspension using mesh and staples in women with stress urinary incontinence. BJOG, 2004,111:974-981.
8. BODELL DM,LEACH GE. Needle suspension procedures for female incontinence. Urol Clin North Am,2002,29:575-584.
9. KOBASHI KC,ALBO ME,DMOCHOWSKI RR,et al. Surgical treatment of female stress urinary incontinence:AUA/SUFU Guideline. J Urol,2017,198:875-883.
10. NYGAARD IE,HEIT M. Stress urinary incontinence. Obstet Gynecol,2004,104:607-620.
11. TE LINDE RW,ROCK JA,JONES HW. TeLinde's Operative Gynecology,9th Edition. Philadelphia,PA:Lippincott Williams & Wilkins,2003.
12. SOUZA RJ,RESENDE JAD,MIGLIO CG,et al. Can reducing the number of stitches compromise the outcome of laparoscopic Burch surgery in the treatment of stress urinary incontinence? Systematic review and meta-analysis. Rev Col Bras Cir,2017,44:649-654.
13. MARCELISSEN T,VAN KERREBROECK P. Overactive bladder symptoms after midurethral sling surgery in women:Risk factors and management. Neurourol Urodyn,2018,37(1):83-88.
14. PERGIALIOTIS V,MUDIAGA Z,PERREA DN,et al. De novo overactive bladder following midurethral sling procedures:a systematic review of the literature and meta-analysis. Int Urogynecol J,2017,28(11):1631-1638.

第九章 其他类型尿失禁的诊断和治疗

第一节 急迫性尿失禁

一、定义

根据国际尿控学会(International Continence Society,ICS)的定义:有强烈的尿意后,尿液不能由意志控制而经尿道口漏出者,称为急迫性尿失禁(urge urinary incontinence,UUI)。中国成年女性急迫性尿失禁的患病率为2.6%。

二、病因

引起急迫性尿失禁的主要原因是逼尿肌过度活动,根据有无明确的原因及是否由相关的神经系统疾病所致,将逼尿肌过度活动分为以下3类。

1. 原发性逼尿肌过度活动　无明确原因所致。

2. 神经源性逼尿肌过度活动　与神经系统疾病明确相关。

3. 非神经源性逼尿肌过度活动　如膀胱出口梗阻、炎症、膀胱肿瘤的浸润、结石、异物等。

急迫性尿失禁患者行尿动力学检查时可以有逼尿肌过度活动、膀胱感觉过敏或膀胱容量减小等表现,但以上任何表现对诊断均非必需。

三、临床表现和诊断

1. 临床表现　除尿急、急迫性尿失禁外,患者多伴有尿频、夜尿增多。患者多主诉"我憋不住尿""我没来得及到卫生间就尿裤子了"。另外,可有排尿困难等排尿期症状。有些患者可合并有疼痛及肠道刺激症状。

2. 诊断　通过典型的症状,急迫性尿失禁的诊断并不困难,但应注意以下两个方面。

(1) 尿失禁的特点:先有强烈尿意后有尿失禁或在出现强烈尿意时发生尿失禁,是急迫性尿失禁的典型症状。尿意可因咳嗽、喷嚏、腹压增加而诱发,故临床上需注意与压力性尿失禁相鉴别。

(2) 伴随症状:急迫性尿失禁还可有遗尿。因膀胱炎、结石、肿瘤等引起者,还可有血尿、脓尿等原发病的表现。膀胱出口部梗阻引起者有排尿困难、尿线变细等。

四、临床评估

全面的体格检查十分重要,但应特别注意以下几方面问题。

(1) 体征:压力性尿失禁的体征和盆腔器官脱垂的体征。

(2) 神经系统体征:如鞍区感觉消失、球海绵体肌反射亢进及肛门反射亢进等。

(3) 残余尿测定:可通过超声检查、导尿等方法获得。残余尿>100ml或尿量的1/3提示可能为膀胱出口部梗阻或逼尿肌收缩功能受损。

(4) 尿垫试验:可客观评估尿失禁程度。

(5) 排尿日记:嘱患者在治疗前后详细记录排尿情况,包括每次排尿的具体时间和排尿量,有无尿失禁及失禁量,以判定尿失禁程度及对治疗的反应(表6-1)。

(6) 化验检查:应根据具体情况进行尿常规、尿液分析、尿细菌学检查及脱落细胞检查。

(7) X线检查:膀胱尿道造影可了解膀胱形态的改变,对诊断下尿路梗阻及膀胱输尿管反流十分重要。静脉肾盂造影(intravenous pyelogram,IVP)可了解上尿路有无损害。

(8) 内镜检查:对急迫性尿失禁的病因诊断十分重要。

五、尿动力学检查

尿动力学检查是急迫性尿失禁诊断和鉴别诊断最可靠的检查。通过尿动力检查可区分压力性尿失禁、急迫性尿失禁和混合性尿失禁及急迫性尿失禁的类型。第三届国际尿失禁咨询委员会报告认为，在压力性和急迫性尿失禁的女性，通常使用的测试包括尿道压力、腹压漏尿点压（valsalva leak point pressure，VLPP）、膀胱测压及压力-流率测定。对以下病情复杂的患者，如以前治疗失败、有梗阻症状、残余尿量显著增多、合并神经系统疾病或其他可能引起尿失禁症状的情况如放疗史等患者，应行尿动力学检查。考虑尿动力检查结果不影响治疗决策时，治疗前应该进行排尿日记、残余尿量、尿流率等非侵入性检查。

1. 尿流率测定　最大尿流率正常值>20ml/s。

2. 充盈性膀胱测压　确定膀胱压力与容量及其相互关系。急迫性尿失禁患者常可见自发或诱发的逼尿肌不自主收缩、低顺应性膀胱、膀胱容量下降、膀胱感觉过敏等情况。

3. 尿道压力测定　确定尿道关闭功能。急迫性尿失禁时尿道压力一般正常，压力性尿失禁时尿道压力可有降低。

4. 漏尿点压（leak point pressure，LPP）测定　漏尿点压是指尿液从尿道口溢出时的膀胱压力，漏尿点压测定是尿失禁重要的尿动力学检查之一。急迫性尿失禁漏尿点压为逼尿肌漏尿点压（detrusor leak point pressure，DLPP），或称膀胱漏尿点压（bladder leak point pressure，BLPP）。依据所测得的数据评价尿失禁的严重程度。膀胱充盈至一定容量时，出现逼尿肌无抑制性收缩，同时尿道口溢出尿液，此时的逼尿肌压即为漏尿点压，称为逼尿肌漏尿点压。

六、治疗

1. 病因治疗　原发病因明确时，尿失禁如是原发疾病的一种症状，应首先采取病因治疗。待原发性疾病治愈后，尿失禁可随之好转或治愈。膀胱出口部梗阻引起者，首先应解除梗阻，神经系统疾病引起者，则根据其不同病因和病变部位，采取不同的治疗方法。为尽快缓解症状，在病因治疗的基础上，可同时对症治疗。

2. 膀胱训练（bladder drill）　通过膀胱训练，患者有意识地主动抑制膀胱收缩，从而达到增加膀胱容量的目的。其方法有以下两种。

（1）白天多饮水，尽量憋尿，延长排尿间隔时间，入夜后不再饮水，夜间可适量服用镇静安眠药物，使能安静入睡。

（2）定时排尿法（timed voiding）：急迫性尿失禁的治疗期间应记录排尿日记，增强治愈信心，循序渐进，逐渐延长储尿时间。最终目标是能够自主控制排尿间隔为3~4小时。膀胱训练的疗效是肯定的，特别是对原因不明的急迫性尿失禁的疗效更佳。研究证实有效率为50%~60%，可维持疗效达半年以上，甚至还有改善率达70%~90%。

3. 药物治疗　目的是抑制逼尿肌收缩，降低膀胱内压，增加膀胱容量，降低膀胱的敏感性。

1）抗胆碱药：如奥昔布宁、托特罗定、索利那新、达非那新等。

膀胱逼尿肌收缩主要通过激动M受体介导，M受体阻滞药可阻断乙酰胆碱与M受体结合，抑制逼尿肌的不自主收缩，降低膀胱兴奋性，有效地治疗急迫性尿失禁。此药不适用于有尿路梗阻患者，青光眼（眼压增高）或重度结肠炎（溃疡性结肠炎）患者。与抗胆碱能作用相关的不良反应包括头晕、便秘、嗜睡、口干、头痛、恶心、神经质、心动过速、尿潴留、视物模糊。

盐酸奥昔布宁（oxybutynin hydrochloride）：是20世纪70年代上市的治疗尿失禁的常用药物，临床上用于治疗尿急、尿频、尿失禁。盐酸奥昔布宁具有温和的抗胆碱作用和较强的平滑肌解痉作用，直接作用于膀胱平滑肌，增加膀胱容量，使尿失禁得以缓解。用法为每次2mg，每日2次。不良反应发生率为65%，盐酸奥昔布常见的不良反应为口干、消化不良、泪液减少及皮肤干燥等。现已有奥昔布宁的控释片和缓释片，疗效和速释片相当，但不良反应的发生率明显较速释片低。奥昔布宁另外两种给药方式是膀胱腔内给药和经皮肤途径给药，均比口服给药的不良反应少。

托特罗定（tolterodine）：是对膀胱具有高度选择性的M受体阻滞药，能够同时阻断M_2和M_3受体。剂量为2~4mg/d，分为速释型和缓释型。不良反应发生率为48%，主要为口干。

索利那新（solifenacin）：对M_3受体亚型的亲和性较高，对膀胱的选择性高于唾液腺。通过阻滞膀胱平滑肌的毒蕈碱M_3受体来抑制逼尿肌的过度活动，从而缓解膀胱过度活动症伴随的急迫性尿失禁，尿急和尿频症状。半衰期约为50小时。剂量为5~10mg/d，可根据病情调整剂量。

达非那新（darifenacin）：是M_3受体拮抗药。据文献报道，可以调节尿道膀胱收缩的M受体绝大多数是M_3亚型。达非那新是M_3受体的强力抑制剂，它对于膀胱的选择性高于对心脏、中枢神经系统及唾液腺的选择性。本品推荐剂量为每日 7.5mg，根据个体反应可增加至每日 15mg，每日 1 次，随水吞服。本品也可与食物同服，但不可咀嚼或切碎。本品不推荐用于有轻微肝损伤或同时服用 CYP3A4 酶抑制剂（如酮康唑、伊曲康唑、利托那韦、奈非那韦和克拉毒素）的患者。严重肝损害患者禁用。

2）钙拮抗药：如双苯丁胺、维拉帕米（异搏定）、硝苯地平（心痛定）等。

3）选择性 β_3 肾上腺素能受体激动药：如米拉贝隆。目前临床上上市的米拉贝隆用于治疗膀胱过度活动及急迫性尿失禁的，其机制是通过作用于膀胱组织，使膀胱平滑肌松弛。可以在不改变膀胱压力和残余尿量的情况下增加膀胱容量。口干等不良反应明显低于目前临床广泛应用的抗胆碱能药物，具有更好的耐受性。常用剂量为每次 50mg，每日 1 次。最常见的不良反应为尿路感染和心动过速。控制不佳的重度高血压是禁忌证。

4）前列腺素合成抑制剂：如吲哚美辛（消炎痛）、氟苯布洛芬等。

5）三环类抗抑郁药：有抗胆碱能作用，可以减轻夜间尿失禁，帮助控制急迫性尿失禁。

4. 膀胱灌注治疗　最主要的优点是可直接向膀胱组织提供高浓度的药物而不影响其他器官，其次有些对膀胱有效但不宜全身用药的制剂可发挥作用。目前临床试用的膀胱内药物有两类：一是阻断感觉传入的药物主要是辣椒辣素及其类似物超强辣素（resiniferatoxin，RTX），因为 RTX 活性为辣椒辣素的 1 000 倍，且无明显的不良反应，门诊即可使用。膀胱灌注 RTX 可显著减少患者的尿失禁次数，增加其排尿量及膀胱容量。另一种是阻断副交感传出的药物，主要为抗胆碱药物如奥昔布宁。膀胱内灌注奥昔布宁和口服奥昔布宁疗效相当，虽无明显的不良反应，但效果不能持续足够时间。

5. 膀胱肉毒素注射　肉毒素是肉毒梭状芽孢杆菌繁殖过程中产生的嗜神经毒素。A 型肉毒素因其稳定性好易于制备和保存而被普遍应用于临床。它作用于突触前原浆膜，裂解 Synap-25 递质转运蛋白，通过阻断肌肉的神经支配而达到使肌肉松弛，降低肌张力的效果。膀胱镜下行逼尿肌肉毒素注射，具有操作简便、创伤小、恢复快等特点。患者于麻醉下取截石位。经尿道直视下插入膀胱镜，观察尿道及膀胱颈部，以排除器质性梗阻。进入膀胱腔后，观察膀胱黏膜是否有感染等异常。如膀胱黏膜无异常，则准备行肉毒素注入术。取肉毒素 A 200～300U，溶于 20ml 生理盐水中，均匀分布注射于膀胱壁。

6. 生物反馈治疗　人们排尿和控制排尿，体内存在着某些生物信息，生物反馈治疗就是应用生物反馈治疗仪，将这些体内信息放大，为患者所利用，学会将这些平时未加注意的信息纳入意识控制之下，主动进行排尿或控制排尿。生物反馈治疗仪以声、光、图像等形式，表达膀胱的活动，当患者出现逼尿肌无抑制性收缩时，仪器即发出特定的声、光、图像等信号，使患者能直接感知膀胱活动并有意识的逐渐学会自我控制，达到抑制膀胱收缩的目的。

7. 电刺激治疗　电刺激治疗是通过电流刺激外周神经，诱导抑制性神经反射来抑制逼尿肌收缩。美国 FDA 已批准骶神经电刺激（sacral nerve root stimulation，SNS）和胫神经电刺激（tibial nerve stimulantion，TNS）用于治疗非神经源性膀胱过度活动，ICS 也推荐 SNS 和 TNS 作为难治性 OAB 的二线治疗方案。

近年来，电刺激治疗排尿功能障碍取得了重大进展，内置式骶神经根电刺激疗法已获美国 FDA 认证并应用于临床（Interstim 膀胱起搏器）。通过脉冲电刺激第 3 骶神经，调节与排尿相关的逼尿肌、括约肌和盆底肌的神经反射（图 9-1，图 9-2），能显著改善症状，提高生活质量，长期疗效也较稳定。

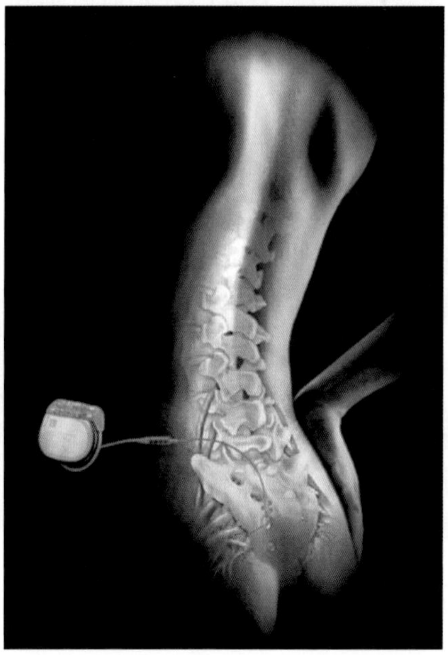

图 9-1　Interstim 置入

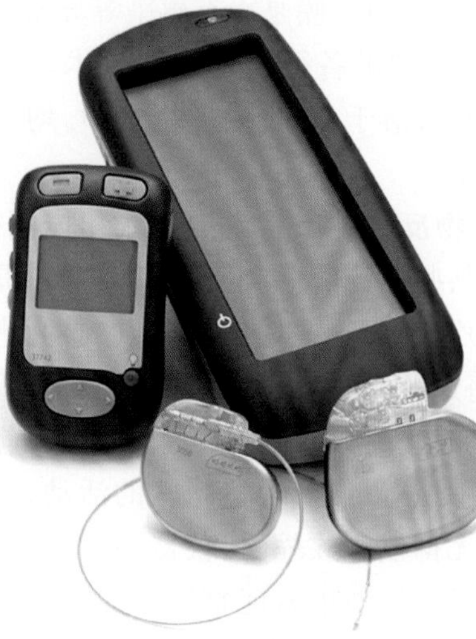

图 9-2　Interstim 组件

由于骶神经调节是一种侵入性的疗法，费用较昂贵，所以在考虑骶神经调节治疗之前，需经严格的非手术治疗（药物治疗、盆底肌锻炼、间歇性清洁导尿等），无效或不能耐受非手术治疗者才选用神经调节治疗。

目前美国 FDA 通过了 Interstim 的 3 类适应证：①难治性急迫性尿失禁，顽固性尿频-尿急综合征，也称难治性膀胱过度活动症；②特发性尿潴留；③排便功能障碍，如难治性大便失禁。

内置式骶神经根电刺激疗法分为试验性测试阶段及永久性刺激器（起搏器）置入阶段。

试验性测试：通过骶骨骨性标志定位，探查 S_3 骶孔。进入 S_3（图 9-3），通过外刺激器刺激探针，观察患者的自主反应及肛门括约肌收缩和足踇趾背屈运动的应答情况。典型反射为肛门括约肌和足踇趾屈肌收缩。当获得较为满意的应答后，经穿刺针将一根绝缘导丝插入 S_3 孔作为暂时电极，与外刺激器连接并固定。记录 3～7 天的排尿日记，并与术前排尿日记做比较或关闭刺激器后的排尿日记状态做比较，如果急迫性尿失禁、次数、尿频尿急症状有 50% 的客观改善，以及主观症状明显改善，残余尿明显减少，表明骶神经调节有效，可考虑永久性植入起搏器。

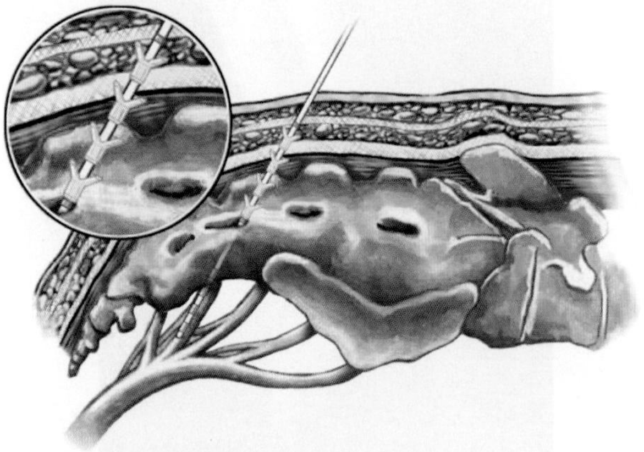

图 9-3　穿刺针 S_3 孔刺激神经根

美国某公司研发的自固定 Tineline（图 9-4）电极，配合 X 线 C 臂机或超声定位，将电极微创式置入，减少了因电极移动引起的疗效不佳，目前得到广泛应用。

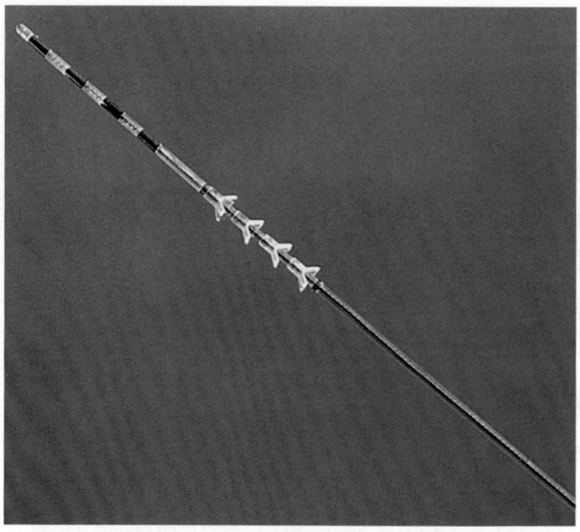

图 9-4　自固定 Tineline 电极

永久性起搏器植入手术在局麻下进行或全麻下进行。取骶骨中线切口，在骶骨表面触及骶神经孔，刺入穿针孔，达到最佳的肛门收缩及踇趾背屈应答，改用有 4 个电极头的永久电极插入此 S_3 孔，做缝合固定。通过导线与永久性起搏器连接，后将刺激器置于臀部皮下脂肪组织内，术后通过体外遥控器，调节刺激频率及幅度，以达到一个最佳治疗效果。

Kerrebroeck 等报道的 5 年前瞻性研究结果显示，SNM 治疗急迫性尿失禁、尿频-尿急综合征的成功率分别为 68%和 56%。尽管有 90%的患者对治疗效果满意，但仍有 56%的患者出现不良反应，尤其是刺激器部位的疼痛，以及对日常生活产生的影响，如通过机场的金属探测存在问题及不能接受 MRI 检查。但没有发现威胁生命或不可逆转的不良事件。

8. 手术治疗　对以上治疗无效，病情特别严重，有上尿路扩张导致肾脏损害的患者，可考虑手术治疗，如膀胱扩大术、选择性第 2～4 骶椎神经根切除术、膀胱横断术、尿路改道术等手术，选择手术治疗时应极为慎重。

第二节 混合性尿失禁

一、定义和特点

混合性尿失禁(mixed urinary incontinence, MUI)是指患者兼有压力性尿失禁和急迫性尿失禁的症状。它是老年女性中最常见的尿失禁,在所有年龄组女性尿失禁中占29%,次于压力性尿失禁(49%)。由于两种尿失禁的相互影响,使膀胱尿道功能障碍复杂,其治疗也更加困难。

伴有压力性尿失禁的急迫性尿失禁治疗还有些争论。许多临床研究表明,如果术前伴有急迫性尿失禁的症状,压力性尿失禁的手术效果并不好。但也有报道,成功的压力性尿失禁手术可以使急迫性尿失禁的症状也能得到很好的改善。而导致以上差异的原因可能在于选择的病例的不同。目前认为要成功治疗混合性尿失禁,关键在于全面地评价其中急迫性尿失禁所起的作用。另外,混合性尿失禁存在急迫性尿失禁时,储尿期是否有逼尿肌不稳定尚有争论。因为有些急迫性尿失禁者在储尿期膀胱处于稳定状态,在某些无急迫性尿失禁者尿动力检查却有不稳定膀胱。

二、辅助检查和诊断

1. 体格检查 混合性尿失禁患者的体格检查主要集中在尿失禁的分类上。其中检查是否有尿道的高活动性特别重要。要注意是否有膀胱出口部梗阻,特别是既往有过尿道手术的患者。由于既往的尿失禁手术而造成的膀胱出口梗阻常常是导致混合性尿失禁中的急迫性成分的原因之一。主要检查尿道周围的瘢痕状态。如体格检查时未发现尿道高活动性则提示压力性尿失禁并非解剖性成分所致。如果患者前次手术失败,又没有尿道活动过度,应该考虑其存在固有括约肌缺损是其压力性尿失禁的原因。

2. 尿动力学检查 混合性尿失禁患者的应首先进行尿流率检查,尿流率多正常,无残余尿。尿流率降低者常见于合并有膀胱出口梗阻。膀胱出口梗阻是导致急迫性尿失禁的原因之一。残余尿增加也是急迫性尿失禁的原因,此时可合并充盈性尿失禁。

混合性尿失禁患者的膀胱测压主要测定膀胱感觉、容量、膀胱顺应性和稳定性。其中膀胱顺应性是评价混合性尿失禁患者膀胱功能的一个很重要的指标,原因在于低顺应性膀胱很可能导致混合性尿失禁。在治疗上对混合性尿失禁同时合并低顺应性膀胱的患者,如未能诊断出后者,治疗是难以成功的,而且还可能使上尿路受到损害。

多数急迫性尿失禁的患者在常规尿动力学检查时未能发现逼尿肌过度活动(detrusor overactivity, DO),也有些检查时发现逼尿肌不稳定,却无急迫性尿失禁的表现。因此,逼尿肌不稳定在治疗急迫性尿失禁中的作用尚不能确定。

尿道功能检查,主要为漏尿点压力和尿道测压等。尿道功能的检查不仅能通过观察尿道功能异常的程度,确定压力性成分的严重程度。也可发现是否伴有尿道内括约肌功能不良。由于女性混合性尿失禁的患者多合并尿道括约肌无力,特别是当患者的急迫性尿失禁成分极为明显时,她的压力性尿失禁易被掩盖,此时就更需要尿道功能检查。

此外,如考虑膀胱出口部梗阻则需压力-流率检查来确诊。

三、治疗

混合性尿失禁的治疗要比单纯性尿失禁的治疗复杂。重点在于判断急迫性尿失禁和压力性尿失禁在病因方面的权重及各自的分类,以确定治疗的重点和先后次序。

如果混合性尿失禁以急迫性尿失禁成分为主时,应首先治疗急迫性尿失禁,开始应采用行为治疗、药物治疗和电刺激治疗。通过一段时间的治疗,医师可以初步判断所采用的非手术治疗是否有效。虽然有压力性尿失禁成分存在,但判断急迫性尿失禁的治疗效果也有一定的困难。另外,治疗后急迫性尿失禁的改善,也可使压力性尿失禁得到一定的改善。

如果混合性尿失禁明确以压力性尿失禁成分为主,可先用手术治疗,先治疗压力性尿失禁,术后继续治疗仍存在的急迫性尿失禁。原因是多数的压力性尿失禁得到成功的治疗,会使急迫性尿失禁有完全或较大的改善。然而,急迫性尿失禁的症状通常不会立即消失,一般持续3~6个月。

如果混合性尿失禁不合并尿道活动过度,可采用尿道充填剂注射治疗压力性尿失禁。如果合并有尿道活动过度,应施行中段尿道吊带术。

(肖河 陈娟 史宏晖 朱兰)

参考文献

1. ALAN J. WEIN. 坎贝尔-沃尔什泌尿外科学. 11 版. 夏术阶，纪志刚. 译. 郑州：河南科学技术出版社，2015.
2. 骶神经调控术临床应用专家共识编写组. 骶神经调控术临床应用中国专家共识. 中华泌尿外科杂志，2018，39(11)：801-804.

第十章 妇产科手术后下尿路功能障碍及处理

由于膀胱、尿道与生殖系统的脏器同属盆腔脏器，术后膀胱尿道功能障碍是妇产科盆腔手术后的并发症之一，实际临床工作中并不少见。可以表现为尿失禁和排尿困难，对患者术后生活质量产生严重的影响。妇产科和泌尿外科医师将共同面对这一问题。

第一节 妇产科手术后排尿障碍及处理

一、病因及病理生理

1. 病因 妇科术后排尿障碍以宫颈癌行根治性子宫切除术后常出现。产生的原因可能是手术直接损伤膀胱壁、损伤下尿路周围血管和淋巴结以及分布于膀胱尿道的自主神经有关。手术麻醉的干扰也可能导致术后短暂的排尿障碍。

2. 病理生理

(1) 膀胱逼尿肌收缩功能受损，导致逼尿肌收缩力减低、反射低下，甚而出现逼尿肌无反射。老年女性与逼尿肌老化也有一定的关系。

(2) 膀胱出口部梗阻，可以为膀胱颈部狭窄或尿道狭窄。多数女性为尿道中远端狭窄，产生女性尿道狭窄的原因可能与尿道括约肌松弛障碍、逼尿肌与括约肌协同失调有关。

(3) 长期的排尿障碍可导致膀胱功能进一步损害或丧失，进而导致长期尿潴留和反复泌尿系统感染，造成膀胱壁纤维化、膀胱顺应性的丧失以及上泌尿系受累，肾功能损害。

二、临床表现

患者主要表现为术后排尿费力，尿线变细、排尿踌躇、排尿不尽感，残余尿增多，甚至发生尿潴留等。也有的患者表现为术后即出现尿潴留，尿管难以拔出。如继发感染，可同时出现尿频、尿急、尿痛、血尿等。病变持续时间长而严重者甚至会出现上尿路损害。如同时伴有膀胱储尿期功能障碍，也出现尿频、尿急和尿失禁等。

三、诊断

术后排尿功能障碍诊断并不困难，但膀胱尿道的功能状态以及梗阻的确定及部位还需尿动力学检查来确定。

尿动力学检查可显示为膀胱充盈感觉减退或消失、残余尿明显增多、尿流率下降、尿道压力明显增高、逼尿肌收缩力异常等。但基于尿流动力学参数的指标来诊断女性膀胱出口部梗阻，仍然没有一个类似男性膀胱出口部梗阻那样的广为接受的诊断标准。综合文献报道建议如下。

1. 最大尿流率联合逼尿肌压用来预测膀胱出口梗阻时，最大尿流率<11ml/s，同时逼尿肌压>20cmH_2O时，敏感性为74.3%，特异性为91.1%。

2. 把最大逼尿肌压>35cmH_2O和最大尿流率<15ml/s相结合，诊断梗阻的特异性达93.9%，敏感性达81.6%。

3. 排尿量>100ml，最大尿流率>20ml/s，且有正常的尿流曲线，没有明显的残余尿，就可以除外膀胱出口梗阻。

4. 尿动力学应该和临床症状相结合，无论尿动力学还是临床症状都不能单独用来诊断女性膀胱出口梗阻。

正是由于单纯压力流量研究判断女性膀胱出口部梗阻的困难性，原则上女性膀胱出口部梗阻应采用影像尿动力学检查。以了解逼尿肌功能和下尿路是否存在梗阻，更重要的是同步影像能明确显示下尿路梗阻的部位，为手术方式的选择提供了直接证据，对于临床不能确定的梗阻，影像尿动力学检查也可以帮助诊断。

四、治疗

1. **一般治疗**　尿潴留患者暂时留置尿管，避免损害肾功能。应用解痉镇痛药减少尿路刺激症状，有泌尿系统感染者加用抗生素。标准的经尿道留置 Foley 导尿管易于操作，容易成功。困难病例可以尝试尿管内放置导杆、导丝、尿道扩张等。必要时行耻骨上膀胱穿刺造瘘。

2. **药物治疗**　用于治疗尿潴留的药物主要包括增强膀胱逼尿肌收缩的拟副交感神经节类药物和松弛尿道括约肌的 α 受体阻滞药。

α 受体阻滞药的作用机制是松弛尿道和膀胱颈部位的平滑肌，缓解因逼尿肌外括约肌协同失调或尿道外括约肌痉挛所致的尿道梗阻。文献报道也可以用于女性排尿障碍。目前临床常用特拉唑嗪、多沙唑嗪、坦索罗辛，但属于超说明书用药范畴。使用中注意眩晕、直立性低血压、恶心、呕吐等不良反应。

拟副交感神经节类药物作用于膀胱逼尿肌的胆碱能神经，主要适用于非梗阻性急性尿潴留、逼尿肌收缩乏力等。包括乌拉胆碱、新斯的明等。此类药物静脉或肌肉使用时应注意有心搏骤停的可能。常用药物：甲硫酸新斯的明皮下或肌内注射一次，每次 0. 25～1mg，每日 1～3 次。嗅吡斯的明一般成人为用量为 60～120mg，每 3～4 小时口服 1 次。

3. **尿道扩张**　应用于尿道中远端狭窄，一般需扩张至 40F。

4. **经尿道膀胱颈切开**　应用于膀胱颈梗阻。以高频电刀通过电切镜切除部分膀胱颈组织，具有创伤小、恢复快等优点，是治疗女性膀胱颈部梗阻的首选方法，但存在一定的尿失禁的风险。

5. **清洁间歇自家导尿**　清洁间歇自家导尿术（clean intermittent self-catheterization，CISC）是除长期置管之外的另一选择。CISC 安全、操作简单、技术易于掌握。研究表明，CISC 恢复自主排尿的机会比留置导尿管高，且尿路感染机会更低。最大优势在于不用佩戴体外装置，生活方便，可以性生活，同时也允许患者尝试自主排尿。

（1）使用标准：残余尿超过 100ml；视力及双手活动正常；本身有意愿或有人帮助能完成此操作；有一定的认知能力。

（2）导尿间隔：通常间隔 4 小时导尿 1 次。每次导尿量保持在 300～500ml，患者同时应多饮水（24 小时饮水量至少为 1. 5～2L），保持一定的尿量有助于防止感染。每天晚上睡觉前可导尿 1 次，清晨醒后导尿 1 次。每日饮水量应根据尿量适当调整，均匀摄入，防止因短时间内摄入大量水分而需要额外导尿。适当运动，摄取充足的纤维食品，规律排便，防止因便秘影响膀胱排尿功能。

（3）具体方法：将导尿用具洗净晾干，一般用 12F～14F 尿管。导尿时将尿管插入尿道直至尿液从尿管流出后再插入 1～2cm。将导尿管末端的帽盖取下，放尽尿液后缓慢拔出尿管。可应用专用的自家导尿管，每日更换套装内的消毒液，两根导管轮流使用，1 周更换 1 根，另 1 根洗净后晾干。1 个月后可选择将两套导管煮沸消毒 1 次，半年后更换两根导管。

（4）注意事项：CISC 有可能诱发感染，但在每隔 4 小时导尿 1 次的前提下，膀胱内细菌不断稀释，不足以发生破坏黏膜的细菌感染。无症状性菌尿的发生率约为 74%，伴有高热或者肾盂肾炎者比较罕见。如果发生泌尿系统感染，轻者可通过缩短导尿时间和大量饮水得以缓解，重者应口服 3～5 天抗生素。高热者应及时就诊，静脉抗生素治疗，同时经尿道或者造瘘口留置尿管，直至症状消失或体温正常 3～5 天。

6. 膀胱造瘘或长期留置尿管。

7. 开放手术。目前较少应用，主要包括膀胱颈楔形切除、膀胱颈“Y-V”成形术等。

第二节　抗尿失禁手术后排尿障碍及处理

一、病因及病理生理

病因复杂，多种因素被发现与术后排尿困难相关，如患者年龄、术前排尿功能异常、全麻、既往尿失禁手术史、手术医师水平、二次手术、同时行其他手术、术后感染等，具体原因主要包括以下几个方面。

1. **膀胱功能异常**　麻醉、手术操作损伤、组织水肿、药物、疼痛及术后镇痛药物治疗等常常导致膀胱功能障碍或术前既存的膀胱功能障碍于术后加重。

2. **尿路梗阻**

（1）自限性梗阻：通常为暂时性，包括组织水肿、血肿、阴道填塞等。

（2）吊带引起的梗阻：包括吊带过紧、吊带侵蚀至尿道或引起穿孔及其他损伤。研究显示，吊带在静息时对膀胱颈活动度及尿道角无明显影响，而在 Valsalva 动作时吊带向耻骨联合旋转压迫尿道和周围组织，并导致尿道明显成角。尿流动力学检查显示，尿失禁吊带术后患者尿道闭合压和平均尿道阻力明显增大，最大尿流率和平均尿流率下降，排尿时逼尿肌压力增加。由于中段尿道吊带放置基本无张力，其导致排尿功能障碍的风险低于之前的悬吊手术，与经闭孔入路相比，耻骨后吊带手术后排尿功能障碍更为多见。

3. 盆底失弛缓　盆底失弛缓（pelvic floor dyssynergia）是盆底肌反射性或随意性异常引起的一组综合征，特征为排尿时盆底肌群不能协调松弛或异常收缩，盆底出口阻力增高，引起排尿困难。尿失禁手术可能导致或加重尿道和盆底横纹肌失弛缓，导致功能性排尿障碍。

二、临床表现

尿失禁术后排尿困难主要表现为排尿等待、尿流缓慢、排尿费力、腹压排尿、耻骨上压迫感或疼痛、单次排尿量少，尿不净而需要立刻再次排尿或采取某种体位才能排尿等。

三、诊断

诊断主要依据症状，残余尿量测定也很重要，一般不需要行尿流动力学检查。一般认为一次排尿 200ml 以上，残余尿量超过 200ml 为异常，<100ml 为正常，在 100～200ml 时需要结合临床具体情况再作判断。

四、治疗

1. 留置导尿或清洁间歇自家导尿　对因麻醉、手术创伤、组织水肿、药物等因素引起的暂时性、自限性的排尿功能障碍，大多数都能在短期内改善或者消失。严重的排尿功能障碍或者完全尿潴留患者，有些专家建议膀胱休息（保留尿管 24～36 小时），还有专家建议定期夹闭，每 3～4 小时开放 1 次。目前还没有证据支持哪种方法更好。清洁间歇自家导尿法对于尿潴留或者残余尿量升高的症状明显的排尿功能障碍患者是可接受的一线治疗选择，可以短期使用，如果患者不愿意手术干预或者担心解除吊带后压力性尿失禁复发，也可考虑长期使用清洁间歇自家导尿。导尿的次数与残余尿量相关，患者常常每日需导尿 4～6 次，以保证不会引起膀胱过度充盈。

2. 切断尿道中段吊带　对术前无排尿困难的尿道中段吊带术术后持续的排尿功能障碍患者，吊带造成的尿路梗阻可以通过切断尿道吊带来治疗。切断吊带的最佳时间尚无定论，有学者建议在术后 2 周内考虑行手术松解吊带，1 个月时则考虑行吊带切断，就具体切断吊带的部位，多数文献建议于侧方切断，以减少尿道损伤风险，也有建议行尿道下方吊带切断。行吊带松解或切断后，患者控尿率仍可达 70%。

第三节　妇产科手术后尿失禁及处理

一、病因及发病机制

1. 泌尿系统和盆底肌肉的去神经化在妇产科盆腔手术后出现尿失禁和盆底膨出中起着很重要的作用。

2. 40%～45%的混合性尿失禁患者吊带术后其逼尿肌不稳定所致的急迫性尿失禁仍持续存在。而单纯压力性尿失禁者，抗尿失禁手术后有 6%～20%出现继发性逼尿肌不稳定现象。

3. 重度阴道前壁膨出可能掩盖同时合并的压力性尿失禁，导致盆腔器官脱垂手术后出现压力性尿失禁，即所谓的隐匿性尿失禁。

4. 单纯性子宫切除术后也常可出现尿失禁。但目前对单纯性子宫切除术本身是否引起尿失禁的发生尚有争论。但术前已有下尿路症状（如尿频、尿急、排尿费力等）的患者，术后尿失禁的发生率提高。

二、临床表现

妇产科手术后尿失禁可以表现为术后新发的尿失禁或原有的尿失禁进一步加重。也可表现为盆底膨出修补术或抗压力性尿失禁术后尿失禁。由于妇产科术后尿失禁的类型多种多样，每个患者的表现也多种多样。

三、诊断

妇产科术后尿失禁的诊断并不困难，关键在于尿失禁的分型及膀胱尿道功能的评估。因此尿动力学检查往往是必不可少的。包括尿流率测定、残余尿量测定、膀胱内压测定、腹压漏尿点压力测定、尿道测压,必要时做括约肌肌电图测定等。对可能有复杂的神经源性膀胱者,影像尿动力学检查将会提供更准确和有临床意义的参考。

四、治疗

妇产科盆腔手术后尿失禁的治疗应首先明确病因,确定尿失禁的类型而采取相应的治疗。在选择治疗方法时应注意以下几个方面。

1. 原发疾病的预后,如晚期恶性肿瘤的患者应考虑非手术治疗。

2. 术后盆腔的改变对拟行手术的影响。

3. 妇产科手术后尿失禁多为一过性,治疗上应首先考虑非手术治疗。非手术治疗半年以上仍无效者才考虑进一步评估和手术治疗。

4. 既往进行的抗尿失禁手术疗效欠佳的原因。

第四节 妇产科手术后泌尿系统感染及处理

一、病因及发病机制

女性尿路感染的病原菌以革兰氏阴性杆菌为主,大肠埃希菌是首位的病原菌,在妇产科手术后尿路感染中,大肠埃希菌所占比例略有降低,但仍为首位病原菌。具体发病机制文献涉及很少,术后尿液排空障碍及留置导尿管被认为是最重要的危险因素。一般而言,留置导尿的患者术后泌尿系统感染的风险高于不留置导尿,留置导尿管时间越长,泌尿系统感染风险越高。

二、临床表现及诊断

1. 临床表现

(1) 下尿路感染:发作性尿急、尿痛、尿频及下腹部疼痛。尿液常浑浊、有异味,可见血尿。一般无全身感染症状,体温正常或仅有低热。

(2) 急性肾盂肾炎:可有尿急、尿频、尿痛、腰痛、排尿困难等泌尿系统症状,同时可伴有发热、寒战、恶心、呕吐等全身症状,严重者可出现脓毒血症。体检时肋脊角压痛及肾区叩痛可阳性。

2. 实验室及影像学检查　新鲜清洁中段尿沉渣每高倍视野白细胞>5 个,导管尿或清洁中段尿细菌培养阳性(细菌数应≥10^5CFU/ml)。急性肾盂肾炎可伴有血白细胞升高,中性粒细胞比例增高,红细胞沉降率增快等。泌尿系统超声、CT 等影像学检查明确残余尿量,以及是否存在尿路结构的异常,如肾盂积水、输尿管扩张等。

3. 诊断　主要通过临床表现、实验室及影像学检查进行诊断,需排除尿路畸形、肾积水、尿潴留等复杂性因素。新鲜清洁中段尿沉渣每高倍视野白细胞>5 个,提示尿路感染;尿细菌学检查是诊断尿路感染的"金标准"。

三、治疗

有研究报道,对于需短期留置导尿管的妇产科手术患者,预防性使用呋喃坦啶等抗生素不能减少术后泌尿系统感染的风险。妇产科手术患者应评估有无术后尿液排空障碍或导尿管相关感染,患者残余尿量少于 200ml 时应避免留置导尿管;残余尿量超过 200ml 时有条件的患者首选清洁间歇自家导尿。推荐先留取尿液标本行细菌学检查,再开始经验性治疗,首选对革兰氏阴性杆菌有效的药物,72 小时效果不明显时应根据药敏结果更改抗生素。

1. 非药物治疗　增加液体摄入,增加尿量,以利于细菌及炎性分泌物的排出。

2. 药物治疗　根据"尿路感染的诊断和治疗中国专家共识"轻至中度患者或者初始经验治疗可以选择:①氟喹诺酮类,近期未用过氟喹诺酮类可选择左氧氟沙星(500mg,静脉注射或口服,每日 1 次)。该药具有高尿道浓度的特点,抗菌谱可以广泛覆盖尿路感染常见病原菌,对铜绿假单胞菌有很强的杀菌效果,同时对于部分超广谱 β-内酰胺酶(ESBLs)阳性大肠埃希菌、粪肠球菌也有一定的杀菌效果。也可使用环丙沙星(200mg,静脉滴注,每日 2 次),对大肠埃希菌和铜绿假单胞菌具有很好的杀菌效果。②头孢菌素(第 2 代或第 3a 代),相比第 1 代头孢菌素,第 2 代头孢菌素(如头孢呋辛)对革兰氏阴性菌的杀菌活性显著增加,同时保持了对葡萄球菌属较高的杀菌活性。而第 3a 代头孢菌素对革兰氏阴性菌有很高的杀菌活性,对葡萄球菌杀菌活性较弱,药代动力学特征与第 2 代头孢菌素相比区别不大。③磷霉素氨丁三醇(3g,口服,隔日 1 次),对复杂尿路感染的大肠埃希菌、粪肠球菌、肺炎克雷伯菌均有很好的抗菌活性。

重症患者或初始治疗失败患者：①氟喹诺酮类，如果未被用于初始治疗。②脲基青霉素（哌拉西林）+β 内酰胺酶抑制剂，可选用哌拉西林/他唑巴坦（3.375~4.5g，静脉滴注，每 6 小时 1 次），此药具有光谱抗菌活性。③头孢菌素（第 3b 代），增加了对假单胞菌的抗菌活性，如头孢他啶（2g，静脉滴注，每 8 小时 1 次），头孢吡肟（2g，静脉滴注，每 8 小时 1 次）。④碳青霉烯类，如亚胺培南、美罗培南，可用于敏感菌所致的各类感染。亚胺培南的剂量为 0.5g，静脉滴注，每 6 小时 1 次或 1g，每 8 小时 1 次；美罗培南为 0.5~1.0g，静脉滴注，每 8 小时 1 次。

如果患者病情严重且尿培养提示革兰氏阳性球菌，应经验性选择万古霉素（1g，静脉滴注，每 12 小时 1 次），应监测血药浓度，肾功能不全者根据肌酐清除率调整剂量。

一旦培养结果及药敏结果回报，应尽可能改为窄谱敏感抗菌药物。治疗至体温正常或并发症情况（尿路导管）清除后 3~5 天。

（肖河　陈娟　朱兰）

参考文献

1. EL-NASHAR SA, SINGH R, SCHMITT JJ, et al. Urinary Tract Infection After Hysterectomy for Benign Gynecologic Conditions or Pelvic Reconstructive Surgery. Obstet Gynecol, 2018, 132(6): 1347-1357.
2. LI M, YAO L, HAN C, et al. The Incidence of Urinary Tract Infection of Different Routes of Catheterization Following Gynecologic Surgery: A Systematic Review and Meta-analysis of Randomized Controlled Trials. Int Urogynecol J, 2019, 30(4): 523-535.
3. SILVA FILHO AL, CONTRERAS S, HADDAD JM. Recurrent Urinary Tract Infection in the Gynecologic Practice: Time for Reviewing Concepts and Management. Rev Bras Ginecol Obstet, 2017, 39(1): 1-3.
4. 尿路感染诊断与治疗中国专家共识编写组. 尿路感染的诊断和治疗中国专家共识（2015 版）——复杂性尿路感染. 中华泌尿外科杂志, 2015, 36(4): 241-247.

第十一章

膀胱过度活动症

国际尿控学会(International Continence Society,ICS)将膀胱过度活动症(overactive bladder,OAB)定义为尿急,伴或不伴有急迫性尿失禁,常合并尿频和夜尿的一组症候群,如伴有急迫性尿失禁,则称为湿性 OAB(OAB wet),如无尿失禁则称为干性 OAB(OAB dry)可与压力性尿失禁的症状有部分重叠(图 11-1),同时存在压力性尿失禁和急迫性尿失禁时临床称为混合性尿失禁。诊断 OAB 时应排除代谢性疾病(糖尿病)和其他病理情况(泌尿系统感染、结石和间质性膀胱炎),OAB 对患者的行动能力、心理健康、社交活动及性生活具有不良影响,严重降低了患者的生活质量。

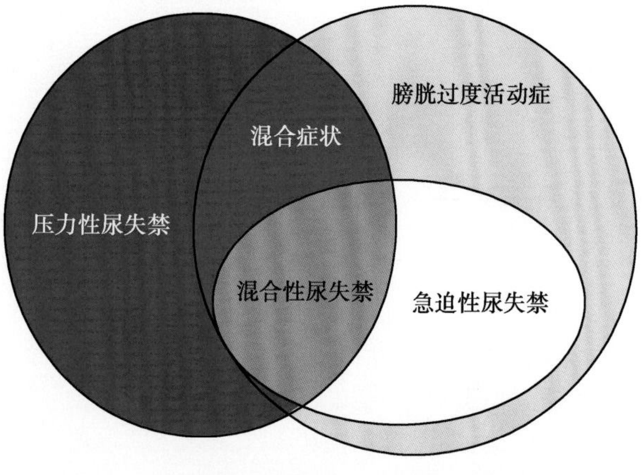

图 11-1 膀胱过度活动症与其他尿失禁的关系

第一节 病因及病理生理

膀胱的正常功能包括排尿和贮尿的正常。OAB 为贮尿功能异常,其病因目前尚未明确,与下尿路解剖异常、神经系统疾病及其他异常有关。90%的逼尿肌不自主收缩将引起尿急和尿频。以上异常可引起和加重逼尿肌的过度活动。

可能有以下病理生理的改变与 OAB 的发生有关。

1. 神经疾病及损伤 神经病变包括多发性硬化、卒中、糖尿病、阿尔茨海默病、脊髓硬化、脊髓发育不良等损伤了脑桥上及脑桥的排尿中枢使膀胱张力增加、反射亢进。动物实验表明谷氨酸及多巴胺对排尿活动有调节作用。骶上脊髓的损伤可影响脊髓对排尿的自主调节,导致膀胱感觉丧失或异常及膀胱括约肌功能障碍。78%的脑血管疾病患者和 40%~70%的帕金森病患者经尿动力检测发现逼尿肌反射亢进,患者的临床症状表现为尿频、尿急和尿失禁。

2. 膀胱出口梗阻 膀胱颈和膀胱括约肌功能异常可引起膀胱出口梗阻,压力性尿失禁的手术治疗可导致医源性膀胱出口梗阻。膀胱出口梗阻引起膀胱功能异常及不稳定。研究显示,出口梗阻的膀胱肌细胞肥大增生、胶原沉积增加、副交感神经末梢减少,膀胱收缩时血运减少、血氧水平降低,提示可能是缺氧导致去神经化。同时膀胱收缩肌力下降、对电刺激敏感性增加,并且传导方式异常,因此出口梗阻的膀胱收缩阈值和肌力下降,持续时间缩短。

动物实验显示出口梗阻的膀胱神经生长因子增加,传入神经和传出神经肥大、排尿反射活动增加。

3. 尿道支持组织薄弱 随着年龄的增长,尿道括约肌薄弱、尿道近端缺乏支持可诱发排尿反射。动物实验显示度洛西汀作为 5-羟色胺及去甲肾上腺素再摄取抑制剂对括约肌活性具有调节作用。临床试验提示刺激骶髓、调节尿道括约肌可以治疗膀胱过度活动综合征及相应的急迫性尿失禁。

4. 逼尿肌高活动性 老年人群中 60%存在膀胱高活动性,但收缩力降低、排空不全。组织学研究发现肌细胞间的突触连接增加、肌细胞和神经轴突退化明显。

5. 膀胱高敏感　膀胱中存在着无髓鞘、辣椒素敏感的C传入神经,它与膀胱疼痛及其他感觉包括充盈、急迫有关。传入神经活性增加可引起膀胱过度活动综合征。

第二节　患病率

流行病调查显示美国女性OAB的患病率为16.9%,随着年龄的增长,发病率增加,尤其是在44岁后。欧洲6个国家对40岁以上女性的调查显示17.4%存在膀胱过度活动症。OAB中最普遍的症状是尿频,其中37%的患者存在急迫性尿失禁,60~90岁尿失禁比例可高达50%。一项来自日本的流行病调查显示OAB的总体患病率为12.4%,70岁和80岁的老年人分别为20%和35%。2010年中国包括男性和女性在内的OAB流行病学调查结果显示,全国18岁以上人群总体患病率达5.9%,女性为6%。另一项国内流调流行病学调查显示40岁以上女性OAB的患病率为26.4%。国外调查还显示只有60%的OAB患者就诊,仅27%接受治疗。

OAB与逼尿肌不稳定(detrusor overactivity,DO)不同,OAB患者仅有50%存在DO,而存在DO的患者50%无OAB症状。

第三节　临床表现及诊断

一、临床表现

1. 尿急　是指一种突发的、强烈的排尿欲望,很难被主观抑制而延迟排尿。

2. 急迫性尿失禁　是指与尿急伴随的或尿急后立即出现的尿失禁现象。

3. 尿频　为患者主观感觉排尿次数过于频繁。通常认为,成人排尿次数24小时≥8次,夜间排尿次数≥2次,平均尿量<200ml时诊断为尿频。

4. 夜尿　排尿次数≥2次/夜,排尿为患者因尿意而非其他原因觉醒排尿。

二、诊断

由于OAB的诊断有赖于患者的主诉,因此首诊医师应当询问患者的排尿及尿失禁情况。当患者存在OAB症状时,应排除其他病理情况,包括代谢疾病、膀胱癌、泌尿系统感染、尿道炎、间质性膀胱炎及泌尿生殖道萎缩等。

(一)初步检查

初步检查包括病史、体格检查及辅助检查,所有患者均应完成这些检查项目。

1. 病史　询问患者排尿情况及相关症状,有无排尿困难、尿失禁、必要时了解性生活和排便状况等。记录患者的月经、生育情况,了解患者有无妇科疾病及治疗史、明确有无糖尿病、尿崩症、原发性醛固酮增多症等神经系统疾病,是否存在精神紧张抑郁等精神疾病。

询问患者是否使用了可造成膀胱功能异常的药物,其中可以加重OAB症状的药物包括如下。

(1)心血管系统用药:利尿药增加尿量、增加膀胱收缩和排空。

(2)治疗精神病的药物:抗精神病药作用复杂,可通过刺激α_1受体或中枢多巴胺受体引起排尿增加及压力性尿失禁。

(3)其他:包括咖啡因、雌激素。咖啡因增加膀胱收缩功能及膀胱排空次数,雌激素可造成尿失禁。

可能减轻OAB症状的药物包括如下。

(1)因过敏使用的抗组胺和抗水肿药:该类药物通过抗胆碱能作用降低膀胱的收缩能力并增加尿道括约肌张力,引起排尿困难。

(2)麻醉药和镇静药:松弛肌肉效应可降低膀胱排空能力,减弱膀胱充盈感觉并增加尿道括约肌张力。

(3)心血管系统用药:包括抗心律失常药、血管紧张素转换酶抑制药、α受体激动药、α_1受体阻滞药。抗心律失常药通过对膀胱黏膜的麻醉作用或抗胆碱能作用降低膀胱的收缩能力。α受体激动药、α_1受体阻滞药均可增加尿道括约肌张力,而血管紧张素转换酶抑制药亦通过降低膀胱收缩能力损害膀胱功能。

(4)治疗精神病的药物:包括抗抑郁药和抗精神病药。抗抑郁药主要是通过降低膀胱收缩能力及增加尿道括约肌张力影响膀胱功能,而抗精神病药作用复杂,文献报道可以通过抗胆碱能作用减低膀胱收缩力。

(5)其他:包括肌松药、β_3受体激动药等。均是通过降低膀胱收缩能力而影响膀胱功能的。

(6)抗胆碱能药:包括解痉药和治疗帕金森

病的药物，均可降低膀胱的收缩能力。患者应用以上药物时要考虑其对膀胱功能的影响，指导治疗策略的制订。

建议进行问卷调查，评价患者生活质量及疾病的严重程度。目前涉及 OAB 的问卷种类较多，公认简单有效的为日本学者提出的 OAB 症状评分问卷（OAB symptom score，OABSS），根据评分将 OAB 分为轻、中、重度，见表 11-1。症状困扰和与健康相关的生活质量评分为 OAB-Q 简表，见表 11-2 及表 11-3。

表 11-1 膀胱过度活动症症状评分问卷

问题	症状	频率/次	得分/分(请画√)
白天排尿次数	从早晨起床到晚上入睡的时间内，小便的次数是多少	≤7	0
		8~14	1
		≥15	2
夜间排尿次数	从晚上入睡到早晨起床的时间内，因为小便起床的次数是多少	0	0
		1	1
		2	2
		≥3	3
尿急	是否有突然想要小便，同时难以忍受的现象发生	无	0
		每周<1	1
		每周>1	2
		每日=1	3
		每日 2~2	4
		每日≥5	5
急迫性尿失禁	是否有突然想要小便，同时无法忍受并出现尿失禁的现象	无	0
		每周<1	1
		每周>1	2
		每日=1	3
		每日 2~2	4
		每日≥5	5
总得分			

注：OAB 的诊断标准：问题 3（尿急）的得分≥2 分，且总分≥3 分；
OABSS 对 OAB 严重程度的定量标准：①轻度 OAB，3≤得分≤5；②中度 OAB，6≤得分≤11；③重度 OAB，得分≥12

表 11-2 OAB-Q 症状困扰评分

在过去的 1 个月里，膀胱过度活动症使您遭受过以下困扰吗	量化评分/分					
	完全没有	略微	有些	相当大	很大	极大
1. 令人不适的尿急感	1	2	3	4	5	6
2. 稍有预兆或毫无预兆的尿急感	1	2	3	4	5	6
3. 意外的少量尿失禁	1	2	3	4	5	6
4. 夜尿带来的困扰	1	2	3	4	5	6
5. 夜间因不得不排尿而醒来	1	2	3	4	5	6
6. 与强烈尿急感相关的尿失禁	1	2	3	4	5	6

表 11-3 OAB-Q 健康相关的生活质量评分

在过去的 1 个月里,膀胱过度活动症使您遭受过以下困扰吗	量化评分/分					
	从来没有	很少有	有时有	很多时候	大部分时间	每时每刻
1. 在公共场所留在方便去厕所的地方	1	2	3	4	5	6
2. 觉得自己有问题	1	2	3	4	5	6
3. 晚上不能充分休息	1	2	3	4	5	6
4. 因为在厕所要花很多时间感到生气或厌烦	1	2	3	4	5	6
5. 避免远离厕所的活动,如跑步、散步、旅游等	1	2	3	4	5	6
6. 从睡眠中醒来	1	2	3	4	5	6
7. 刻意减少体力活动,如健身、锻炼等	1	2	3	4	5	6
8. 使您与性伴侣的关系产生问题	1	2	3	4	5	6
9. 乘坐交通工具时,因要下车如厕而感到尴尬	1	2	3	4	5	6
10. 影响了与家人及朋友的关系	1	2	3	4	5	6
11. 剥夺了我的睡眠时间	1	2	3	4	5	6
12. 让我感到难为情	1	2	3	4	5	6
13. 到陌生的地方,马上要寻找最近的厕所	1	2	3	4	5	6

2. 体格检查 包括全身检查、神经系统检查及盆腔检查。神经系统尤其是 S_2、S_4 功能的检查可明确神经系统对 OAB 发病的影响,包括以下方法。

(1)鞍区感觉:会阴、肛门及大腿后部的一个马鞍形的区域,称为鞍区,测试鞍区感觉可用棉签或大头针。鞍区感觉消失或异常说明存在神经损伤,应进一步检查。

(2)阴蒂肛门反射:阴蒂肛门反射是用棉签刺激女性阴蒂,可见肛门外括约肌会收缩。阴蒂肛门反射减弱、消失或亢进,说明存在神经损伤,应进行神经系统专科检查。

(3)肛门反射:肛门反射是以棉签或大头针轻刺肛周会阴部皮肤,可见肛门外括约肌会收缩。肛门反射减弱、消失或亢进说明有神经损伤存在,需进行神经系统进一步检查。

盆腔检查可发现泌尿生殖道萎缩及盆腔器官脱垂、盆底肌肉张力及有无解剖异常(注意尿道憩室)。

3. 辅助检查

(1)尿液常规检查:尿液分析可排除泌尿系统感染。泌尿系统感染可导致 OAB 症状,某些患者即使在泌尿系统感染治愈后仍然存在 OAB 症状。

(2)残余尿测定:可以通过尿管直接导尿测定或超声测定。残余尿量大于 150ml 提示有尿潴留可能。膀胱膨出的患者、存在排尿症状和反复泌尿系统感染的老年患者、排空障碍的患者如果存在尿潴留提示逼尿肌功能受损和膀胱出口狭窄,可引起充盈性尿失禁。

(3)排尿日记:虽然使用简单方便,但常常被医师忽略。膀胱日记可以准确记录患者的液体摄入量、排尿频率、漏尿情况及尿失禁次数,间接反映出患者的膀胱功能,可用于诊断 OAB 并评价患者的尿失禁类型,见表 11-4,建议记录 3 天的排尿日记。

（二）针对某些特殊患者进行的选择性检查项目

1. 病原学检查 疑有泌尿或生殖系统炎症者应进行尿液、尿道及阴道分泌物的病原学检查和培养。

2. 细胞学检查 对于抗胆碱能药物治疗无效的患者,应进行细胞学检查,筛查是否存在炎症和肿瘤。

3. 膀胱镜检查 对于抗胆碱能药物治疗无效的患者,还应进行膀胱镜检查,排除膀胱肿瘤及间质性膀胱炎。由于间质性膀胱炎与 OAB 的症状有很大重叠,因此需要依靠病理诊断进行鉴别。

表 11-4 排尿日记

姓名:________年龄:________记录日期:________

时间	液体摄入量/ml	排尿量/ml	备注(尿急或尿失禁)
晨起 6. 30 a. m.		250	
7. 00 a. m.	温水 200		
8. 00 a. m.	米粥 300		
8. 40 a. m.		200	尿急,去厕所途中尿失禁
10. 00 a. m.	咖啡 250		
10. 30 a. m.		150	
11. 30 a. m.	果汁 300		
11. 50 a. m.		300	
1. 00 p. m.	温水 200		
2. 00 p. m.		100	尿急
3. 00 p. m.		100	
3. 30 p. m.	绿茶 300		
4. 00 p. m.		150	咳嗽,尿失禁
6. 00 p. m.	温水 300	200	
7. 30 p. m.		150	尿急
8. 20 p. m.	温水 250		大笑,尿失禁
就寝 10. 30		50	
1. 00 a. m.		100	
3. 40 a. m.		100	
24 小时总计	2 100	1 850	日尿 10 次,夜尿 2 次

4. **尿动力学检查** 尿动力学检查并非常规检查项目,多数 OAB 患者无须尿动力学检查,但对某些特殊患者,需要尿动力学检查帮助明确诊断:药物治疗无效的顽固性 OAB 患者;怀疑尿道出口梗阻的患者;合并神经系统疾病的患者。膀胱内压力测量和残余尿测定可以排除逼尿肌过度活动合并肌力下降者。70%年龄>70 岁的老年 OAB 患者存在逼尿肌肌力下降。

目前尿动力学检查在诊断 OAB 中的作用尚存争议,由于尿动力学固有缺陷,使得结果的解读存在不确定性,主要表现为技术性细节未标准化,包括体位、传感器的类型和充盈率;实验室的人工环境本身可导致非生理性结果;结果缺乏可重复性及生理值的范围波动大。因此,并非所有异常均有临床意义,检查结果无异常也不能排除疾病的存在。尽管如此,尿动力学检查仍作为鉴别和评价复杂性压力性尿失禁、混合性尿失禁、充盈性尿失禁及非手术治疗无效的急迫性尿失禁的方法之一。

5. **肌电图** 尿道外括约肌肌电图检测可明确肌肉的神经病变,为治疗提供依据。

(三)鉴别诊断

确诊 OAB 应排除其他病理改变,以下疾病可引起 OAB 症状,应予以鉴别。

1. **精神因素引起的 OAB** 精神紧张或天气寒冷可引起神经系统反射紊乱,导致 OAB。精神性因素引起的尿频尿急,一般与精神状态相关,表现为间断性发病,应根据焦虑程度及心理疾病病史排除精神因素引起的 OAB。

2. **尿量异常增多引起的尿频** 尿频可分为生理性与病理性两种。生理情况下,因液体摄入过多所致尿频为生理性尿频。利尿药或含有利尿成分的降压药、咖啡、浓茶等,导致体内尿液产生过多,亦可出现尿频症状。同时应除外糖尿病、尿崩症、急性肾衰竭多尿期或原发性醛固酮增多症等病理性尿频。因此应根据病史和排尿日记,排除尿量异常增多引起的尿频。

3. **炎症引起的 OAB** 尿频、尿急是泌尿系统感染时的常见症状。除此症状外,患者还伴有尿痛及发热等症状。尿常规检查,尿中白细胞增多,尿培养找到致病菌,诊断 OAB 首先应排除泌尿系统感染。

4. **膀胱出口梗阻及异物刺激引起的 OAB** 膀胱膨出可能引起尿频尿急,膀胱内结石及肿瘤刺激膀胱黏膜,产生继发性 OAB 症状。多数膀胱结石患者除尿频尿急外,还伴有尿痛、血尿和排尿障碍,常因活动和激烈运动而诱发或加剧,可通过 B 超、X 线摄片及膀胱镜检查明确诊断。一些膀胱肿瘤患者的起始症状表现为尿频、尿急和无痛间歇性肉眼血尿,可通过 B 超、膀胱镜及 CT 检查排除。

5. **神经系统疾病导致的 OAB** 脊上神经系统病变(脑血管疾病、神经系统肿瘤)可引起逼尿肌反射亢进,引起 OAB 症状;同时还伴有膀胱容量减少和残余尿增加。

第四节 治　疗

OAB 的治疗原则是去除原发病,改善症状,提高生活质量。对于有明确病因引起的 OAB,应积极治疗原发病。经过临床各项检查未发现明确病因的,根据患者的生活质量评分进行个体化治疗,权衡治疗获益与风险和不良反应，优先选择治疗不良反应小和费用低廉的方法，循序渐进进行以下治疗。多数患者症状随治疗而改善，但一部分仍不能达到完全缓解症状。

一、生活方式干预

研究表明，减少 25%的液体入量可以明显缓解患者尿频、尿急和夜尿症状，夜尿者晚餐后或睡前几小时建议减少或不要摄入液体。咖啡因是逼尿肌过度活动的独立高危因素，OAB 患者应减少咖啡因摄入。流行病学调查显示喝茶与各种类型的尿失禁有关，软饮料与尿频和尿急有关。在过度和中度肥胖的患者，减肥对降低尿失禁次数有益。

二、膀胱训练

膀胱训练被推荐为一线治疗。美国泌尿协会（AUA）和尿动力及女性盆腔和尿生殖道重建协会（SUFU）治疗指南中该方法为 B 级推荐。

所有 OAB 患者均应尝试膀胱训练，盆底肌肉锻炼对急迫性尿失禁和混合性尿失禁有减轻症状的作用。一项回顾性研究表明，膀胱训练可显著降低排尿和尿失禁次数，23%的患者排尿间隔延长，36%的患者症状缓解。

1. 定时排尿　根据膀胱日记确定最短排尿间期，无论是否有尿意，白天均按照最短排尿间期定时排尿。该方法可减少尿失禁次数，提高生活质量，特别适合尿失禁严重，且难以控制者。

当患者尿频严重即 24 小时达到或超过 15 次时禁用该法。

在排尿间期出现强烈尿意，为避免尿失禁可尝试以下放松和分散注意力的方法。

（1）克制冲向卫生间的想法。

（2）直立站稳或尽量坐下。放松，深吸气，并且缓慢呼出。

（3）缓慢地走动，想象尿意越来越弱，同时把注意力集中在你的盆底肌上。

（4）之后分散注意力，可以尝试做数学题。

（5）如果感觉能够控尿，不会发生尿失禁，可以缓慢地走向卫生间。

2. 延迟排尿　根据膀胱日记确定的最短排尿间期，定时排尿达到 24 小时控尿后增加排尿间期 15 分钟，理想控尿后可每 24 小时延长 15 分钟排尿间期，逐渐使每次排尿量大于 300ml。该方法使患者重新学习和掌握控制排尿技能，打断精神因素导致的恶性循环，降低膀胱的敏感性。

这样的训练可能需要数周才能达到控尿的目的。训练需要时间和毅力，是不用手术和药物摆脱尿失禁的有效方法。

注意当膀胱顺应性降低，充盈期末逼尿肌压力 >40cmH_2O 时禁用定时排尿和延迟排尿的治疗方法。该类病变常伴有大量残余尿和逼尿肌收缩功能受损，如神经源性膀胱功能障碍的逼尿肌感觉或运行神经性损害（通常排尿日记显示每次排尿量明显减少）。

3. 盆底肌锻炼　每天锻炼，进行至少 15～20 周监督式盆底锻炼、阴道锥体训练或生物反馈治疗对改善症状有益（详见第七章第二节）。

三、药物治疗

药物治疗为二线治疗。AUA/SUFU 治疗指南中该方法为 B 级推荐。

主要药物是抗胆碱能类，其他包括抗抑郁药、血管加压素类似物、α 肾上腺素受体拮抗药、β 肾上腺素受体激动药及新药 β_3 受体激动药等。

1. 抗胆碱能类（muscarinic）药物　其原理为通过拮抗 M 受体，抑制逼尿肌收缩，降低膀胱内压，提高膀胱排尿容量阈值和顺应性。该类药物的主要不良反应是抗胆碱能类反应，包括口干、便秘、视物模糊、消化不良、尿潴留和认知障碍。由于对膀胱的选择性作用不高，长期应用者仅为 44%。

该类药物在快速性心律失常、重症肌无力、闭角型青光眼、尿潴留和胃排空障碍的患者中禁用。

（1）奥昔布宁（oxybutynin）：初始建议剂量为一次 5mg（半片），每日 1 次，然后根据疗效和耐受性逐渐增加剂量，每次增加 5mg，最大剂量为 30mg/d，剂量调整一般需要有约 1 周的时间间隔。

（2）托特罗定（tolterodine）：初始的推荐剂量为每次 1 片（2mg），每日 2 次，根据患者的反应和耐受程度，剂量可下调到一次半片（1mg），每日 2 次。

（3）丙哌唯林（propiverine）：每粒 30mg，口服给药，切勿压碎或咀嚼胶囊，每日 1 次，每次 1 粒。

（4）曲司氯铵（trospium）：口服，每日 2 次，每次 1 片（20mg）。

目前研制开发出的 M_3 受体拮抗药包括如下。

（1）索利那新（solifenacin）：每日1次，每次1片（5mg），必要时可增至每日1次，每次2片（10mg）。

（2）达非那新（darifenacin）：口服，每片7.5mg，推荐剂量为7.5mg，每天1次，整片服下，不得嚼碎、掰开或压碎，可单服或与食物同服。根据个人临床反应，剂量可增至15mg。

（3）弗斯特罗定（fesoterodine）：常用剂量为每日1次，每次4mg。根据个体反应和耐受性，可增至每日1次，每次8mg。

国内通常以托特罗定开始，如疗效不满意或不良反应无法耐受，可使用索利那新。随着剂型的改进，如贴片、外用凝胶及阴道环等，在保证了疗效的基础上，最大限度地减少了不良反应。如该类药物副作用仍无法耐受、疗效不满意或存在禁忌证，可考虑选择以下药物。

2. β肾上腺素能药物 作用于肾上腺素能β受体，使逼尿肌舒张，增加储尿容量和排尿间隔。

（1）去甲肾上腺素（isoproterenol）：因使用不便及不良反应严重，少用。

（2）特布他林（terbutaline）：口服。一次2.5mg（1片），每日3次或遵医嘱。

（3）新药米拉贝隆（mirabegron）：米拉贝隆为选择性膀胱肾上腺素能β_3受体激动药。于2012年在美国开始使用，2013年开始应用于欧盟和加拿大的OAB患者。2017年获得中国FDA批准应用于中国市场。多项欧美研究发现，经12周治疗，米拉贝隆可以有效减少24小时排尿次数和尿失禁次数，亚洲的一项研究显示，从用药第4周开始，患者的24小时平均排尿次数明显减少、尿量增加，同时不良反应小、耐受性好。米拉贝隆的主要不良反应为高血压、头痛、尿潴留及心动过速及易发生泌尿系感染。其禁忌证为对其成分过敏及严重高血压者，血压>180/110mmHg者禁用。推荐剂量为50mg（1片），每日1次，餐后服用，以水送服。本品是缓释片，应整片吞服，不得咀嚼、掰开或压碎。

3. 其他药物

（1）去氨加压素：一直以来去氨加压素被用于治疗夜尿及夜间遗尿，对OAB具有一定疗效。文献报道每日0.2mg的去氨加压素可以显著减少排尿和急迫次数。其主要不良反应是低钠血症。一般成人和儿童的初始适宜剂量为每次0.1mg（1片），每日3次。再根据患者的疗效调整剂量，每天的总量在0.2~1.2mg。

（2）抗抑郁药：①丙米嗪，12.5mg或25mg。有抗胆碱、抗α_1肾上腺素受体及抗H_1组胺受体作用。开始每次25~50mg，每日2次，早上与中午服用，晚上服药易引起失眠，不宜使用。以后逐渐增加至一日总量100~250mg。维持量一日50~150mg。②地西泮，2.5mg，每次2.5~10mg，每日2~4次。有时用于治疗OAB，但尚缺乏循证医学证据，并且要警惕药物的不良反应及与其他药物的相互作用。

（3）雌激素：文献报道局部雌激素联合抗胆碱类药物治疗OAB的疗效存在争议，因此局部雌激素的作用还有待研究。

（4）其他：包括钙离子通道阻滞药、钠离子通道开放剂，α肾上腺素受体拮抗药、神经激肽拮抗药等。

四、三线治疗

经非手术治疗和药物治疗后，仍有10%的患者持续存在OAB症状。这些患者可尝试其他治疗方法。AUA/SUFU治疗指南中这些方法为C级推荐。

1. 神经调节 胫骨神经刺激是在内踝距头侧4~5cm处刺入电极，以200μs的时长和20Hz的频率进行电刺激治疗30分钟，每周1次，持续10~12周。见图11-2。

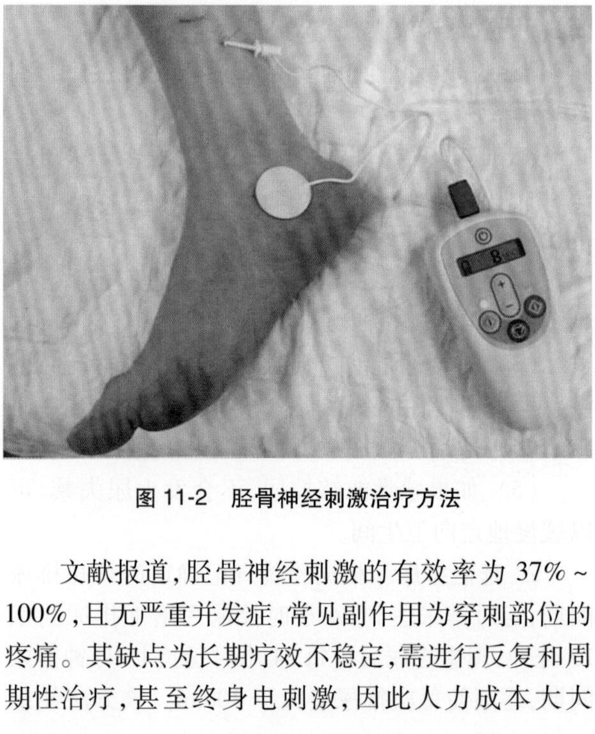

图11-2 胫骨神经刺激治疗方法

文献报道，胫骨神经刺激的有效率为37%~100%，且无严重并发症，常见副作用为穿刺部位的疼痛。其缺点为长期疗效不稳定，需进行反复和周期性治疗，甚至终身电刺激，因此人力成本大大增加。

2. **骶神经调节治疗** 骶神经调节治疗的有效率差异较大，有文献报道临床有效率高达84%。其主要不良反应为感染，由于费用较高未得到广泛临床应用（详见第九章第一节）。以上方法已获美国FDA批准。

3. **肉毒杆菌毒素膀胱逼尿肌多点注射** 是严重逼尿肌不稳定患者的一种治疗选择。肉毒杆菌毒素于2011年开始用于治疗神经源性膀胱，肉毒毒素能识别细胞膜表面的神经节苷脂，这决定了肉毒素能特异性地与神经末梢结合。其机制为抑制突触前乙酰胆碱释放，抑制肌肉收缩、减少尿失禁次数，提高生活质量，效果与抗胆碱类药物相似，但疗效短暂。由于使用剂量大且效果好、副作用亦明显，因此注射剂量不易把握，有25%的患者可能需要间断自行导尿。该方法尚未获FDA批准治疗OAB。禁忌证为已知对肉毒素及配方中任何一成分过敏者，系统性免疫疾病者，神经肌肉疾病者（如重症肌无力、Lambert-Eaten综合征、运动神经元病等），妊娠期及哺乳期妇女或3个月内曾使用过肉毒素或贝可芬等影响神经肌接头药物者。

4. **膀胱灌注透明质酸酶、辣椒辣素** 灌注后降低膀胱的感觉传入，可试用于严重膀胱感觉过敏者。

5. **外科手术** 选择手术治疗时应极其慎重，仅适用于严重低顺应性膀胱、膀胱容量过小，影响上尿路功能，经其他治疗无效者。手术方法包括逼尿肌横断术、自体膀胱扩大术、肠道膀胱扩大术、尿流改道术等，其疗效尚不确定。

（史宏晖　朱兰）

参考文献

1. ABRAMS PA, CARDOZO L, FALL M, et al. The standardisation of terminology of lower urinarytract function: report from the Standardisation Sub-committee of the International Continence Society. Neurourol Urodyn, 2002, 21: 167-178.
2. KELLEHER CJ, KREDER KJ, PLEIL AM, et al. Long-term health-related quality of life of patients receiving extended-release tolterodine for overactive bladder. Am J Manag Care, 2002, 8(19 Suppl): S616-630.
3. KOBELT G, KIRCHBERGER I, MALONE-LEE J. Quality-of-life aspects of overactive bladder and effect of treatment with tolterodine. BJU Int, 1999, 83: 583-590.
4. STEWART WF, VAN ROOYEN JB, CUNDIFF GW, et al. Prevalence and burden of overactive bladder in the United States. World J Urol, 2003, 20: 327-336.
5. HANNESTAD YS, RORTVEIT G, SANDVIK H, et al. A community based epidemiological survey of female urinary incontinence: the Norwegian EPINCONT Study. Epidemiology of Incontinence in the County of Nord-Trondelag. J Clin Epidemiol, 2000, 53: 1150-1157.
6. MELVILLE JL, KATON W, DELANEY K, et al. Urinary incontinence in US women: a population-based study. Arch Intern Med, 2005, 165: 537-542.
7. HOMMA Y, KAKIZAKI H, GOTOH M, et al. The Members of Committee. Epidemiologic survey on lower urinary tract symptoms in Japan. J Neurogenic Bladder Soc, 2003, 14: 266-277.
8. BIRDER L, DRAKE M, FOWLER C, et al. Neural control; in Abrams P, Khoury S, Wein A, et al. Incontinence: 4th International Consultation on Incontinence. Paris, Health Publications Ltd, 2009: 167-254.
9. STEWART WF, COREY R, HERZOG AR, et al. Prevalence of overactive bladder in women: results from the NOBLE program. Int Urogynecol J, 2001, 12(Suppl 3): S66.
10. MILSOM I, ABRAMS P, CARDOZO L, et al. How widespread are the symptoms of overactive bladder and how are they managed? A population-based prevalence study. B JU Int, 2001, 87: 760-766.
11. CHU FM, DMOCHOWSKI R. Pathophysiology of overactive bladder. Am J Med, 2006, 119(3 Suppl 1): 3-8.
12. WEIN AJ, RACKLEY RR. Overactive bladder: a better understanding of pathophysiology, diagnosis and management. J Urol, 2006, 175(3 Pt 2): S5-10.
13. MOSTWIN JL. Pathophysiology: the varieties of bladder overactivity. Urology, 2002, 60(5 Suppl 1): 22-26; discussion 27.
14. CARDOZO L. Systematic review of overactive bladder therapy in females. Can Urol Assoc J, 2011, 5(5 Suppl 2): S139-142.
15. DRUTZ HP. Overactive bladder: the importance of tailoring treatment to the individual patient. J Multidiscip Healthc, 2011, 4: 233-237.
16. MAJUMDAR A, Hassan I, Saleh S, et al. Inpatient bladder retraining: is it beneficial on its own? Int Urogynecol J Pelvic Floor Dysfunct, 2010, 21: 657-663.
17. ERDEM N, CHU FM. Management of overactive bladder and urge urinary incontinence in the elderly patient. Am J Med, 2000, 119(3 Suppl 1): 29-36.
18. LATINI JM, GIANNANTONI A. Pharmacotherapy of overactive bladder: epidemiology and pathophysiology of over-

active bladder. Expert Opin Pharmacother, 201, 12(7): 1017-1027.

19. YOSHIDA M, MASUNAGA K, NAGATA T, et al. The forefront for novel therapeutic agents based on the pathophysiology of lower urinary tract dysfunction: pathophysiology and pharmacotherapy of overactive bladder. J Pharmacol Sci, 2010, 112(2): 128-134.
20. JIAN-YE WANG, LIMIN LIAO, MING LIU, et al. Epidemiology of lower urinary tract symptoms in a cross-sectional, population-based study: The status in China. Medicine (Baltimore), 2018, 97(34): 11554.
21. GORMLEY EA, LIGHTNER DJ, FARADAY M, et al. American Urological Association; Society of Urodynamics, Female Pelvic Medicine. Diagnosis and treatment of overactive bladder (non-neurogenic) in adults: AUA/SUFU guideline amendment. J Urol, 2015, 193(5): 1572-1580.
22. KHULLAR V, AMARENCO G, ANGULO JC, et al. Efficacy and tolerability of mirabegron, a β(3)-adrenoceptor agonist, in patients with overactive bladder: results from a randomised European-Australian phase 3 trial. Eur Urol, 2013, 63(2): 283-295.
23. NITTI VW, AUERBACH S, MARTIN N, et al. Results of a randomized phase Ⅲ trial of mirabegron in patients with overactive bladder. J Urol, 2013, 189(4): 1388-1395.
24. HERSCHORN S, BARKIN J, CASTRO-DIAZ D, et al. A phase Ⅲ, randomized, double-blind, parallel-group, placebo-controlled, multicentre study to assess the efficacy and safety of the β_3 adrenoceptor agonist, mirabegron, in patients with symptoms of overactive bladder. Urology, 2013, 82(2): 313-320.
25. KUO HC, LEE KS, NA Y, et al. Results of a randomized, double-blind, parallel-group, placebo-and active-controlled, multicenter study of mirabegron, a β_3-adrenoceptor agonist, in patients with overactive bladder in Asia. Neurourol Urodyn, 2015, 34(7): 685-692.
26. GAZIEV G, TOPAZIO L, IACOVELLI V, et al.. Percutaneous Tibial Nerve Stimulation (PTNS) efficacy in the treatment of lower urinary tract dysfunctions: a systematic review. BMC Urol, 2013, 13: 61.
27. FARNOOSH NIK-AHD, A. LENORE ACKERMAN, JENNIFER ANGER. Recurrent Urinary Tract Infections in Females and the Overlap with Overactive Bladder. Current Urology Reports, 2018, 19: 94.
28. BENOIT PEYRONNET, EMMA MIRONSKA, CHRISTOPHER CHAPPLE, et al. A Comprehensive Review of Overactive Bladder Pathophysiology: On the Way to Tailored Treatment. European Urology, 2019, 75: 988.
29. AHMED EL-ZAWAHRY. Combination Pharmacotherapy for Treatment of Overactive Bladder (OAB). Current Urology Reports, 2019, 20: 33.

第十二章

排便功能障碍性疾病

第一节　正常排便的结肠直肠功能

正常的排便是一个复杂的生理过程，需要完整协调的神经及解剖功能，包括结肠的摄取和运动、直肠的顺应性、直肠肛门的感觉和排便调控机制。

1. 粪便的形成和结肠的传输　结肠对于水分和电解质的摄取起重要的作用。结肠一天可以摄取5L的水和相应的电解质。副交感神经介导的结肠平滑肌收缩引起的蠕动将粪便传输到直肠。粪便在乙状结肠和直肠的停留使得水分和钠得到了最大限度地摄取。

2. 储存　随着乙状结肠蓄积粪便的增多，直肠膨胀触发肛门内括约肌（internal anal sphincter, IAS）张力暂时的降低和肛门外括约肌（external anal sphincter, EAS）张力的增加，即所谓的直肠肛门抑制反射。由于粪便直接作用于肛管感觉神经，因此肛管及其丰富的感觉神经控制着粪便的排出。粪便容积增加时，顺应性正常的直肠穹窿发生松弛。各种排便调控机制相结合增加了直肠的张力，产生便意。这种便意通过大脑皮质的主观控制，形成了更深层次的排便调控机制。

3. 控便机制

（1）肌肉：控制排便的主要肌肉是耻骨直肠肌、肛门内括约肌和外括约肌（图12-1）。耻骨直肠肌收缩可以缩小生殖道裂孔，使直肠肛门的角度接近90°角（图12-2）。静息时，耻骨直肠肌主要控制固态粪便；肛门内括约肌和外括约肌控制液态粪便和气体。肛门内括约肌维持肛门静息时80%的张力，对于排便的被动控制十分重要。外括约肌参与维持20%的肛门静息压力，但更重要的功能是防止腹压突然增加引起的压力性和急迫性大便失禁。

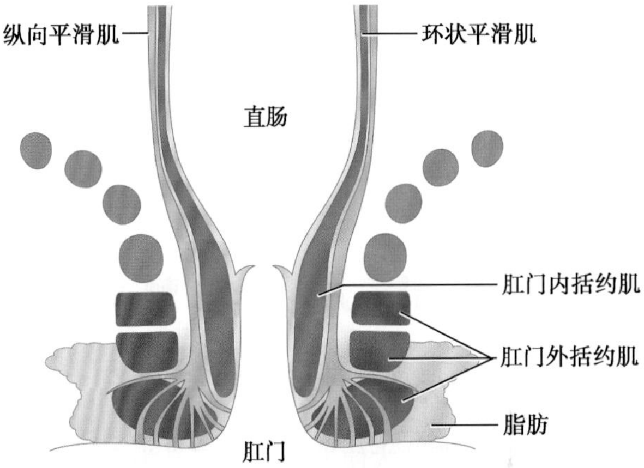

图12-1　肛管

可见肛门内、外括约肌，注意肛门内括约肌超出了外括约肌的分布，齿状线是肛管和直肠的分界

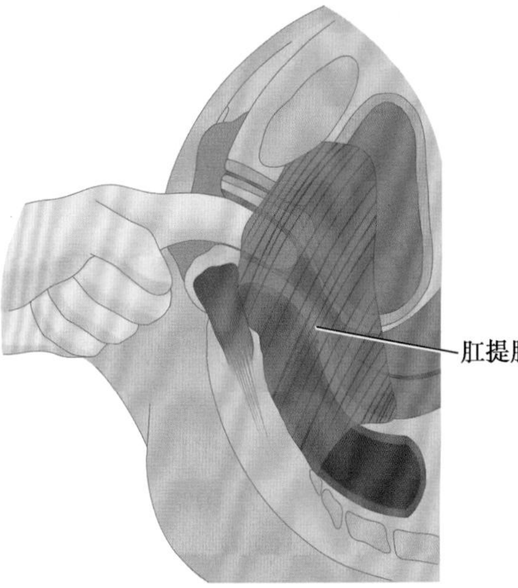

图12-2　盆腔侧位图

显示肛提肌的耻骨直肠肌部分，它起自耻骨联合后，包绕直肠下段，其静息张力使肛管和直肠呈90°角

（2）神经：肛门内括约肌接受来自第5腰椎（L_5）交感神经支配，其经过腹下神经丛和盆腔丛到达此处。副交感神经来自盆腔丛第2～4骶椎（S_2～S_4）神经节，在此处与交感神经会合。内括约

肌的运动通过脊髓的反射弧控制不受意识支配。耻骨直肠肌受 $S_2 \sim S_4$ 神经根的分支支配，不直接接受阴部神经的支配。阴部神经通过阴部管双侧支配外括约肌。阴部神经在脊髓水平交叉，当单侧受损时仍能保持外括约肌的功能。肛管丰富的感觉神经沿阴部神经的直肠下支走行。

4. 排便机制　排便在正常情况下受大脑皮质的控制。通过调节识别内容物，粪便输送到直肠激活直肠肛门抑制反射，直肠膨胀产生便意。排便是盆底肌肉（耻骨直肠肌和肛门外括约肌）主动松弛及 Valsalva 运动引起腹压和直肠内压增加联合作用的结果，肛管直肠角度拉直及肛管长度缩短，便于排空粪便。直肠乙状结肠协调蠕动辅助排便。此过程结束时，激发关闭反射，引起盆底肌肉收缩，启动控便机制。

第二节　大便失禁

一、大便失禁的临床表现

1. 临床表现　大便失禁（FI）定义为不自主排出固状便或液状便（内裤上粪渍）。不能控制的排气，目前属于肛门失禁（anal incontinence）。文献报道中关于大便失禁的定义各有不同。罗马Ⅳ的诊断标准中将 FI 的年龄定义在 4 岁以上，近 3 个月反复发生不能控制的粪质排出。当以研究为目的时，症状出现至少 6 个月，近期大便失禁 2～4 次，超过 4 周。根据失禁的机制，大便失禁分类如下。

（1）急迫性大便失禁：患者有便意，尽管努力控制不排便仍发生失禁。

（2）被动性大便失禁：失禁发生前患者没有意识到需要排便。

2. 流行病学　社区女性居民中大便失禁的发生率为 7%～15%，老年人为 10%～17%，养老院人群为 50%～70%。因为缺少统一的定义和社会影响因素，大便失禁的流行病学研究结果各异。大多数作者认为目前的文献低估了其真实患病率。2014 年，北京协和医院妇产科牵头进行了全国性粪失禁流行病学调查，显示总体粪失禁的患病率为 0.54%。发病率随着年龄的增长而上升，20～29 岁、50～59 岁、70 岁以上女性患病率分别为 0.13%、0.69%和 1.39%。

大便失禁对个体和社会整体都有巨大的社会心理影响和经济学意义。大便失禁是美国入住疗养院的第二位原因，每年用于成人尿布的花费超过 4 亿美元。

3. 大便失禁的病因　肛门控便是人的认知、解剖、神经和生理机制共同作用的结果。某一环节发生问题时常可得到代偿，但随着病情加重及功能下降，这种代偿会逐渐失效。

（1）以大便失禁为症状的全身性疾病

1）腹泻：大便失禁的全身性因素多是由于疾病导致了腹泻。大量的液态粪便快速输送到直肠，即使正常人也可能会产生排便急迫和失禁。由细菌、病毒和寄生虫引起的感染性腹泻经常是导致大便失禁的原因。某些药物和食品可引起腹泻和大便失禁。

2）内分泌因素：如糖尿病和甲状腺功能亢进。对于糖尿病患者，腹泻可源于自发的功能失调、细菌过度滋生、高糖引起的渗透性腹泻和胰酶分泌不足。

3）免疫因素：炎性肠病被认为是特发性或自身免疫性因素相关的。溃疡性结肠炎和克罗恩病随着血性腹泻的加重而发生大便失禁。

4）神经系统因素：引起大便失禁的神经系统病变可分为中枢性和外周性。中枢神经系统异常是在排便中枢（脊髓骶段）之上的上运动神经元病变引起痉挛性肠功能异常，如脑创伤、肿瘤和脑血管意外损伤额叶。下运动神经元病变位于脊髓骶段排便中枢以下，引起弛缓性肠功能失调，如马尾的肿瘤或损伤、脊髓痨、脊髓裂和外周神经病。

（2）解剖和结构异常

1）括约肌断裂

a. 产科损伤：产科损伤是年轻女性大便失禁的最常见原因。其机制在于肛门括约肌复合体断裂、盆底去神经病变或两者兼而有之。胎儿出生体重大、产钳助产等是肛门括约肌断裂的危险因素。

b. 外科损伤：医源性损伤是继产科损伤后引起括约肌断裂破坏的第二位原因。引起大便失禁的外科操作包括肛瘘修补、肛门括约肌切开、痔疮切除和肛门扩张术。瘘管切开术是最常见的引起大便失禁的手术。

2）括约肌去神经支配：特发性（原发性、神经性）大便失禁由于肛门括约肌和盆底肌肉的去神经支配引起。与产科损伤相关的去神经支配大约占特发性大便失禁的 3/4，是大便失禁的最常见原因。

a. 产科损伤：第二产程的牵拉损伤和走行在阴部管（Alcock's canal）中的阴部神经受到压迫导致病变。多数妇女在产后数月内可恢复神经功能。

b. 会阴下移综合征：在 Valsalva 动作时会阴在坐骨结节水平以下即定义为会阴下移综合征。任何原因的持久牵拉、用力，导致阴部神经受到牵拉和压迫而引起病变。会阴下移的妇女表现为阴部神经变长和阴部神经元运动末端潜伏期延长，肛门感觉下降，最终导致大便失禁。

（3）功能性肠病

1）肠易激综合征：以腹泻为主的肠易激综合征经常与大便失禁和排便功能紊乱伴发。诊断标准见表 12-1。

表 12-1　肠易激综合征的诊断标准[a]

反复发作的腹痛，近 3 个月内平均发作至少每周 1 天，伴有以下 2 项或 2 项以上：
1. 与排便相关
2. 伴有排便频率的改变
3. 伴有粪便性状（外观）的改变

注：a. 诊断前症状出现至少 6 个月，近 3 个月符合以上诊断标准；在病理生理学研究和临床试验中，疼痛/不适在观察评价期间每周发生至少两次才做记录

2）功能性腹泻：罗马Ⅳ的诊断标准对腹泻的定义进行了统一，称为功能性腹泻（表 12-2）。

表 12-2　功能性腹泻的诊断标准[a]

超过 25%的情况粪便松散或水样粪便[b]，且不伴有明显的腹痛或腹胀不适

注：a. 诊断前症状至少出现 6 个月，近 3 个月符合以上诊断标准；b. 应排除符合腹泻型肠易激综合征（IBS-D）诊断标准患者

二、大便失禁的检查和特殊检查

1. **病史**　详尽的病史询问和体格检查对于诊断大便失禁是必须的。现病史询问应着重在排便习惯上，包括排便的频率和性状，症状持续的时间和严重程度以及加重的因素。需评价大便失禁对生活质量的影响。要询问不能控制排出的粪便是固态的、液态的还是气体，以及分辨不同肠内容物的能力。询问腹泻和便秘交替的情况、大便混有黏液或血、全身情况和便条粗细的变化有助于发现全身性疾病或功能性病因。最后，还要询问患者所采用的适应性行为，使用护垫的情况，以及目前的治疗，包括手术、物理治疗和药物。

通过调查问卷可以有效地得到大量信息。结肠直肠-肛门功能异常调查问卷（Colorectal-Anal Distress Inventory，CRADI）已并入盆底功能障碍调查问卷（Pelvic Floor Distress Inventory，PFDI），目前已完成中文验证，是评价盆腔器官脱垂、大便失禁和排便功能失调等一系列问题有效的衡量方法。其他评价大便失禁影响程度的方法包括 Wexner 评分、大便失禁严重指数和大便失禁的生活质量评分。

用药史、外科手术史、家族史和系统回顾也要了解。详尽的孕产史应该包括阴道分娩、手术产、会阴撕裂的情况。第二产程的长短、胎儿出生体重及是否采用会阴切开都应该明确记录。性生活史应询问既往性暴力、肛交和性生活疼痛的情况。

2. **体格检查**　肛门直肠功能紊乱的诊断要求基本的全身检查及以腹部和盆腔为重点的局部检查。

（1）神经系统检查：评价脑神经功能、下肢感觉和肌力及诱发下肢反射、球海绵体肌反射、缩肛反射是神经系统检查的重要组成部分。这些检查可评价低位腰神经根和骶神经根的功能。会阴反射可通过触摸大阴唇和肛周皮肤或用棉签刺激阴蒂引出。缩肛反射、球海绵体肌反射都是用来检测支配肛门外括约肌的运动神经（第 2~4 骶椎）的完整性。

（2）肌肉的力量：应在静息和主动收缩时评价盆底肌肉的力量、持续时间和向前的提升力。还应该注意松弛这些肌肉的能力和触诊时是否有压痛。当肛管和直肠呈 90°角时，在后面容易触到耻骨直肠肌。耻骨直肠肌主动收缩时可使检查者的手指向前朝耻骨支"提升"。肛门外括约肌完整，肌张力和收缩力降低，通常提示阴部神经病变。同样，阴部神经病变对耻骨直肠肌的影响是使肛管直肠角度变钝、主动收缩力降低。与尿道轴类似，肛管直肠的角度可通过棉签试验检测，患者取仰卧位，在静息和打喷嚏、用力时可检测到棉签的偏移。

（3）阴道支持：评估阴道后壁的情况，可用单页窥器支撑阴道顶端和阴道前壁，发现直肠阴道筋膜缺陷的确切部位。直肠阴道检查有助于发现阴道直肠筋膜和会阴体的缺陷。阴道直肠筋膜撕裂的部位阴道皱襞消失。肠膨出则在穹窿处，在膨出部位有光滑的、薄的上皮覆盖小肠疝囊或腹膜。

正常情况下，会阴体应在坐骨结节水平或其上 2cm 以内。会阴在静息或用力情况下超过此水平，提示会阴下移。会阴下移的主观症状是生殖道裂孔和会阴体加宽，臀间沟变平。会阴下移的妇女根

据盆腔器官脱垂定量分度法(POP-Q)常没有严重的器官膨出。因此,当用力时会阴体和生殖道裂孔的长度增加提示会阴下移。会阴下移的程度可通过会阴收缩力测量计,客观地进行测量,当然也可在阴道口内的后部坐骨结节水平放置薄尺进行测量,测量用力时会阴体下移的距离。盆底荧光镜检查是会阴下移的标准检测方法,用于有严重排便功能异常和盆腔检查提示会阴下移的患者更有意义。

(4) 肛门直肠检查:阴道和肛门的视诊和指诊有助于发现盆腔器官脱垂、瘘、肛裂、痔等结构异常或既往的损伤。直肠阴道检查有助于发现小肠膨出,在患者用力时,在直肠和阴道之间的手指能感到肠管突出,应在静息、打喷嚏和用力时分别做直肠指诊。

可在肛门外括约肌和耻骨直肠肌主动收缩时评价其功能的完整性。当存在肛周皮肤皱襞像鸽尾一样接合、会阴瘢痕伴有不对称收缩时通常提示括约肌缺陷。要求患者收缩盆底肌肉时,正常表现为肛门外括约肌环型收缩,肛门被上提回缩,直肠指诊时能明显探及。在 Valsalva 动作时,耻骨直肠肌和肛门外括约肌均为松弛的,但盆底失弛缓综合征的患者用力时这些肌肉的收缩是自相矛盾的。肛门外括约肌前面的缺陷可通过指诊检查发现。

3. 特殊的辅助检查

(1) 内镜检查:根据患者症状、年龄和结肠癌其他危险因素,可进行直肠、乙状结肠黏膜评估及全程结肠镜检查,排除黏膜炎症或肿块。

(2) 肛管内超声:肛管内超声可以得到肛门内外括约肌准确的图像。可以评估肌肉的连续性和厚度,被认为是目前检测肛门括约肌缺陷的最佳方法。正常的肛门内括约肌声像是由平滑肌构成的连续的低回声条带,被厚的带有横纹的肛门外括约肌声波所环绕。当这些肌肉环带有中断时提示括约肌有缺陷(图 12-3,图 12-4)。缺陷的范围和程度可通过肌肉环带的圆周长度对应的角度、损伤厚度的百分比及与肛门痔环的距离来表示。磁共振(MRI)在诊断括约肌缺陷上等同于或优于超声,尤其是应用阴道或直肠线圈时。对于经肛管超声结果不确定或报告质量不好时可考虑应用 MRI。

(3) 肛门测压法:肛门测压法用于定量评估肛门括约肌的功能。水灌注测压导管或注水气囊是最常采用的测量肛管压力的方法。肛管静息压力反映肛门内括约肌的功能,在最大限度地主动

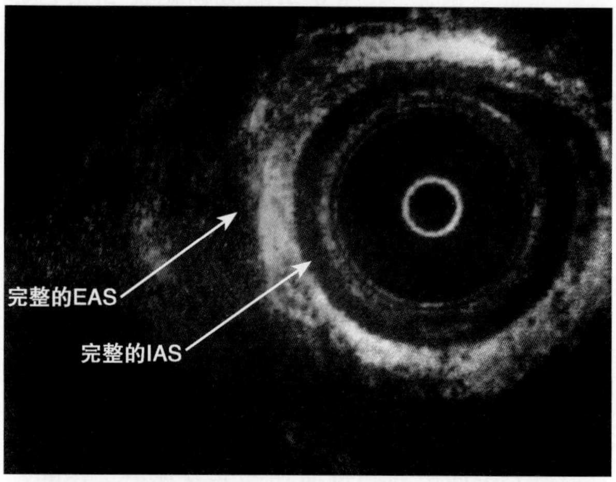

图 12-3　超声显示低回声的肛门内括约肌和高回声的肛门外括约肌,回声连续完整

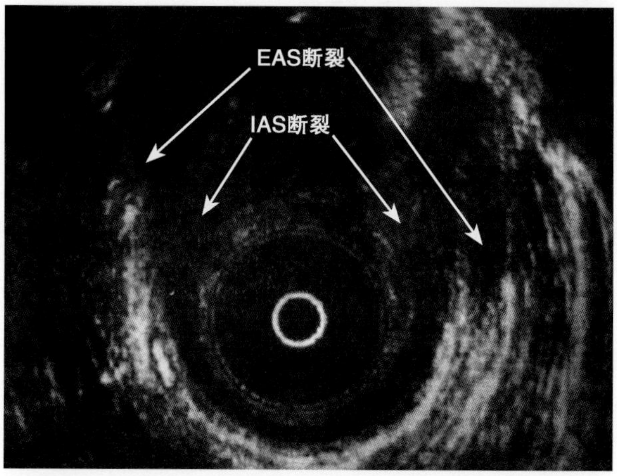

图 12-4　肛门内、外括约肌在时钟 10 点至 2 点位不连续、断裂

收缩时,下段肛管的压力反映肛门外括约肌的功能。矢量分析可用于检测肛门括约肌的不对称性。肛管测压法可为括约肌损伤提供间接证据,静息压力降低提示肛门内括约肌损伤,最大主动收缩时的压力降低提示肛门外括约肌损伤。肛管压力受许多因素的影响,包括组织顺应性和肌肉的张力、患者年龄和产次等,因此,肛管测压法在评价和治疗肛门括约肌缺陷和大便失禁方面作用有限。

(4) 肌电图(electromyogram):用于评价肛门外括约肌的神经肌肉功能的完整性及盆底神经病变。该技术测量肌纤维在静息状态和收缩时产生的电活动,可使用不同的电极,包括表面电极、同心针电极和单纤维电极。经肛管超声对患者的创伤小,并且结果更加可靠,因此,在检测肛门外括约肌损伤方面已经取代了肌电图。

运动神经传导的研究为检测盆底神经病变提供了另一手段。神经轴突受到刺激时,记录动作电位达到神经支配的肌肉的时间。在刺激和肌肉反应之间的延迟称为神经的潜伏期。阴部神经终末运动潜伏期(PNTML)可通过圣马克(St. Mark's)电极经直肠刺激阴部神经来测量。阴部神经终末运动神经潜伏期延长提示神经受损或存在脱髓鞘病变。阴部神经的功能对括约肌损伤修补术有提示预后的作用。

(5) 瘪胎试验(flat tire test):怀疑直肠阴道瘘或结肠阴道瘘,但又无法通过常规试验证实,可考虑行瘪胎试验。通常也可以在门诊麻醉下进行,患者取头低脚高仰卧位,用 Folley 尿管、特殊注射器(连接 Robertson 导管)、直肠镜或硬管型乙状结肠镜将气体充入直肠,阴道牵拉器暴露阴道后壁和阴道穹窿,若见阴道的液体中有冒泡说明直肠阴道或结肠阴道瘘存在。直肠镜或肛门直肠镜有助于从直肠侧显示瘘道。

三、大便失禁的治疗

大便失禁的治疗应首先强调非手术治疗,包括饮食调节、药物治疗和生物反馈治疗。在选用大量的评价手段前,应该先治疗潜在的全身疾病或胃肠功能异常。如果症状持续存在,再采用进一步的检查。如果提示存在肛门外括约肌缺陷,保守治疗无效,选择手术是合理的。由于缺乏统一的疗效衡量标准,所以很难比较各种治疗的效果。

1. 非手术治疗 非手术治疗的重点是通过改变粪便性状或调整排便行为,最大限度地强化控便机制。粪便的性状和体积可通过饮食和药物调整,使每日有1~2次正常成形粪便排出。这种方法的理论基础是成形粪便较液态粪便更容易控制。另外,行为调整可通过饮食疗法,着重预测粪便的排出。物理治疗和生物反馈治疗对加强控便同样有效。

(1) 饮食调整:避免摄入易产生稀便和腹泻的食物。常见的刺激性食物有辛辣食品、咖啡和其他含有咖啡因的饮料、啤酒、白酒及柑橘类水果。对于乳糖不耐受的人避免摄入奶制品或补充添加乳糖酶的食物。增加纤维摄入可增加粪便体积和密度,使其结成大团,从而改善大便失禁的症状。建议平均每人每日应该摄入25~35g 纤维。单纯通过饮食摄入难以达到建议的每日纤维摄入量,通常需要额外补充纤维。大量摄入纤维,但没有摄入足够的水分,容易造成老年人的大便嵌塞。

(2) 药物治疗:止泻药对长期稀便或腹泻的患者有重要意义,它们能改善大便次数多和急迫的症状。盐酸氯苯哌酰胺和盐酸苯乙哌啶是最常用的药物。氯苯哌酰胺被证实可延迟肠内容物传输的时间,增加内括约肌张力,从而减轻大便失禁。复方地芬诺酯为含阿托品的复方制剂,但使用时应该注意抗胆碱能药物的不良反应。三环类抗抑郁药物,如阿米替林,同时具有抗胆碱能的作用,不仅能改善腹部不适,还有止泻作用,应用于以腹泻为主要症状的患者。

(3) 行为治疗

1) 生物反馈:生物反馈疗法是一种有效的治疗方法,通过传入和传出训练两种机制改善患者的控便。传入训练的目的是加强和恢复肛门的感觉和直肠肛门抑制反射,重点在改善肛门直肠的感觉。传出训练的目的是加强和恢复肛门外括约肌的主动收缩,刺激肌肉肥大。这两种训练可单独进行,也可联合使用增加疗效。常用方法是应用直肠内气囊。气囊充气刺激直肠膨胀,从盆底肌肉同步收缩中提供压力反馈。其他方法有肛管压力反馈或肌电图,仅进行肛门外括约肌的力量训练。直肠内气囊仅能进行传入训练,不包括盆底肌肉对刺激的反应收缩。

生物反馈有效、微创、无不良反应,是理想的一线治疗手段。对于功能性大便失禁,与标准的药物治疗相比,生物反馈可能效果更好。

尚无明确指标预测适合进行生物反馈治疗的人群。影响因素包括年龄、失禁的时间和严重程度、既往治疗或手术,以及神经或组织的损伤程度。目前尚没有足够的证据证明电刺激对大便失禁有效。

2) 饮食疗法:目标是能够预测粪便的排出,可通过胃结肠反射、饮食及药物来达到。胃结肠生理反射参与餐后即刻发生的排便,有助于预知粪便的排空。该反射的强度随个体差异而有所不同,对于某些系统性疾病的患者其作用可能增强或减弱,如糖尿病和多发性硬化。该机制在早晨尤其明显,使患者一整天都远离大便失禁的困扰。早晨或晚上应用栓剂或灌肠,配合胃结肠反射可避免白天出现大便失禁,目的是排便间期保持直肠空虚。

2. 手术治疗 仅在非手术治疗失败的情况下考虑应用手术治疗(详见第十九章第三节)。

第三节　功能性便秘

一、功能性便秘的临床表现

便秘是一种常见的肠道功能紊乱，最常见的症状是排便困难和大便干硬。临床上慢性便秘多指功能性便秘，它并没有一个确切的定义，许多英、美的流行病学研究中通常将其定义为排便稀发，指每周排便次数少于3次。但有60%的患者表示即使每日排便仍有排便费力或排便不尽感等便秘的主诉。2016年发布的罗马Ⅳ标准定义了功能性便秘的诊断标准，见表12-3，是目前较为接受的定义。

功能性便秘是功能性胃肠病的一种，在成年女性中有极高的发病率，现有资料提示便秘的发生率为2%~28%。我国成年女性功能性便秘的患病率为12.8%。年龄、饮酒、产程延长、盆腔手术、慢性盆腔痛、低教育水平、低收入可能是女性功能性便秘的危险因素。

女性盆底疾病与便秘关系密切。北京协和医院曾对201名盆腔器官脱垂的住院手术患者进行肠道功能的问卷调查，应答率为60.7%，其中符合功能性便秘罗马Ⅱ诊断标准者为28.7%，病程在2~43年。有症状的盆腔器官脱垂患者梗阻型便秘的发生率比没有脏器脱垂的患者要高2.3倍。而对出口梗阻型排便障碍的患者进行刺激排便，其中约18%存在会阴过度下降。

表12-3　功能性便秘的诊断标准*

1. 必须包括下列2项或2项以上*
（1）1/4（25%）以上的排便感到费力
（2）1/4（25%）以上的排便为干球粪或硬粪（Bristol粪便性状量表1~2型）
（3）1/4（25%）以上的排便有不尽感
（4）1/4（25%）以上的排便有肛门直肠梗阻/堵塞感
（5）1/4（25%）以上的排便需要手法辅助（如用手指协助排便、盆底支持）
（6）每周自发排便（spontaneous bowel movement）少于3次
2. 不用泻药时很少出现稀粪
3. 不符合肠易激综合征的诊断标准

注意：*代表诊断前症状出现至少6个月，近3个月符合以上诊断标准

二、功能性便秘的检查及特殊检查

1. 病史　详尽询问病史有助于诊断便秘及其病因。现病史询问应重点关注便秘症状出现和持续的时间、排便用力的情况、排便不尽症状以及是否需要推压肛周、会阴体或阴道后壁协助排空粪便。如果患者对正常排便习惯没有明确的认识，建议记录2周的排便日记作为参考。应确认有无继发性原因导致的便秘，特别是近期发生、持续性的排便习惯改变，需要进一步评估，除外肠道结构性改变或其他器质性疾病，对于有排便费力或排便不尽感，或贫血或隐匿性消化道出血的老年女性尤为重要。最后还要询问用药史，特别是服用某种可能影响排便的药物与便秘发生的关系。诊断功能性便秘必须除外所有其他疾病导致的便秘，表12-4显示了慢性便秘的原因。

表12-4　慢性便秘的原因

全身性因素	解剖/结构异常
• **代谢/内分泌**	• **盆腔出口梗阻**
糖尿病	盆腔器官脱垂
甲状腺疾病	会阴下移综合征
高钙血症	盆底失弛缓综合征/直肠括约肌失调
低钾血症	肠套叠，直肠膨出
• **神经因素**	肠扭转
中枢性神经系统疾病	肿瘤
多发性硬化	良性狭窄
脊髓损伤	痔
帕金森病	• **功能性**
外周神经系统疾病	肠动力异常
先天性巨结肠	完全性肠动力异常
自主神经病变	结肠无力/慢传输型便秘
阴部神经病变	肠易激综合征
血管胶原/肌肉异常	功能性便秘
系统性硬化	行动受限
淀粉样变性	认知障碍

2. 体格检查　详见本章第二节。

值得注意：一般体格检查应排除主要的中枢神经系统障碍，尤其是脊髓病变。腹部检查要明确有无腹部膨胀、结肠可触到的硬结粪便、炎症或肿瘤形成的肿物等。肛门直肠检查对评估便秘患者非常重要。它能明确瘘或痔导致的便秘，或者其他疼

痛明显的病变导致患者排便潴留从而继发便秘。应注意探查直肠的柔软度，有无包块、狭窄和粪便。注意肛门括约肌的完整性，如果发现肛门缺损、不对称提示可能为神经系统病变损伤肛门括约肌功能。感受肛门括约肌静息和收缩时的张力。检查时，嘱患者做用力排便动作，检查者右手评估患者耻骨-尾骨肌及肛门括约肌的反应，有无肛门直肠排便失协调。正常情况下，腹肌收缩时应伴随外括约肌、耻尾肌舒张和会阴下降。对于存在肛门直肠排便失协调的患者，可表现为无法收缩腹肌或无法放松肛门括约肌，或肛门括约肌矛盾收缩，或者会阴体不下降。嘱患者做用力排便动作时将检查手指置于朝前的位置可能发现女性患者的直肠膨出。

3. 特殊的辅助检查

（1）消化道动力检查

1）球囊逼出试验（balloon expulsion test）：球囊逼出试验是一项简单的便秘初筛检查，评估患者的直肠排出功能。放置一个50ml充水或充气的球囊在受检者的直肠内，嘱其用力排便，记录排出所需时间，同时监测直肠和肛门的压力变化。如果排出时间小于1分钟，功能障碍的可能性小，敏感性为90%，但有症状且测压、影像学证实为功能性排便障碍的患者也可能试验结果正常。

2）肛门直肠测压法：有关评估方法已在大便失禁部分中介绍。该检查方法除能提供肛门括约肌的功能，还能测量直肠的感觉功能、顺应性，观察模拟排便时压力变化的类型。在便秘患者的评估中，可用于判断是否存在肛门直肠排便失协调、直肠感觉功能障碍及评价生物反馈治疗的效果。正常排便时，直肠内压力升高（≥45mmHg）同时肛门松弛；排便不协调时，直肠内压力升高，肛门括约肌矛盾收缩、不松弛或松弛不充分（<20%）；或者推进力不足（直肠内压<45mmHg），伴有肛门松弛、肛门括约肌矛盾收缩、不松弛或松弛不充分（<20%）。

（2）结肠传输试验：结肠传输试验可为便秘患者提供如粪便传输等有用的生理学信息，可区分不同机制导致的便秘，为非手术治疗（如泻药）无效的患者提供有用的生理信息。结肠传输时间定义为粪便通过结肠的时间。临床上常用的方法是嘱患者吞服不透射线标志物，吞服后一日至数日时间拍摄腹部平片，计数标志物在不同的部位分布的数目。如在右侧或左侧结肠传输延迟提示慢传输型便秘；如标志物正常通过近端结肠但滞留在直肠提示出口梗阻型便秘。需要注意的是，很多慢性便秘患者的结肠传输试验结果为正常，因为该检查结果在功能性便秘和慢传输型便秘之间存在相当大的重叠。

（3）排粪造影：排粪造影是一项动态影像学技术，评估排便过程中直肠肛管和盆底的活动。当肛门直肠测压与球囊逼出试验结果不一致时，可借助排粪造影寻找潜在的解剖异常（如直肠前突、肠疝、肠套叠、直肠脱垂和巨直肠）。该方法是将150～300ml硫酸钡与增稠剂混匀达到软粪的稠度，灌入直肠，在静息和用力排便过程中，分别摄取侧位像（≥2张/s），评估结构性参数包括静息和用力排便时的肛门直肠角、会阴下降、肛管直径、耻骨直肠肌压迹及直肠排空程度。

磁共振排粪造影提供了一个替代的方法，可在无射线暴露的情况下实时观察整个盆底解剖、肛门直肠活动和直肠排空的影像变化，为诊断提供更多信息。磁共振尤其适用于球囊逼出试验正常的患者，用来确定结构上的改变和指导外科手术治疗（如对有阴道挤压和膀胱膨出的脱肛患者，或子宫脱垂需要手术治疗的患者），但该检查昂贵，尚未普遍使用，检查价值尚值得评价。

三、功能性便秘的治疗

治疗前首先应排除潜在的全身性疾病相关的功能性便秘，并选择针对这些疾病的最佳治疗。强调手术治疗前应先非手术治疗。若非手术治疗4～8周后症状仍不缓解，需要进行详细的病理生理检查，评价结肠和肛门直肠的功能。有些保守治疗失败后施行手术可能取得好的效果。

1. 非手术治疗　重点是通过改变粪便的性状或排便行为以增强肛门直肠的功能。具体使用哪种药物和使用顺序因病因而异。

（1）患者教育和饮食调整：患者教育包括强调每日排便并不是健康的标准或必要条件，从而减少对轻泻药的依赖，增加液体和纤维摄入。建议尝试餐后排便，尤其早晨，利用餐后结肠动力的正常增加。间接证据表明增加液体摄入改善便秘症状。

大部分轻度便秘患者使用纤维素（如谷物、麦麸、苹果、桃子、梨等）可改善症状，推荐每日摄入总量为20～30g。增加纤维摄入通过以下几种机制改善便秘：增加摄取水分使粪便体积增加、直接刺激肠道分泌和运动来加快传输；对肠道微生态调节、黏膜免疫激活和/或通透性的维持。这些作用的结果是增加结肠的运动、降低传输时间和增加排便频率。纤维素会产生剂量依赖性的腹胀和胃肠胀气，可能会降低患者的依从性，因此，指导患者“小剂量开始和缓慢增加”。

（2）药物治疗：当饮食调整及生活方式改变后无效才开始考虑药物治疗，药物的选择见表12-5。

表 12-5 慢性便秘的药物治疗

分类		药物名	作用机制	不良反应
作用于外周	高渗性泻药	不摄取的糖（乳果糖、拉克替醇、甘露醇、山梨醇），甘油和聚乙二醇	增加肠腔内渗透压梯度，促进水和电解质分泌，降低粪便硬度、增加粪便体积、促进肠道蠕动	剂量依赖的腹部绞痛和腹胀
	润肠泻药	多库酯酸钙、多库酯酸钾和多库酯酸钠	渗透和软化粪便	长期应用会导致脂溶性维生素 A、D、E 和 K 的摄取减少
	盐类泻药	枸橼酸镁、硫酸镁、磷酸钠和磷酸氢二钠	增加渗透压，使液体和电解质进入肠腔	过量使用导致电解质失衡
	刺激性泻药	蓖麻油、蒽醌衍生物（如番泻叶）、二苯基甲烷衍生物	减少肠道对水分摄取、刺激肠道蠕动	腹痛和腹泻
	胆汁酸调节剂	Elobixibat	抑制回肠胆汁酸转运，增加胆汁酸抵达近端结肠，促进结肠分泌和运动	剂量依赖性腹痛和腹泻
作用于全身	促动力剂	普芦卡必利	5-HT_4 受体激动药，刺激胃肠蠕动	头痛
	补充和替代	西梅干、大麻种子提取物	同“纤维素”和“不可摄取的糖”	

（3）行为疗法：生物反馈疗法和规律排便行为可能对某些功能性便秘是有效的。生物反馈可用于为排便功能障碍（如排便协同失调）患者纠正排便时盆底肌和肛门外括约肌的不恰当收缩。对盆底功能障碍合并重度便秘患者是很有效的治疗方法。研究提示单独采用膈肌训练、模拟排便训练、肛门测压或肌电图引导的肛门括约肌和盆底肌肉放松训练或联合治疗，能使 60%～80% 的患者症状改善。

2. 外科治疗

（1）后盆腔器官脱垂手术对排便功能影响：治疗直肠膨出的手术包括阴道后壁修补术、局部定点修补术、后壁筋膜替换、经肛门修补和经腹骶骨阴道固定术。出现小肠膨出时通常选择直肠后陷凹成形术。对于伴有会阴下移的患者，建议行开腹骶骨阴道会阴固定术。如果伴有直肠脱垂，可联合进行直肠固定术与骶骨阴道会阴固定术。虽然这些都是常规术式，但其对排便情况改善的资料有限。有关这些手术操作的具体细节详见第十七章，此部分着重手术效果的阐述，包括膨出的解剖学治愈情况、排便功能失调的改善情况和手术的并发症。

1）阴道后壁修补术：妇科医师采用阴道后壁修补术治疗直肠膨出已经有 100 多年的历史。传统的阴道后壁修补通过折叠直肠阴道隔，使阴道径线变窄，通常同时行会阴缝合修补缩窄阴道口。虽然此种术式广泛应用，但术后长期的解剖学疗效、症状的改善和性功能评价的资料很少。近期的研究资料显示约 70% 的患者可达到解剖学治愈；便秘、阴道膨出和需用手压迫阴道、直肠或会阴以帮助排便等症状均减少。患者术后性生活不适的发生率是 8%～26%。

2）局部定点修补术：直接修补缺陷或特定部位缺陷修补的目的是恢复正常的解剖。如有必要可同时进行会阴体的重建手术，但不常规进行会阴缝合。近期研究显示解剖学治愈率为 80% 左右，肠道症状（便秘、需用手压迫阴道辅助排便、大便失禁）也有所改善，与阴道后壁修补术没有显著差异。功能改善稍好于阴道后壁修补术，且新发性交痛的发生率较低（2%～11%），但长期疗效不明。

a. 经肛门直肠膨出修补术：是经肛门切口进行直肠膨出的修补术，包括切除多余的直肠黏膜，将直肠阴道隔和直肠壁折叠缝合。最初，该术式在肛肠外科主要用于治疗低位或远端直肠膨出相关的便秘或梗阻性排便障碍。还可治疗其他肛管直肠病变如痔或直肠前壁脱垂。缺点是不能修补高位的直肠膨出、小肠膨出、膀胱膨出、子宫脱垂和会阴体或肛门括约肌的缺陷。主要的并发症是感染(6%)和直肠阴道瘘(3%),解剖学治愈率近期在70%左右,便秘、排空障碍和手法辅助排便的症状都有改善。

目前的研究显示经阴道途径修补直肠膨出的疗效优于经肛门途径。小样本随机对照研究显示经阴道的修补主观失败率和客观失败率均低于经肛门修补。

b. 移植物阴道后壁修补术:现有证据不支持用合成网片或生物重建材料来增强阴道后壁脱垂的修补。移植物和标准阴道修补(即安慰剂)效果方面,最大的 1 项随机对照试验(PROSPECT 研究)显示,植入合成网片未改善治疗效果、生存质量和总体不良反应。在接受合成网片修补的女性中,有超过 1/10 发生补片相关并发症。2017 年,Lancet 发表的苏格兰 1 项大型队列研究报道,基于合成网片的阴道后壁修补术会增加再次行脱垂手术和远期并发症的风险。阴道加用补片的并发症及处理详见第十七章第一节。

c. 经腹直肠膨出修补:对于严重直肠阴道筋膜缺损同时伴有小肠膨出、子宫脱垂或穹窿膨出的患者经腹进行直肠膨出修补是有意义的。目前关于经腹直肠膨出修补术疗效的资料有限。一项来自盆底障碍性疾病网络评估的研究显示行骶骨阴道固定术的患者,其大多数的肠道症状在术后 1 年随诊时都得到治愈,与是否同时行直肠膨出修补没有关系。

d. 骶骨阴道会阴固定术:骶骨阴道会阴固定术是骶骨阴道固定术的改良,是在骶骨的前纵韧带与会阴体之间放置一块合成网片或生物补片,旨在修复伴有直肠膨出和会阴下移的穹窿膨出。可经腹或经腹会阴联合完成。短期随访结果表明对阴道顶端、阴道后壁膨出和会阴下移有较好的解剖学疗效,66%的患者排便障碍症状完全缓解。在一项关于应用合成网片骶骨阴道固定术和骶骨阴道会阴固定术的研究中,不打开阴道时,骶骨阴道固定术和骶骨阴道会阴固定术合成网片侵蚀的发生率大致相同,分别为 3.2%和 4.5%。

(2) 直肠脱垂:手术治疗直肠脱垂的术式有多种,通常分为经腹和经会阴途径。经腹途径的复发率低,因此临床多采用该类术式;对于一般情况差的患者则采用经会阴途径。但手术方法(开腹 *vs.* 会阴途径)尚未达成共识。

1) 经腹途径:根据直肠活动程度不同,经腹途径采用不同的直肠固定术式,包括或不包括肠道的切除。如缝合直肠固定的方法是将直肠的筋膜缝合固定于第 1~3 骶骨前纵韧带上。乙状结肠切除的直肠固定术(Frykman goldberg 切除直肠固定术)是在分离松动后、缝合前切除部分肠道。理论上切除直肠乙状结肠的优点包括:在缝合吻合线和骶骨之间形成一个纤维密集区域;去除多余的直肠乙状结肠,避免肠扭转;通过拉直左侧结肠减少脾结肠韧带活动性;部分患者可减少便秘的发生。直肠缝合术通常不植入合成网片,因为会增加并发症和肠切除时放置异物感染的风险。有两种基本的放置移植物的直肠固定术式:后路网片直肠固定术(Wells 术)和前路悬吊直肠固定术(Ripstein 术)。该术式可采用多种材料,包括可摄取的和不可摄取的合成网片。术后可能发生梗阻性排便障碍,从侧后方包绕直肠的改良措施可解决此问题。

关于疗效,目前的研究结果显示缝合直肠固定术、后路补片直肠固定术、前路吊带直肠固定术、肠切除固定术术后的成功率为 88%~100%,对于大便失禁有改善作用,对便秘的疗效不一致或不确定。

腹腔镜途径被证实与开腹途径有相近的安全性和疗效。随机试验证明腹腔镜直肠固定术与开腹直肠固定术相比有明显的近期优势。

2) 经会阴途径:经会阴途径比开腹途径更易耐受,但必须权衡经会阴手术的优点(如不损伤盆腔神经,无腹部切口)和缺点(如直肠贮存功能丧失),因此,此术式适于存在围手术期及术后出现并发症、死亡高危因素的患者,一般仅用于非常年老和体弱的患者。有两种基本术式:Delorme 术式和经会阴直肠乙状结肠切除术(Altemeier 手术)。经会阴修补术患者在术后便秘改善(13%~100%),且新发便秘的发病率低(1%~15%)。

Delorme 术式最早在 1900 年提出,包括从括约肌和固有肌层分离直肠黏膜、切除远端直肠壁的直肠黏膜及固有层,在欧洲较常使用。文献提示复发率为 4%~38%,死亡率为 0~4%,对大便失禁和便秘通常都有改善。该术式适合于脱垂部分短于 3~4cm 或无整个肠壁全层脱垂的患者,后者会增加经会阴直肠乙状结肠切除的难度。

经会阴直肠乙状结肠切除术(Altemeier 术)在

北美是最常实施的经会阴手术。施行全层直肠乙状结肠切除的成功率为84%~100%,死亡率为0~5%。通常患者疼痛较轻,没有严重的术后并发症。大多数学者认为,经会阴直肠乙状结肠切除术同时行肛提肌成形缝合术是年老患者和有严重并发症患者的最佳术式。该术式也适合于脱垂组织有嵌顿、绞窄或甚至有节段性坏死肠管的患者,因为她们不适合于行开腹直肠固定术。主流的观点是开腹直肠固定术优于经会阴直肠乙状结肠切除术,两者的复发率无明显异常,但前者大便失禁发生较少,且获得更好的生理功能恢复。

(梁硕 孙智晶 朱兰)

参考文献

1. 柯美云,方秀才,侯晓华.罗马Ⅳ功能性胃肠病肠-脑互动异常.4版.北京:科学出版社,2016.
2. GLAZENER CM, BREEMAN S, ELDERS A, et al. PROSPECT study group Lancet. Mesh, graft, or standard repair for women having primary transvaginal anterior or posterior compartment prolapse surgery: two parallel-group, multicentre, randomised, controlled trials (PROSPECT), 2017, 389 (10067): 381.
3. JOANNE RM, DAVID AM, WAEL A, et al. Adverse events after first, single, mesh and non-mesh surgical procedures for stress urinary incontinence and pelvic organ prolapse in Scotland, 1997-2016: a population-based cohort study. Lancet, 2017, 389: 629-640.
4. MORLING JR, MCALLISTER DA, AGUR W, et al. Adverse events after first, single, mesh and non-mesh surgical procedures for stress urinary incontinence and pelvic organ prolapse in Scotland, 1997-2016: A population-based cohort study. Lancet, 2017, 389(10069): 629.
5. CARA LG, MEGAN OS, CECILIA KW, et al. Surgical interventions for posterior compartment prolapse and obstructed defecation symptoms: a systematic review with clinical practice recommendations. International Urogynecology Journal, 2019, 30: 1433-1454.
6. STERGIOS KD, ALI ABDEL RAHEEM, JORGE MH, et al. An update of a former FIGO Working Group Report on Management of Posterior Compartment Prolapse. Int J Gynecol Obstet, 2020, 148: 135-144.

第十三章

盆腔器官脱垂

盆腔器官脱垂(pelvic organ prolapse,POP)是一个重要的健康问题。每年脱垂相关的手术率总计0.1%~0.3%。1项北美研究显示一生中手术治疗脱垂或压力性尿失禁的风险为11%,其中1/3的患者需要1次以上的修复手术。盆腔器官脱垂是指盆腔器官和与其相邻的阴道壁突入阴道或从阴道脱出,应包括解剖学上的改变和症状两个方面,并不是所有的脱垂患者都有症状。

第一节　无症状性脱垂

一、病因

盆腔器官脱垂来源于支持结构的损伤,可能为真正的撕裂,还可能为神经肌肉功能障碍或者兼而有之。

1. 分娩损伤　分娩过程中软产道及其周围的盆底组织极度扩张,肌纤维拉长或撕裂,特别是第二产程延长和助产手术分娩所导致的损伤。若产后过早参加体力劳动,特别是重体力劳动,将影响盆底组织张力的恢复。

2. 支持组织疏松薄弱　①绝经后雌激素减低、盆底组织萎缩退化而薄弱;②盆底组织先天发育不良。

在上述病因基础上,有慢性咳嗽、便秘、经常重体力劳动等造成长期腹腔内压增加,可加重或加速脱垂的进展。

二、无症状性脱垂的处理决策

在全面的病史和体格检查之后,有严重症状需要治疗的妇女应该接受相应的治疗。对于那些没有脱垂所特有症状的妇女,没有证据支持对脱垂的早期治疗能够有更好的结局。对于无症状妇女给予外科修复是完全没有必要的。无症状妇女通常会询问脱垂是否会加重,如果加重,她们是否应该接受手术治疗来预防以后的进展。目前,我们尚不能预测哪些患者会加重或经历多长时间发展为症状性脱垂。因此,一般情况下对于无症状妇女不推荐手术干预。

尽管没有循证医学的临床试验,但对于无症状性脱垂妇女仍然有一些建议可能降低她们发展成症状性脱垂。许多这样的建议也符合健康生活方式的一般建议。

1. 生活方式干预

(1) 保持足够的水分摄入并且在规律的间隔时间内排空膀胱:应该确保足够的水分摄入,通常每天摄入的液体总量为6~8杯(1 000~1 500ml)水。许多女性,由于工作需要养成了几个小时不排尿的习惯,尽管在年轻时她们可以耐受,但随着时间的推移,很可能出现尿急、尿频或尿失禁症状。无症状脱垂能因此发展成为有泌尿系统症状的脱垂。应该鼓励女性每天在规律的间隔时间内排尿;当液体摄入量足够时,通常间隔时间不应该超过4小时。特别是对于膀胱排空不全的妇女,规律的排尿可以降低泌尿系统感染的发生。

(2) 建议排便费力的妇女增加纤维的摄入:评价排便习惯,指导妇女排便时避免用力。为了达到目的,饮食和行为调整是必要的。鼓励摄入足够的水分和纤维。推荐每日纤维摄入的标准量是25~30g。

(3) 避免一过性或慢性的腹腔内压力增高(如排便时过分用力、慢性咳嗽或经常负重)。当负重时应该采取正确的身体机制(如捡重物时弯曲膝盖背部挺直)。通常建议那些有盆底功能障碍性疾病的妇女限制或避免负重及用力,特别是当她们接受治疗后。没有数据支持建议妇女限制负重或用力能预防盆底功能障碍性疾病的发生。但经验表明:降低腹部负重、改善体育活动中机体的功能、治疗慢性便秘和咳嗽可能会有所裨益。

（4）超重者减轻体重：身体超重，尤其是腹型肥胖是诱发盆底功能障碍性疾病的危险因素，并使已存在的盆底功能障碍性疾病的症状进一步恶化。尿道高活动性压力性尿失禁的症状可能随体重降低而改善或消失。

（5）临床上还应该确保处理好伴发疾病：如一些引起咳嗽的呼吸系统疾病，如为限制咳嗽应当很好地控制哮喘或支气管炎症。长期便秘的患者通过增加纤维素摄入、服用泻剂或促进肠动力药物等纠正。

2. 盆底肌锻炼（pelvic floor muscle exercise，PFME） 对于无症状性轻度POP（POP-Q Ⅰ～Ⅱ度）患者也可以辅助PFME非手术治疗。与压力性尿失禁盆底肌肉锻炼治疗原理相似，通过加强薄弱的盆底肌肉的力量，增强盆底支持力，预防并改善轻、中度脱垂及其相关症状的进一步发展。可参照以下方法实施：持续收缩盆底肌不少于3秒，松弛休息2～6秒，连续15～30分钟，每日3次；或每天做150～200次。持续8周以上或更长。

第二节　症状性脱垂

一、临床表现

1. 症状 盆腔器官脱垂的患者主要症状为有阴道口组织堵塞或有组织物脱出阴道，也会出现一些伴随症状（表13-1）。应该确定这些症状的存在与否及严重程度。

表13-1　脱垂相关的伴随症状

盆腔压迫感或坠胀感
性功能改变
尿路症状
压力性尿失禁（包括既往有压力性尿失禁史，而随着脱垂严重程度增加该症状消失的情况）
尿急和急迫性尿失禁
混合性尿失禁
尿频
排空困难，如排尿延迟或尿不尽
需要减轻脱垂以排空膀胱
排便异常症状
便秘
为排便需要辅助减轻脱垂程度或增加腹部、阴道或直肠压力

有关盆底症状与脱垂的程度、部位的关系的研究还很少。治疗选择通常取决于症状的严重程度和脱垂的程度，以及患者的全身健康状况和活动水平。如果体格检查发现为轻度脱垂，则任何与之相关的症状都需要仔细评估，特别是考虑手术的时候。一项针对330例的回顾性研究表明，重度脱垂患者很少有尿失禁症状，更倾向于用手回纳脱垂组织后再排尿。因此，仔细评估下尿道症状非常重要。

脱垂的妇女常伴有泌尿系统症状，而产生这些症状的机制可能是完全不同的。有些患者可能因尿道功能异常而出现压力性尿失禁。有一些妇女尿道功能异常但可以控尿，是因为脱垂导致尿道的扭结和梗阻的结果。这种症状称为隐匿性的尿失禁，只要脱垂没有治疗，尿失禁症状就不会出现。在一项研究中发现，Ⅲ度或Ⅳ度阴道前壁膨出的患者发生尿道梗阻的概率为58%，而Ⅰ度或Ⅱ度患者的概率为4%。仔细询问患者就会发现患者既往有压力性尿失禁史，其随脱垂严重程度增加，尿失禁症状反而缓解。尿道梗阻患者通常会合并膀胱排空困难，表现为排尿延迟、尿频或无法排空小便，有些患者可能需要通过上推脱垂组织来帮助膀胱的排空。

阴道顶端筋膜缺陷可以导致小肠膨出，因此与阴道穹窿脱垂经常合并存在的是小肠疝、高位膀胱膨出和高位直肠膨出。

直肠阴道筋膜与肛提肌和会阴体的连接断裂使得阴道的向后拉力消失，可能导致会阴体侧方移位或会阴体与肛门外括约肌分离，导致排便困难。应该常规问及脱垂患者有关排便的症状。后盆底组织膨出的患者大多数没有症状。随着脱垂程度加重，可能出现直肠、阴道及下尿路症状。阴道症状包括阴道管腔增大导致的不适、阴道脱垂黏膜暴露摩擦产生的阴道出血及性交困难。直肠症状包括排便困难甚至需要用手挤压协助排便、便秘、便急或便失禁。很多研究都显示排便功能障碍与脱垂严重程度没有必然联系。

此外，不论年龄大小还应询问脱垂可能导致的性功能方面的影响。因为性功能在大多数脱垂患者中都会受到不良的影响，所以它应作为一个基本评估标准，了解治疗后性功能的好转或恶化，在盆底重建的手术中尤为重要。对POP相关临床症状的研究方法目前主要采用术前、术后的问卷调查方式，如盆腔脏器脱垂/尿失禁性功能问卷（PISQ-12）、盆底障碍影响简易问卷7（PFIQ-7）及盆底功能障碍问卷(PFDI-20)等。

2. **体格检查**　包括全身检查、专科检查和神经肌肉检查。体格检查重点在盆腔检查。患者以膀胱截石位进行检查,首先应看外阴和阴道,特别是看脱垂阴道的暴露上皮有无溃疡或糜烂。如溃疡可疑癌变应行活检。

评价盆腔器官脱垂的患者时,特别有用的方法是将盆腔分为不同的区域,分别代表不同的缺陷。评估前盆腔和后盆腔时最好用单叶窥具检查。即当检查前盆腔时,把窥具放在阴道后壁向下牵拉,当检查后盆腔时,把窥具放在阴道前壁向上牵拉。在评价后盆腔缺陷时三合诊检查也很有用,用于区分阴道后壁缺损和肠疝或者两者同时存在。使用双叶窥具进行顶端支持的评估。有条件者进行阴道旁缺陷检查及模拟顶端支持复位后阴道前后壁检查,注意是否合并宫颈延长。

在评价不同区域缺陷时,应该鼓励患者做 Valsalva 动作获得最大限度地膨出。如果 Valsalva 动作时检查所见与患者描述的症状不相符,那么膀胱排空后站立位的向下用力检查可能会有满意的效果。

应仔细评估脱垂的程度,在 POP 的分度中将详细介绍。

神经系统检查包括会阴感觉及球海绵体反射和肛门反射。还应在盆腔检查的同时评价盆底肌肉功能。患者取膀胱截石位行双合诊检查后,检查者可以触摸耻骨-直肠肌,位于处女膜内沿骨盆侧壁大约 4 点和 8 点位的位置。检查者可以感知基础肌张力,收缩时是否张力增加,还可以感知收缩强度、持续时间和对称性。肌肉张力和强度可分级评分为 0~5 级,5 级为正常,0 级完全没有张力和收缩(表 13-2)。还应该进行直肠、阴道、腹部三合诊检查来评价肛门括约肌复合体的基础肌张力和收缩时的肌张力。

表 13-2　盆底肌改良牛津分级系统

分级	说　明
0 级	检测时手指未感觉到阴道肌肉收缩
Ⅰ级	感觉阴道肌肉颤动
Ⅱ级	有非震动样的弱压力
Ⅲ级	较 2 级压力增大,并有弱顶举感,无对抗
Ⅳ级	检查者手指被较牢固地抓住并吸进,有对抗
Ⅴ级	手指被牢牢地抓住并有明显的顶举感,有持续对抗

3. **辅助检查**

(1) 尿道活动性的测定:详见第六章第三节。

(2) 膀胱功能评估:盆底膨出的患者可以表现程度不一的下尿路症状。尽管一些患者可能没有明显症状,但是获得膀胱和尿道功能的客观信息仍然很重要。对于严重盆腔器官脱垂患者,脱垂产生的尿道扭曲效应可能掩盖潜在的漏尿问题,因此应该将脱垂复位行基础膀胱功能测定来模拟脱垂治疗后膀胱尿道功能状态。至少应该做以下检查:清洁尿或者插管所得的尿液标本行感染相关的检查、残余尿测定及作为门诊膀胱内压测定的一部分行膀胱感觉的评估。目前还没有对残余尿的异常数值达成共识,如果患者排出了 150ml 尿或者更多,残余尿小于或等于 100ml 是可以接受的。

(3) 尿流动力学检查:对于大多数脱垂患者,尤其是没有手术指征的患者,复杂的尿流动力学检查并不是必需的。但如果需要更多的有关逼尿肌功能的数据或更多的有关尿道功能的定量数据就需要进行尿流动力学检查。

(4) 影像学检查:对于盆腔器官脱垂的患者并不常规行诊断性影像学检查。但是如果有临床指征,那么可做的检查包括测定膀胱功能的荧光透视检查、怀疑肠套叠或者直肠黏膜脱垂的患者可以行排粪造影检查。磁共振成像对于脱垂患者还没有临床指征广泛应用,主要用于科研。

二、POP 的分度

鉴于盆底修复手术的复杂性、多样性,为了比较各种手术的长、短期效果,一方面,需要对 POP 进行量化,由此才可能客观评价各种手术之间的效果。另一方面,有关盆底功能障碍的研究逐渐受到重视,相关研究日益增多,为便于更好地进行学术交流,也迫切需要一个标准化的分期或分级系统。

对于 POP 的分度法,目前国际上有了较大的改变,值得我们关注。传统的,或我们长期于临床应用的是子宫脱垂的 3 度标准,是根据 1979 年衡阳会议及 1981 年青岛会议制订的,检查时以患者平卧用力向下屏气时子宫下降的程度,将子宫脱垂分为 3 度(图 13-1)。

目前国际上较为广泛接受和采用的评价 POP

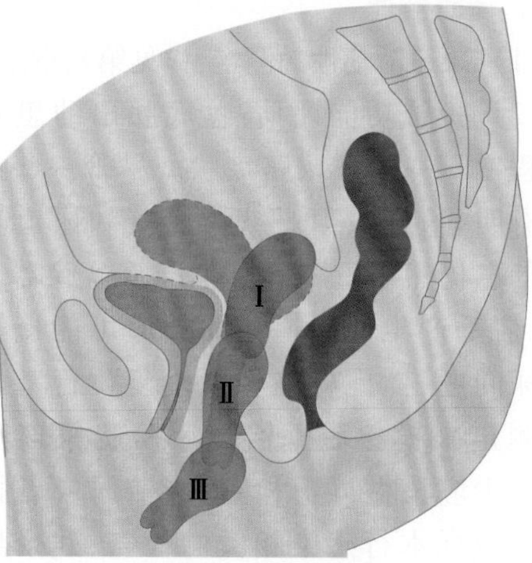

图 13-1　子宫脱垂分度

Ⅰ度

轻型：宫颈外口距处女膜缘<4cm，未达处女膜缘；

重型：宫颈已达处女膜缘，阴道口可见宫颈。

Ⅱ度

轻型：宫颈脱出阴道口，宫体仍在阴道内；

重型：部分宫体脱出阴道口。

Ⅲ度：宫颈与宫体全部脱出阴道口外。

阴道前壁、后壁膨出是以患者用力屏气时膨出的程度来分度。

Ⅰ度　阴道壁达处女膜缘，但未膨出于阴道外；

Ⅱ度　部分阴道壁已膨出于阴道外；

Ⅲ度　阴道壁已全部膨出于阴道外。

的定量系统有两种，1996 年 Bump 提出并得到国际尿控协会、美国妇科泌尿、妇外科协会研究、调查和认可的盆腔器官脱垂定量分期法（POP-Q）和 Baden-Walker 提出的阴道半程系统分级法（halfway system），前一种方法更加客观、准确，有更好的可信性和可重复性，并已在国际上 50%的文献中得到应用；后一种方法较为简便易行，临床应用较广，但缺乏客观的量化指标。

1. 盆腔器官脱垂定量分期法　目前国际上多采用盆腔器官脱垂定量分期法（POP-Q）。此分期系统是分别利用阴道前壁、阴道顶端、阴道后壁上的 2 个解剖指示点与处女膜的关系来界定盆腔器官的脱垂程度。与处女膜平行以 0 表示，位于处女膜以上用负数表示，处女膜以下则用正数表示。阴道前壁上的 2 个点分别为 Aa 和 Ba 点。阴道顶端的 2 个点分别为 C 和 D 点。阴道后壁的 Ap、Bp 两点与阴道前壁 Aa、Ba 点是对应的。另外包括阴裂长度（Gh），会阴体长度（Pb），以及阴道总长度（TVL）。测量值均为厘米表示（表 13-3，图 13-2）。对 POP 进行客观的、部位特异性的描述。

表 13-3　盆腔器官脱垂评估指示点（POP-Q）

指示点	内容描述	范围
Aa	阴道前壁中线距尿道外口 3cm 处，相当于尿道膀胱沟处	-3～3cm
Ba	阴道顶端或前穹窿到 Aa 点之间阴道前壁上段中的最远点	在无阴道脱垂时，此点位于-3cm，在子宫切除术后阴道完全外翻时，此点将为+TVL
C	宫颈或子宫切除后阴道顶端所处的最远端	-TVL 至+TVL
D	有宫颈时的后穹窿的位置，它提示了子宫骶骨韧带附着到近端宫颈后壁的水平	-TVL 至+TVL 或空缺（子宫切除后）
Ap	阴道后壁中线距处女膜 3cm 处，Ap 与 Aa 点相对应	-3～3cm
Bp	阴道顶端或后穹窿到 Ap 点之间阴道后壁上段中的最远点，Bp 与 Ap 点相对应	在无阴道脱垂时，此点位于-3cm，在子宫切除术后阴道完全外翻时，此点将为+TVL

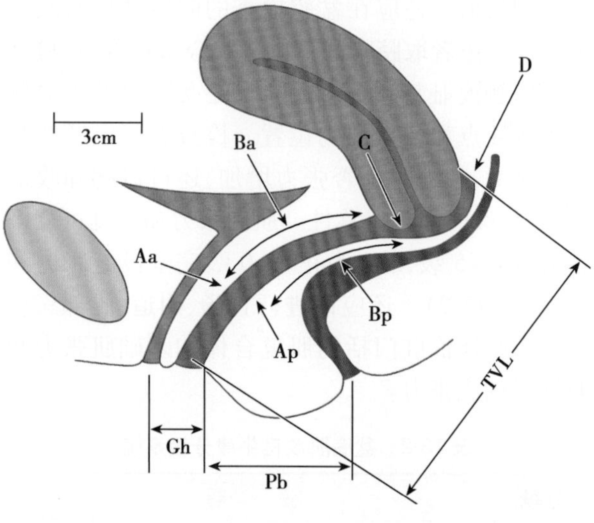

图 13-2　POP-Q 的 6 点解剖位置及阴裂、会阴体、阴道长度

注：阴裂长度（Gh）为尿道外口中线到处女膜后缘的中线距离

会阴体长度（Pb）为阴裂的后端边缘到肛门中点距离

阴道总长度（TVL）为总阴道长度

POP-Q 的 3×3 格表（表 13-4）可清楚客观地反映盆腔器官脱垂变化的各个部位的具体数值，并能根据各个数值画出脱垂的图形（图 13-3）。POP-Q 将盆腔器官脱垂按脱垂程度分为 5 期（表 13-5）。

表 13-4　记录 POP-Q 的 3×3 格表

阴道前壁（Aa）	阴道前壁（Ba）	宫颈或穹窿（C）
阴裂长度（Gh）	会阴体长度（Pb）	阴道总长度（TVL）
阴道后壁（Ap）	阴道后壁（Bp）	阴道后穹窿（D）

表 13-5　盆腔器官脱垂分度（POP-Q 分类法）

分度	内容
0	无脱垂 Aa、Ap、Ba、Bp 均在-3cm 处，C、D 两点在阴道总长度和阴道总长度至 2cm 之间，即 C 或 D 点量化值≤（TVL-2）cm
Ⅰ	脱垂最远端在处女膜平面上>1cm，即量化值<-1cm
Ⅱ	脱垂最远端在处女膜平面上<1cm，即量化值≥-1cm，但≤+1cm
Ⅲ	脱垂最远端超过处女膜平面>1cm，但<阴道总长度-2cm 即量化值>+1cm，但<（TVL-2）cm
Ⅳ	下生殖道呈全长外翻，脱垂最远端即宫颈或阴道残端脱垂超过阴道总长-2cm，即量化值≥（TVL-2）cm

应针对每个个体先用 3×3 格表量化描述，再进行分期。为了补偿阴道的伸展性及内在测量上的误差，在 0 期和Ⅳ期中的 TVL 值上允许有 2cm 的缓冲区。由此可见，POP-Q 系统可以客观、详细、量化地评价 POP，因而是目前国际上得到承认的、并推荐在学术交流中作为科学标准使用的分期系统。

由于 POP-Q 在临床应用中略显复杂，Swift S 等于 2006 年首次提出简化 POP-Q 分期（POP-Q，S-POP），是标准 POP-Q 评分的一种简化。该方法仅测量 4 点 Ba、Bp、C 及 D 点，而不是标准法的 9 点。研究显示 S-POP 与标准 POP-Q 在衡量前、中、后阴道壁膨出具有一致性。2011 年进行的多中心、前瞻性、随机对照、双盲的验证显示，S-POP 与各指示点、总体分期具有良好的一致性（评价者之间的一致性检验：前壁为 0.89，后壁为 0.81，宫颈/阴道穹窿为 0.84，阴道顶端/残端为 0.82）。

2. Baden-Walker 的 POP 阴道半程系统分级法　阴道半程分级法将处女膜到阴道前穹窿定位为全程，若阴道前壁、后壁或宫颈膨出达全程一半处为Ⅰ度脱垂，接近或达到处女膜缘为Ⅱ度脱垂，超出处女膜缘以外为Ⅲ度脱垂。具体分级评估如下。

（1）膀胱膨出：Ⅰ度，从尿道口到前穹窿的阴道前壁下降至距处女膜的半程处；Ⅱ度，阴道前壁及其下的膀胱脱垂到处女膜；Ⅲ度，阴道前壁及其下的尿道、膀胱脱垂至处女膜以外。

（2）子宫或阴道穹窿脱垂：Ⅰ度，宫颈或阴道顶端下降至距处女膜的半程处；Ⅱ度，宫颈或阴道顶端脱垂到或接近处女膜；Ⅲ度，宫颈和宫体脱垂到处女膜以外，或阴道顶端外翻并脱出到处女膜外。

（3）直肠膨出：Ⅰ度，阴道直肠后壁的突出部下降至距处女膜的半程处；Ⅱ度，阴道直肠后壁的突出部脱垂到处女膜；Ⅲ度，阴道直肠后壁的突出

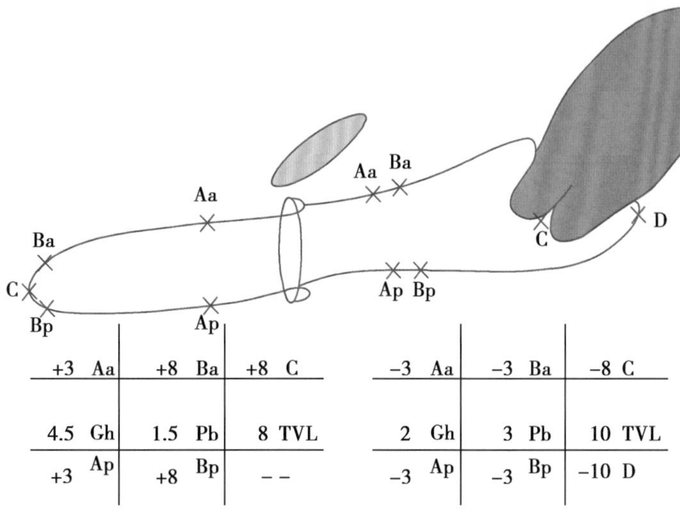

+3 Aa	+8 Ba	+8 C
4.5 Gh	1.5 Pb	8 TVL
+3 Ap	+8 Bp	--

A

-3 Aa	-3 Ba	-8 C
2 Gh	3 Pb	10 TVL
-3 Ap	-3 Bp	-10 D

B

图 13-3　3×3 格表在盆腔器官位于正常位置及完全脱垂时的各项数据值

部脱垂到处女膜以外。

此方法作为临床评估，虽应用起来方便易掌握，但不能定量评估脱垂或膨出的程度。

3. 改良的纽约POP分期系统 Scotti等提出的改良的纽约分期系统（Revised New York Classification System，rNYCs）是采用在一页纸上表格加图谱的形式，直观形象地描述阴道各部位脱垂的程度（图13-4）。修正的纽约分度系统与POP-Q分度的描述及记录方法完全不同。其分度的方法是，将阴道的前、后、左、右的4个壁，均又分为下段、中段和上段，下段为阴道的下1/3，约3cm，即处女膜至膀胱尿道连接处；中段为阴道的中1/3；上段为阴道的上1/3。再以轻度、中度、重度衡量每段阴道脱出的面积；轻度为用力后阴道脱出面积的最大直径<3cm；中度为用力后阴道脱出面积的最大直径为3～6cm；重度为用力后阴道脱出面积的最大直径>6cm。每段阴道下降的最低点，采用已下降的阴道与解剖部位（如坐骨棘、膀胱尿道连接处、处女膜）的关系表示，并采用解剖名称进行描述。阴道顶端的脱垂分别用前穹窿、后穹窿、宫颈加以描述。并测量尿道轴、会阴体长度、会阴由坐骨结节水平下降的距离、阴裂直径、处女膜至坐骨棘的距离、处女膜至骶骨岬的距离、阴道长度及宫颈长度。将以上测量数据分别记录于简单表格中。并可根据数据，画出阴道的轮廓图，从而便于进行分度。

与POP-Q分度法相比，修正的纽约分度系统有以下优点：①此分度以解剖名称命名各测量点，便于理解、记忆；②可同时对阴道侧壁的脱垂程度进行分级；③可测量宫颈长度、会阴体下降的程度；④可测量尿道活动性；⑤测量结果记录简单、方便，并可根据测量数据画出阴道的轮廓图；⑥此分度在患者仰卧位和站立位时均可应用；⑦与POP-Q分度有许多相同之处，两者可容易进行相互转化或综合。目前尚无文献对该系统进行系统评价。其准确性、可重复性有待进一步临床证实（图13-4）。

无论采用哪种分期或分级系统，均应在患者向下用力屏气做Valsava动作时，以脱垂完全呈现出来的最远端部位计算。检查体位的改变能够影响分期，国际妇科泌尿协会未推荐特殊的检查体位，但要求明确标注是采取的何种体位。立位较仰卧的膀胱截石位有更强的腹内压，更能显现出脱垂的最大程

□ 画出阴道壁膨出和缺陷
□ 以A标注阴道前壁下降的最低水平
□ 以P标注阴道后壁下降的最低水平
□ 以RL和/或LL标注右和/或左侧阴道壁下降的最低水平
□ 以C标注宫颈或阴道穹窿下降的最低水平(c=宫颈或穹窿)
□ 宫颈长度:______cm
□ 阴道总长度(TVL):______cm
□ 会阴体长度(Pb):______cm
□ 阴裂长度(Gh):______cm
□ 会阴体自坐骨粗隆下降:______cm
□ 根据最远部位进行脱垂分期(Ⅰ～Ⅳ)

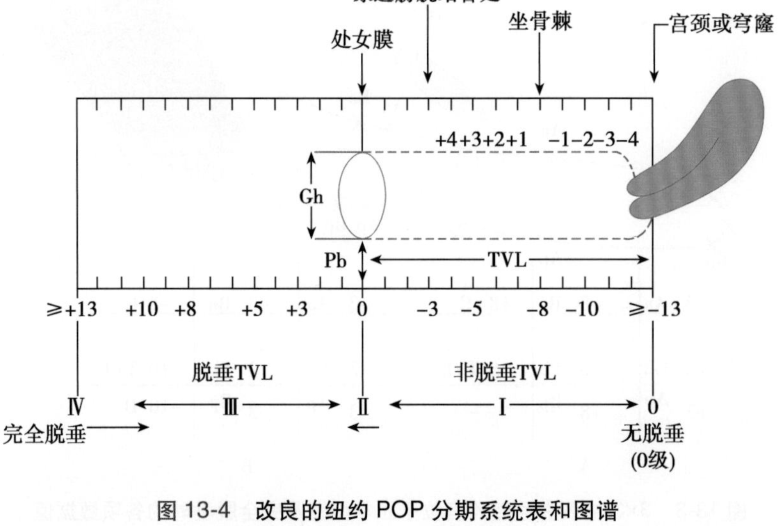

图13-4 改良的纽约POP分期系统表和图谱

度,但有测量时医生和患者均感不便的问题。有报道让患者坐在向下 45°的分娩椅上测量,此既可避免立位测量的不便又可得到较为准确的测量数据。

三、POP 的分类

现代解剖学对盆底结构描述日趋细致,腔室理论是代表,它的特点是:在垂直方向上将盆底分为前、中、后 3 个腔室,前腔室包括阴道前壁、膀胱、尿道;中腔室包括阴道顶部、子宫;后腔室包括阴道后壁、直肠;由此将脱垂量化到各个腔室。在水平方向上,DeLancey 于 1994 年提出了阴道支持结构的 3 个水平的理论。水平 1(level 1)为上层支持结构(主韧带-宫骶韧带复合体);水平 2(level 2)为旁侧支持结构(肛提肌群及膀胱、直肠阴道筋膜);水平 3(level 3)为远端支持结构(会阴体及括约肌)。不同腔室、不同阴道支持轴水平共同构成一个解剖和功能的整体,不同腔室和水平的脱垂之间相对独立,又相互影响。例如阴道支持轴的第一水平缺陷可导致子宫脱垂和阴道顶部脱垂,而第二、三水平缺陷常导致阴道前壁和后壁膨出。最常见的盆底支持结构异常包括直肠膨出、肠膨出、膀胱膨出和子宫脱垂,分别反映了直肠、小肠、膀胱和子宫的移位,是盆内结缔组织、肛提肌或者两者共同的损伤所致。

1. 前盆腔组织缺陷　前盆腔组织缺陷(anterior compartment defect)主要是指阴道前壁的膨出,同时合并或不合并尿道及膀胱膨出。阴道前壁松弛可发生在阴道下段,即膀胱输尿管间嵴的远端,称为前膀胱膨出,也可发生在阴道上段,即输尿管间嵴的近端,又称后膀胱膨出。临床上两种类型的膨出常同时存在。前膀胱膨出与压力性尿失禁密切相关,后膀胱膨出为真性膀胱膨出,与压力性尿失禁无关。重度膀胱膨出可出现排尿困难,有时需将膨出的膀胱复位来促进膀胱排空。重度膀胱膨出患者可以掩盖压力性尿失禁的症状,需膨出组织复位后明确诊断。选择手术时一定要明确解剖缺陷的具体部位。

2. 中盆腔组织缺陷　中盆腔组织缺陷(middle compartment defect)以子宫或阴道穹窿脱垂及肠膨出、道格拉斯窝疝形成为特征。

3. 后盆腔组织缺陷　后盆腔组织缺陷(posterior compartment defect)主要是指直肠膨出和会阴体组织的缺陷。

直肠膨出是指由于保持直肠后位的直肠壁肌肉和阴道旁肌肉结缔组织的薄弱,使得直肠突向阴道。

肠膨出是指腹膜和小肠疝,是盆底支持结构障碍中唯一真正的疝。大多数肠疝向下突入宫骶韧带和直肠阴道间隙之间,也可能发生在阴道顶端,特别是以往子宫切除手术后。

近年较以往更关注对后盆腔解剖结构缺陷的手术恢复方法,并认识到了会阴体或直肠阴道隔缺陷可导致整个盆腔连接组织系统的退化。有学者提出因盆腔其他部位病变需行手术时,不论合并何种程度的会阴体松弛,最好能同时予以修补,这样有利于盆底的支持及恢复阴道的正常轴向。

四、治疗

盆腔脱垂的治疗尚无统一标准规范,美国的 POP 的处理流程见图 13-5。脱垂的治疗主要基于它所产生的影响生活质量的症状,而不只是基于脱垂的临床所见。对于没有症状的患者,更合理的处理方案是选择定期随诊而不是手术治疗。

1. 非手术治疗　是首先推荐给所有 POP 患者的一线治疗方法,包括生活方式干预、盆底肌肉锻炼和放置子宫托。保守性治疗方法的目标:预防脱垂加重;减轻症状的严重程度;增加盆底肌肉的强度、耐力和支持力,避免或者延缓手术干预。

(1) 生活方式干预:对于所有诊断为 POP 的患者都应该积极改善其生活方式。避免便秘、咳嗽、负重等腹腔压力一过性或持续性增高(详见无症状脱垂的生活方式干预)。

(2) 盆底肌锻炼(pelvic floor muscle exercise, PFME):两项规模较大、高质量、长期随诊的多中心随机对照研究,均证实相较于仅仅给予生活方式建议而无治疗的对照组,PFME 可以有效地缓解脱垂患者的症状(详见无症状脱垂的盆底肌锻炼)。但是当脱垂超出处女膜水平以外,PFME 有效率降低。

值得注意的是,PFME 必须采用正确的方法锻炼正确的肌肉、规律训练并维持一定时间,使盆底肌达到相当的训练量才可能获得疗效。因此,PFME 最好是在专业人员指导下进行,对于训练效果不满意者还可辅以生物反馈治疗或电刺激等方法来增强锻炼效果。生物反馈可以增强对正确的 PFMS 收缩的意识和动力,加强 PFME 的效果。对于与直肠膨出相关的排便障碍的患者可能也是有效的初始治疗方法。

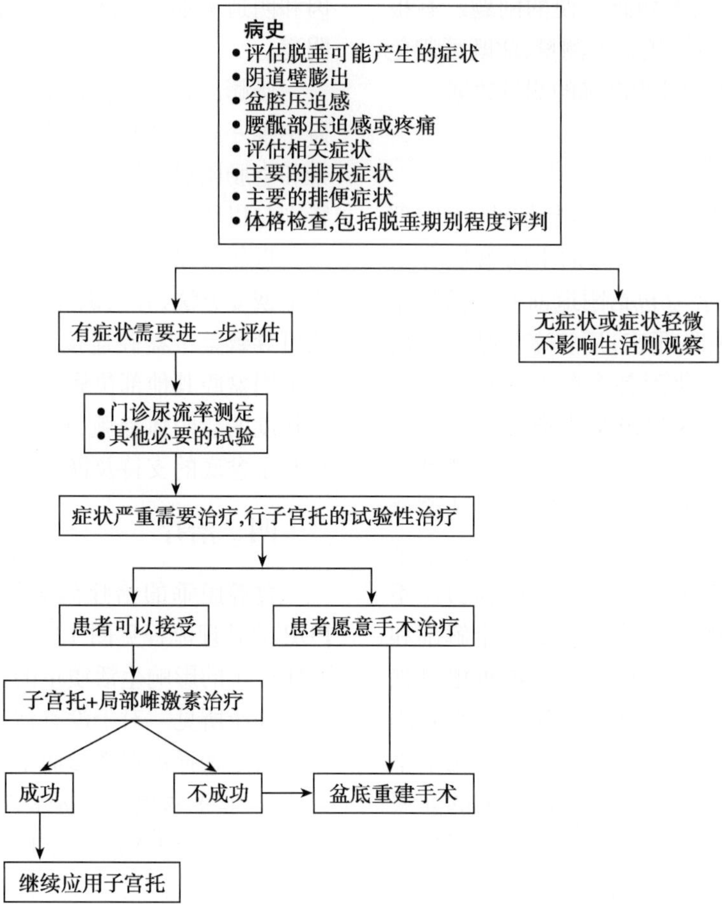
病史
•评估脱垂可能产生的症状
•阴道壁膨出
•盆腔压迫感
•腰骶部压迫感或疼痛
•评估相关症状
•主要的排尿症状
•主要的排便症状
•体格检查,包括脱垂期别程度评判
有症状需要进一步评估
无症状或症状轻微
不影响生活则观察
•门诊尿流率测定
•其他必要的试验
症状严重需要治疗,行子宫托的试验性治疗
患者可以接受
患者愿意手术治疗
子宫托+局部雌激素治疗
成功
不成功
盆底重建手术
继续应用子宫托

图 13-5　POP 处理流程

（3）子宫托放置：子宫托应用于 POP 治疗已经有几个世纪的历史。早在公元前 400 年，古希腊先贤希波克拉底就将浸过酒的半个石榴放置于患者阴道内，用于缓解脱垂，这是最早的子宫托雏形。时至今日，子宫托仍然是 POP 非常有效的非手术治疗。美国泌尿外科学会进行的一项调查报告显示，近 2/3 的医生选择子宫托作为治疗盆腔脏器脱垂的一线疗法。ACOG 指南指出子宫托治疗 POP 应该像手术一样成为一种可供选择的保守治疗方式（B 级证据），对于症状性脱垂、将来有生育要求的患者，可以考虑子宫托（C 级证据）。子宫托的适应证很广，基本上所有的 POP 女性都可以选择尝试子宫托。不仅可以作为不愿意手术治疗或者全身状况不能耐受手术治疗，比如老年患者的姑息治疗方式，也适用于术后复发或者症状缓解不满意、孕期或将来还有生育需求的症状性 POP 患者，用于缓解患者的临床症状；还可作为术前试验性治疗。子宫托的禁忌证非常少，包括：①急性盆腔炎症性疾病、阴道炎；②严重的阴道溃疡和阴道异物；③对子宫托材料过敏；④不能确保随访的患者。

子宫托能在阴道穹窿部对盆腔器官提供支持作用。对于脱垂患者有两种类型的子宫托：支撑型和填充型。临床最常见的支撑型和填充型子宫托分别为环形支撑子宫托和牛角形子宫托（图 13-6）。

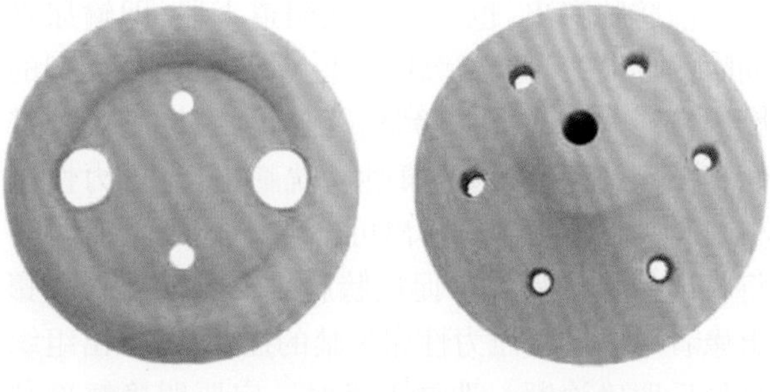

图 13-6　环形支撑子宫托和牛角形子宫托

国内外许多研究已证实，子宫托适用于各种程度的脱垂患者，高达 92% 的患者可以通过佩戴子宫托缓解相关的脱垂、排尿、排便症状，显著提高生活质量。北京协和医院的研究证明，无论环形还是牛角形子宫托，在短期和长期使用后均可获得较高的有效性。在短期使用子宫托（3 个月内）后，脱垂症状（肿物脱出及下坠感）显著改善，且 50% 的排尿症状得到改善。进一步的研究显示，长期佩戴环形和牛角形子宫托超过 1 年患者的治疗效果，其中患者脱垂相关的肿物膨出、下坠感、排尿困难、手辅助排尿症状改善率分别为 100%和 96%、94%和 89%、95%和 83%、94%和 96%；其他泌尿系症状，如压力性尿失禁、急迫性尿失禁改善率分别为 46% 和 34. 8%、66%和 50%。文献表明，子宫托治疗对于症状及生活质量的改善效果是肯定的，其对症状和生活质量改善的远期疗效甚至可能与手术治疗相似。

子宫托应用最常出现的并发症是阴道分泌物增多和异味。由于子宫托可能会引起阴道壁局部血供障碍，而出现阴道溃疡、出血，还可能出现疼痛、排便困难及子宫托脱落的现象。56%佩戴子宫托的女性至少曾出现一种并发症，23%的妇女有一种以上的并发症，大多数有一次以上的发作。通常这些并发症症状较轻微，阴道局部使用雌激素后便可治愈炎症及溃疡。经常取戴宫托能减少阴道壁溃疡出现的概率，故若患者愿意并且有能力取出、清洗并重新放置子宫托，对于降低并发症的发生率是非常有帮助的。当膀胱膨出严重时，因尿道折叠或尿道外压升高而掩盖了压力性尿失禁的症状，而当脱垂缓解后，表现为新发尿失禁或原有症状加重。新发尿失禁发病率达 11. 8%~21%，但程度并不严重，不足以使患者停止带托。其他严重的罕见并发症包括膀胱阴道瘘、直肠阴道瘘、小肠嵌压、肾积水和脓尿等也有报道，多由于长时间疏于护理导致，因此一定要规范随访。

北京协和医院随诊长期使用(超过 12 个月)子宫托的 POP 患者，发现佩戴环形子宫托的患者中 40. 8%主诉阴道分泌物增多，23. 5%的患者佩戴子宫托治疗期间至少发生过一次阴道溃疡，新发尿失禁发生率为 27. 1%，2. 6%的患者新发排尿困难。佩戴牛角形子宫托患者随诊结果类似，阴道分泌物增多最常见(39%)，阴道溃疡发生率比环形子宫托有所增加，为 41. 3%，新发尿失禁、新发排尿困难的发生率分别为 23. 1%和 7. 1%。无论使用何种子宫托，各种并发症症状均轻微，均没有发现严重的并发症。

有关子宫托的选择和使用管理等方面少有共识，大多数信息来源于描述性或回顾性的研究，少数来源于前瞻性的研究及临床经验。放置子宫托需要考虑一系列问题，首先是患者的意愿和应用动机。一般来说，如果患者有手术史或强烈地不想手术的愿望，其可能会对尝试子宫托的治疗很配合。其他问题包括目前的性功能状态、体力活动的类型和持续时间、阴道壁和宫颈的状态等。

子宫托试戴方法：患者排空膀胱后取膀胱截石位。医生戴干手套以便能更好地握住子宫托，必要时还需使用水溶性的润滑剂。阴道指诊后用环形钳回纳脱垂组织或者膀胱颈后估计子宫托的大小。确定大小以后，再根据患者的需要及活动水平来选择合适的类型。放置后要患者站立、行走、做 Valsalva 动作、咳嗽来确保子宫托不脱落。应该确保子宫托能够提供患者所需要的支持并能控制漏尿。离开诊室前应保证患者带托时能排尿。合适的子宫托大小还体现在示指能插入子宫托和阴道壁之间。患者佩戴子宫托的时候应该感觉舒适。最终选择能缓解脱垂症状、活动过程中保持不脱落、患者佩戴舒适的最大型号的子宫托(图 13-7)。

1) 选择何种类型的子宫托：既往一般认为环形和其他支撑型子宫托用于Ⅰ度和Ⅱ度有症状的脱垂患者。而牛角形等填充型子宫托适用于Ⅲ度和Ⅳ度脱垂的患者。然而，北京协和医院对 151 名Ⅲ度和Ⅳ度脱垂的患者首先试戴环形子宫托，97 名试戴成功(64. 2%)，82 名(84. 5%)持续佩戴超过 3 个月，绝大多数患者(97. 6%)对治疗效果满意。因此，环形子宫托不仅仅适用于轻度的脱垂患者，而可以用于各种程度脱垂的患者，均可以获得较高的治疗成功率和患者满意度，同时它容易取戴，使用方便，患者更易接受和自我管理。因此，环形子宫托成为治疗首选。牛角形子宫托可以作为环形子宫托失败后的选择。北京协和医院的研究数据表明，既往有子宫切除术史、阴道较宽的脱垂患者易出现环形子宫托失败，更适合用牛角形子宫托。

2) 如何选择子宫托的大小：合适大小的子宫托和阴道壁之间存在一示指的距离。北京协和医院比较了成功试戴不同型号子宫托脱垂患者的临床资料，发现对于两种类型子宫托而言，生殖孔宽度、阴道宽度影响子宫托大小的选择，而阴道长度仅影响环形子宫托大小的选择。POP 的程度影响牛角形子宫托大小的选择。

3) 影响试戴成功的因素：子宫托具有较高的试戴的成功率，国内外报道在 58%~96%，大部分在 85%以上。北京协和医院较大宗的临床研究发现，试戴成功率为 88%，BMI 高、阴道长度短是试戴失败的独立危险因素，特别是阴道长度<7. 3cm 的患者具有较高的试戴失败率。阴道长度短，BMI 较高增加了盆腔内压力，特别是当进行 Valsalva、排尿

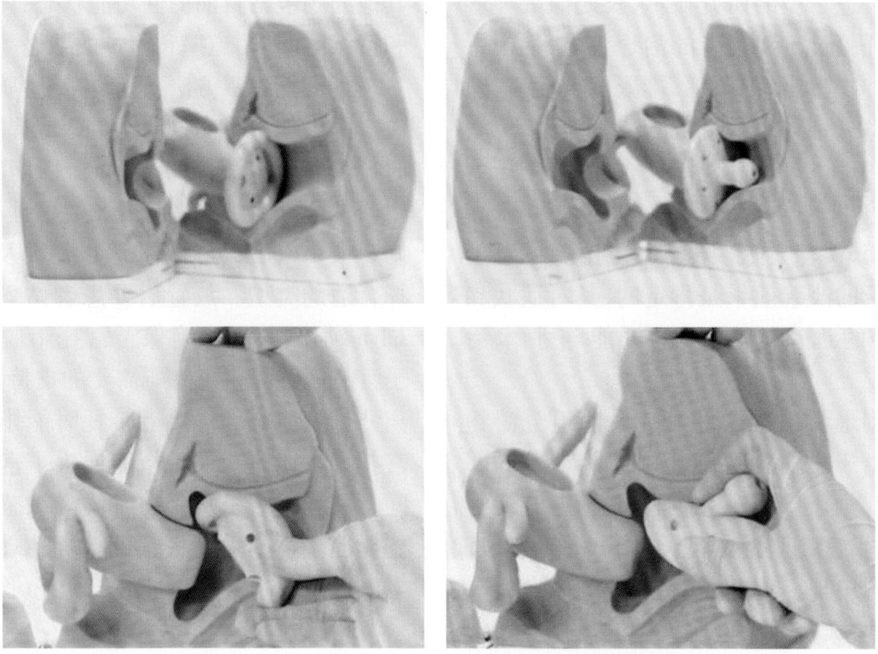

图 13-7　环形和牛角形子宫托阴道放置位置

等动作时，子宫托很难在阴道内保持，导致试戴失败。国外的研究还发现，阴裂宽、既往有子宫切除或 POP 重建手术史及合并压力性尿失禁患者均为试托失败的危险因素，而脱垂的部位及严重程度并不影响子宫托的成功放置。

选择合适型号的子宫托后，应教会患者和/或家属怎样放置和取出子宫托，以及子宫托护理要点。患者根据自己的情况可以在站立位也可以在平卧位取放子宫托。插入子宫托时可以用水溶性的润滑剂，折叠或挤压子宫托缩小体积，进入阴道将之上推至耻骨联合之后，并尽量向后避开尿道。相较于环形子宫托，牛角形和立方形子宫托对患者来说最难放入和取出。它们通过占据空间和对周围组织的吸力来提供强有力的支撑。需要取出时，要首先释放其吸力。

目前没有对子宫托应用的注意事项（如取放的间隔、局部雌激素作用等问题）达成共识指南。对于可以自行取放子宫托的患者，笔者建议 1～2 周取出 1 次并清洁器具。对于低雌激素水平的妇女，建议长期维持阴道内局部雌激素治疗。开始放置子宫托后，建议定期随诊，每次随诊应检查子宫托是否完整，周围组织是否有压痛、溃疡等表现，及时发现并处理并发症，给予患者和家属指导建议。如果发现有阴道壁溃疡，应不佩戴子宫托，并可以局部使用雌激素。待确认溃疡完全愈合后，重新佩戴子宫托。

第一次随诊应该安排在子宫托放置 2 周左右，了解患者是否决定继续使用及患者放置和取出的熟练程度。如患者决定继续使用子宫托，建议规律随访，随诊间隔时间为每 3～12 个月，取决于医师的要求和患者是否能有效地放置和取出子宫托。如果患者不能自行更换和取出子宫托，需要向医生寻求帮助，那么 4～12 周的间隔时间可能更合适，对于能够自己管理子宫托的患者可以每年随访 1 次。

尽管子宫托具有较高的成功试戴率，并且治疗效果满意，但是持续使用率随着治疗时间延长而降低。据统计，在试戴成功后 3～4 个月，短期持续戴托率为 50%～80%。而在 1～2 年间，持续戴托率依然维持 62%（53%～83%），超过 5 年的持续使用率为 14%～48%。北京协和医院对成功试戴环形子宫托的患者平均随诊 17（13～24）个月，74.8%的患者长期使用子宫托。而对成功试戴牛角形子宫托的患者，平均随诊 23.5（13～32）个月，长期戴托成功率较环形子宫托降低，仅为 58.3%。停止戴托的主要原因包括取戴麻烦、效果不满意、更愿意手术、不舒服、脱落等。

国外研究发现，年龄超过 65 岁被认为是持续戴托的独立影响因素，年轻患者更愿意接受手术治疗。合并压力性尿失禁及有 POP 重建手术史、子宫托的类型（图 13-8）亦可影响患者的长期使用率。

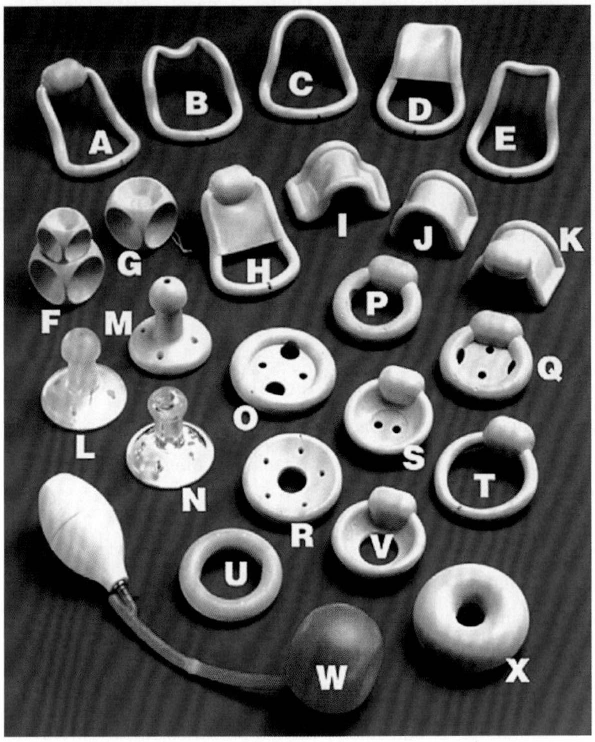

图 13-8　用于治疗各种程度脱垂的子宫托

(引自:JONATHAN S. Berek, Berek & Novak's Gynecology. Fifteenth edition:921)

Ⅰ.1 度和 2 度
  O　有支撑的环形托
  U　没有支撑的环形托
  R　Shaatz 子宫托
  I　Regula 子宫托
Ⅱ.3 度
  X　面包圈形(Donut)子宫托
  L,M,N　牛角形(Gellhorns)子宫托
  W　inflatoball 子宫托
  G　立方形(Gube)子宫托
  F　Tandem-Cube 子宫托
膀胱膨出和/或直肠膨出
  J　Gehrung 子宫托
  I　Regula 子宫托
膀胱膨出+SUI
  K　带结的 Gehrung 子宫托
SUI
Ⅰ. 单纯 SUI
  T　尿失禁环形托
  A,D,E,H　Hodge 子宫托
Ⅱ. 伴有轻度的脱垂
  P,Q　环形托有或没有支撑物+结
  V　尿失禁盘
Ⅲ. 合并脱垂和膀胱膨出
  S　有支撑物的盘
  Q　有支撑物和结的环形托
宫颈功能不全
  E　Hodge 子宫托
  C　Smith 子宫托

A:有结的 Hodge(硅胶);B:Risser(硅胶);C:Smith(硅胶);D:有支撑的 Hodge(硅胶);E:Hodge(硅胶);F:Tandem-Cube(硅胶);G:Cube(硅胶);H:有支撑和结的 Hodge(硅胶);I:Regula(硅胶);J:Gehrung(硅胶);K:有结的 Gehrung(硅胶);L:95%硬度的 Gellhorns(硅胶);M:可弯曲的 Gellhorns(硅胶);N:硬的 Gellhorns(聚丙烯);O:有支撑物的环形托(硅胶);P:有结的环形托(硅胶);Q:有支撑和结的环形托(硅胶);R:Shaatz(硅胶);S:有支撑的尿失禁盘(硅胶);T:尿失禁环形托(硅胶);U:环形托(硅胶);V:尿失禁盘(硅胶);W:inflatoball(乳胶);X:Donut(硅胶)

2. 手术治疗　盆腔器官脱垂尚无统一的规范手术选择。手术治疗的最初目的是为了缓解症状，并无证据证明手术能给无症状的 POP 患者带来获益，反而增加手术相关的风险。手术希望通过修补缺陷组织，重建阴道的解剖达到治愈的目的，并维持或改善性功能，而没有严重的不良反应和并发症。有时当不需要保留性功能时，可采用闭合性手术也可以缓解症状。没有一成不变的规则决定什么时候才有手术指征。许多脱垂严重的患者没有或很少有症状，而一些程度较轻的患者自觉症状非常严重。一般情况下，手术主要适用于非手术治疗失败或者不愿意非手术治疗的有症状的患者，最好为完成生育且无再生育愿望的患者。所有患者都应该给予选择尝试非手术治疗的机会。

手术路径包括经阴道、经腹和腹腔镜 3 种，必要时联合路径。脱垂部位的严重程度，功能状态(排尿、排便、性功能等功能障碍)，患者自身的身体状况、患者意愿和经济状态及术者的经验、技术都是选择手术方式时需要认真考量的因素。术前应充分与患者沟通，了解患者的治疗意愿和期望，希望解决的问题是脱垂症状、泌尿系症状或者肠道症状，甚至是性功能的改善，同时应该告知患者即便手术能够理想地恢复解剖结构，仍不能确保症状改善和功能的恢复，同时可能出现尿失禁等新发症状。

脱垂的手术治疗分为重建性手术和封闭性手术。重建性手术的目的是恢复阴道的解剖结构；而阴道封闭性手术则是将阴道管腔部分或全部关闭从而使脱垂的器官回放至阴道内，属于非生理性恢复。

重建性手术根据 Delancey 阴道 3 个水平支持理论和腔室理论，POP 分为前盆腔缺陷、顶端缺陷和后盆腔缺陷。全面正确的诊断的基础上选择合理的手术方式。大体可分为以下 3 类。

(1) 中盆腔缺陷的重建手术：阴道顶端缺陷常合并阴道前后壁膨出，阴道顶端支持有助于阴道前后壁膨出的改善。术式主要有 3 种，即阴道/子宫/宫颈骶骨固定术、骶棘韧带固定术(sacrospinous ligament fixation，SSLF)和宫骶韧带悬吊术(uterosacral ligament suspension，ULS)。

(2) 前盆腔缺陷的重建手术：前盆腔缺陷可以分为中央型缺陷和侧方缺陷，中央型缺陷手术包括传统的阴道前壁修补术和特异部位的修补术，由于应用自体组织进行的阴道前壁修补术对于前壁缺损严重或复发患者无法提供长期的足够支持，这种情况下可酌情加用植入合成网片。对于侧方缺陷，可行阴道旁修补术，但临床意义有待验证。

（3）后盆腔缺陷的重建手术：后盆腔缺陷表现为直肠、乙状结肠、小肠膨出。手术方法分为传统的阴道后壁修补术和特异部位的修补术，以及会阴体修补术。阴道后壁修补时是否加用植入网片提高治愈率尚无定论，因此并不常规使用。大便失禁或肛门括约肌严重缺陷可行肛门括约肌成形术。

封闭性手术可以封闭或部分封闭阴道。这类手术仅适用于那些确定今后不在阴道内性生活的患者，手术将使阴道不可逆的缩短和狭窄。这类手术具有主观和客观的治愈率高、临床复发率低、相关并发症少、术中出血少、术后重症抢救和死亡率低等优势。特别是对于合并严重并发症的脱垂患者来说，应该是首先被考虑的一线手术方式，包括 Lefort 部分阴道缝合术和全阴道封闭术。

手术中子宫是否保留、采用自体组织修复还是采用植入合成网片或生物补片、手术路径等问题，需要与患者充分沟通及讨论后决定。选择一种适宜的手术除了要缓解与脱垂相关的症状外，也必须考虑到排尿、排便及性功能状态。

（周莹　孙智晶　朱兰）

参考文献

1. HAGEN S, GLAZENER, CATHRYN, et al. Pelvic floor muscle training for secondary prevention of pelvic organ prolapse (PREVPROL): a multicentre randomised controlled trial. Lancet, 2017, 389(10067): 393-402.
2. HAGEN S, STARK D, GLAZENER C, et al. Individualised pelvic floor muscle training in women with pelvic organ prolapse(POPPY): a multicentre randomised controlled trial. The Lancet, 2014, 383(9919): 796-806.
3. JELOVSEK JE, MAHER C, BARBER MD. Pelvic organ prolapse. Lancet, 2007, 369(9566): 1027-1038.
4. CUNDIFF GW, WEIDNER AC, VISCO AG, et al. A Survey of Pessary Use by Members of the American Urogynecologic Society. Obstetrics & Gynecology, 2000, 95(6 Part 1): 931-935.
5. PATEL M, MELLEN C, O'SULLIVAN DM, et al. Impact of pessary use on prolapse symptoms, quality of life, and body image. Am J Obstet Gynecol, 2010, 202(5): 499. e1-4.
6. CHEUNG RY, LEE JH, LEE LL, et al. Vaginal Pessary in Women With Symptomatic Pelvic Organ Prolapse: A Randomized Controlled Trial. Obstet Gynecol, 2016, 128(1): 73-80.
7. DING J, CHEN C, SONG XC, et al. Changes in Prolapse and Urinary Symptoms After Successful Fitting of a Ring Pessary With Support in Women With Advanced Pelvic Organ Prolapse: A Prospective Study. Urology, 2016, 87: 70-75.
8. MAO M, AI F, ZHANG Y, et al. Changes in the symptoms and quality of life of women with symptomatic pelvic organ prolapse fitted with a ring with support pessary. Maturitas, 2018, 117: 51-56.
9. DENG M, DING JING, AI FANGFANG, et al. Successful use of the Gellhorn pessary as a second-line pessary in women with advanced pelvic organ prolapse. Menopause, 2017, 24(11): 1.
10. MAMIK MM, ROGERS RG, QUALLS CR, et al. Goal attainment after treatment in patients with symptomatic pelvic organ prolapse. Am J Obstet Gynecol, 2013, 209(5): 488e1-e5.
11. ABDOOL Z, THAKAR R, SULTAN AH, et al. Prospective evaluation of outcome of vaginal pessaries versus surgery in women with symptomatic pelvic organ prolapse. Int Urogynecol J, 2011, 22(3): 273-278.
12. FRIEDMAN S, SANDHU KS, WANG C, et al. Factors influencing long-term pessary use. Int Urogynecol J Pelvic Floor Dysfunct, 2010, 21(6): 673-678.
13. SARMA S, YING T, MOORE K. Long-term vaginal ring pessary use: discontinuation rates and adverse events. HBJOG, 2009, 116(13): 1715-1721.
14. ROMANZI LJ, CHAIKIN DC, BLAIVAS JG. The effect of genital prolapse on voiding. J Urol, 1999, 161: 581-586.
15. CLEMONS JL, AGUILAR VC, TILLINGHAST TA, et al. Patient satisfaction and changes in prolapse and urinary symptoms in women who were fitted successfully with a pessary for pelvic organ prolapse. Am J Obstet Gynecol, 2004, 190(4): 1025-1029.
16. ROBERT M. Technical update on pessary use. Obstet Gynaecol Can, 2013, 35: 664-674.
17. DENG M, DING J, AI F, et al. Clinical use of ring with support pessary for advanced pelvic organ prolapse and predictors of its short-term successful use. Menopause, 2017: 1.
18. DING J, SONG XC, DENG M, et al. Which factors should be considered in choosing pessary type and size for pelvic organ prolapse patients in a fitting trial?. International Urogynecology Journal, 2016, 27(12): 1867-1871.
19. CLEMONS JL, AGUILAR VC, TILLINGHAST TA, et al. Risk factors associated with an unsuccessful pessary fitting trial in women with pelvic organ prolapse. Am J Obstet Gy-

necol,2004,190:345-350.
20. MUTONE MF,TERRY C,HALE DS,et al. Factors which influence the short-term success of pessary management of pelvic organ prolapse. Am J Obstet Gynecol, 2005, 193(1):89-94.
21. FERNANDO RJ,THAKAR R,SULTAN AH,et al. Effect of vaginal pessaries on symptoms associated with pelvic organ prolapse. Obstet Gynecol,2006,108(1):93-99.
22. LAMERS BH, BROEKMAN BM, MILANI AL. Pessary treatment for pelvic organ prolapse and health-related quality of life:a review. Int Urogynecol J,2011,22(6):637-644.
23. FRIEDMAN S,SANDHU KS,WANG C,et al. Factors influencing long-term pessary use. Int Urogynecol J Pelvic Floor Dysfunct,2001,21(6):673-678.
24. WAINTRAUB D,FELIG DM. An unusual cause of a rectal mass:a malpositioned pessary. Am J Gastroenterol,2015,110:1140.
25. KUHN A,BAPST D,STADLMAYR W,et al. Sexual and organ function in patients with symptomatic prolapse:are pessaries helpful? Fertil Steril,2009,91(5):1914-1918.
26. KARP DR,JEAN-MICHEL M,JOHNSTON Y,et al. A Randomized Clinical Trial of the Impact of Local Estrogen on Postoperative Tissue Quality After Vaginal Reconstructive Surgery. Female Pelvic Medicine & Reconstructive Surgery,2012,18(4):211-215.
27. ZULLO MA,PLOTTI F,CALCAGNO M,et al. Vaginal estrogen therapy and overactive bladder symptoms in postmenopausal patients after a tension-free vaginal tape procedure:a randomized clinical trial. Menopause,2005,12(4):421-427.
28. RAHN DD,WARD,RENÉE M,et al. Vaginal estrogen use in postmenopausal women with pelvic floor disorders:systematic review and practice guidelines. International Urogynecology Journal,2015,26(1):3-13.

第十四章

前盆腔缺陷外科手术治疗

第一节　阴道前壁膨出不伴压力性尿失禁的处理原则

阴道前壁膨出是指阴道前壁支持结构异常，通常合并其他解剖位置缺陷（阴道顶端、阴道后壁）。本章主要描述前盆腔缺陷（阴道前壁膨出）的手术治疗，中盆腔及后盆腔缺陷的手术治疗详见其他章节。

总体来看，阴道前壁膨出不伴压力性尿失禁可采用的手术方式如下。

1. 阴道前壁修补术。
2. 阴道旁侧修补术。
3. 阴道前壁修补术加植入合成网片修补术。

第二节　阴道前壁修补术

阴道前壁修补术（anterior colporrhaphy）是一种纠正阴道前壁膨出的手术，由 Kelly 于 1913 年提出。传统的观点认为，阴道前壁膨出是因为阴道前壁支持结构（下层肛提肌、骨盆内筋膜）拉伸或变薄，导致膀胱和（或）尿道膨出至阴道内；阴道前壁修补术即是基于该假说的治疗方法。该术式简单易行，但单纯阴道前壁修补术后脱垂复发率高，对于合并压力性尿失禁患者，会在阴道前壁修补术时同时行膀胱颈折叠缝合术（Kelly 折叠术）。研究显示，无论单行阴道前壁修补，还是该手术联合 Kelly 折叠术，均不能有效及持久地解决尿失禁症状。

一、适应证与禁忌证

1. 适应证　非手术治疗失败或拒绝接受非手术治疗的症状性 POP-Q Ⅱ度以上阴道前壁膨出。

2. 禁忌证

（1）外阴、阴道炎症，应在炎症控制后手术。

（2）经期、妊娠期、哺乳期妇女。

（3）严重内科并发症不适宜手术者。

二、手术步骤

1. 切口选择　患者取膀胱截石位、消毒后导尿或留置尿管；阴道前壁黏膜下注入稀释盐酸肾上腺素生理盐水［配制浓度 1∶（20 万～50 万 U）］形成水垫。于膀胱宫颈附着处下方行横弧形切口，两侧达穹窿部。再于切口中点，向上纵行切开，达尿道外口下 3～4cm，形成“⊥”形切口（图 14-1）。

2. 分离阴道前壁　沿“⊥”形切口充分游离阴道黏膜，深达膀胱筋膜。自宫颈向上和自中间向两侧将阴道前壁从膀胱筋膜分离下来，尽可能保留筋膜（图 14-2）。

3. 充分暴露膀胱　在阴道膀胱间隙间进行分离，直至膀胱侧面充分暴露（图 14-3A）。分离膀胱宫颈结缔组织。于膀胱附着于宫颈的最低处，剪断该处结缔组织，将膀胱向上推开（图 14-3B）。

4. 膀胱筋膜折叠缝合　依膨出程度不同，在膀胱膨出部行膀胱表层筋膜的间断褥式缝合，或多个荷包缝合（图 14-4）。

5. 缝合阴道黏膜　对称剪去切口两侧多余的阴道黏膜，间断或连续锁边缝合阴道前壁（图 14-5）。需注意避免修剪过多阴道黏膜，以术后阴道可容两指为宜。

三、术后护理

1. 详细了解术中情况　主要包括：麻醉方式，术中出血情况，是否输血、术中尿量、输液及用药，以及术后有无特殊护理要求和注意事项。及时测量体温、脉搏、呼吸、血压并观察其变化。

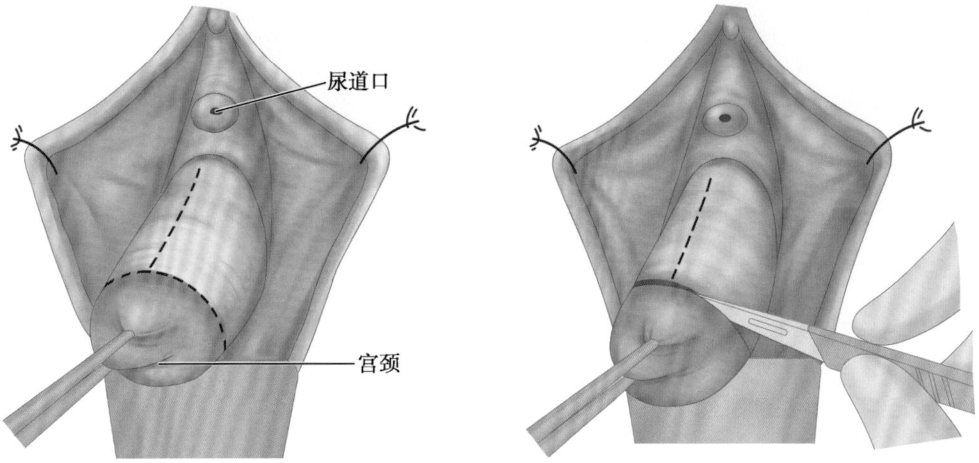

A　　B

图 14-1　弧形横切阴道前壁“⊥”形切口

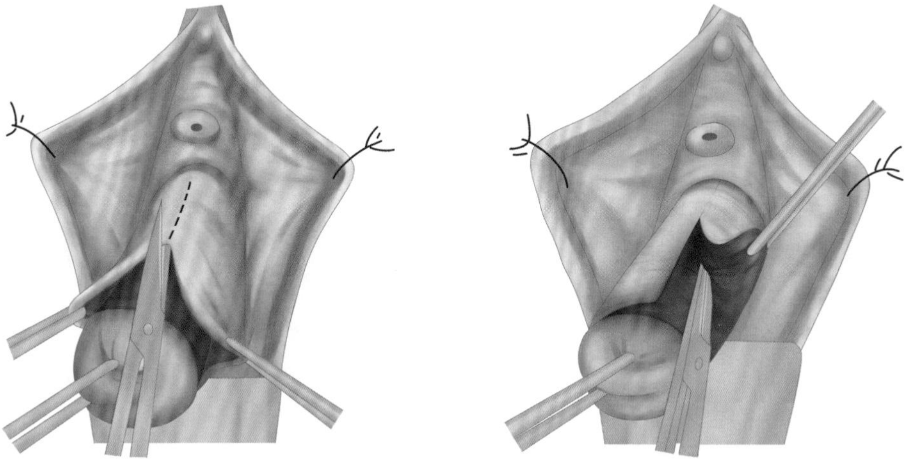

A　　B

图 14-2　纵行切开阴道壁，分离阴道前壁

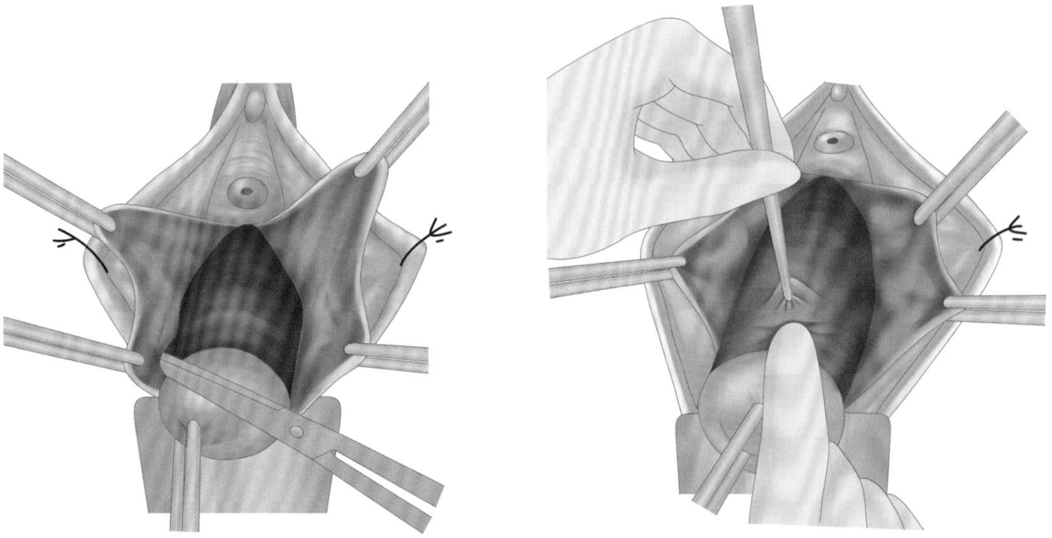

A　　B

图 14-3　暴露膀胱两侧面，分离膀胱宫颈结缔组织，上推膀胱

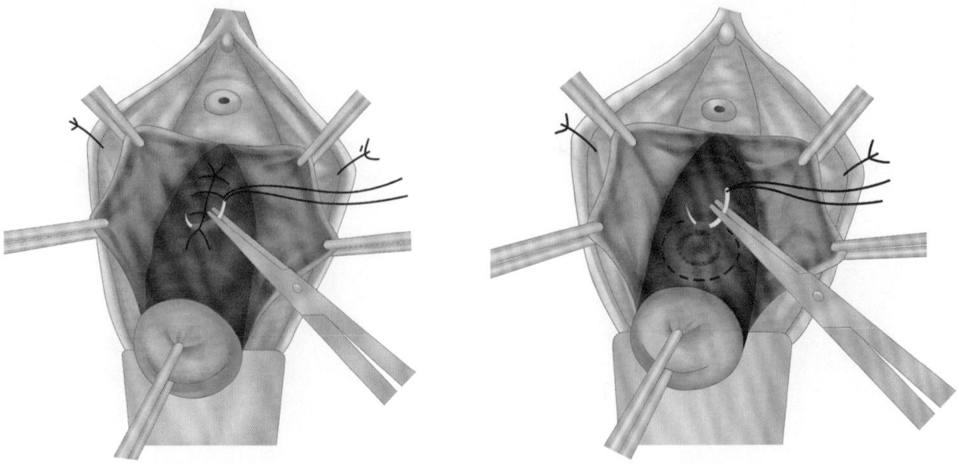

图 14-4　**膀胱筋膜缝合**
A. 膀胱筋膜褥式缝合；B. 膀胱筋膜荷包缝合

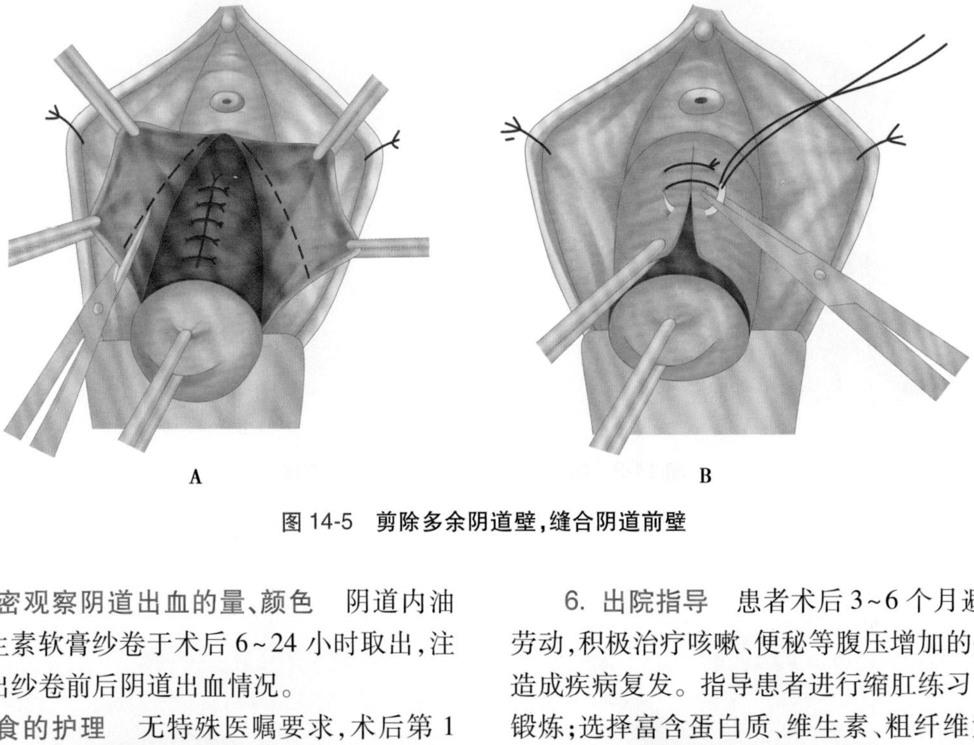

图 14-5　**剪除多余阴道壁，缝合阴道前壁**

2. 严密观察阴道出血的量、颜色　阴道内油纱卷或抗生素软膏纱卷于术后 6~24 小时取出，注意观察取出纱卷前后阴道出血情况。

3. 饮食的护理　无特殊医嘱要求，术后第 1 天可进食，排气后进普食。鼓励患者多进食蔬菜、水果等粗纤维食物，保持大便通畅，避免腹压增加影响手术效果。

4. 尿管的观察与护理　术后保持尿管通畅，观察尿量、颜色、性质，如有异常及时通知医生处理。一般于术后第 1 天清晨拔除尿管，拔除尿管后应测残余尿，如发生尿潴留，需继续保留尿管，配合理疗等辅助治疗。

5. 预防感染　保持外阴部清洁与干燥，每日用 1∶40 络合碘溶液冲洗外阴两次。

6. 出院指导　患者术后 3~6 个月避免重体力劳动，积极治疗咳嗽、便秘等腹压增加的疾病，以免造成疾病复发。指导患者进行缩肛练习，盆底肌肉锻炼；选择富含蛋白质、维生素、粗纤维素的饮食，保持大便通畅；指导患者术后 3 个月随诊复查。

四、并发症处理及预防

1. 出血或血肿　分离阴道黏膜时，应在阴道膀胱筋膜间隙间进行；解剖层次不清时，易损伤阴道血管丛和膀胱下血管而引起出血；出血时可压迫止血、电凝止血及明确解剖下缝扎止血。

2. 感染　包括泌尿系统感染、伤口感染。阴道属于清洁-污染区，建议预防性使用抗生素。

3. 膀胱损伤　弧形横切口时取点应在膀胱

附着点稍下处，分离阴道壁时，应在阴道膀胱间隙进行，出血多时常提示间隙层次不好，切口过高或超过间隙的分离均易损伤膀胱。发现损伤需及时修补。

4. 尿潴留　手术操作及术后局部水肿易发生尿潴留，术后常规超声检查残余尿有助于早期发现并处理。理疗等治疗可辅助治疗尿潴留。术前对有排尿不畅、糖尿病者需进行尿流率测定，评估膀胱排尿功能，有预测术后排尿功能障碍的意义。

五、特定部位缺陷修补术

特定部位缺陷修补术是利用患者盆底支持组织的韧带、筋膜和阴道黏膜为修复材料，结合患者盆底缺陷特点，分区域对特定部位缺陷进行修补。Richardson 在 1976 年首次描述了阴道前壁 4 个解剖位置的支持异常，即由于特定位点的缺陷而引起阴道前壁膨出（中央缺陷、旁缺陷、横向缺陷及远端缺陷，图 14-6）。

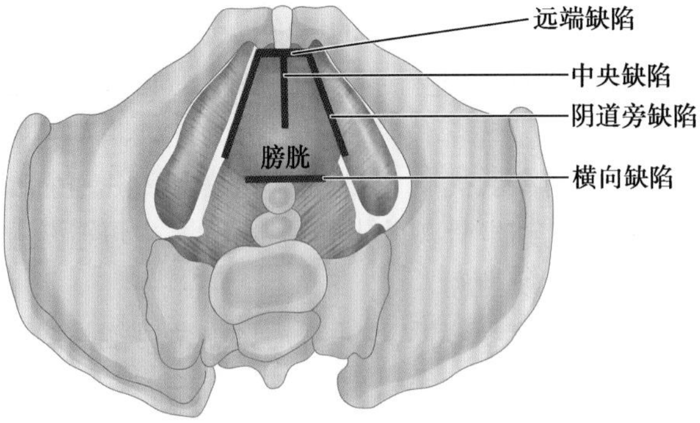

图 14-6　阴道前壁膨出的 4 个缺陷部位

1. 中央缺陷　源于骨盆内筋膜的垂直方向缺陷，从前向后延伸。中央缺陷常破坏尿道膀胱结合部的正常支持，导致尿道高活动性和压力性尿失禁。查体时，中央缺陷表现为阴道前壁缺陷，但两侧阴道侧穹窿完整。中央缺陷首选阴道前壁修补术。

2. 阴道旁缺陷　耻骨宫颈筋膜从盆筋膜腱弓水平从闭孔内肌筋膜的侧方附着处脱离，导致阴道两侧缺损。这是膀胱尿道膨出的最常见原因，查体表现为阴道侧沟下降，常伴有中重度阴道前壁膨出、尿道膀胱角消失，以及明显压力性尿失禁症状。阴道旁缺陷可以为单侧或双侧，首选阴道旁修补术。

3. 横向缺陷　横向缺陷的原因是耻骨宫颈筋膜从宫颈周围环（其内有主韧带和子宫骶骨韧带）横向分离。膀胱底部可以脱入阴道前穹窿形成膀胱膨出，而没有尿道和尿道膀胱结合部移位。近 20 年因为植入合成网片修补盆底缺陷，多个部位缺陷同时修复，较少单独涉及各部位缺陷。

4. 远端缺陷　是阴道前壁的纤维肌性支持结构在附着于耻骨联合前断裂，是最少见的阴道前壁缺陷类型，常与尿道高活动性相关。

研究指出，阴道前壁膨出的原因不仅是整体张力缺陷，也包括其支持结构特定缺陷的影响；单纯阴道前壁修补术后的脱垂复发率高达 40% 以上，一个重要原因是忽视了阴道前壁支持结构的特定缺陷、或术中未同时处理顶端缺陷。所以，阴道前壁膨出可能是由于阴道前壁中央、阴道旁、横向或远端支持缺陷，因此修复手术或联合手术的选择取决于缺陷的具体位置。在手术前需仔细查体、评估缺陷位置。需明确是否有阴道顶端和阴道旁缺陷，为了降低术后复发风险，如存在其他部位缺陷、需同时修补，可显著改善手术结局。

第三节　阴道旁修补术

阴道旁修补术（paravaginal repair）是将撕裂的耻骨宫颈筋膜侧缘重新缝合固定在骨盆侧壁，即将阴道侧壁与骨盆侧壁重新连接，使其达到盆筋膜腱弓水平。该术式最早由 White 在 20 世纪初期提出，是以解剖学研究为基础的术式。从解剖学来看，膀胱膨出不仅是因为阴道前壁及膀胱本身支持结构的过度伸展、变薄，而是因为两侧固定膀胱的耻骨宫颈筋膜在骨盆侧壁的盆筋膜腱弓（白线）被撕裂，形成阴道旁缺陷所致。阴道旁缺陷可以为单侧或双侧，临床表现为阴道侧沟下降、常伴有中至重度阴道前壁膨出。

Richardson 等曾介绍过一种可发现阴道旁缺陷的查体方法，即用 1 把弯卵圆钳置于阴道前外侧沟，然后抬高阴道前壁（以替代盆腔内筋膜及白线对阴道的支持作用）。如果阴道前壁膨出减轻或消失，提示阴道旁缺陷；反之则提示中央或上部远端横向的耻骨-宫颈筋膜缺陷。因为阴道旁缺陷可为单侧或双侧，所以应检查两侧阴道沟。确定缺陷部位后，要选择针对缺陷部位的修补手术，以达最佳手术效果。

阴道旁修补术的手术路径主要包括经阴道阴道旁修补术（vaginal paravaginal repair，VPVR）、开腹阴道旁修补术、腹腔镜阴道旁修补术。其中

VPVR 不需特殊手术器械、术后近期效果较好；但 VPVR 的手术操作困难、费时，且缝合部位的准确性较难把握；其在临床中应用逐渐减少、逐渐被可同时修复中央及旁缺陷加用合成网片的阴道前壁修补术所取代。

一、经阴道阴道旁修补术

1. 适应证与禁忌证

（1）适应证：理论上凡是因阴道旁缺陷所造成的 POP-Q Ⅱ度及以上阴道前壁及膀胱膨出，均为 VPVR 手术的适应证。

但手术前通过临床检查发现阴道旁缺陷并不容易。阴道旁缺陷也可通过在手术中对盆腔内筋膜和白线的观察及触摸而获得。对于有阴道前壁重度膨出的患者，通常有阴道旁和中央区域的联合缺陷，是 VPVR 的适应证。

（2）禁忌证：①外阴、阴道炎症，应在炎症控制后手术；②经期、妊娠期、哺乳期妇女；③严重内科合并症不适宜手术者。

2. 手术方法

（1）分离耻骨后间隙：患者取膀胱截石位，对需切除子宫及附件者，按常规方法先经阴道切除子宫及附件，切除后暂不关闭阴道残端。用 3 把 Allis 钳分别钳夹阴道前穹窿残端及中线处的尿道膀胱连接处，水垫后分离出阴道壁黏膜与膀胱筋膜间隙后，沿中线纵行剪开，游离两侧阴道黏膜。与一般阴道前壁修补术所不同的是，需沿两侧阴道黏膜继续向两侧旁及上下分离，直至进入耻骨后间隙。

（2）暴露双侧盆筋膜腱弓：在此间隙触及耻骨结节后，沿耻骨降支分离盆腔内筋膜直至同侧坐骨棘前 1cm 处，此时可触及盆腔筋膜腱弓，清楚暴露出两侧增厚的白线。

（3）修补阴道旁缺陷

1）完全暴露白线后，先在尿道膀胱连接处水平的一侧白线上，用 4 号丝线或 2-0 号缝线缝合 1 针，留线；再于同侧坐骨棘前 1cm 白线处缝合第 2 针，留线；在此两根缝线之间，依次间距 1～1.5cm 缝合 3～4 针，留线；一侧的白线缝合完毕。

2）白线缝合后，分别从两侧尿道膀胱连接处开始，将每侧所留线中的 1 根线，带针穿过与其平行处有盆腔内缺陷筋膜的边缘、附近的阴道黏膜下组织，以及膀胱筋膜。

3）待所有留线都缝好后，从上至下逐一打结，即将两侧阴道旁的缺陷部位闭合，膨出的膀胱随即被缩回、抬高；同法缝合对侧。

4）缝合结束后，如膀胱膨出纠正的仍不满意，提示患者同时还有膀胱中央区域缺陷，在膀胱中央筋膜处加用折叠或荷包缝合，以加强效果。

5）连续缝合阴道残端。

3. 术后护理

（1）同阴道前壁修补术。

（2）阴部内及分支神经损伤的观察护理：观察患者有无腿痛、腰痛、臀部或会阴部疼痛等症状，评估疼痛的部位、程度、持续的时间，及时通知医师，必要时遵医嘱给予镇痛药物、理疗等。

4. 并发症处理及预防

（1）出血、感染：耻骨后是静脉丛丰富的区域，分离时操作不慎易引起出血，需细致操作、注意止血；需预防性应用抗生素。

（2）阴部内及分支神经损伤：经阴道行阴道旁修补，可能损伤阴部神经血管束。研究发现在坐骨棘前缘水平，阴部神经血管束距离肛提肌平均 4.4mm，由于此处肛提肌的厚度仅为 3～4mm，因此在此前方 2cm 处进行缝合，应格外小心。缝合处可选择距离上述部位>2cm 处，因为此处阴部神经血管束已远离肛提肌，同时也应考虑到闭孔血管及神经由闭孔到坐骨棘的走行是变化的，也可避免损伤闭孔血管及神经。

（3）尿潴留：VPVR 手术后尿潴留可能与缝合膀胱尿道连接处的第 1 针的高度有关。有文献报道，如果膀胱尿道连接处的缝合不当，可造成尿道膀胱连接处过度抬高而导致术后尿潴留。

（4）术后新发压力性尿失禁：处理和预防同前，与膀胱修复后改变膀胱颈有关。

二、经腹腔镜或开腹阴道旁修补术

经腹腔镜或开腹途径与经阴道途径相比具有视野清晰、止血确实，可同时处理盆腔其他疾病等优点，故多用于同时需腹腔镜或开腹下的其他妇科手术。

1. 适应证与禁忌证

（1）适应证：同 VPVR 手术的适应证；腹腔镜手术时患者需能够耐受全身麻醉、腹压增加和头低足高的体位。

（2）禁忌证：同 VPVR。

2. 手术方法

（1）于膀胱顶上 2～3cm 处横行打开前腹膜，

分离并暴露耻骨后间隙、耻骨联合、闭孔及闭孔神经血管束。从盆筋膜腱弓腱膜脱离处可见阴道周围缺损(阴道侧沟),向中线游离膀胱、显露耻骨-宫颈筋膜。游离膀胱时,助手可用手指经阴道将阴道旁沟顶起,有助于术者分离膀胱。

(2) 缝合前,电凝处理沿阴道纵轴走行的尿道旁血管丛。第1针缝合时,要通过阴道指诊和腹腔镜确定坐骨棘,避免损伤阴部血管和神经。阴道悬吊的第1针应紧贴坐骨棘,经过白线,在坐骨棘腹侧1~1.5cm处。若操作困难,也可直接缝合至Cooper韧带。完成第1针缝合后,后来的缝合通过阴道沟,并带上表面筋膜和腱弓筋膜向腹侧至耻骨联合。最后一针应尽量靠近耻骨支。悬吊至膀胱颈部,可结束手术。缝合时应多做阴道检查,有助于正确进针,评估悬吊效果(图14-7)。

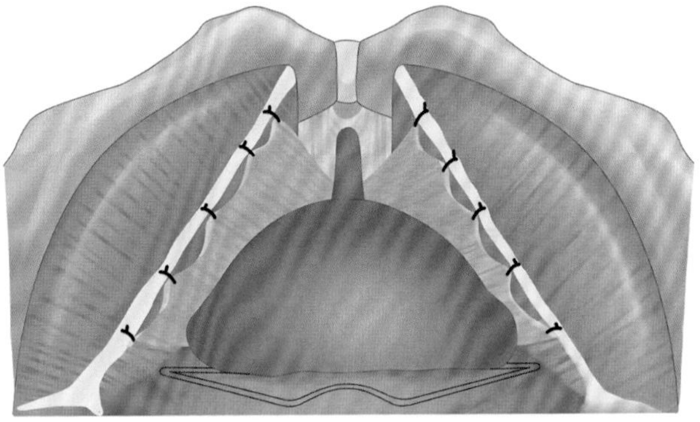

图 14-7　阴道旁侧修补术

3. 术后护理

(1) 详细了解术中情况,主要包括:麻醉方式,术中出血情况,是否输血、术中尿量、输液及用药,以及术后有无特殊护理要求和注意事项。

(2) 术后吸氧3小时,密切观察生命体征,注意腹部伤口及阴道出血情况。

(3) 保持尿管通畅,观察尿液颜色、性质、量,术后第1日清晨可拔除尿管,嘱患者多饮水,尽早排尿。

(4) 手术当日禁食,术后第1天可进半流食,第2天可进普食。

(5) 鼓励患者术后第1天下地活动,利于肠蠕动,减轻腹胀等不适。

(6) 伤口护理:保持腹部伤口及外阴部清洁干燥,每天用1∶40络合碘溶液冲洗外阴2次。

(7) 其余护理同经阴道旁修补术。

4. 并发症处理及预防　同经阴道的VPVR手术。

第四节　植入合成网片的阴道前壁修补术

植入合成网片的阴道前壁修补术是基于DeLancey"阴道三个水平支持"理论。该理论将支持阴道的筋膜、韧带等结缔组织分为上、中、下3个水平(详见第一章第二节),其中第1水平为最上段的支持、由主骶韧带复合体完成;第2水平为阴道中段的侧方支持,包括盆筋膜腱弓、耻骨宫颈筋膜、阴道直肠筋膜;第3水平为远端的支持结构,包括会阴体和会阴隔膜。其中,阴道前壁膨出是盆腔器官脱垂中最常见的。这是由于前盆腔器官膀胱的正常位置主要依靠一层薄薄的筋膜组织,即耻骨宫颈筋膜支撑。耻骨宫颈筋膜的断裂被认为是引起前盆腔缺陷的主要原因。加用合成网片的阴道前壁修补术即通过植入合成网片、重建耻骨宫颈筋膜的吊床样结构,以纠正和修复各种类型的前盆腔缺陷。

1. 适应证与禁忌证

(1) 适应证:经治疗后盆腔器官脱垂复发的患者;或重度阴道前壁膨出(POP-Q Ⅲ~Ⅳ度)、自身组织薄弱等有自体组织修复复发高危因素的初治患者。

(2) 禁忌证:既往放疗史;免疫抑制;严重泌尿生殖道萎缩;急性感染;患者因素(长期服用激素、未控制糖尿病、抽烟多等)。

2. 手术步骤　分离阴道前壁至尿道口下方3cm处,向两侧钝锐性分离阴道前壁,上达耻骨联合后方,两侧达耻骨降支内侧,测量膀胱膨出的面积,将合成网片修剪成合适的大小及形状(梯形、双翼形、长方形等)。标记皮肤穿刺点,浅带穿刺点为双侧生殖股皮褶尿道外口水平、深带穿刺点位于第1穿刺点外1cm、下2cm处;以手指在膀胱阴道间隙内做指引,用闭孔穿刺针经皮肤穿刺口沿闭孔内缘向分离后的膀胱阴道间隙穿刺,将两侧的网片浅、深带引出皮肤。根据不同穿刺Trocar管,可以从皮肤向内穿刺或从内向皮肤穿刺。调整网片呈无张力状态平铺于膀胱阴道间隙,用2-0号可吸收线间断缝合固定;用可吸收线间断或连续锁边缝合阴道前壁黏膜;按摩阴道使网片位于适宜位置,最后剪除露于皮肤外的多余网片。

3. 术后护理　同阴道前壁修补术。

4. 并发症处理　关于网片相关并发症及处理详

见第十八章。其他并发症及处理同阴道前壁修补术。

5. **美国 FDA 对阴道植入合成网片的手术影响** 随着经阴道植入网片术式的广泛开展，网片相关并发症（网片暴露、侵蚀、疼痛）越来越引起人们的重视。鉴于报道的并发症多、危险性高，美国食品药品监督管理局（Food and Drug Administration，FDA）在 2008 年首次就阴道植入网片的安全性提出警示。在随后的 3 年中，阴道植入网片的不良事件增加了 5 倍；这迫使美国 FDA 于 2011 年再次就阴道植入网片提出安全性警告：经阴道植入网片并没有一致证据显示其疗效优于自体组织的盆底重建术，相反可能给患者带来巨大风险。美国妇产科医师协会和美国泌尿生殖学会也对网片在盆腔器官脱垂手术中的应用问题进行了专题讨论，并于 2011 年发表声明，强调手术医师必须进行特殊培训、具有盆底重建手术经验，并建议经阴道植入网片用于复发病例，或者有并发症而不能耐受较大创伤开腹或者腔镜手术的患者，并强调患者的知情选择权。此后一些商业化的网片套盒退市，随后报道的阴道植入网片的盆底重建手术开始明显减少。研究显示，2008 年合成网片修补的应用率为 27%，2008 年美国 FDA 首次发布警告后降至 15%，2011 年美国 FDA 再次发布警告后降至 2%；同时期，自体组织修补术和阴道顶端支持手术的应用率显著增加。

在美国 FDA 就经阴道植入网片发布第二次安全警告后，中华医学会妇产科学分会妇科盆底学组结合我国情况进行了专题讨论并发表中国专家共识，提出了我国经阴道植入网片手术的主要适应证：①盆腔器官脱垂术后复发患者；②年龄偏大的重度盆腔器官脱垂（Ⅲ～Ⅳ度）初治患者；对于阴道内大面积放置人工合成网片的盆底重建手术对性生活的影响，目前尚无循证医学结论，所以对于年轻、性生活活跃的患者，选择时应慎之又慎；对于术前既有盆腔痛或性交痛的患者也不宜选择；手术前需充分与患者沟通。

基于阴道植入网片用于盆腔器官脱垂手术所导致的不良事件报告的增加，2016 年阴道合成网片的分类由Ⅱ类（低至中风险）升级为Ⅲ类（高风险）器械，生产商被要求提交上市前批准申请，以确保使用合成网片的安全性和有效性。因未能确认其利大于弊，2019 年美国 FDA 再次发文，在美国禁止用于盆腔器官脱垂修补的经阴道植入合成网片的继续销售（需注意：合成网片禁令不涵盖治疗 SUI 的吊带和骶前固定术的经腹植入网片）。

阴道植入网片对于特定的患者可能有益，包括重度盆腔器官脱垂、既往有多次脱垂手术史、术后复发风险高的患者等；对阴道植入网片的盆底重建手术不能简单地全盘否定，关键是要正确选择其手术适应证、根据患者可能获益的情况进行综合评估，并要求对所有网片植入重建手术进行登记管理和长期随访。

第五节 隐匿性压力性尿失禁

隐匿性压力性尿失禁（occult stress urinary incontinence，OSUI）是指平时无压力性尿失禁症状的脱垂患者在脱垂复位后增加腹压时有漏尿表现。部分脱垂患者曾有压力性尿失禁症状，但随着脱垂症状加重，由于尿道打结、受压、梗阻等原因，尿失禁症状反而减轻或消失；但当手术纠正脱垂后，尿失禁又重新出现。文献报道合并 OSUI 的患者脱垂手术后尿失禁发生率为 26.3%～44.1%，但仅 5.3%～15.8%需再次手术治疗。同期或分步进行抗尿失禁手术的争议较大，尚未达成共识。

一、隐匿性压力性尿失禁的筛查方法

目前常用的 OSUI 筛查方法是脱垂复位后进行压力试验，主要是针对前盆腔膨出术后情况的评估。通常在无逼尿肌收缩的状态下，纠正脱垂后增加腹压或做 Valsalva 动作时有漏尿表现，即可诊断 OSUI。常用的脱垂复位方法有放置子宫托、手法复位、放置窥具、大棉签、阴道填塞纱布、放置卵圆钳等，操作时应尽量减少人为因素所致的尿道梗阻或膀胱尿道连接部过度伸直。考虑到术前的筛查无法完全模拟术后脱垂器官的解剖学复位，更建议联合筛查以提高准确性。筛查结果的可重复性取决于脱垂的类型：对于全盆腔器官脱垂的患者，完全复位时容易引起膀胱尿道后角过度伸直，而易导致结果假阳性。

二、脱垂合并隐匿性尿失禁的手术方式选择

OSUI 患者术后 SUI 发生率不同与手术方式不同相关。文献报道，阴道前壁修补术后尿失禁的发生率为 6.3%～8.0%，骶棘韧带固定术后尿失禁发生率为 26.6%～33.0%，经腹骶骨固定术后尿失禁发生率为 9.4%～44.1%，阴道植入网片的盆底重建术后尿失禁发生率为 12.3%～32.0%。综合来看，阴道植入网片的盆底重建术后尿失禁发生率较高，可能与阴道植入网片的盆底重建手术较好恢复

盆底解剖而使 OSUI 患者术后出现 SUI 有关,而阴道前壁修补术有一定的抗尿失禁作用。有学者倾向于骶棘韧带固定术时同期行阴道前壁修补术,以减少术后阴道前壁膨出及尿失禁的发生。OSUI 患者行盆底重建手术是否应同时行抗尿失禁手术,目前尚未定论;考虑到并发症问题、多数学者不建议同期手术。对于脱垂加重前曾有明确压力性尿失禁症状、脱垂加重后尿失禁症状消失和膀胱重度膨出的患者,是手术后新发尿失禁的高危人群,有学者建议对此类患者可尝试同期抗尿失禁手术、以减少术后新发尿失禁。

抗压力性尿失禁手术的有效术式为 Burch 手术和尿道中段悬吊带手术。脱垂合并 OSUI 的患者行盆底重建术中同期尿道中段悬吊带手术较同期 Burch 手术后尿失禁发生率低(分别为 4%和 36%)。尿道中段悬吊带手术创伤小、出血少,且效果确切,为目前同期行抗 SUI 手术的常用术式。

一项 2014 年的荟萃分析结果显示,对于 OSUI 患者,同期抗 SUI 手术后客观 SUI 发生率降低,但手术并发症如出血、膀胱损伤等增多,且术后保留尿管时间延长。有学者对 113 例合并 OSUI 的脱垂患者脱垂修复术后行长达 5.7 年(2~8 年)的长期随访,发现仅 5.3%需再次行抗尿失禁手术。

笔者的经验:OSUI 筛查阳性并不等于脱垂术后一定新发尿失禁;如发生新发尿失禁,多为轻度,需再次抗尿失禁手术的概率低;对于术前无尿失禁症状的脱垂患者,分步手术的安全性更高。

(宋晓晨　孙智晶　朱兰)

参考文献

1. 鲁永鲜,刘昕,刘静霞,等.经阴道行阴道旁修补术在阴道前壁及膀胱膨出治疗中的应用.中华妇产科杂志,2005,40(3):154-158.
2. 朱兰,郎景和,刘珠凤,等.张力性尿失禁病人不同术式比较.中华医学杂志,1998,78:601-603.
3. DELANCEY JO. Fascial and muscular abnormalities in women with urethral hypermobility and anterior vaginal wall prolapse. Am J Obst Gynecol,2002,187(1):93-98.
4. GORDON D, GROUTZ A, WOLMAN I, et al. Development of postoperative urinary stress incontinence in clinically continent patients undergoing prophylactic Kelly plication during genitourinary prolapse repair. Neurourol-Urodyn, 1999, 18:193-197.
5. RODRIGUEZ LV, BUKKAPATNAM R, SHAH SM, et al. Transvaginal paravaginal repair of highgrade cystocele central and lateral defects with concomitant suburethral sling: report of early results, outcomes, and patient satisfaction with a new technique. Urology, 2005, 66:57-65.
6. WEBER AM, WALTERS MD, PIEDMORE MR, et al. Anterior colporraphy: a randomized trial of three surgical techniques, Am J Obstet Gynecol, 2001, 185:1299-1306.
7. YOUNG SB, DAMAN JJ, BONY LG. Vaginal paravaginal repair: one year outcomes Am J Obstet Gynecol, 2001, 185(6):1360-1367.
8. MENEFEE SA, DYER KY, LUKACZ ES, et al. Colporrhaphy compared with mesh or graft-reinforced vaginal paravaginal repair for anterior vaginal wall prolapse: a randomized controlled trial. Obstet Gynecol, 2011, 118(6):1337-1344.
9. SKOCZYLAS LC, TURNER LC, WANG L, et al. Changes in prolapse surgery trends relative to FDA notifications regarding vaginal mesh. Int Urogynecol J, 2014, 25(4):471-477.
10. Committee on Gynecologic Practice: Vaginal placement of synthetic mesh for pelvic organ prolapse. Female pelvic medicine & reconstructive surgery, 2012, 18(1):5-9.
11. 宋晓晨,朱兰.隐匿性压力性尿失禁的诊治进展.中华妇产科杂志,2014,49(11):870-872.
12. Van der PLOEG JM, Van der STEEN A, OUDE RENGERINK K, et al. Prolapse surgery with or without stress incontinence surgery for pelvic organ prolapse: a systematic review and meta-analysis of randomised trials. BJOG, 2014, 121:537-547.
13. BAESSLER K, CHRISTMANN-SCHMID C, MAHER C, et al. Surgery for women with pelvic organ prolapse with or without stress urinary incontinence. The Cochrane database of systematic reviews, 2018, 8:CD013108.
14. 中华医学会妇产科学分会妇科盆底学组.女性盆底重建手术人工合成移植物相关并发症处理的中国专家共识.中华妇产科杂志,2018,53(3):145-148.

第十五章

中盆腔缺陷的传统手术

中盆腔组织缺陷以子宫或阴道穹窿脱垂以及肠膨出、道格拉斯窝疝形成为特征。传统的治疗中盆腔缺陷的手术包括:阴式子宫切除加阴道前后壁修补术、曼彻斯特手术和阴道封闭术。这些传统术式曾是我国治疗盆底功能障碍性疾病的主要术式。子宫切除术后阴道穹窿膨出发生率为2%~45%,尤其是重度子宫脱垂患者单纯子宫切除术后的阴道穹窿膨出发生率更高,在临床上是个棘手的问题。近年来,关于中盆腔缺陷的手术治疗方法不断被改进,新的术式不断出现,如加强阴道顶端支持的骶棘韧带固定术(SSLF)、宫骶韧带悬吊术(ULS)、子宫(阴道穹窿)骶骨固定术(sacral colpopexy)等,这些新的手术方法重建了盆底解剖结构、降低了术后复发率,但传统手术在部分患者仍有其适应证而被临床应用,应为临床医师掌握的术式。

第一节 阴道封闭术

阴道封闭术(colpocleisis)是去除阴道前后壁黏膜、对缝阴道前后壁、将脱垂的阴道顶端内翻、闭合阴道,以解决脱垂困扰。相对于盆底重建术而言,阴道封闭术是一种古老而传统的手术方式,包括阴道部分封闭术(partial colpocleisis),又称阴道半封闭术(LeFort 手术)和阴道完全封闭术(total colpocleisis)。

阴道部分封闭术是去除部分阴道前后壁黏膜、缝合形成阴道纵隔、两侧留孔道、以便引流宫颈或子宫的出血及分泌物,主要用于保留子宫的患者;阴道完全封闭术是去除绝大部分阴道黏膜、完全封闭阴道(不留孔道),通常用于阴道穹窿脱垂或同时切除子宫的患者。对于高龄、体弱、同时伴有内科并发症并且不需要维持阴道性交功能的患者,阴道封闭术是有效的治疗选择。

一般来说,阴道封闭术仅用于不适合较大范围手术、或将来无经阴道性生活要求的脱垂女性。与盆底重建手术相比,封闭术的手术时间更短,围手术期并发症发生率低,且脱垂复发的风险极低,文献总结其手术成功率为91%~100%。手术的弊端是改变了生理解剖、丧失了经阴道性生活功能,部分患者有术后新发尿失禁,且无法经阴道途径检查宫颈或子宫。

一、适应证与禁忌证

1. 适应证　阴道封闭术的必备条件:老年脱垂女性(前、中、后盆腔),无经阴道性生活要求。对于有配偶的患者,进行阴道封闭术的选择需非常慎重。总体来说,封闭术适合于重度子宫或阴道穹窿脱垂,或者盆底重建手术失败或术后复发的脱垂患者,以及并发症多、体弱,不适合盆底重建手术的老年患者。阴道完全封闭术仅适用于同时切除子宫或全子宫切除术后患者。

2. 禁忌证

(1) 有经阴道性生活的要求。

(2) 阴道炎、阴道溃疡、宫颈溃疡患者。

(3) 宫颈癌前病变、宫颈癌、子宫内膜癌患者。

(4) 严重的内科并发症无法耐受手术和麻醉的患者。

二、手术前评估

进行阴道封闭手术前,不仅需详细询问病史、还需关注患者排尿及排便问题,并评估症状的严重程度;评估患者内科并发症,并术前请内科及麻醉科会诊;术前谈话内容需包括手术相关风险、告知术后失去阴道性交能力,以及术后可能出现的新发尿失禁风险;有配偶者,建议配偶签字同意。

三、手术方法

1. 阴道半封闭术

（1）在阴道前、后壁分别去除一矩形黏膜，于阴道两侧留宽度为 2~3cm 黏膜，注意分离紧贴阴道黏膜、尽可能保留阴道膀胱筋膜。

（2）间断缝合前后壁切口上缘黏膜，使用可吸收缝线，缝针由阴道前壁创缘的黏膜面进针、越过前后壁剥离面、由后壁创缘的黏膜面出针，结扎于新创面外的黏膜面。间断缝合两侧前后壁的黏膜边缘。

（3）对剥离面，由内向外，不可吸收缝线做一排一排的间断褥式缝合，使前后壁剥离面紧贴，不留无效腔。

（4）最后可吸收缝线缝合尿道口下及阴道口内的黏膜边缘。

（5）注意保留阴道两侧的通道，以能放入血管钳为度（图 15-1）。

2. 阴道全封闭术　阴道前后壁剥离阴道黏膜时不留有孔道，缝合时阴道前后壁完全间断褥式缝合，两侧及阴道顶端皆不留有孔道。

四、术后护理

1. 生命体征观察护理　详细了解术中情况，

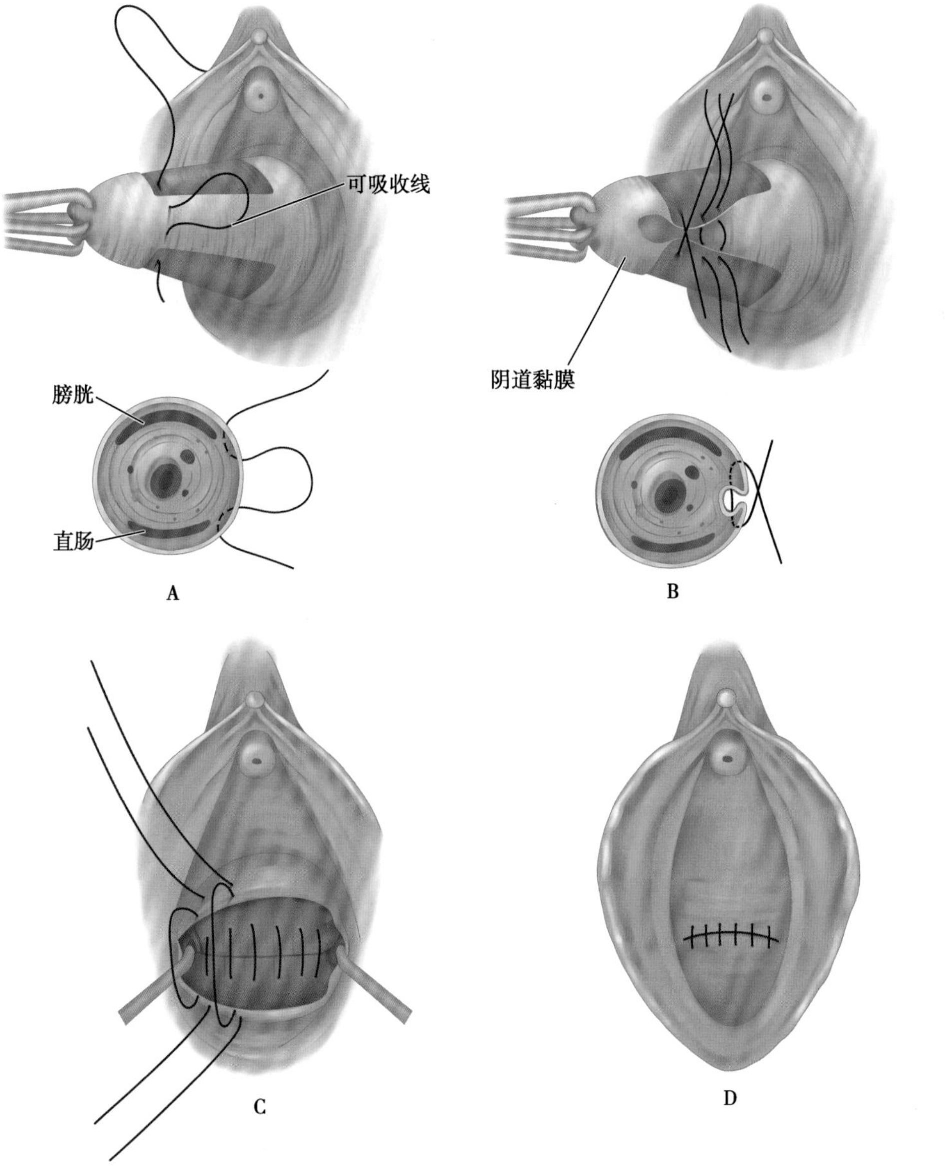

图 15-1　**阴道半封闭术**

A. 在阴道前、后壁分别去除一矩形黏膜；B. 间断缝合前后壁切口上缘黏膜；C. 用可吸收线缝合阴道外口处的前后壁黏膜的边缘，注意在两侧有通道可以探入血管钳；D. 手术结束后老年患者心血管病及呼吸系统并发症较多，护理中密切观察生命体征变化，及早发现和预防并发症。

2. 饮食的护理　无特殊医嘱要求，排气后可进食普食。鼓励患者多进食蔬菜、水果等粗纤维食物，保持大便通畅，避免腹压增加影响手术效果。

3. 尿管的观察与护理　保持尿管通畅，观察尿量、颜色、性质。一般于术后第 1 天清晨拔除尿管，拔除尿管后，嘱患者多饮水，尽早排尿；有条件者应超声测残余尿。

4. 预防感染　术后观察体温变化，保持外阴部清洁与干燥，注意阴道分泌物颜色、气味，每日用 1∶40 络合碘溶液冲洗外阴 1 次。

5. 出院指导　指导患者术后半年不做重体力活动，同时避免腹压增加的生活习惯，如负重、吸烟、咳嗽、便秘等。注意适当锻炼，增强体力，对于合并慢性咳嗽、便秘的患者，指导其及时治疗。遵医嘱定期复查随诊。

五、并发症处理及预防

1. 术后出血　多因阴道创面缝合不到位，强调缝合不留死腔。

2. 感染　对于保留子宫的患者，强调阴道两侧壁需留出足够的孔道，以利于排出宫颈内的分泌物、引流感染物及监测异常出血。

3. 压力性尿失禁　由于要在膀胱三角及膀胱颈处向下牵拉缝线，术后可能有新发压力性尿失禁。这一缺点可通过留出尿道区域（即尿道外口下 3~4cm），不再缩短膀胱颈及尿道以下的区域。然而，在阴道上方仍有部分膀胱基底和全部的三角区域，因此很难做到仅关闭阴道上段而不牵拉膀胱三角。考虑术后新发压力性尿失禁可能需进一步手术处理，建议尿道的区域应留出 3cm 的长度。

第二节　曼彻斯特手术

曼彻斯特手术（Manchester operation），简称曼市手术，是 1888 年由英国曼彻斯特的 Donald 提出的阴道前后壁修补加宫颈部分截除术治疗宫颈延长为主的子宫脱垂。在之后的发展过程中，该术式经过不断改良、在手术中强化了主韧带的作用。现存的改良曼市手术主要步骤包括 4 部分：诊断性刮宫、宫颈部分截除、主韧带缩短、阴道前后壁修补术。

曼市手术的优点为保留子宫、操作简单、风险小、患者易于接受。尽管该术式曾是治疗盆腔器官脱垂的主要手术方式，但对非宫颈延长的子宫脱垂、该术式有较高的复发率。对于年轻、有生育要求、伴有宫颈延长的脱垂患者，曼市手术在临床上仍有应用的价值和空间。

一、适应证与禁忌证

1. 适应证　非手术治疗失败或拒绝接受非手术治疗的症状性Ⅱ度以上子宫脱垂，伴有宫颈延长，希望保留子宫者。

2. 禁忌证

（1）生殖道急性炎症及溃疡。

（2）存在子宫及宫颈病变无法保留子宫的患者。

（3）宫颈部分截除后可能出现宫颈功能不全，希望生育者。

二、手术方法

1. 诊断性刮宫。由于手术保留了宫体，因此在行其他步骤前先行诊刮除外内膜恶性病变是很必要的。如刮出内膜外观不正常，最好是等待病理结果，而不要贸然进一步手术。

2. 在距宫颈 0.5~1cm 阴道前壁膀胱沟下方行一横切口，分离前壁黏膜，注意将筋膜留在膀胱剥离面上。

3. 将阴道黏膜向两侧分离，将膀胱从其附着于宫颈处向上分离。

4. 从阴道后壁贯穿横行切开宫颈至黏膜，完整环形切下宫颈（图 15-2）。

5. 游离宫颈周围黏膜后显露变薄的主韧带，

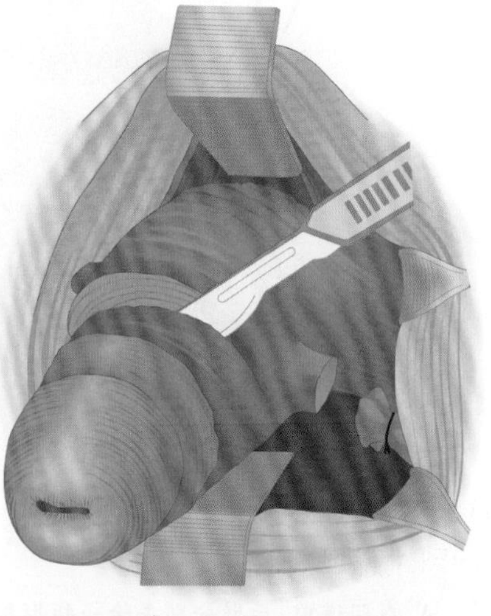

图 15-2　曼市手术宫颈截除

分次钳夹主韧带、切断、缝扎。评估已游离宫颈长度，于评估的宫颈内口下1cm处切除宫颈。

6. 将主韧带断端缝线缝合至宫颈断端前方；将缝线穿透宫颈前壁将韧带固定在该位置有利于增强支撑结构（图15-3）。

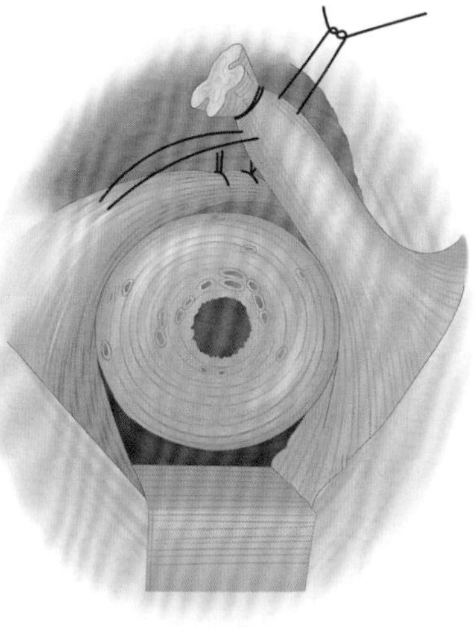

图15-3 曼市手术主韧带交叉缝合

7. Sturmdorf法缝合宫颈（图15-4）。

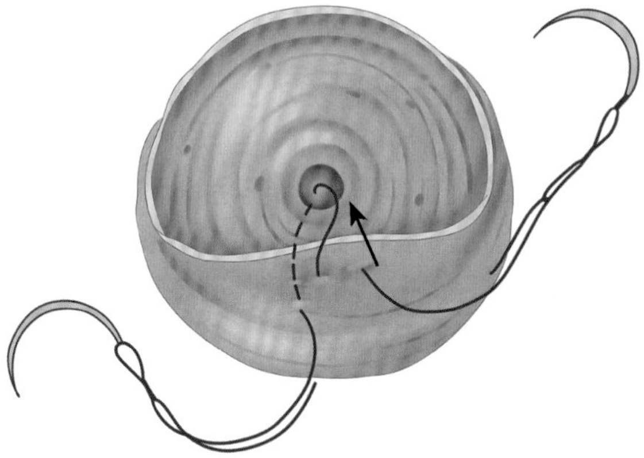

图15-4 Sturmdorf法缝合宫颈

8. 行传统阴道前后壁修补。

三、术后护理

1. 详细了解术中情况及术后有无特殊护理要求和注意事项　及时测量体温、脉搏、呼吸、血压，并观察其变化。

2. 严密观察阴道的出血量、颜色、性质　术后6~24小时取出阴道内填塞物，术后3~5天取出碘仿纱条，特别注意观察取出填塞物或纱条前后阴道出血情况。

3. 饮食的护理　静脉麻醉术后6小时可进食。鼓励患者多进食蔬菜、水果等粗纤维食物，保持大便通畅，避免腹压增加影响手术效果。

4. 尿管的观察与护理　同阴道前壁修补术。

5. 预防感染　保持外阴部清洁与干燥，每日用1∶40络合碘溶液冲洗外阴1次。

6. 出院指导

（1）患者术后，尤其是术后3个月应避免增加腹压及重体力劳动，以减少疾病的复发。

（2）选择富含蛋白质、维生素、纤维素的饮食，保持大便通畅，必要时服用通便药物。

（3）术后禁止盆浴、性生活3个月。

（4）指导患者定期随诊复查。

四、并发症处理与预防

1. 周围器官损伤　分离宫颈上方的阴道前壁时要锐性钝性结合分离，警惕膀胱损伤。

2. 宫颈狭窄、粘连、功能不全　文献报道术后宫颈狭窄的发生率高达11.3%，多数以盆腔痛、痛经、闭经为主要症状，所以手术时需警惕宫颈狭窄的可能；Sturmdorf宫颈成形缝合法有助于减少宫颈狭窄发生率；手术时切除宫颈的长度应适宜、达宫颈内口以下即可，以免影响宫颈功能。

3. 新发的压力性尿失禁　发生率为9%~22%。新发尿失禁的原因是手术降低了这部分患者本已降低的尿道闭合压。

第三节 阴式全子宫切除加阴道前后壁修补术

1843年Esslman首先完成阴式子宫切除术（through vaginal hysterectomy，TVH），其优点为微创手术，创伤小、腹腔干扰少、术后恢复快、疼痛少、体表无瘢痕。阴式全子宫切除加阴道前后壁修补术曾在脱垂手术中应用广泛。在本节主要介绍阴式子宫切除术，阴道前后壁修补在其他章节做介绍。

阴式子宫切除术后可以发生穹窿脱垂，复发率文献报道不一。对重度子宫脱垂行阴式子宫切除术后穹窿膨出发生率为30%~50%，是临床处理棘手的问题。复发的危险因素包括：年龄增大、提重物、慢性肺部疾病、吸烟、肥胖等。因此建议对存在穹窿脱垂危险的患者预防性地进行阴道顶端悬吊术。

一、适应证与禁忌证

1. 适应证　既往认为子宫超过12周或有盆

腹腔粘连的患者是阴式全子宫切除术的禁忌，现在随着手术器械的发展和医生手术技巧的改进，越来越多的大子宫和腹部手术史的患者能受惠于阴式手术。对已有脱垂的子宫阴式切除更为适宜。

阴道无狭窄、子宫活动度可的患者，尤其适合于肥胖、糖尿病、冠心病、高血压等内科并发症不能耐受开腹手术的患者。

2. 禁忌证 阴道狭窄、盆腔重度粘连、怀疑子宫或附件有恶性肿瘤者。

二、手术方法

1. Allis 钳牵拉宫颈，电刀在距宫颈 0.5cm 处阴道前壁膀胱沟下方弧形切开，达宫颈两侧，深达宫颈筋膜，上推膀胱，剪开膀胱腹膜反折，夹切、缝扎两侧膀胱宫颈韧带。

2. 向后环形切开宫颈黏膜，沿宫颈剪开后穹窿进入腹腔。

3. 夹切并双重缝扎左侧宫骶韧带及主韧带；钳夹、切断并双重缝扎左侧子宫动静脉，同法处理右侧。钳夹、切断、缝扎左侧圆韧带、卵巢固有韧带和卵管，同法处理右侧。取出子宫，探查双侧附件有无异常。

4. 检查各处无渗血，两侧分别以可吸收线荷包缝合阴道侧壁-前腹膜-阴道侧壁-主骶韧带-阴道侧壁-后腹膜-阴道壁，残端中间可留置引流。

三、术后护理

1. 详细了解术中情况 如麻醉方式及效果，术中出血情况，是否输血、术中尿量、输液及用药及术后有无特殊护理要求和注意事项。

2. 观察患者有无出血的征象 询问手术医师手术中在阴道内有无放置纱卷压迫止血，要特别注意取出纱卷前后阴道出血情况，如果有引流的患者引流液的量、颜色、性质也要注意观察，警惕发生内出血或休克的可能。

3. 引流管的观察与护理 阴式手术的患者常留置有阴道引流管。应注意观察是否通畅、引流液的量、颜色，并做好记录，利于术后的动态观察。活动后引流量 24 小时<20ml 常为阴道引流管拔除的指征。

4. 导尿管的观察与护理 保持留置导尿管的通畅。观察尿量及颜色，以判断有无膀胱的损伤。留置尿管一般保留 12～72 小时。留置尿管期间，应鼓励患者多饮水，以稀释尿液起到自行冲洗膀胱的作用。拔除尿管后，嘱患者适量饮水，观察有无泌尿刺激症状及尿潴留，当日下午测残余尿量，一般小于 100ml 视为正常。

5. 预防感染 每日用 1∶40 络合碘溶液冲洗外阴两次。每次排便后也用同样的方法冲洗外阴，同时也可观察阴道出血的情况。

6. 饮食 术后第 1 天进流食，排气后进普食。同时应嘱患者注意大便情况，防止大便干燥，以免腹压过高影响伤口愈合，必要时给予缓泻药。

7. 手术后预防腹压增加 是患者手术后期康复的关键。

8. 出院指导

（1）手术后 3 个月内，阴道可有少量粉红色分泌物，此为阴道残端肠线溶化所致，为正常现象。若为血性分泌物，量如月经，并伴有发热，应及时到医院就诊。

（2）子宫脱垂患者术后半年内避免重体力劳动，并保持大便通畅，出现咳嗽时及时止咳，防止增加腹压，造成疾病复发；建议锻炼盆底肌肉。

（3）术后 3 个月随诊（2019 年 NICE 指南建议术后 6 个月内随诊），禁止性生活 3 个月。

四、并发症的处理与预防

1. 出血 术中出血多因钳夹或结扎线滑脱所致。残留附件血管的出血，止血极为困难，应充分暴露术野找到出血血管结扎；如无法止血则需行开腹止血；对创面粘连、有出血风险者，建议留置引流管。

2. 感染 术野残端和泌尿道感染较为常见，感染者常伴有尿潴留。也有个别发生严重的输卵管、卵巢脓肿。

3. 损伤 损伤大多为解剖层次不清所致，膀胱、直肠为易损伤部位。

4. 术后尿潴留 多发生于术前即有亚临床排空障碍的患者，术前建议尿流率检测及残余尿测定、了解排尿功能；术后对于发生尿潴留的患者可通过药物、理疗等方法促进排尿功能的恢复，若处理后测残余尿持续不合格，应该再次留置尿管，必要时间接导尿治疗。

（宋晓晨 孙智晶 朱兰）

参考文献

1. ROSENBLATT P. LeFort colpocleisis: where does this pro-

cedure fit in today? Menopause,2016,23(6):591-592.

2. SONG XC,ZHU L,LANG JH,et al. Long-term follow-up after LeFort colpocleisis: patient satisfaction, regret rate and pelvic symptoms. Menopause,2016,23(6):621-625.
3. AYHAN A,ESIN S,GUVEN S,et al. The Manchester operation for uterine prolapse. Int J Gynecol Obstet, 2006, 92: 228-233.
4. CRUIKSHANK SH. Sacrospinous fixation: Should this be performed at the time of vaginal hysterectomy? Am J Obstet Gynecol,1991,164:1072-1076.
5. DENEHY TR, CHOE JY, GREGORI CA, et al. Modified LeFort partial colpocleisis with Kelly urethral plication and posterior colpoperineoplasty in the medically compromised elderly: a comparison with vaginal hysterectomy, anterior colporrhaphy, and posterior colpoperineoplasty. Am J Obstet Gynecol,1995,173:1697-1702.
6. FITZGERALD MP,RICHTER HE,SIDDIQUE S,et al. Colpocleisis: a review. Int Urogynecol J Pelvic Floor Dysfunct, 2006,17(3):261-271.
7. GLAVIND K,KEMPF L. Colpectomy or LeFort colpocleisis——a good option in selected elderly patients. Int Urogynecol J,2005,16:48-51.
8. HOPKINS MP,DEVINE JB,DELANCEY JO. Uterine problems discovered after presumed hysterectomy: the Manchester operation revisited. Obstet Gynecol,1997,89:846-848.
9. ROCK JA,THOMPSON JD. 铁林迪妇科手术学. 杨来春,段涛,朱关珍,译. 济南:山东科学技术出版社,2003.
10. KALOGIROU D,ANTONIOU G,KARAKITSOS P,et al. Comparison of surgical and postoperative complications of vaginal hysterectomy and Manchester procedure. Eur J Gynaecol Oncol,1996,17(4):278-280.
11. MARCHIONNI M,BRACO GL,CHECCUCCI V,et al. True incidence of vaginal vault prolapse: thirteen years experience. J Reprod Med,1999,44:679-684.
12. SKIADAS CC,GOLDSTEIN DP,LAUFER MR. The Manchester-Fothergill procedure as a fertility sparing alternative for pelvic organ prolapse in young women. J Pediatr Adolesc Gynecol,2006,19:89-93.
13. FITZGERALD MP,RICHTER HE,BRADLEY CS,et al. Pelvic support, pelvic symptoms, and patient satisfaction after colpocleisis. Int Urogynecol J Pelvic Floor Dysfunct, 2008,19(12):1603-1609.
14. OVERSAND S,STAFF A,BORSTAD E,et al. The Manchester procedure: anatomical, subjective and sexual outcomes. Int Urogynecol J,2018,29:1193-1201.

第十六章

中盆腔缺陷重建的新手术治疗

第一节 骶骨阴道固定术

1962 年，Lane 报道了开腹骶骨阴道固定术（abdominal sacrocolpopexy）治疗阴道穹窿膨出。其后逐渐发展出保留子宫的骶骨固定术并于 1998 年出现了腹腔镜骶骨固定术。开腹骶骨固定术的治愈率为 78%～100%，腹腔镜效果相似。2004 年开展的机器人腹腔镜骶骨固定术主客观治愈率同前，但手术费用更高。

一、适应证与禁忌证

1. 适应证

（1）复发性前中后腔脱垂患者。

（2）阴道容量缩小的患者。

（3）年轻、性生活活跃者更适合采用该术式。

2. 禁忌证

（1）有阴道炎、阴道溃疡等生殖道急性感染者。

（2）有严重的内科并发症不能耐受手术者。

二、手术方法

（一）开腹骶骨固定术

1. 患者取膀胱截石位，双腿充分外展，留置尿管。

2. 取耻骨上两横指横切口或旁正中切口逐层进腹，排垫肠管。

3. 充分暴露骶前间隙，纵切打开骶骨前的腹膜约 6cm（图 16-1A）。辨认骶中动静脉走行，游离并拉开乙状结肠和右侧输尿管。分离腹膜下间隙。

4. 助手用卵圆钳裹纱布上举阴道顶端，横行打开阴道残端处腹膜并分离阴道前后壁，了解其长度以决定网片长短，阴道深度在 8～10cm 为宜。

5. 将修剪成“人”字形的网片单臂用 10 号丝线在 S_1 水平与骶岬上方的前纵韧带缝合 3 针（图 16-1B、C）。网片的双臂分别固定阴道前后壁，撤出阴道纱布证实缝线未穿透黏膜。腹膜化使网片位于腹膜下方（图 16-1D）。后壁网片最好放置达阴道后壁上 1/3，重度膨出者可延至会阴体。固定后应使阴道保持轻微的张力，但不致过度牵拉。

（二）腹腔镜骶骨固定术

1. 患者取膀胱截石位，分别于脐部、左侧脐旁及双侧下腹进入 Trocar 管。

2. 保留子宫者注射副肾盐水后弧形剪开膀胱腹膜反折，分离膀胱宫颈（阴道残端）间隙 4cm×3.5cm，完全暴露宫颈（阴道残端前壁）。

3. 将患者向左侧倾斜 30°，充分暴露骶前间隙，于右侧直肠旁骶骨前剪开后腹膜，打开达双侧骶韧带附着处，分离宫颈（阴道）直肠间隙约 4cm×3.5cm。暴露骶骨 S_1 前面的前纵韧带。

4. 合成网片剪成 10cm×3.5cm 和 3cm×3.5cm。1-0 号不可吸收线或延迟吸收线分成两排，将 10cm×3.5cm 的网片中央部分横向缝于宫颈（阴道残端）前壁，将两侧网片从前往后经阔韧带无血管区穿出。1-0 号不可吸收线或延迟吸收线分成 3 排，将 3cm×3.5cm 网片一端纵向缝合在宫颈（阴道残端）后壁共 6 针，一排为宫颈（后穹窿）筋膜，另一排为双侧宫骶韧带及筋膜，并与从阔韧带穿出的网片缝合。

5. 1-0 号不可吸收线或延迟吸收线在 S_1 水平间断缝合骶骨前纵韧带 2～3 针。不可吸收线缝合网片下端和双侧骶韧带中央 3 针。

6. 1-0 号可吸收线连续缝合关闭后腹膜至网片与宫骶韧带附着处及膀胱腹膜反折。

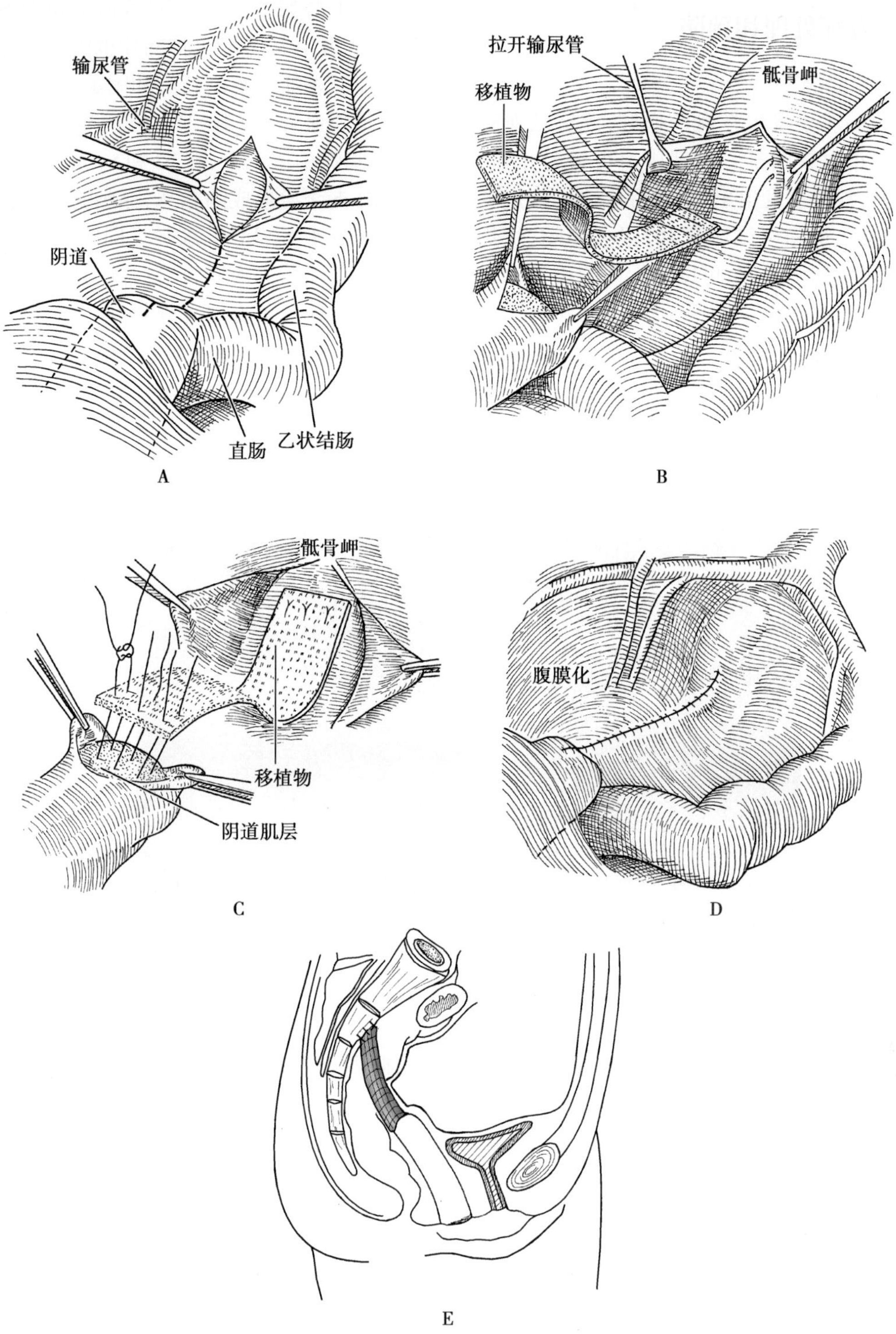

图 16-1　应用网片的骶骨阴道固定术

7. 术后检查，调整网片使阴道保持轻微的张力，宫颈（阴道残端）正常解剖位置即可，但不致过度牵拉阴道顶端。

三、术后护理

1. 详细了解术中情况及术后有无特殊护理要求。观察体温、脉搏、呼吸、血压变化。

2. 严密观察阴道出血量、颜色、性质，观察外阴和会阴部有无渗血、渗液、血肿等。

3. 保持外阴部清洁与干燥，每日用 1∶40 络合碘溶液冲洗外阴 1 次。

4. 排尿护理同 TVT 术。

5. 预防网片侵蚀同 TVT 术。

6. 出院指导同 TVT 术。

四、并发症处理和预防

1. 近期并发症

（1）出血：主要发生在骶前血管，此区域血管交通支丰富，止血较困难。局部压迫可暂时止血，但去除压迫后常再次发生出血，并且压迫可能进一步损伤小静脉。最初可试用缝合、银夹夹闭、烧灼或骨蜡等止血。如果无效，可以用无菌的不锈钢止血钉。

未生育妇女正常的阴道轴是朝向 S_3 和 S_4 节段的，因此有学者建议将网片也固定到该位置。北京协和医院通过解剖新鲜和固定的尸体发现：这个部位紧邻血管（图 16-2）。骶前静脉横干走行于 S_1 和 S_2 间隙稍偏下方，在 S_3 和 S_4 水平骶静脉已分出多个分支交通形成静脉丛，穿刺缝合损伤血管的风险明显高于 S_1 和 S_2 水平。同时由于左侧髂总静脉在髂总动脉的内侧，在打开骶骨前腹膜时应上提腹膜以免伤及下方髂总静脉。

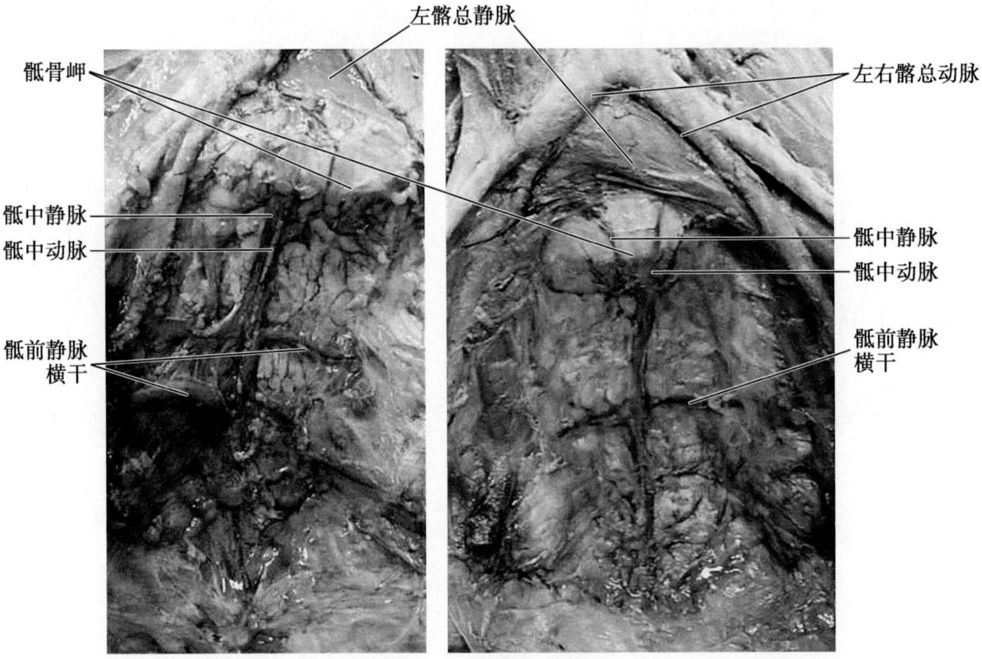

图 16-2　骶前血管解剖

手术应充分分离、选择无血管区进行穿刺缝合。

（2）肠道和泌尿系损伤：术中应注意辨识清楚右侧输尿管和乙状结肠走行并将其游离后拉向侧方以避免损伤。

2. 远期并发症

（1）术后新发压力性尿失禁：发生率为 8%～60%，可能与手术解除脱垂脏器梗阻有关。有报道接受开腹骶骨阴道固定术但术前没有压力性尿失禁的患者，同时行 Burch 手术或尿道中段悬吊带术可以显著减少术后压力性尿失禁的发生，并未增加其他下尿路症状。但是否需要同时预防性行这类手术，意见不一。

（2）尿潴留：有作者报道在开腹骶骨阴道固定术后有 4%的患者出现尿潴留，可能与阴道上抬后尿道位置改变有关。术中应避免缝合牵拉过紧。半数以上的患者短期留置尿管后可以逐渐恢复自主排尿，但是对于始终无法自主排尿的患者需要考虑手术治疗。

（3）网片暴露侵蚀：发生率为 3.4%～7.6%。开腹骶骨阴道固定术同时行子宫切除的患者比保留子宫的患者网片侵蚀的风险增加，因此开腹是否同时切除子宫需要充分向患者交代，慎重决定。研究提示网片侵蚀还与吸烟、同时行后壁修补术、患者年龄和网片类型等有关。采用超轻质或者单纤维的聚丙烯网片进行悬吊、应用单股延迟吸收线进行缝合都可以减少此类并发症的发生。

分离阴道壁不应过薄、减少血肿及感染的发生都能减少网片侵蚀的发生。绝经后患者阴道局部应用雌激素有助于减少网片暴露侵蚀。

（4）肠梗阻：小肠梗阻需要手术治疗的约为 1.1%；肠梗阻约为 3.6%。从手术至小肠梗阻发生的间隔时间为 1 个月至 20 年以上。腹膜包埋网片也可降低小肠梗阻的发生。

（5）阴道后疝即肠管经道格拉斯窝疝：可能与手术抬高了阴道前壁使阴道后壁张力降低有关。应用不可吸收缝线、更为细致的改良 Halban 后穹窿成形术可能预防网片下阴道后疝的形成。

（6）便秘：开腹骶骨阴道固定术后有 9%的患者出现了便秘，可能与网片压迫肠管、阴道位置上抬后肠道角度改变有关。

（7）其他：罕见的并发症包括臀肌坏死性肌筋膜炎、腰骶脊椎关节盘炎。

第二节　骶棘韧带固定术

1951 年，Amreich 最早提出了将脱垂的阴道顶端缝合固定在骶结节韧带上使阴道复位的构想。1967 年，Richter 改进了该手术，将阴道顶端固定在更容易触到的骶棘韧带上，即骶棘韧带固定术（SSLF）。通常经阴途径，同时还能进行其他的抗尿失禁和脱垂相关的阴式操作。已有术者采用经腹和腹腔镜途径。经阴途径的患者的客观治愈率为 88.1%~89.7%，主观满意率为 87%~93%，经腹腔镜途径也相似。

一、适应证与禁忌证

1. 适应证

（1）Ⅲ~Ⅳ度症状性子宫脱垂或子宫切除后穹窿膨出患者。

（2）由于很多接受子宫切除的患者其主骶韧带复合体存在延长和薄弱，也有作者建议将其作为子宫切除术后常规的预防性措施以防止术后穹窿膨出。

2. 禁忌证

（1）详见第十六章第一节。

（2）阴道狭窄。

二、手术方法

1. 3 把 Allis 钳分别钳夹阴道后穹窿、阴道口内 2cm 处及这两者的中点的中线部位，提拉阴道后壁。在黏膜下方注射生理盐水形成水垫，如果患者没有禁忌证可用副肾盐水（100ml 生理盐水中加入 4~5 滴去甲肾上腺素）减少出血。

2. 在 Allis 钳之间纵向切开阴道后壁黏膜约 2cm，Allis 钳钳夹黏膜边缘向两侧牵拉。

3. 分离阴道直肠间隙的疏松结缔组织（图 16-3A），将直肠推向右侧，向坐骨棘水平钝性分离至骶棘韧带（图 16-3B）。

4. 触摸骶棘韧带，选择确切的侧别进行手术。不可吸收线或 7 号丝线在距离坐骨棘 2cm 位置缝合一侧骶棘韧带下 1/2 韧带 2 针，如果缝合后牵拉活动度大，应补缝 1 针（图 16-3C）。术中助手行直肠指检证实缝线未穿透直肠。

5. 确定固定后的阴道顶端位置，注意保持阴道前后壁基本对称。缝线缝合阴道顶端纤维肌层，以缝合同侧宫骶韧带附着处为佳，打结，感到阴道顶端被吊到该侧骶棘韧带处（图 16-3D）。关闭阴道壁。一侧术后如顶端悬吊不满意，可考虑对侧同样处理。

缝合骶棘韧带时主要有 3 种方法：直接暴露韧带后缝合及应用 Deschamps 缝合器（图 16-4A）和 Miya 钩（图 16-4B）穿刺，后两种方法由于是通过触摸韧带进行缝合，对于组织的分离较少，因此手术时间和术中出血量相对较少。

1971 年，Randall 和 Nichols 提出应用长柄的 Deschamps 缝合器行 SSLF 手术：暴露骶棘韧带后，用左手指示手术侧坐骨棘内侧缘，缝合器尖端在距离坐骨棘 2cm 的位置穿刺骶棘韧带，钩出缝线；同法再穿刺缝合第 2 针。将留置的两条线穿针，在拟悬吊的阴道顶端侧壁间距 1cm 左右处，缝合阴道黏膜打结，将阴道穹窿固定于骶棘韧带表面。

1987 年，Miyazaki 提出了应用 Miya 钩的手术方式：暴露骶棘韧带后，右手中指置于骶棘韧带坐骨棘上缘下方距坐骨棘约 2cm 的位置，左手持 Miya 钩使其处于闭合状态，钩尖置于右手中指所指示的位置。打开钩柄，将钩放低至接近水平位置，钩尖以 45°穿过骶棘韧带，关闭并抬高钩柄，钩出缝线。

三、术后护理

1. 一般护理　严密观察阴道出血量、颜色、性质，以及外阴和会阴部有无渗血、渗液、血肿等。术后 24 小时取出阴道内压迫纱条，观察阴道出血情况。保持外阴部清洁与干燥，每天用 1∶40 络合碘溶液冲洗外阴 1 次。

2. 排尿护理　同 TVT 手术。

3. 直肠损伤观察和护理　同粪瘘的护理。

4. 会阴、臀部疼痛或麻木的护理　部分患者术后出现手术侧臀部疼痛，这类神经损伤所致疼痛

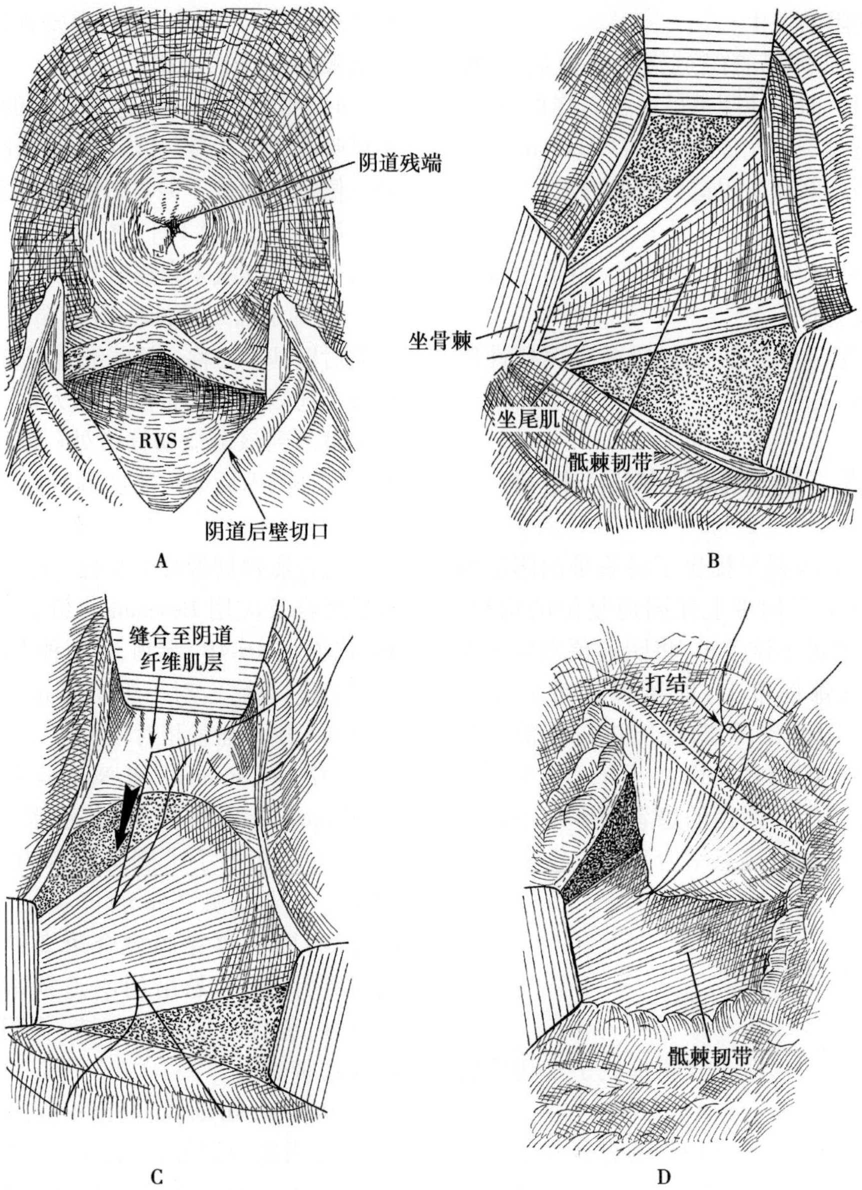

图 16-3　骶棘韧带固定术
RVS. 直肠阴道间隙

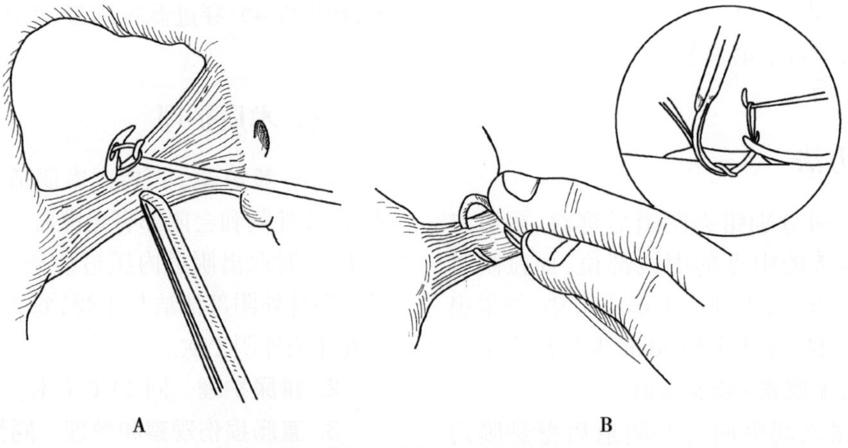

图 16-4　缝合方法
A. Deschamps 缝合器；B. Miya 钩穿刺

多为自限性，于术后 2～3 个月内逐渐缓解。评估患者疼痛部位、程度、持续时间，遵医嘱可给予镇痛药物对症治疗，保持坐位下垫软枕以减轻疼痛。

四、并发症处理和预防

北京协和医院解剖了骶棘韧带周围组织结构发现，阴部神经、血管就在坐骨棘内侧骶棘韧带后方走行（图 16-5），其上方还包括臀下血管和髂内静脉丛等丰富的血管网络。

1. **直肠损伤**　发生率约为 2.5%。常见引起损伤的步骤如下。

（1）直肠阴道分离过程中造成的损伤：多为直肠近端前壁或侧壁浆膜损伤。

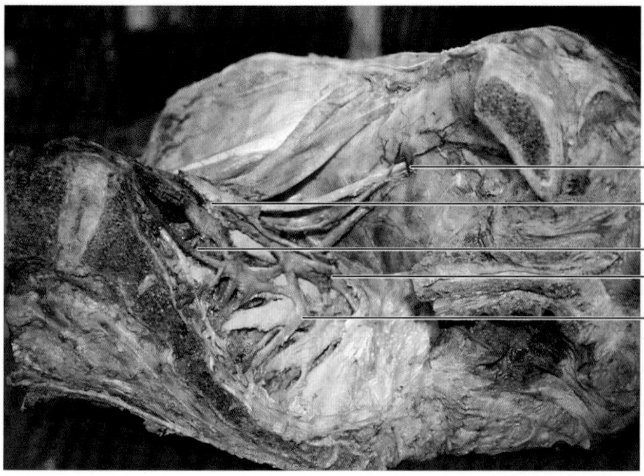

图 16-5　左侧骶棘韧带和坐骨棘筋膜区域解剖

（2）放置拉钩造成的损伤：多发生在直肠旁间隙的下部。

（3）缝线穿透直肠。

直肠损伤术中及时发现并修补，术后多无并发症。如怀疑直肠损伤，应行直肠指检和亚甲蓝试验。可以直接缝合创面，再次行亚甲蓝试验证实创面是否闭合，术后无渣饮食。

2. **出血及血肿形成**　发生率约为 0.4%。出血部位可能来自阴部内动静脉、臀下动静脉及髂内静脉丛。

术中如发现直肠侧窝出血可局部压迫，压迫后局部仍有出血应缝合止血。阴部血管大出血无法缝合止血时，可在压迫的基础上尽早行血管造影栓塞止血。

穿过骶棘韧带时不要距坐骨棘太近，缝线穿过组织不要过深（以深度 5mm 左右为宜）、过高（以下 1/2 为主）以避免损伤阴部血管。缝针穿刺时建议选择由后向前的路径（针尖偏向左侧、指向术者，类似 Miya 钩穿刺方式），以避免缝针移位后损伤坐骨棘附近的血管丛。

3. **会阴、臀部疼痛或麻木**　有 10%～15%的患者术后出现手术侧臀部中-重度疼痛，可能是由于术中损伤了穿行骶棘韧带的小神经分支。这类神经损伤多为自限性的，术后 2～3 个月内逐渐缓解。可以给予镇痛药物治疗、局部理疗、坐位下垫软垫。

4. **神经损伤**　发生率很低，由于骶棘韧带邻近阴股管的阴部内神经和坐骨神经，因此术中，尤其是缝合时可能引起神经损伤。如果怀疑坐骨神经损伤应再次手术拆除缝线。

5. **术后继发的膀胱膨出**　发生率约为 13%，多无症状，不需要行手术干预。膀胱膨出复发多见于术前即存在膀胱膨出而手术未同时行前壁修补的患者。

6. **性功能障碍**　约占 9%，可能与阴道缝线及阴道深度改变有关。

7. **新发压力性尿失禁**　发生率很低，为 0～4%。可能是由于手术固定阴道顶端后拉直膀胱颈角度所致。

8. **其他**　并发症包括泌尿系感染，多于术后 2～3 个月内逐渐缓解。罕见并发症包括坐骨直肠窝脓肿、会阴坏死性感染、会阴疝、小肠脱垂及急性肠梗阻。

对于单侧和双侧 SSLF，其总的并发症发生率并无显著差异。

但应用三种常用缝合方法，其并发症的发生率是有差异的，其中 Deschamps 缝合器组的并发症发生率显著高于另外两组。

第三节　坐骨棘筋膜固定术

2007 年,北京协和医院在研究骶棘韧带解剖结构及其耐牵拉力的同时对其旁的坐骨棘筋膜(ischial spinous fascia, ISF)同时进行了研究,发现坐骨棘上有肌肉、韧带、筋膜附着,它是尾骨肌、髂尾肌和骶棘韧带的起点,也是肛提肌腱弓、盆筋膜腱弓和闭孔内肌筋膜的附着处,表面有层较厚的肌肉筋膜组织,其距离血管神经更远,因此损伤的风险更低,并且其位置更浅,更易于缝合,同时其耐牵拉力并不逊于骶棘韧带,因此创立了坐骨棘筋膜固定术(ischial spinous fascia fixation, ISFF)这一新术式。这种术式通常采用经阴途径,也能进行其他的尿失禁和脱垂相关的阴式操作。患者的客观治愈率为 94%~100%,主观满意率为 95.7%~98%。

一、适应证与禁忌证

详见第十六章第二节。坐骨棘筋膜固定术尤其适用于肥胖、骶棘韧带较深、骶棘韧带固定术操作困难的患者。

二、手术方法

1. 详见第十六章第二节。

2. 不可吸收缝线或 7 号丝线在坐骨棘外侧 1cm 缝合坐骨棘筋膜,再在第 1 针的外侧 0.5cm 缝合第 2 针。

3. 确定固定后的阴道顶端位置,缝线缝合阴道顶端纤维肌层,以缝合同侧宫骶韧带近穹窿处为佳,如界限不清,可缝合阴道,打结,感到阴道顶端被吊到该侧坐骨棘筋膜处。关闭阴道壁。

三、术后护理

详见第十六章第二节。

四、并发症处理和预防

北京协和医院解剖了坐骨棘周围的血管神经发现(图 16-5),闭孔内肌神经在坐骨棘外侧 1cm 处,并且比坐骨棘更凹陷,故不容易损伤;坐骨棘后外侧的坐骨神经,位置较深;而坐骨棘前外侧的闭孔血管神经束,相距为 4~5cm,都不容易损伤。

1. 大腿、下背部疼痛或麻木　约 6.3%的患者术后出现手术侧大腿或下背部轻至中度疼痛。这可能是由于缝线引起的炎症反应或者缝线直接压迫神经分支造成的。这类神经损伤经过镇痛药物治疗、局部理疗多于 3~12 个月内缓解。

2. 神经损伤　由于筋膜缝合部位远离坐骨神经和闭孔内肌神经,因此术中神经损伤发生率很低。

3. 性功能障碍　约 13%的患者术后发生性交困难,可能与阴道缝线以及阴道深度和宽度改变有关。

4. 新发压力性尿失禁　发生率很低,约为 4%。可能是由于手术固定阴道顶端改变膀胱颈角度所致。

5. 其他　并发症包括 9.4%的患者有阴道异物感伴有少量出血,检查发现阴道内缝线,予以拆除后症状缓解。

第四节　子宫骶韧带悬吊术

中盆腔缺陷以子宫或阴道穹窿脱垂及肠膨出、子宫直肠窝疝形成为特征,近年来在 McCall 后穹窿成形术的基础上形成的骶韧带悬吊术(high uterosacral ligament suspension, HUS)是手术方式之一。McCall 后穹窿成形术于 1957 年第 1 次报道,其基本术式是经阴道在中线部位折叠缝合两侧骶韧带及其间的腹膜,关闭子宫直肠窝,防止肠膨出。此后又经 Mayo 改良,在缝合骶韧带后,将阴道穹窿悬吊于其上。骶韧带悬吊术改良之处在于宫骶韧带缝合的部位、方式,是否同时缝合腹膜、关闭道格拉斯窝及如何悬吊穹窿上。研究证实对于恢复阴道顶端的支持,子宫骶韧带悬吊术手术解剖学成功率可达 98%,随访 5.1 年后的手术成功率约为 85%,且 94%的患者对当前性生活满意,复发需再次手术率为 5.5%。保留子宫的子宫骶韧带悬吊术旨在解剖复位、缓解症状的同时保留生育功能,其 12 个月的主观成功率为 81%,客观成功率为 79%,脱垂复发需再次手术率为 16%。文献报道患者均能完成足月妊娠,以剖宫产结束分娩,术后无子宫脱垂复发。

一、适应证与禁忌证

1. 适应证　详见第十六章章第二节。

2. 禁忌证

(1) 宫骶韧带松弛薄弱者。

(2) 泌尿系炎症和生殖道炎症急性期。

(3) 合并内科疾病,其情况不允许手术者。

二、手术方法

子宫骶韧带悬吊术可经开腹、腹腔镜或阴道途径来完成。具体手术方法如下。

1. 切除子宫者

(1) 若有子宫直肠窝疝,可采用经典的 McCall 后穹窿成形术,即由一侧宫骶韧带进针,不可吸收缝线间隔 1~2cm 连续缝合肠管前壁的浆膜层至对侧宫骶韧带,并留置缝线不打结。0 号延迟吸收线缝合 1~2 针,经阴道后壁陷凹下 1/2 处穿过阴道壁、腹膜及右侧宫骶韧带,缝合直肠子宫陷凹至左侧宫骶韧带。依次打结,使阴道后壁提升至宫骶韧带高度。

(2) 每侧宫骶韧带自身折叠缝合 2~3 针打结。

(3) 不可吸收线将缝合的耻骨宫颈筋膜和直肠筋膜悬吊在子宫骶韧带上。

(4) 经阴道完成骶韧带悬吊术需行膀胱镜检查,辨认膀胱三角区及两侧输尿管口,见到喷尿及尿色无异常、确认双侧输尿管无损伤后,用宫骶韧带的留线缝合至阴道前、后壁残端的耻骨宫颈筋膜和直肠阴道筋膜,然后逐一打结,常规缝合阴道残端。

2. 保留子宫者

(1) 探查双侧输尿管走行,于其内侧注射肾上腺素盐水分离输尿管与同侧宫骶韧带间隙,切开腹膜,游离出发自宫颈后部全层宫骶韧带。

(2) 不可吸收线在坐骨棘水平将宫骶韧带连续自身缝合 2~3 针,然后拉紧打结以缩短宫骶韧带,同法处理对侧。

(3) 同时修复其他盆底部位特异性缺陷。

(4) 对完成生育并且宫颈延长者,如同时行宫颈截除术,可更好地达到修复目的。见图 16-6。

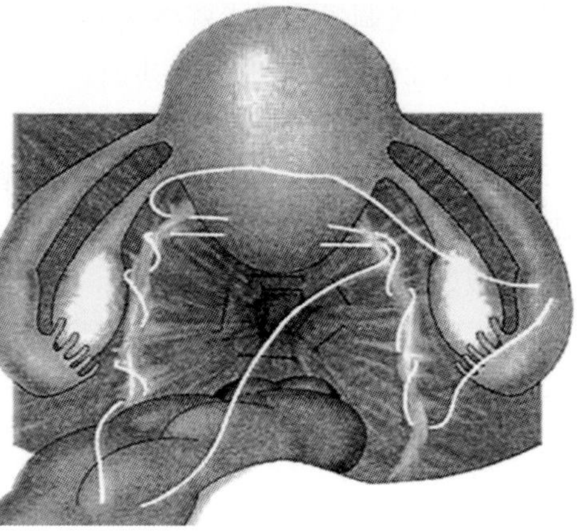

图 16-6　保留子宫的高位子宫骶韧带悬吊术

三、术后护理

详见第十六章第一节。

四、并发症处理和预防

因宫骶韧带高位悬吊需达坐骨棘水平,输尿管扭曲、损伤、梗阻的机会增加,文献报道在 1.0%~10.9%,经阴道完成的高位骶韧带悬吊术应常规行膀胱镜来检查输尿管通畅程度,若有可疑时应即刻注射 5ml 靛胭脂观察。也有学者认为,在宫骶韧带缝合前,将盆腔边缘至宫颈水平的输尿管游离出来可以避免输尿管的扭曲梗阻,经腹腔镜途径的高位骶韧带悬吊术经充分水分离后,可不行膀胱镜检查。术中正确识别宫骶韧带,熟知输尿管与宫骶韧带的解剖关系,缝合前最好用纱垫挡开肠管,术中“水垫”分离宫骶韧带与输尿管之间组织增加安全性,均可以减少输尿管扭曲、缝扎的并发症。也有肠缝合损伤的报道,约为 0.5%。其他并发症有骨盆侧壁血肿、盆腔脓肿、慢性盆腔痛等,都很少见,多不会留下持久后遗症。

第五节　植入合成网片的盆底重建术

2004 年,法国的 Cosson 在全盆底重建的构想基础上,提出了全盆底重建术,客观治愈率约为 94.7%,主观满意度为 97.6%,复发率为 62.5%~16.6%。曾出现过多种合成网片套盒,但是随着美国食品药品管理局(FDA)在 2011 年开始多次提出针对阴道植入合成网片的警告,网片相关的并发症也日益受到重视。2019 年,FDA 宣布阴道植入合成网片套盒停止在美国本土使用。

一、适应证与禁忌证

1. 适应证　美国妇产科医师协会(ACOG)和美国妇科泌尿协会(AUGS)于 2011 年 12 月份发表了声明,建议经阴道网片植入治疗盆腔脏器脱垂可用于以下情况。

(1) 复发病例。

(2) 有并发症不能耐受开腹或者腔镜手术患者。同时要求在充分知情同意下考虑利大于弊的情况下使用，并强调规范手术资格认证。

中国专家经讨论后形成以下共识。

（1）POP 术后复发的患者。

（2）年龄偏大的的 POP-Q Ⅲ～Ⅳ度患者。

2. 禁忌证

（1）拟妊娠或妊娠期妇女。

（2）术前即有慢性盆腔痛或性交痛的患者。

（3）年轻、性生活活跃的患者慎用。

二、手术方法

目前在使用的 Tiloop 网片（图 16-7）可行全盆腔重建手术。

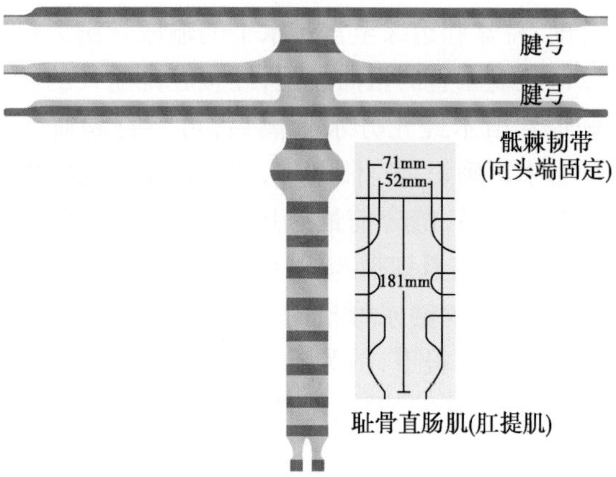

图 16-7　Tiloop 全盆底重建术网片

1. 前盆底重建　在膀胱阴道间隙注射生理盐水充分水分离后由距尿道外口下方 3～4cm 的位置起向阴道顶端纵行切开阴道前壁黏膜。锐性分离使耻骨宫颈筋膜保留在切开的阴道壁上，分离膀胱阴道间隙直达双侧闭孔内肌，锐性分离宫颈旁环，上推膀胱。

第 1 个皮肤标志点为双侧生殖股皮皱尿道外口水平用于放置前部网片的浅带。第 2 个点为大腿内侧，位于前一标志点外侧 1cm、下方 2cm，用于放置网片的深带。阴道拉钩充分暴露术野并拉开膀胱，用特制穿刺针由内向外经膀胱颈水平的盆筋膜腱弓从第 1 个皮肤切口穿出，把左右两侧的网片浅带穿出皮肤。术者的手指在膀胱阴道间隙内做指引。在手指引导下，从第 2 个皮肤标志穿入从坐骨棘上 1cm 盆筋膜腱弓穿出完成网片深带的放置。

调整网带位置使网片衬垫于膀胱下方，并使其没有张力。展平、固定网片后方，可吸收线连续扣锁缝合阴道前壁切口。紧贴皮肤剪除深浅网带后缝合切口。

2. 后盆底重建　Allis 钳钳夹阴道后穹窿。直肠阴道间隙注射盐水进一步水分离，然后由阴道后壁上 1/3 至中 1/3 纵行切开阴道后壁黏膜，Allis 钳夹黏膜边缘。随后钝、锐结合分离阴道和直肠旁间隙直达双侧坐骨棘和骶棘韧带。阴道拉钩帮助暴露此无血管区。选择肛门外 3cm、下 3cm 为后部切口标志。穿刺针经臀部，穿过坐骨肛门窝，距离坐骨棘内侧 2cm 穿过骶棘韧带下 1/2，放置网片后部并固定在阴道外。同法处理对侧。网片放入直肠阴道间隙，调整网片位置以使其没有张力。剪除网片远端多余的部分。再次确认网片无张力后可吸收线连续扣锁缝合阴道后壁切口。紧贴皮肤剪断网带，缝合皮肤切口，完成后腔的重建。

北京协和医院的改良方法将网片剪出一带平行双臂的“蜻蜓”形，部分用于前腔的修补（图 16-8），再利用剩余的网片缝合后行中、后盆底的重建。具体手术步骤如下。

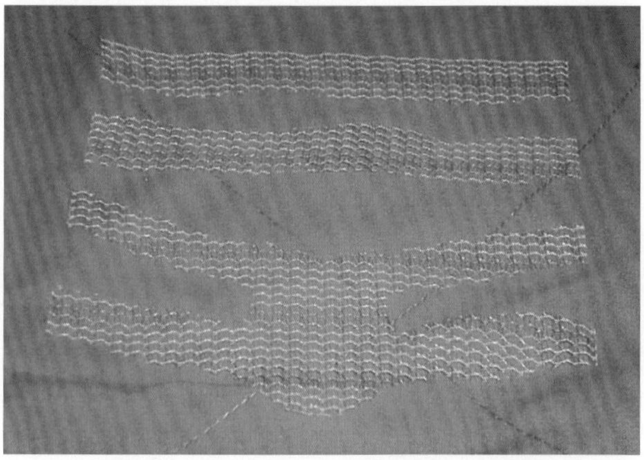

图 16-8　“协和”改良全盆底重建术网片

1. 前盆底重建　膀胱阴道间隙注射副肾盐水，自阴道口向阴道顶端纵行切开前壁黏膜长 3～4cm。分离阴道黏膜，直到达到坐骨棘水平，触及双侧闭孔内肌和肛提肌腱弓。4 个皮肤切口同全盆底重建术。特殊的闭孔穿刺针穿 10 号丝线后从肛提肌腱弓内侧（近耻骨侧）约 1cm 向浅带皮肤切口方向穿刺（图 16-9A）。手指在阴道内指引，确保穿刺方向。穿透皮肤后，钩出丝线，取出穿刺针。深带穿刺部位在肛提肌腱弓距离坐骨棘 3～4cm 的位置。牵拉将网片在阴道膀胱间隙内展平；网片尾端缝合固定在膀胱颈，头端缝合固定在宫颈旁环上。修剪皮肤切口处网片后缝合切口。

2. **中、后盆底重建**　直肠阴道间隙注射副肾盐水，自阴道顶端向阴道中段纵行切开后壁黏膜。钝、锐结合分离阴道黏膜直到触及双侧坐骨棘。皮肤切口同全盆底重建术。特殊的闭孔穿刺针穿 10 号丝线后依次穿过坐骨肛门窝、骶棘筋膜，并在接近坐骨棘的部位穿过坐骨棘筋膜（图 16-9B）。穿刺过程中手指始终在阴道内做指引。两条网片分别缝合在双侧宫骶韧带上，随后将两条网片缝合到阴道顶端。保证网片无张力的情况下修剪皮肤切口处的网片，缝合切口。

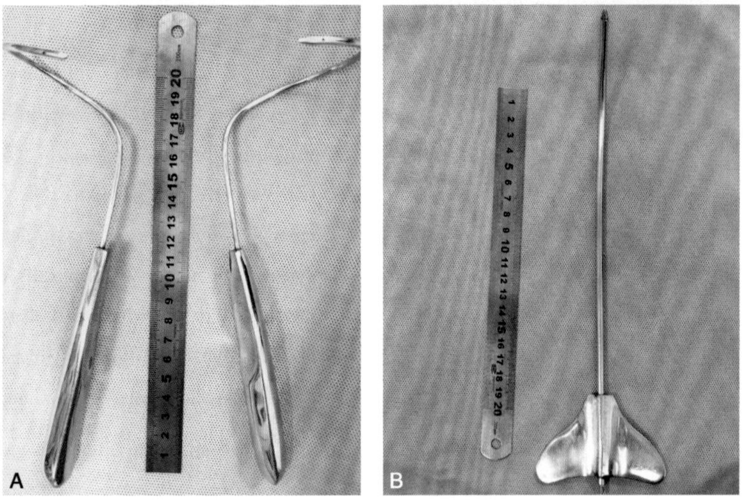

图 16-9　“协和”改良全盆底重建术的特殊穿刺针
A. 闭孔穿刺针；B. 骶棘筋膜穿刺针

手术重点在于两部分：①前路深带要在坐骨棘水平固定于肛提肌腱弓中部；②中腔要固定于坐骨棘筋膜。

三、术后护理

详见第十六章第一节。

四、并发症处理和预防

详见第十八章。

五、植入合成网片的盆底重建术争议

近十多年来，随着现代盆底学理论的发展、手术器械的改进以及修补材料的发明和应用，盆底修补和重建手术有了突破性的进展。基于传统手术复发率高的缺点，借鉴外科疝修补术和应用吊带治疗压力性尿失禁成功的经验，从 2004 年开始，阴道网片（transvaginal mesh，TVM）用于 POP 治疗应运而生。根据 FDA 的资料显示，2010 年美国至少有 10 万例 POP 患者接受了植入合成网片的修复术，其中大约 7.5 万例是经阴道操作完成。在中国的应用也日趋普遍。

相对应用自体组织筋膜的盆底重建手术，该术式主要优点是能最大限度地简化手术操作，同时纠正中央缺陷和侧方缺陷，实现手术的标准化和规范化，Ⅰ级证据说明经阴道前壁网片的植入手术能降低解剖学复发率。然而 FDA 在 2005~2007 年收到超过 1 000 例来自 9 个厂商关于阴道放置网片后的不良事件的报道，为此 FDA 在 2008 年 10 月专门发布安全信息通告，以期引起全球妇科泌尿医生的重视。此后不良事件数量持续攀升。为此，2011 年 7 月 FDA 针对在 POP 手术中使用网片再次发出警告，科学全面地分析阴道植入合成网片手术的利弊，认为经阴道植入合成网片严重并发症的增加值得高度关注。最为常见的 POP 手术的并发症包括：阴道网片暴露、疼痛、感染、排尿问题、神经肌肉问题、阴道瘢痕/挛缩和患者感受问题。该警示的适用范围仅针对经阴道放置网片修复 POP，不涉及用于治疗压力性尿失禁或经腹或腹腔镜置入网片。该警告主要内容：采用经阴道网片修补 POP 发生严重并发症的情况并不罕见，对于 POP 采用经阴道网片修补手术并没有显示出比不加网片的重建手术更有效。对阴道植入合成网片连续追踪的“522”研究，截至 2019 年 FDA 检查追踪结果不满意，因此，在美国本土已宣布禁用阴道植入合成网片套盒产品。对于没有经阴道网片植入经验的医生，只有在完成足够的理论和技术培训后，具有良好的经阴道手术经验的前提下，才能慎重开展此类手术。对于已经开展此类手术的医生，也应该充分权衡植入利弊，只有对利大于弊的患者才考虑审慎使用。经阴道网片植入手术的主要适应证如下。

1. POP 手术治疗后复发患者。

2. 重度初治患者或有并发症不能耐受开腹或腔镜更大手术创伤者，且患者不适用阴道封闭手术。

对于阴道内大面积放置人工合成网片的盆底重建手术对性生活影响，目前尚无循证医学结论，故在年轻、性生活活跃的患者，选择时应慎之又慎。对术前即有慢性盆腔痛或者性交痛的患者也不宜选择经阴道植入合成网片手术。

（任常　薄海欣　朱兰）

参考文献

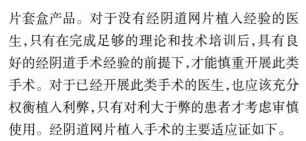

1. BETSCHART C, CERVIGNI M, CONTRERAS ORTIZ O, et al. Management of apical compartment prolapse (uterine and vault prolapse): A FIGO Working Group report. Neurourol Urodyn, 2017, 36(2): 507-513.
2. Committee on Practice Bulletins-Gynecology, American Urogynecologic Society. Practice Bulletin No. 185: Pelvic Organ Prolapse. Obstet Gynecol, 2017, 130(5): e234-e250.
3. COSTANTINI E, BRUBAKER L, CERVIGNI M, et al. Sacrocolpopexy for pelvic organ prolapse: evidence-based review and recommendations. European Journal of Obstetrics & Gynecology and Reproductive Biology, 2016, 205: 60-65.
4. MATTHEWS CA. Minimally Invasive Sacrocolpopexy: How to Avoid Short-and Long-Term Complications. Curr Urol Rep, 2016, 17(11): 81.

第十七章

后盆腔缺陷疾病的手术治疗

后盆腔是指自宫颈环至会阴体的部分，包括主骶韧带、阴道顶端结构、直肠阴道筋膜、会阴体及肛门外括约肌，这些结构作为一个整体发挥作用。后盆腔功能障碍主要指直肠膨出和会阴体组织的缺陷，表现为结直肠功能障碍的疾病。轻至中度后盆腔组织膨出的患者大多数没有症状。随着脱垂程度加重，可能出现直肠、阴道及下尿路症状。阴道症状包括阴道膨出导致的不适、阴道突出黏膜暴露摩擦产生的阴道出血及性交困难。直肠症状包括排便困难，甚至需要用手挤压协助排便、便秘、便急或便失禁。很多研究均显示排便功能障碍与脱垂严重程度没有必然联系。

纠正后盆腔脱垂手术的目的是通过修复后盆腔解剖缺陷达到与脱垂相关的排便及性交功能的改善。虽然手术技术可以成功地消除或减轻直肠膨出，但由于可能存在一些与脱垂无关的内在功能性因素，症状不一定缓解。而某些手术步骤，如肛提肌加固，甚至可能导致术后性交痛。因此术前应该向患者交待这些风险。

在严重后盆腔脱垂的患者中，常合并有阴道顶端支持组织缺陷，导致合并阴道穹窿膨出，因此需要行“一水平”缺陷修补，可以采用骶骨阴道固定术等顶端修复（详见第十五章）。

“二水平”缺陷修补为阴道后壁/直肠膨出修补，即直肠阴道筋膜修补术，包括经阴道和经肛门两条途径施术。在经阴道途径中，除经典的阴道后壁修补外，还可采用特定部位修补和中线筋膜修补，近年又出现了阴道后壁的“桥式”缝合修补，对于重度阴道后壁膨出和修补术后复发者可行加用补片的阴道后壁修补术。

第一节　经阴道途径的阴道后壁/直肠膨出修补术

妇科及妇科泌尿医师通常采用经阴道途径的直肠膨出或阴道后壁膨出修补术，随着手术经验的增多，这一途径的术式也在不断改进。

一、经典直肠阴道筋膜加固缝合术

1969 年，Miley 和 Nichols 提出横向折叠缝合直肠阴道筋膜修补直肠膨出的方法。近年来，Singh 和 Maher 等的前瞻性研究推荐中线筋膜加固缝合（midline fascial plication）结合肛提肌折叠缝合（levator plication）的方法，即经典阴道后壁膨出修补术-直肠阴道筋膜折叠缝合术（rectovaginal fascia plication）。多项研究显示这一术式在实现解剖修复的同时使排便困难的治愈率超过了 80%，但 12%～27%的患者出现了与肛提肌加固有关的性交痛。

1. 适应证与禁忌证

（1）适应证：症状性 POP-Q Ⅱ度以上阴道后壁膨出者。

（2）禁忌证：多数学者认为阴道后壁膨出术后复发者及阴道后壁 POP-Q Ⅲ度以上效果欠佳。

2. 手术步骤

（1）患者取膀胱截石位，在阴道黏膜下注射稀释的副肾盐水以减少分离黏膜过程中的出血。

（2）以 Allis 钳钳夹两侧小阴唇下端并向两侧平行牵拉，于会阴皮肤边缘处切除两 Allis 钳之间的后阴道壁黏膜及皮肤，使两端对合后的阴道内可容两指松。

（3）钝、锐性分离阴道黏膜与阴道直肠隔间隙，达直肠膨出最突点以上，并向会阴切口两侧剪开阴道黏膜达 Allis 钳固定点，沿中线剪开分离的阴道后壁黏膜。

（4）如直肠呈球状膨出时，用不可吸收缝线做几个袋口缝合直肠浆膜层及阴道直肠筋膜，各同心圆缝完后，自内向外顺序打结。本术式重点在于缝合完毕后顺序打结。需要注意的是仅缝合直肠阴道筋膜，而勿刺透直肠黏膜。缝合后可行肛诊确认。

（5）充分分离后显露肛提肌边缘，用左手另戴手套插入肛门作指导，用不吸收缝线间断缝合肛提肌2~3针，使损伤的肛提肌修复（图17-1）。

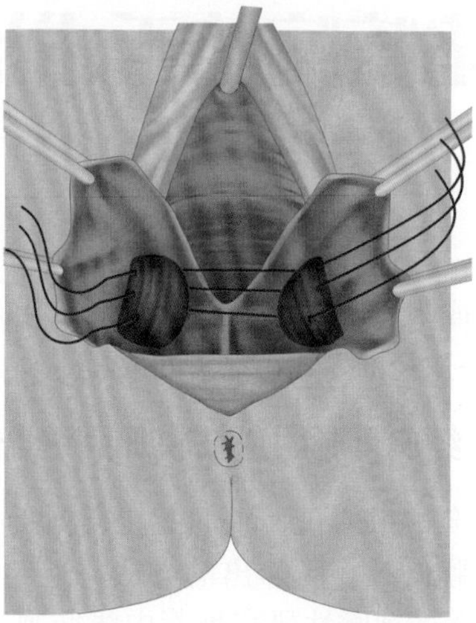

图17-1　缝合肛提肌

（6）根据会阴松弛和直肠膨出程度，决定切除阴道黏膜的多少，一般自两侧会阴切口端斜向阴道后壁至最膨出上方可达穹窿处，剪去呈三角形阴道黏膜，越近顶点时切除越少，注意切勿切除过多，以免阴道及阴道口狭窄。

（7）可吸收线自内向外间断或连续缝合阴道黏膜。

3. 术后护理

（1）详细了解术中情况及术后有无特殊护理要求和注意事项。

（2）严密观察阴道出血量、颜色、性质，当阴道出血量多时，及时通知医师，并配合止血治疗。

（3）保持外阴部清洁与干燥，每日用1∶40络合碘溶液冲洗外阴两次。术后血肿形成时容易发生感染，观察患者有无阴道内臭味、脓性分泌物流出，同时监测体温变化，遵医嘱给予抗生素防止感染。

4. 并发症处理及预防　术中和术后近期主要并发症为出血或血肿，术中血管结扎不牢固，术后短时间内可发生活跃出血。先行局部填塞处理，止血不满意者可拆开阴道壁缝线，寻找出血的血管，重新缝扎。阴道内为有菌环境且皱襞多，故不易彻底消毒，术后血肿形成则更易发生感染。

对于有阴道手术史的患者，在行阴道后壁修补术时应注意在有充分张力情况下分离阴道后壁黏膜，局部“水垫”也可降低直肠损伤的风险。如证实已经发生直肠损伤，应充分游离该部位的直肠壁，进行至少两层的“无张力”修补。

术后远期并发症主要为性交痛，手术中应注意肌肉缝合不宜过多，修补后的会阴体勿抬太高。

二、特定部位缺陷修补术

传统理论认为阴道后壁膨出是由于直肠阴道筋膜的拉伸及薄弱。1993年，Richardson将直肠膨出归咎于直肠阴道筋膜的多点断裂，并提出特定部位缺陷修补术（site-specific defect repairs）。缺陷的位置可以是中线型、侧方型、远端型或上端型。有多组研究比较了经典阴道后壁修补术和特定部位缺陷修补术，认为后者可以达到更好的解剖修复及性功能的改善，排便梗阻症状的治愈率与经典术式相仿，但术后直肠膨出的复发率（44%）高于经典缝合方法（18%）。另外，在严重阴道后壁膨出的患者中没有消除阴道直肠筋膜过于拉伸这一因素，有些患者术后仍需手指压迫协助排便。

1. 适应证与禁忌证　与经典术式相同。

2. 手术步骤

（1）第1~4步骤同经典术式。

（2）术者另戴手套将左手手指放入直肠内，向阴道方向加压以辨认筋膜缺陷部位，Allis钳钳夹缺陷部位两端向中间合拢，再次经肛门内手指加压后明确筋膜缺陷是否被纠正，用延迟吸收缝线修补之。同法修补其余缺陷部位，切口选择见图17-2。

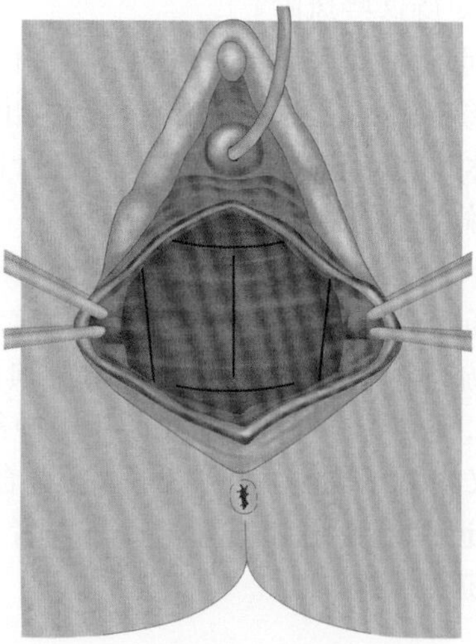

图17-2　特定部位缺陷修补切口选择

（3）第6~7步骤同经典手术。

3. 术后护理　同经典手术。

4. 并发症处理及预防　同经典手术。

三、阴道后壁"桥"式缝合术

1997 年，澳大利亚 Petros 医师基于整体理论，提出阴道后壁"桥"式缝合术，该术式特点简单易操作。这一手术摒弃了阴道后壁膨出修补术切除多余黏膜的传统方法，利用自体组织加固了直肠阴道筋膜并减少了分离黏膜产生的出血。

1. 适应证与禁忌证　同经典手术。

2. 手术步骤

(1) 在阴道后壁黏膜层下方注入副肾盐水，使阴道后壁局部（即拟行切开的部位）形成"水垫"。

(2) 在阴道后壁膨出最突起处上方与会阴体之间，做 1 个倒三角形切口（如会阴体无缺陷，则可采用梭形切口），于三角形切口处，全层切开黏膜及其下方的阴道直肠筋膜层，即形成三角形"桥"体，锐性分离"桥"体以外左右两侧包含阴道直肠筋膜层的阴道黏膜全层，以利于左右缘的缝合（图 17-3）。

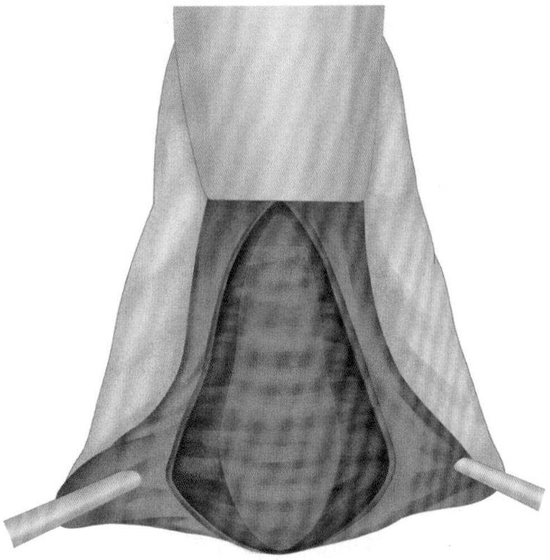

图 17-3　阴道后壁切口

(3) 电凝"桥"体表面的黏膜组织，使之丧失分泌功能。

(4) 用可吸收缝线，对缝"桥"体左右缘即内翻电凝热透处理后的黏膜，使其形呈一管状结构。

(5) 不可吸收线"U"形加固缝合直肠阴道筋膜，顺序打结（图 17-4）。将阴道后壁"桥"体两侧的筋膜加固缝合于"桥"体上，可吸收线缝合两侧缘阴道后壁黏膜（图 17-5）。

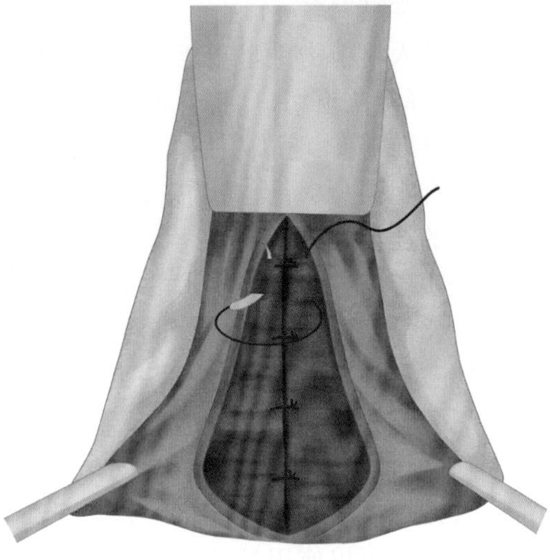

图 17-4　"U"形加固缝合直肠阴道筋膜

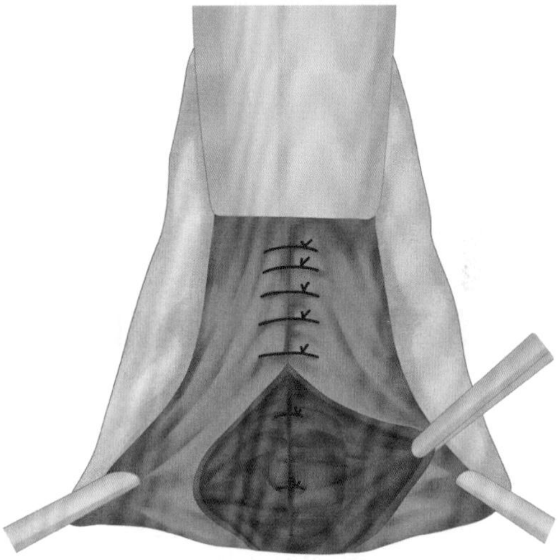

图 17-5　缝合阴道后壁黏膜

3. 术后护理　同经典手术。

4. 并发症处理及预防　"桥式"修补术最主要问题是术后复发，对于重度膨出者术后阴道壁有发生潴留囊肿的可能，表现为阴道壁内椭圆形无痛性囊肿，发生率低，可手术切除并行阴道壁修补。术中通过充分电凝阴道壁黏膜可减少这一并发症。

四、植入移植物盆腔缺陷修补手术

基于传统手术复发率高的缺点，借鉴外科疝修补术和应用吊带治疗压力性尿失禁成功的经验，从 2004 年开始，应用经阴道植入移植物治疗盆腔器官脱垂的手术应运而生，相对应用自体组织筋膜的盆底重建手术，其主要优点是最大限度地简化手术操作，同时纠正盆底缺陷，实现手术的标准化和规范化。A 级证据说明经阴道前壁移植物的植入手术能降低解剖学复发率。

经阴道植入移植物手术近年来在我国发展迅速，该手术选择经阴道切口，符合现代微创理念和低疼痛的外科准则，体现以人为本，强调症状改善，有较高的主客观治愈率，提高了患者的生命质量，取得了一定的社会效益。

中国经阴道植入移植物手术的主要适应证建议：①POP术后复发的患者；②年龄偏大的重度POP［POP定量（POP-Q）分度法Ⅲ～Ⅳ度］初治患者。针对后盆腔缺陷患者经阴道植入移植物的适应证：①复发性直肠膨出的患者，以及有自体组织薄弱的患者，或有复发的高危因素，如肥胖和顽固性腹压增高者中可以使用补片加固。②重度直肠膨出。对于阴道内大面积放置人工合成移植物的盆底重建手术对性生活的影响，目前尚无循证医学结论，故在年轻、性生活活跃的患者，选择时应慎之又慎。对术前即有慢性盆腔痛或性交痛的患者也不宜选择经阴道移植物。

手术步骤、术后护理及并发症处理和预防详见中盆腔缺陷修的相关手术。

第二节　经肛门途径的直肠膨出修补术

肛肠外科医师通常采用这种途径来修补直肠膨出。由Marks在1967年提出，他认为在直肠膨出中直肠侧压力较高，单纯在阴道内修补并不能完全去除直肠内病因，因此提出了这一纠正直肠远端纵行及环形肌薄弱的方法。

两项随机对照试验比较了经肛门途径和经阴道途径的直肠膨出修补术。Kahn随访了57例症状性直肠膨出行修补术的患者，随访2年，87.5%经阴道途径和70%经肛门途径的患者达到了客观治愈，两组的排便功能改善率均为60%左右。Nieminen的研究随访了30例，经阴道和经肛门途径的症状改善率分别为93%和73%（$P=0.08$），术后复发率分别为40%和9%。两组试验均证明了两种手术途径都可达到较高的症状缓解率，但经阴道途径修补与经肛门途径相比，POP-Q分期之阴道后壁Ap点明显提高，术后排便造影也显示直肠膨出的深度显著减轻，术后膨出的复发率低，提示经阴道途径修补直肠膨出可以更好地重建解剖结构，优于经肛门途径。在这两项随机对照试验中，只有1例经阴道修补术后产生性交痛，纠正了直肠膨出后，两组患者性功能均有改善。

1. 适应证与禁忌证

（1）适应证：与经典术式相同，熟悉该手术途径者可行经肛门的直肠膨出修补术，也可与经阴道途径的修补术同时进行。

（2）禁忌证：不能除外肛门括约肌损伤的患者，重度及复发直肠膨出者。

2. 手术方法

（1）术前全肠道准备并预防性应用抗生素。

（2）患者取折刀状俯卧位。

（3）直肠内放置小号牵开器牵开。

（4）于直肠下段前壁黏膜做倒“T”形切口或两个下端由水平切口连接的垂直切口，使水平切口位于齿状线上缘（图17-6）。

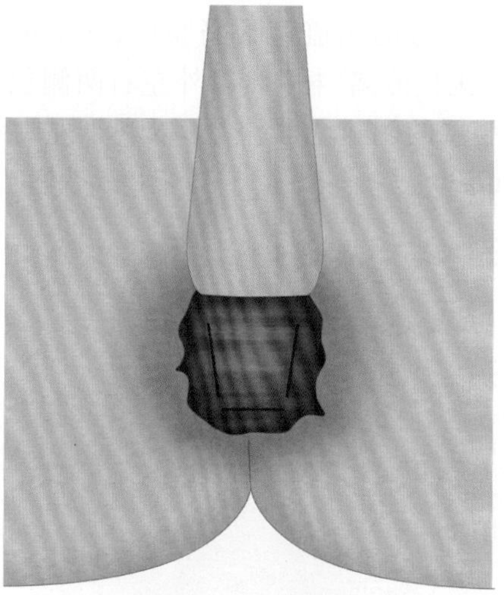

图17-6　直肠黏膜切口

（5）将环行肌以不可吸收线间断缝合至中线。也有研究者推荐用可吸收线自齿状线向游离黏膜基底部两侧各间断缝合3针，这样可疑缩短直肠前壁。在折叠缝合基础上，再横向缝合1～2针（图17-7，图17-8）。

（6）去除多余直肠黏膜，用延迟吸收缝线关闭直肠黏膜（图17-9）。

3. 并发症处理及预防　这种手术方法可以有效改善排便不尽症状，术后排便困难的发生率也比较低。但由于手术过程中对肛门的过度扩张，这种方法有4%的概率发生大便失禁。直肠膨出的患者常伴有隐性肛门括约肌损伤，经肛门途径手术中的任何轻微肛门扩张都有可能使肛管内压更加降低，导致肛门括约肌功能障碍的发生。

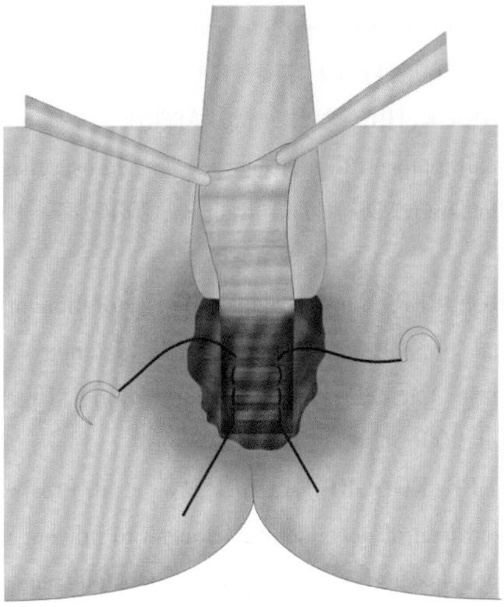

图 17-7　缝合直肠前壁环形肌

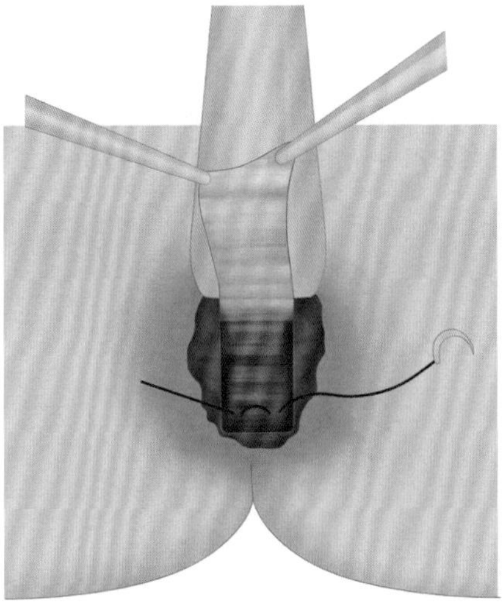

图 17-8　横向缝合直肠前壁

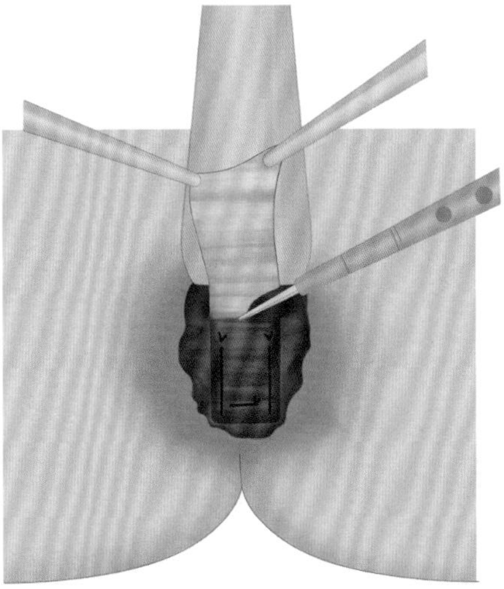

图 17-9　去除多余直肠黏膜

第三节　会阴体缺陷修补

即“三水平”的缺陷修补。正常情况下，会阴体长 3~4cm，是盆底许多肌肉和筋膜的集合点，富含弹性纤维。存在后盆腔缺陷患者中很大部分都会发生由于过度拉伸导致的会阴体断裂或变薄，同时还可能造成阴部神经损伤。临床上患者有里急后重、排泄困难和不能控制排便的主诉。妇科检查可发现做 Valsalva 动作时会阴凹陷缺失。

1. 适应证与禁忌证

（1）适应证：会阴体缺陷有症状要求的治疗者。

（2）禁忌证：性交困难、性交痛者。

2. 手术方法　经典的会阴体修补术包括用鼠齿钳钳夹两侧小阴唇下端，切开两钳之间的阴道后壁黏膜及会阴皮肤边缘，向上分离阴道后壁黏膜并行阴道后壁膨出修补，向两侧分离会阴体组织，间断缝合会阴体皮下组织及皮肤。需要注意的是，重点要修补会阴体的最低点，即肛门前方的部分，向两侧的解剖应充分，以保证缝合足够的组织加固会阴体，但同时也应注意避免缝合张力过大，否则会导致术后疼痛。

会阴体或直肠阴道筋膜损伤可导致整个盆腔连接组织系统的薄弱退化，手术往往同时需要进行 3 个层面的修补。

3. 术后护理

（1）观察会阴部伤口情况，保持清洁与干燥，每日用 1∶40 络合碘溶液冲洗外阴两次，便后及时冲洗。遵医嘱应用抗生素预防感染。

（2）饮食护理：排气后先无渣流食，进而无渣半流食，逐渐过渡到正常饮食。伤口未愈合前，排便忌用腹压，必要时给予缓泻药软化大便。

4. 并发症处理及预防　会阴体修补应注意不能将会阴入口过分缩窄，以免引起术后性交困难。即使对于绝经后妇女，因配偶的勃起能力下降，入口过窄也会导致性交困难。

（仝佳丽　薄海欣　朱兰）

参考文献

1. 朱兰，郎景和，丁小曼，等. 阴道后壁“桥”式缝合术的应用. 中华妇产科杂志，2005，40(12)：859-860.

2. ABRAMOV Y, GANDHI S, GOLDBERG RP, et al. Site-specific rectocele repair compared with standard posterior colporrhaphy. Obstet Gynecol, 2005, 105(2): 314-318.
3. ALTMAN D, ZETTERSTROM J, LOPEZ A, et al. Functional and anatomic outcome after transvaginal rectocele repair using collagen mesh: a prospective study. Dis Colon Rectum, 2005, 48(6): 1233-1241.
4. BRUBAKER L. Rectocele. Curr OP Obstet Gynecol, 1996, 8(5): 376-379.
5. CUNDIFF GW, WEIDNER AC, VISCO AG, et al. An anatomic and functional assessment of the discrete defect rectocele repair. Am J Obstet Gynecol, 1998, 179(6 Pt 1): 1451-1456.
6. DELL JR, O'KELLEY KR. PelviSoft BioMesh augmentation of rectocele repair: the initial clinical experience in 35 patients. Int Urogynecol J Pelvic Floor Dysfunct, 2005, 16(1): 44-47.
7. KENTON K, SHOTT S, BRUBAKER L. Outcome after rectovaginal fascia reattachment for rectocele repair. Am J Obstet Gynecol, 1999, 181(6): 1360-1363.
8. MILANI R, SALVATORE S, SOLIGO M, et al. Functional and anatomical outcome of anterior and posterior vaginal prolapse repair with prolene mesh. BJOG Int J Obstet Gynaecol, 2005, 112(1): 107-111.
9. NIEMINEN K, HILTUNEN KM, LAITINEN J, et al. Transanal or vaginal approach to rectocele repair: a prospective, randomized pilot study. Dis Colon Rectum, 2004, 47(10): 1636-1642.
10. PETROS PEP. Vault prolapse II: Restoration of Dynamic Vaginal Supports by infracoccygeal Sacropexy, an Axial Day-case Vaginal procedure. International Urogynecology Journal, 2001, 12(5): 296-303.
11. SAND PK, KODURI S, LOBEL RW, et al. Prospective randomized trial of polyglactin 910 mesh to prevent recurrence of cystoceles and rectoceles. Am J Obstet Gynecol, 2001, 184(7): 1357-1362.
12. 中华医学会妇产科学会妇科盆底学组. 美国 FDA“经阴道植入网片安全警示”解读与专家共识. 中华妇产科杂志, 2013, 1(48): 65-67.
13. 中华医学会妇产科学会妇科盆底学组. 女性盆底重建手术人工合成移植物相关并发症处理的中国专家共识. 中华妇产科杂志, 2018, 3(55): 145-148.

第十八章

盆底重建手术中的植入材料

接受盆腔器官脱垂或尿失禁手术的妇女，30%会复发需要再次手术。不少术者为了改善手术效果，推荐复发者及重度易发生术后复发者手术时加用替代植入材料。

植入材料的应用较早始于疝的修补，已获成功。盆腔器官脱垂某种意义上近似于外科疝，是女性盆腔支持结构损伤、缺陷及功能障碍造成的疾患。盆底重建手术中应用替代材料是建立在此基础上的新术式。因此，需用新的理念和方法来评价包括手术治疗在内的各种处理。替代植入材料作为盆底重建手术的"3R"原则［维持（retain）、结构重建（reconstruction）、应用替代材料（replacement）］之一，发挥了越来越大的作用。

第一节　理想的植入材料应具有的特性

目前用于妇科盆底重建手术的替代植入材料因其各自特性不同，在盆底重建手术中的应用亦不同。一些术者已常规在盆底重建手术中应用植入材料。总体来说，植入材料可以分成以下两类。

1. 人工合成网片（synthetic mesh）　可分为可吸收网片、不可吸收网片、混合型网片。

2. 生物补片（biological graft）　可分为自体补片、同种异体补片和异种补片。

理想的植入材料应具有的特性：①良好的相容性；②无炎症及过敏反应，异物反应小；③理化惰性，在机体组织中不易改变；④无致癌性；⑤耐灭菌、抗感染；⑥抗张强度好、在生理受力状态下能模拟自体组织力学行为；⑦柔软易弯曲；⑧能剪裁成不同的形状，以适应阴道内放置；⑨价格合适能够推广普及。

第二节　人工合成网片的分类及特性

合成网片是高分子材料，依照特殊功能设计的不同形式的网片特性差别很大。合成网片的突出优势包括：无需从供体处获得，因而不会传播潜在感染性疾病并减少了手术风险；高张力特性；成本效果比低、易推广。

一、合成网片根据是否能被机体吸收进行分类

（一）可吸收网片

可吸收材料可引发机体慢性异物反应并促进成纤维细胞活性。网片吸收后，局部被富含胶原蛋白的瘢痕组织取代，抗张强度变弱，无法长期提供有效支持，从而影响了它们在盆底重建手术中的应用。相对于不可吸收材料，植入可吸收网片不增加术后感染发生率，且网片暴露、侵蚀发生率较低。商业化的可吸收网片包括聚乙醇酸和聚多糖910。

（二）不可吸收（永久性）网片

目前不可吸收网片主要使用聚丙烯材料。1958年，聚丙烯网片初次用于腹壁疝修补，重型、小孔径特性引发了严重的纤维化反应。"理想"的网片目前倾向于向轻质、大孔径方向发展。

二、合成网片根据其孔径大小和编织特性进行分类

可分为Ⅰ～Ⅳ型（图18-1）。

Ⅰ型：大孔径（孔径>75μm）、单股纤维编织。

Ⅱ型：小孔径（孔径<10μm）。

Ⅲ型：大孔径中包含小孔径或多股纤维编织（纤维间形成的缝隙<10μm）。

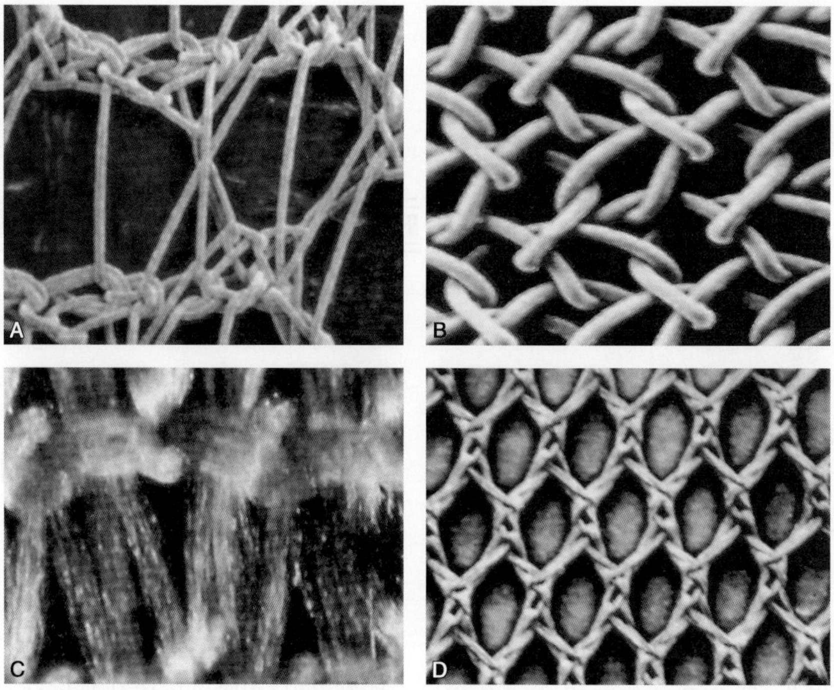

图 18-1　不可吸收网片

A. GyneMesh（Ⅰ型）；B. Marlex（Ⅰ型）；C. IVS（Ⅱ型）；D. Mersilene（Ⅲ型）

Ⅳ型：极微孔径（孔径<1μm），常和Ⅰ型联合使用以防止粘连，目前尚未用于妇科手术。

（一）网片孔径

孔径大小和多孔性是细胞进入网片的决定因素，也因此被认为是合成网片最重要的特性。绝大多数细菌的直径<1μm，粒细胞和巨噬细胞的直径>10μm，75μm的孔径是能够允许巨噬细胞、成纤维细胞、血管和胶原纤维通过的必要孔径。宿主免疫细胞经网孔快速渗透进入植入物，可有效清除定植于网孔和纤丝间的细菌菌落，减轻网片植入机体后的炎症反应和异物反应，提高网片的组织相容性，降低术后网片相关并发症的发生率。Ⅱ、Ⅲ型网片孔径较小，和Ⅰ型网片相比植入后可引发更强的排异反应。

（二）网片编织特性

多股纤维编织网片纤维间形成的缝隙直径<10μm；细菌直径较小，可进入繁殖；宿主免疫细胞无法进入清除定植的细菌，增加感染的概率，目前已很少用。目前以单丝网片为主流。

三、合成网片根据单位面积下的质量进行分类

可分为重质（>70g/m^2），中质（40～70g/m^2），轻质（20～40g/m^2），超轻质（<20g/m^2）网片。轻质网片由大孔径、细丝纤维构成，由于含有更少的合成材料，植入后炎症及异物反应轻，表现出更好的组织相容性。轻质和超轻质网片优劣比较目前尚无定论。

四、合成网片的力学特性

对于支持和替代自身组织的合成网片，足够的强度是支撑盆底器官、恢复其解剖结构的必要条件，而良好的“力学相容性”是减少网片并发症发生的关键。合成网片植入体内后的力学和生物学特性会发生变化，影响其生物力学特性的因素包括：炎症反应、宿主组织长入、自身降解、结构重组。目前并无成熟的技术来评价合成网片在人体内的力学行为。在动物体内的力学行为研究也多数局限于抗张强度和最大伸长率的分析。多数研究均证实大孔径单丝聚丙烯网片有良好的抗张强度及抗缩变性能。

第三节　生物补片的分类及特性

生物补片根据其来源又可分为自体补片、同种异体补片和异种补片，目前常用的生物补片见图18-2。

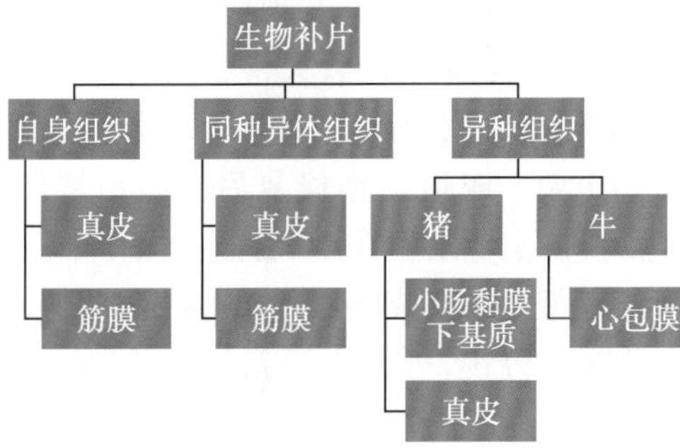

图 18-2　生物补片的分类

自体筋膜作为最常使用的生物材料，用于治疗压力性尿失禁已有 100 多年的历史，取得了很好的临床疗效。使用自体组织避免了疾病的传播，不会产生组织反应如排斥、侵蚀现象。其主要缺点在于需要从大腿阔筋膜或腹直肌腱鞘获取自体筋膜，以及与此相关的伤口感染、瘢痕形成、疝和神经损伤等并发症。另外，可获得的自体筋膜面积有限，也限制了其在盆底重建手术中的应用。使用自体筋膜的另一个可能的缺点是，盆底功能障碍患者的结缔组织本身可能存在薄弱。

尸体或动物来源的胶原基质克服了自体筋膜面积大小的限制。这些材料作为重建修补材料的基本原理是成为具有生物相容性的细胞外支架，使具有一定再生功能的宿主细胞穿透渗入、进而替代这些材料。补片的生物力学特性常常依赖于其组织来源、材料制备的特殊过程、宿主的容受性、材料与宿主的反应及移植的部位。制备过程中，异体生物材料需要经过脱细胞、灭菌、树脂交联等一系列的处理。虽然这些处理基本消除了移植材料的免疫原性，但同时可能影响其生物力学性能。此外，异体生物材料还有传播病毒和朊病毒的风险。临床上亦可以见到机体针对异体移植材料残留的免疫原性产生排斥反应，导致移植物包裹、降解，而机体重塑有限。另外一些患者可能会因为宗教信仰而拒绝植入异种补片。

临床应用方面，生物补片用于前盆腔缺陷的研究多数是回顾性研究或前瞻队列研究，随机对照试验为数不多，且结果互不一致，总体结论尚不肯定；没有生物补片用于中盆腔缺陷相关的随机对照试验；目前没有研究正面支持各类补片在后盆腔缺陷修补中的应用。POP 手术中生物补片的应用数据评价非常困难，目前证据不建议经阴道修复 POP 加用生物补片。

第四节　植入材料在盆底重建手术应用的热点争议

一、植入材料应用的适应证与禁忌证

当自体组织不足以修复缺陷，或某些特定部位缺陷、手术失败风险很高时，可以选用植入材料。自 1995 年网片初次用于经阴道治疗尿失禁手术后，近年来渐用于盆腔器官脱垂手术。合成网片和生物补片均已用于重建盆底的手术中，如阴道前后壁的修补、阴道顶端悬吊术等。由于经阴道途径手术较易操作、可重复性好、手术病率较低、远期临床效果改善，人工合成网片在经阴道治疗盆腔器官脱垂方面发展迅速。但目前大多数针对阴道前后壁修补加用网片的研究多为回顾性的队列研究，证据级别高的研究结果较少。中华医学会妇产科学分会妇科盆底学组对经阴道网片植入手术的主要适应证定义为：①POP 术后复发的患者；②年龄偏大的重度 POP（POP-Q Ⅲ～Ⅳ度）初治患者。年轻、性生活活跃的患者不建议选择该术式。对术前即有慢性盆腔痛或性交痛的患者也不宜选择该术式。

国际妇科泌尿协会（International Urogynecological Association，IUGA）会议上公认的手术禁忌证包括如下。

1. 患者本身盆底血供可能受到影响的情况：①盆腔放射治疗史；②糖尿病控制不佳；③严重的阴道萎缩。

2. 存在造成患者易感染的因素：①全身使用激素；②阴道炎症急性期；③吸烟指数高。

在近年的临床实践中，人工合成网片主要用于尿道中段悬吊带手术等尿失禁手术和子宫骶骨固定术等中盆腔支持手术。经阴道植入合成网片手术尚有争议。目前盆底重建手术尚在探索和经验积累的过程中，需加强术后长期随诊监控、掌握科学数据，以避免手术适应证扩大和手术技术不到位。

二、植入材料在盆底重建手术中的有效性

（一）针对中盆腔缺陷的重建手术

中盆腔重建方面，应用合成网片的子宫/阴道骶骨固定术仍为目前阴道顶端脱垂的“金标准”术式。手术可开腹或腹腔镜完成。目前，推荐使用大孔径单股编织的聚丙烯合成网片，最好选用轻型材

质，远期成功率可达 74%～98%。主要的适应证：有症状的穹窿脱垂 POP-Q Ⅱ度以上患者；POP 术后顶端复发的患者（有症状，且 POP-Q≥Ⅱ度）；初治的中盆腔缺陷为主的 POP-Q Ⅲ度以上，特别是性生活活跃的年轻患者。2017 年 ACOG 指南指出，应用网片的经腹骶骨阴道固定术能够降低脱垂复发的风险，但比阴道顶端自体组织修复具有更多的并发症（B 级）。

经阴道植入网片（transvaginal mesh，TVM）进行盆底重建术，是通过将网片后部两翼固定于骶棘韧带，实现第一水平的支持；同时还能加强膀胱阴道筋膜和直肠阴道筋膜，实现第二水平的支持。主要优点是能够同时纠正多腔室缺陷，纠正中央型缺陷和侧方缺陷，手术操作简化。可使用成品网片套盒或自裁网片。对于网片暴露、皱缩等并发症，有时处理困难，甚至无法完全解除症状。因此，对于有应用网片适应证的患者应与其充分沟通，权衡手术的获益以及网片的花费和可能面临的并发症等问题慎重选择。

（二）针对前盆腔缺陷的重建手术

对于中央型缺陷可行传统的阴道前壁修补术和特异部位的修补术。文献报道，单纯阴道前壁修补术后 1～2 年成功率较低，为 37%～83%。因此，对于有复发高风险的患者（如前壁缺损严重或复发患者），可加用不可吸收合成网片，能降低阴道前壁解剖学复发率，增加主、客观成功率，但术后新发压力性尿失禁及新发阴道顶端和后壁脱垂增加，并存在网片暴露、侵蚀风险。因此，是否加用网片应遵循个体化原则，权衡利弊，综合考虑。

（三）针对后盆腔缺陷的重建手术

后盆腔重建方面，传统的阴道后壁修补术解剖学成功率可达 76%～96%。没有证据表明生物补片或合成网片可提高治愈率，且存在网片暴露风险，因此不推荐作为初治患者的一线治疗方案。

第五节　植入合成网片手术并发症及处理

一、术中并发症

（一）周围脏器损伤

前盆腔操作常发生膀胱、尿道损伤（常发生在术者优势手的对侧）。术中穿刺点有液体渗出、穿刺路径近膀胱尿道处出血活跃应警惕，多以亚甲蓝或膀胱镜检查诊断。一旦发现应积极修补。若膀胱穿孔不大，可留置尿管数天待其自行愈合；若膀胱损伤切口较大，用可吸收线双层缝合，术后留置尿管 7～10 天。尿道损伤修复后一般留置尿管 7 天。直肠损伤主要发生在中、后盆底操作中。若术中穿刺点有疑为粪便或肠液渗出，或穿刺路径近直肠出血活跃应警惕，可行直肠指诊来诊断，必要时用亚甲蓝检查。术中及时修补；术后予以胃肠外高营养、抑制肠蠕动、抗生素抗感染等对症支持治疗。一般术毕常规直肠指诊，确定有无肠道损伤。预防损伤并发症最重要的是术者解剖熟悉，术中充分暴露，规范操作。

（二）出血或血肿形成

前、中、后路分离或穿刺时偏离规定路径，尤其中盆腔骶棘韧带穿刺时，应警惕骶棘韧带后方的阴股管内的阴部内动脉。术中穿刺路径若出血活跃，考虑为动脉出血。术后会阴、臀部区域若有血肿形成，会有肿胀不适、皮肤瘀斑。在处理上，术中尽可能暴露找到出血处缝合止血，缝合困难可考虑行阴道填塞纱布压迫止血。对阴部内动脉损伤止血困难者，必要时介入下动脉栓塞治疗。术后应用抗生素预防血肿感染，适当理疗促进血肿吸收，若形成脓肿必要时切开引流或清创治疗。

二、术后并发症

（一）排尿障碍

主要包括排尿困难及尿潴留。排尿困难分为暂时性和永久性。暂时性排尿困难的原因包括组织水肿、血肿、尿道痉挛、泌尿道炎症、伤口疼痛、膀胱过度充盈、情绪紧张等；永久性排尿困难的原因包括吊带放置过紧、尿道周边组织纤维化、神经性膀胱等。长期糖尿病控制不佳、使用抗乙酰胆碱药物、膀胱逼尿肌功能异常是术后发生排尿困难的高危因素。术后可用超声测定残余尿，并同时明确是否为吊带过紧所致。若为吊带过紧无法排尿，可用尿道扩张器下压，松动过紧的吊带。如仍无法排尿，应在术后 1 个月内行阴道吊带松解术，即切开阴道原切口，找到植入吊带，血管钳松解。

（二）网片暴露/侵蚀

发生率为 3.4%～12%，非Ⅰ型网片、同时进行全子宫切除术、阴道萎缩严重、黏膜损伤、张力过大、伤口局部感染、血肿形成是网片暴露（mesh exposure）、侵蚀（erosion）的高危因素。网片暴露是指植入的网片暴露于阴道内，应用大孔径单丝网片且无症状的患者，可期待随诊治疗，也可予以阴道内局部应用雌激素制剂保守治疗。若阴道内局部雌激素治疗12周无效，尤其是有出血、分泌物多症状的患者，可考虑手术切除暴露部位的网片，并切除边缘的阴道壁直至组织新鲜，缝合关闭暴露的创面时要尽可能保证无张力缝合。网片侵蚀是指网片逐渐侵入邻近器官。患者可有分泌物增多伴有腰骶部坠胀感和性交不适，可有肉芽组织形成。膀胱侵蚀者可有血尿及尿频、尿急等膀胱刺激症状，可形成膀胱结石。经膀胱镜检查可证实，并在膀胱镜下剪除或激光切除侵蚀之网片和取出结石。肠道网片侵蚀较少见，多为肠镜发现。可行腹腔镜或开腹取出网片，无张力缝合黏膜。有报道可加用生物补片和阴道皮瓣覆盖增加成功率。

（三）疼痛

1. 术后近期疼痛 多为网片穿刺路径的水肿或神经分支损伤所致，如疼痛较重并持续或加重，应警惕神经损伤。术前详细向患者解释，术后使用非甾体抗炎药、局部雌激素对症治疗。

2. 术后远期疼痛 可能因网片穿刺路径的神经损伤（闭孔肌的深、浅神经分支，提肛肌上神经）所致。网片挛缩（mesh retraction）亦可引起术后远期疼痛，表现为网片挛缩处局部压痛。可考虑使用非甾体抗炎药、局部注射麻醉药物，如仍不能缓解症状，需考虑拆除有触痛的网片。许多文献报道肯定了拆除网片后短期内能缓解疼痛，但随之而来的是近1/3的患者术后脱垂或尿失禁复发。从长期疗效来看，并发症手术治疗后29%~50%的患者疼痛或性交痛仍持续存在，甚至有可能加重。同时，手术拆除网片涉及的操作范围大，可能增加相关部位的神经损伤和出血的风险，必要时需要泌尿外科、结直肠外科和疼痛科医师的协助。因此，应充分评估再次手术的潜在风险，谨慎决策。

（四）性功能障碍、性交困难

1项前瞻性研究指出，阴道前壁植入合成网片术后患者性交困难的发生率为20%。北京协和医院的资料提示阴道植入网片的POP术后随访6个月，性交困难发生率为35.7%。术中无张力平铺网片、避免过多修剪阴道黏膜，避免同时行抬高会阴体的手术可减少此类并发症的发生。

（五）切口并发症

非感染性切口并发症包括肉芽组织形成及窦道形成。需要仔细检查是否在这个部位存在网片或缝线暴露的问题。非手术治疗措施包括随诊观察或化学制剂烧灼法。若问题持续存在，则需转诊至有处理盆底并发症经验的资深医师，拆除网片是可选择的处理方法。

（六）骶骨骨髓炎或椎间盘炎

骶骨骨髓炎和椎间盘炎是骶骨固定术后的严重并发症，近年报道的发生率呈上升趋势。选择行骶骨固定术的患者应术前排查是否患有椎间盘疾病。固定术后腰背部疼痛的患者需要考虑该并发症的可能。为预防椎间盘炎，适宜的骶骨缝合位置应在第1骶椎面上缝合固定，避免缝合在骶岬部位。MRI平扫检查是最适宜的诊断方法。一旦诊断，应立即转诊至有处理盆底并发症经验的资深医师。该并发症的治疗需要多学科协作，包括关节外科、神经外科、感染科、盆底重建外科等多科医师联合治疗。非手术治疗首选应用抗生素。若合并脓肿形成，则需要手术引流、拆除网片，甚至必要时行骶骨、腰椎或椎间隙清创重建术。

总体来说，植入材料的应用能增加盆底重建手术的解剖成功率，由于并发症的存在，临床上需严格掌握手术适应证。目前较推荐对于盆腔器官脱垂治疗后复发、年龄大的患者加用植入材料。今后研究的方向应包括进一步评价植入材料的远期效果。

（曹杨　朱兰　郎景和）

参考文献

1. ALTMAN D, ZETTERSTRÖM J, MELLGREN A, et al. A three-year prospective assessment of rectocele repair using porcine xenograft. Obstet Gynecol, 2006, 107(1):59-65.
2. BRUN JL, BORDENAVE L, LEFEBVRE F. Physical and biological characteristics of the main biomaterials used in pelvic surgery. Biomed Mater Eng, 1992, 2:203-225.
3. BURGER JW, LUIJENDIJK RW, HOP WC, et al. Long-term follow-up of a randomized controlled trial of suture versus mesh repair of incisional hernia. Ann Surg, 2004, 240(4):578-583; discussion 583-585.
4. CHAUDHRY AR, LOBEL RW. Posterior Colporrhaphy With Alloderm Graft Augmentation: Anatomical and Functional Outcomes. Journal of Pelvic Medicine and Surgery, 2005, 11(2):67-68.
5. COLLINET P, BELOT F, DEBODINANCE P, et al. Transvaginal mesh technique for pelvic organ prolapse repair: mesh exposure management and risk factors. Int Urogynecol

J Pelvic Floor Dysfunct, 2006, 17(4): 315-320.
6. FATTON B, AMBLARD J, DEBODINANCE P, et al. Transvaginal repair of genital prolapse: preliminary results of a new tension-free vaginal mesh (Prolift technique)-a case series multicentric study. Int Urogynecol J Pelvic Floor Dysfunct, 2007, 18(7): 743-752.
7. TATE SB. Randomized trial of fascia lata and polypropylene mesh for abdominal sacrocolpopexy: 5-year follow-up. Int Urogynecol J, 2011, 22(2): 137-143.
8. NIEMINEN K, HILTUNEN R, TAKALA T, et al. Outcomes after anterior vaginal wall repair with mesh: a randomized, controlled trial with a 3 year follow-up. Am J Obstet Gynecol, 2010, 203: 235.
9. ALTMAN D, VÄYRYNEN T, ENGH ME, et al. Transvaginal Mesh Group. Anterior colporrhaphy versus transvaginal mesh for pelvic-organ prolapse. N Engl J Med, 2011, 364: 1826-1836.
10. BAYLÓN K, RODRÍGUEZ-CAMARILLO P. Past, Present and Future of Surgical Meshes: A Review. Membranes (Basel), 2017, 7(3): e47.
11. DÄLLENBACH P. To mesh or not to mesh: a review of pelvic organ reconstructive surgery. Int J Womens Health, 2015, 7: 331-343.
12. CHAPPLE CR, CRUZ F. Consensus Statement of the European Urology Association and the European Urogynaecological Association on the Use of Implanted Materials for Treating Pelvic Organ Prolapse and Stress Urinary Incontinence. Eur Urol, 2017, 72(3): 424-431.
13. GIGLIOBIANCO G, REGUEROS SR. Biomaterials for pelvic floor reconstructive surgery: how can we do better? Biomed Res Int, 2015: 968087. doi: 10.1155/2015/968087.
14. NICE Guidance-Urinary incontinence and pelvic organ prolapse in women: management: ©NICE (2019) Urinary incontinence and pelvic organ prolapse in women: management. BJU Int, 2019, 123(5): 777-803.
15. GIANNINI A, RUSSO E. Current management of pelvic organ prolapse in aging women: EMAS clinical guide. Maturitas, 2018, 110: 118-123.
16. 中华医学会妇产科学分会妇科盆底学组. 盆腔器官脱垂的中国诊治指南(草案). 中华妇产科杂志, 2014, 49(9): 647-651.
17. Committee on Practice Bulletins-Gynecology, American College of Obstetricians and Gynecologists. ACOG Practice Bulletin No. 185: Pelvic organ prolapse. Obstet Gynecol, 2017, 130(5): 234-250.
18. Committee Opinion No. 694: Management of Mesh and Graft Complications in Gynecologic Surgery. Obstet Gynecol, 2017, 129(4): e102-e108.
19. 中华医学会妇产科学分会妇科盆底学组. 女性盆底重建手术人工合成移植物相关并发症处理的中国专家共识. 中华妇产科杂志, 2018, 53(3): 145-148.

第十九章 生殖道瘘

生殖道瘘是指生殖器官与其毗邻器官之间形成异常通道，包括生殖道（阴道、宫颈和子宫）与泌尿道（尿道、膀胱和输尿管）和胃肠道（肛管、直肠、乙状结肠和小肠）之间的瘘孔，分别称为尿瘘和粪瘘。两者可同时存在，则称为混合性瘘。

第一节 尿 瘘

一、定义及分类

生殖道与泌尿道之间的任何部位形成通道就构成了尿瘘，根据解剖位置分为膀胱阴道瘘（vesicovaginal fistula）、尿道阴道瘘（urethrovaginal fistula）、膀胱尿道阴道瘘（vesico urethro vaginal fistula）、膀胱宫颈瘘（vesicocervical fistula）、膀胱宫颈阴道瘘（vesico cervical vaginal fistula）、输尿管阴道瘘（uretero-vaginal fistula）及膀胱子宫瘘（vesicouterine fistula）（图 19-1，图 19-2）。

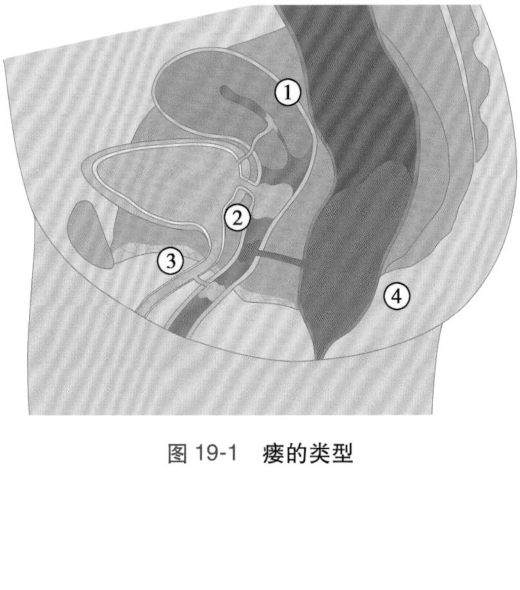

图 19-1 瘘的类型

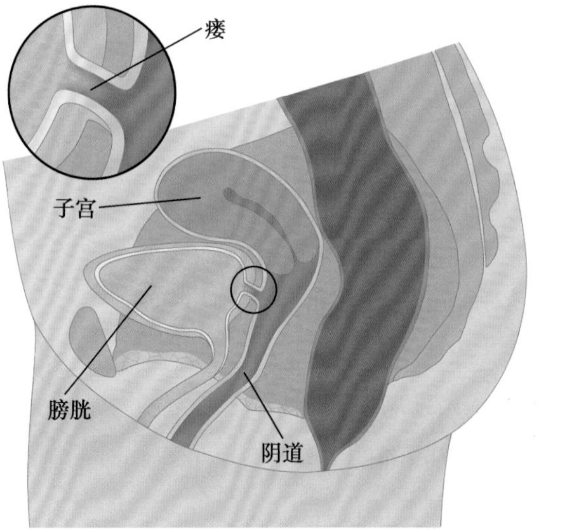

图 19-2 膀胱阴道瘘

二、病因和临床表现

（一）病因

引起尿瘘的原因包括：产伤、手术、放疗、恶性肿瘤和其他原因。在发展中国家，95%的尿瘘由产伤引起；在美国等发达国家，尿瘘多继发于妇科手术（83%）和放射治疗（13%），见表 19-1。

1. 产科因素　产科因素引起尿瘘的主要机制是梗阻性难产。由于头盆不称，产程延长，阴道前壁、膀胱、尿道被挤压在胎头和耻骨联合之间，导致局部组织缺血坏死形成尿道阴道瘘或膀胱阴道瘘。另外，阴道助产包括产钳或吸引器，也是产科因素引起尿瘘的机制。1 项来自尼日利亚的研究，分析 1 443 例尿瘘患者的原因发现，83%是由于产程延长，13%是由于阴道 Gishiri 切开造成的，这种切口采用锋利的刀片切开阴道前壁，用于梗阻性难产和性交困难的治疗。

2. 手术因素　在发达国家，盆腔手术是引起尿瘘的主要原因。一种发生机制是手术中直接损

表 19-1　1980~2016 年文献中报道的尿瘘病因

病因	发达国家		发展中国家	
	例数(n)	%	例数(n)	%
外科因素				
开腹子宫切除术	949	46.2	123	1.2
根治性子宫切除术	87	4.2	3	0.0
经阴道子宫切除术	39	1.9	42	0.4
尿道憩室切除术	19	0.9	0	0.0
阴道前壁修补术	33	1.6	7	0.1
腹腔镜子宫切除术	29	1.4	1	0.0
尿道中段吊带	15	0.7	3	0.0
尿道悬吊术	2	0.1	0	0.0
自体筋膜吊带手术	12	0.6	0	0.0
尿道固定术	2	0.1	0	0.0
阴道成形术	0	0.0	2	0.0
尿道周围植入物	8	0.4	0	0.0
尿道囊肿切除术	16	0.8	0	0.0
子宫切除术(未特指)	185	9.0	100	1.0
盆底手术(未特指)	262	12.7	162	1.6
诊刮术	1	0.0	8	0.1
膀胱成形术	2	0.1	0	0.0
子宫托	11	0.5	2	0.0
膀胱结石碎石术	0	0.0	6	0.1
剖宫产(仅发达国家)	38	1.8	-	-
总结	1 710	83.2	459	4.4
产科因素				
剖宫产(仅发展中国家)	-	-	940	9.0
子宫/阴道破裂	9		184	1.8
器械助产	5	0.4	208	2.0
剖宫产伴有子宫切除术	4	0.2	193	1.9
梗阻性难产	3	0.1	4 665	44.9
胎儿破坏性手术	0	0.0	57	0.5
未特指因素	50	2.4	3 655	35.2
小结	71	3.5	9 902	95.2
放射治疗	268	13.0	17	0.2
恶性肿瘤	0	0.0	14	0.1
先天性因素	6	0.3	6	0.3
总结	2 055		10 398	

[引自:HILLARY CJ,OSMAN NI,HILTON P,et al. The Aetiology,Treatment,and Outcome of Urogenital Fistulae Managed in Well-and Low-resourced Countries:A Systematic Review. Eur Urol,2016,70(3):478-492.]

伤尿道、膀胱和输尿管，导致尿液直接漏出，因此，术后马上就会大量漏尿。另一种更常见的原因是术中引起组织血供减少，发生组织坏死和感染，多于术后 1~2 周出现漏尿。在美国引起尿道阴道瘘的主要原因是选择性的阴道手术，尤其是阴道前壁的手术，由于解剖位置接近，直接损伤通常发生在术中；另外，在缝合阴道前壁时，缝线部分缝合于膀胱壁，引起局部血肿、感染和坏死，最终形成尿瘘。近年来，新的妇科手术的开展，尤其是各种盆底手术，增加了膀胱损伤的风险。

3. 放疗　虽然盆腔放疗增加了发生尿瘘的风险，但是由于单纯放疗引起的尿瘘在临床上比较少见。治疗性剂量的盆腔放疗引起的阻塞性血管炎可以持续很久，因此虽然尿瘘通常发生在放疗后 2~4 周，但也可以发生在治疗后数周甚至更久。放疗技术的进步明显降低了放疗性尿瘘的发生。

4. 恶性肿瘤　盆腔恶性肿瘤引起的尿瘘少见，通常表明肿瘤已经发展到晚期。宫颈、阴道和直肠的恶性肿瘤是引起尿瘘的常见肿瘤。对于该类患者的处理，要考虑肿瘤本身的发展和治疗策略。

5. 其他原因　其他少见的引起尿瘘的原因包括：宫颈锥切术、耻骨联合切开术、感染（如结核、放线菌等）、创伤（如骑跨伤、性侵害等）和阴道异物（如放置子宫托）。

（二）临床表现

1. 漏尿　为主要症状，症状是尿液不能控制的自阴道流出。根据瘘孔的位置，患者可表现为持续性漏尿、体位性漏尿、压力性尿失禁或膀胱充盈性溢尿等。漏出量因瘘孔大小和部位而异，多数患者在任何体位均有持续漏尿，而排尿量通常很少。较高位的膀胱瘘孔患者在站立时无漏尿，而平卧时则漏尿不止。瘘孔极小者在膀胱充盈时方漏尿。输尿管阴道瘘的患者有经常发作的间断、多少不等的漏尿。一侧输尿管阴道瘘由于健侧输尿管的尿液进入膀胱，因此在漏尿同时仍有自主排尿。漏尿发生的时间也因病因不同而有所区别，坏死型尿瘘多在产后及手术后 7~14 天开始漏尿。手术直接损伤者术后即开始漏尿。放射损伤所致漏尿发生时间晚且常合并粪瘘。

2. 尿液局部刺激、组织炎症增生及感染　尿液刺激外阴部瘙痒和烧灼痛，外阴呈湿疹和皮炎改变，继发感染后疼痛明显。输尿管阴道瘘导致尿液刺激阴道一侧顶端，周围组织引起增生，盆腔检查可触及局部增厚。

3. 感染　合并尿路感染者有尿频、尿急、尿痛及下腹部不适等症状。输尿管阴道瘘上行感染可以引起肋下痛。

4. 其他症状　膀胱阴道瘘和尿道阴道瘘很少发热，而输尿管阴道瘘能引起发热。在输尿管阴道瘘，腹腔内常有尿液，可引起腹痛进行性加重、恶心、呕吐和食欲不振，还会出现腹胀和麻痹性肠梗阻。

大多数尿瘘是无痛的，但是由于放疗引起的尿瘘可以引起严重的疼痛。这种疼痛往往是进行性的，在活动或者改变体位时亦加重。瘘孔周围组织在检查时有触痛，往往需要麻醉。这些患者已经接受了放疗，需要在瘘孔周围取活检以除外残余病灶的复发。

三、尿瘘的辅助检查和诊断

尿瘘的诊断并不困难。仔细询问病史尤其是手术史、恶性肿瘤和放疗史，以及漏尿发生时间和漏尿表现。仔细行妇科检查，大瘘孔极易发现，小瘘孔则通过触摸瘘孔边缘的瘢痕组织也可明确诊断，阴道检查可以发现瘘孔位置。

（一）辅助检查

当怀疑尿瘘而较难确诊时，需行辅助检查。首先，需要明确的是，漏出的液体为尿液，这可以通过生化检查来比较漏出液与尿液、血液中的电解质和肌酐来明确。尿液中的电解质和肌酐水平为血液中的数倍，如果瘘出液的电解质和肌酐水平接近尿液则高度怀疑有尿瘘的存在。其次，需要找到瘘孔的位置。如果瘘孔很小，在患者采取膀胱截石位或胸膝位仍然不能够显示瘘孔位置时，需要染色方法来判断瘘孔位置。常用的染色方法包括三棉球试验、亚甲蓝试验和靛胭脂试验。

1. 三棉球试验（the tampon dye test）　将 3 个棉球逐一放在阴道顶端、中 1/3 处和远端。用稀释的亚甲蓝或靛蓝洋红溶液 200ml 充盈膀胱，嘱患者走动 30 分钟，然后逐一取出棉球，蓝染提示膀胱阴道瘘，根据蓝染海绵是在阴道上、中、下段估计瘘孔的位置。海绵无色或黄染提示输尿管阴道瘘。可以在试验前数小时让患者口服吡啶使尿液呈橘色。如果顶端的海绵染成橘色，则充分提示存在输尿管阴道瘘。

2. 亚甲蓝试验（methylene blue test）　亚甲蓝试验可直接观察阴道，寻找瘘孔。试验的具体方法是：将 100~200ml 亚甲蓝稀释液注入膀胱，若蓝色液体经阴道壁小孔流出为膀胱阴道瘘，自宫颈口流出为膀胱宫颈瘘或膀胱子宫瘘，阴道内为清亮尿液则可能为输尿管阴道瘘。

3. 靛胭脂试验（indigocarmine test）　静脉推注靛胭脂 5ml，5~10 分钟可见蓝色液体自阴道顶端流出者为输尿管阴道瘘。

4. 影像学检查

（1）静脉肾盂造影（intravenous pyelogram，IVP）：可以确定输尿管-阴道瘘的部位，并有助于了解肾功能和输尿管通畅情况。输尿管阴道瘘往往表现为肾盂积水和尿路中断。对于由恶性肿瘤引起的尿瘘尤其应该进行 IVP 检查，这对于了解输尿管的功能受累情况及进一步治疗都有重要意义。

（2）膀胱造影（cystography）：对于诊断膀胱阴道瘘的敏感性低于染色试验，但是膀胱造影可以进行正位和侧位观察瘘管的位置，对于复杂性的膀胱阴道瘘及膀胱子宫瘘有很高的诊断价值。

（3）逆行输尿管肾盂造影（retrograde uretero-pyelography）：对于静脉肾盂造影没有发现的输尿管阴道瘘，通常对发现瘘孔的位置和程度有一定帮助。

（4）MRI 尿路造影（MRI urography，MRU）：是指近年发展的体内静态或缓慢流动液体的 MRI 成像技术。该技术不需要任何造影剂，它的对比源于 T_2 加权，突出显示具有长 T_2 弛豫时间的含液结构，既可达到造影的效果，又可以避免血管、脂肪和肠管等因素的影响。MRI 尿路造影可以清晰显示尿路图像，对发现肾盂肾盏和输尿管扩张及尿路梗阻和尿流中断都很敏感，因此对于明确输尿管阴道瘘很有意义（图 19-3）。同时该方法为无创操作，可以避免造影剂过敏、X 线电离辐射和侵入性插管的不良反应。但 MRI 尿路造影价格昂贵，应该在上述诊断方法失败的困难病例中考虑应用。

（5）CT 尿路造影（CT urography，CTU）：对于怀疑输尿管损伤的患者，可行增强腹/盆 CT 尿路造影。静脉注射造影剂后，需延迟 5~10 分钟来识别输尿管损伤。如果情况允许，可优选 10 分钟延迟成像，以便更完整地评估上泌尿道。提示输尿管损伤的检查结果包括：输尿管不显影、输尿管造影剂外渗、同侧肾积水及一侧肾脏排泄不佳。

5. 膀胱镜检查　膀胱镜检查可以了解瘘孔的位置、大小、数目，尤其要评价瘘孔周围组织的炎症反应情况及瘘孔和膀胱三角的关系，这对于选择手术时机很重要。同时膀胱镜还可以了解膀胱容积、黏膜情况，有无炎症、结石、憩室。对于放疗及恶性疾病引起的瘘孔应常规行组织活检。

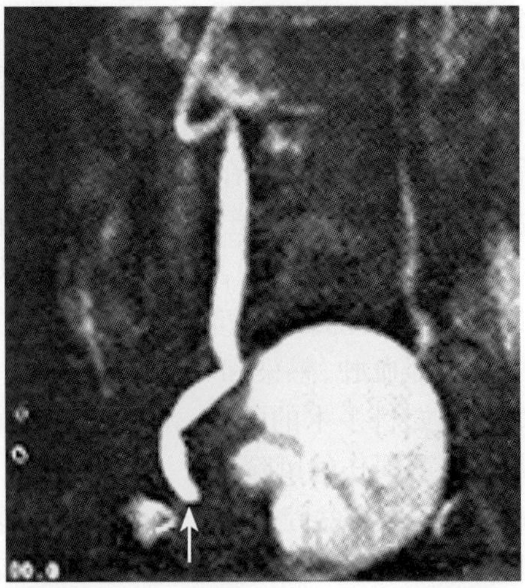

图 19-3　右侧输尿管阴道瘘的 MRU 图像
可见右侧输尿管近膀胱处尿流中断（箭头所指处），输尿管扩张

（二）诊断

尿瘘的诊断并不困难。仔细询问病史尤其是手术史、恶性肿瘤和放射治疗史，以及漏尿发生时间和漏尿表现。仔细行妇科检查，大瘘孔极易发现，小瘘孔则通过触摸瘘孔边缘的瘢痕组织也可明确诊断，阴道检查可以发现瘘孔位置。如患者系盆腔手术后，检查未发现瘘孔，仅见尿液自阴道穹窿一侧流出，应怀疑输尿管阴道瘘。检查暴露不满意时，患者可取膝胸卧位，用单叶拉钩将阴道后壁上提，可发见位于耻骨后或较高位置的瘘孔。在发现瘘孔的同时了解其大小、数量、位置、周围组织的炎症反应情况，这有利于判断手术的路径和方式。

四、尿瘘的非手术治疗和手术治疗

1. 尿瘘的非手术治疗

（1）方法：手术损伤后 7 天之内发现的小的、非恶性的膀胱阴道瘘、尿道阴道瘘和输尿管阴道瘘可以通过持续引流促使瘘管组织最终瘘口上皮化从而自然愈合。留置导尿管于膀胱内，2~4 周膀胱阴道瘘和尿道阴道瘘有愈合可能。在膀胱镜下插入输尿管导管（DJ 管），经 2~4 周输尿管阴道瘘有愈合可能。由于长期放置导尿管会刺激尿道黏膜引起疼痛，干扰患者的日常活动，影响了患者的生活质量。因此，建议行耻骨上膀胱造瘘，进行膀胱引流。长期放置引流管拔除前，应重复诊断检查

（如染料试验）明确瘘孔是否愈合。引流期间，要经常对患者进行评价。应积极处理蜂窝织炎，保证患者营养和液体的摄入，促进瘘孔愈合。

输尿管阴道瘘治疗的目的包括保护肾功能、解除尿路梗阻、恢复输尿管的完整性和防止泌尿系感染。一旦确定输尿管阴道瘘的诊断，应立即明确输尿管梗阻的程度和瘘孔的位置。逆行输尿管肾盂造影有助于诊断。治疗上推荐早期放置输尿管支架，既解除了尿路梗阻、保护了肾功能，又使输尿管能够自然生长愈合。对于单侧输尿管损伤但又保持其连续性伴有轻至中度梗阻的病例，在除外泌尿系感染后均可考虑放置输尿管支架，成功率大于63%，后续发生输尿管狭窄的风险为6%~38%。对于输尿管完全梗阻或伴有感染的患者，逆行放置输尿管支架通常失败，这类患者应行经皮肾盂镜。一方面可以引流尿液，保护肾功能；另一方面，可以顺行放置输尿管支架。无论是顺行还是逆行，一旦输尿管支架放置失败，则具有手术修补的指征。使用机器人或传统腹腔镜进行手术可以缩短住院时间和恢复时间。

最近的文献有应用患者自体血液提取物（富含血小板的血浆和富含血小板的纤维蛋白凝胶联合使用）、止血基质凝结药等非手术治疗小的膀胱阴道瘘成功的报道。这些治疗方法尚缺乏长期随诊结果及随机对照研究。

在患者诊断尿瘘明确后实施非手术治疗和等待手术治疗的过程中，要给予患者相应的对症治疗。

首先，建议患者采用会阴垫，可以部分改善患者的社会生活质量。其次，治疗外阴皮炎和泌尿系感染。另外，对绝经后妇女建议在围手术期使用雌激素治疗，可以使阴道菌群向需氧菌转化，促进阴道上皮增生，有利于瘘口愈合。

给予患者心理咨询和安慰也非常重要，让患者了解尿瘘形成的机制、治疗方法和预后，减轻患者的心理压力，从而更好地配合治疗。

（2）治疗效果：对于术后早期出现膀胱阴道瘘和尿道阴道瘘的患者，采用单纯膀胱引流的非手术治疗，15%~39%的患者可以自行愈合，引流时间为2周至3个月。通常对于直径仅数毫米的微小瘘孔，其治疗的成功率较高，而对于瘘管已经成熟并且上皮化者，非手术治疗则通常失败。如果膀胱阴道瘘的瘘口在30天内没有闭合，应该考虑手术修复，长期留置尿管会引发泌尿道感染风险。对于输尿管阴道瘘，早期采用在膀胱镜下插入输尿管导管（DJ管）的治疗方法，效果肯定，一旦置管成功则其治愈率达80%~100%。

2. 手术治疗

（1）适应证与禁忌证

适应证：除了很少的一部分非手术治疗的尿瘘可自愈外，大部分尿瘘需要手术治疗。

禁忌证：①生殖道急性炎症；②全身状况不能耐受手术，如严重心脏病、高血压、肾脏疾病、糖尿病、肝功能异常、恶性肿瘤和出血性疾病等，待病情控制好转后，再行手术治疗；③月经期、妊娠期不宜手术。

（2）手术时机：手术时机是影响手术成功的重要因素，在手术时机的选择上也存在立即或推迟（immediate or delay）治疗的争议。传统的观念认为，直接损伤的尿瘘术中应立即修补；其他原因所致尿瘘应等3~6个月，待组织水肿消退、局部血液供应恢复正常后再行手术。虽然对“立即”的确切定义因研究而异，但大多数研究认为是6周内。对于医源性瘘管，常常是在损伤后数日或数周才被发现，已超出了最佳修复时间。目前没有证据表明延迟修补的益处，一旦非手术治疗无效或水肿、炎症、坏死或感染消除，即可进行手术。产科损伤导致的尿道阴道瘘常伴有失禁症状，可以早期诊断（10天内），建议立即修复。对于输尿管阴道瘘，多建议尽早手术治疗。由于放疗所致的尿瘘可能需要更长的时间形成结痂，故建议12个月后再修补。随着抗生素的应用、缝合材料和手术技术的进步，促使医生尝试早期手术修补。手术通常是成功的，而且避免了延期手术患者的长期病态及不适。此外，社会效益和心理益处显而易见。数篇报道对早期修补手术予以肯定。

（3）手术方法：手术路径既可选经阴道手术，也可选择经腹手术。对于瘘孔暴露清楚，阴道组织活动性好的尿瘘，可以经阴道修补，绝大多数的简单的膀胱阴道瘘都可以通过阴道途径加以修补。当瘘孔暴露困难、输尿管阴道瘘、复杂尿瘘或合并粪瘘时，可以选择经腹或经腹-阴道联合手术。最近，有学者报道通过内镜用电灼、纤维蛋白胶和刮除法对小的瘘孔进行修补，还有学者提出通过腹腔镜途径对膀胱阴道瘘进行修补。这些新的手术方式的应用，取决于瘘孔的位置、大小及术者的经验。

1）经阴道途径尿道/膀胱阴道瘘的修补手术：经典的阴道手术方法是通过分层缝合来修补瘘孔。

主要步骤包括：切除瘘孔周围的瘢痕组织，形成新鲜创面；游离瘘孔周围的阴道壁和膀胱或尿道壁组织；分层、间断缝合膀胱或尿道黏膜、膀胱或尿道肌层及阴道壁，注意彻底止血和消灭死腔（图 19-4）。通过分层缝合，封闭了瘘孔并进一步加强了膀胱和阴道壁的支持作用。

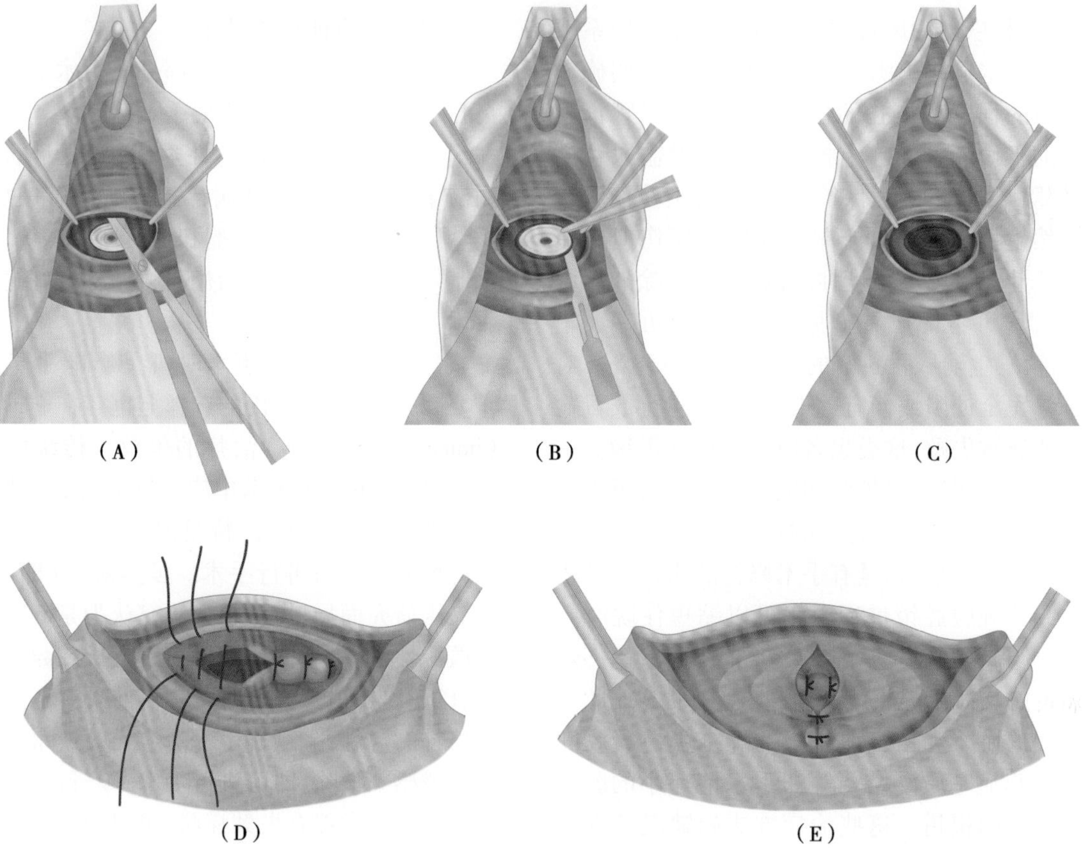

图 19-4　手术步骤

2）经腹途径的膀胱阴道瘘的修补手术：经腹手术包括腹膜外经膀胱手术和经腹腔手术。腹膜外经膀胱可以不进入腹腔，切开膀胱后，直接寻找瘘孔，进行修补，修补方法也同样为分层缝合。该路径的优点是在膀胱内可以清楚地识别瘘孔与膀胱三角的关系，在直视下修补瘘孔，同时还可以放置输尿管导管。经腹腔手术适用于各种复杂性尿瘘和合并粪瘘的病例，在充分暴露瘘孔的基础上进行修补。另外，对于剖宫产后膀胱子宫瘘的病例，通常需要开腹后再经膀胱进行修补。

3）腹腔镜/机器人腹腔镜手术：随着技术的发展，以腹腔镜手术及机器人手术为代表的微创技术逐步应用于尿瘘的修补，减少了手术损伤、缩短了恢复时间及降低了手术并发症。腹腔镜/机器人腹腔镜修补术的指征与开腹手术相似。禁忌证包括盆腔大血肿和急性泌尿道感染。

五、几种特殊尿瘘的治疗

1. 宫颈膀胱瘘（vesico-cervical fistula）　这种瘘管的发生与子宫下段剖宫产切口造成的膀胱损伤有关。剖宫产中膀胱向下和侧方游离不够、胎头较大向下延伸切口或者缝合切口时均可能损伤膀胱。当瘘管形成时，患者往往出现阴道漏尿，但是往往患者可以控制小便，可出现周期性血尿和继发闭经，还会伴有不同程度的尿失禁。这种瘘管在阴道检查时往往不能发现，只在个别病例中可以见到宫颈漏尿。通过膀胱镜或膀胱和子宫造影可以帮助诊断。宫颈膀胱瘘可以经阴道修补。宫颈下拉后，将膀胱自宫颈前唇游离，然后分别修补膀胱和宫颈。当宫颈无法下拉暴露瘘孔时，需要经腹分层修补。修补膀胱时注意辨别瘘孔与膀胱三角的关系，通常横向缝合膀胱黏膜和肌层，这样可以加强膀胱三角并避免损伤输尿管开口。

2. 伴有大面积尿道缺损的尿瘘 将部分阴道前壁游离后，包裹导尿管形成管腔代替尿道，另外，还需要移植部分外阴的脂肪和肌肉组织来填补间隙并加强膀胱颈(图 19-5)。这样一方面可以减少局部瘢痕组织形成，另一方面也可以避免术后出现尿失禁。

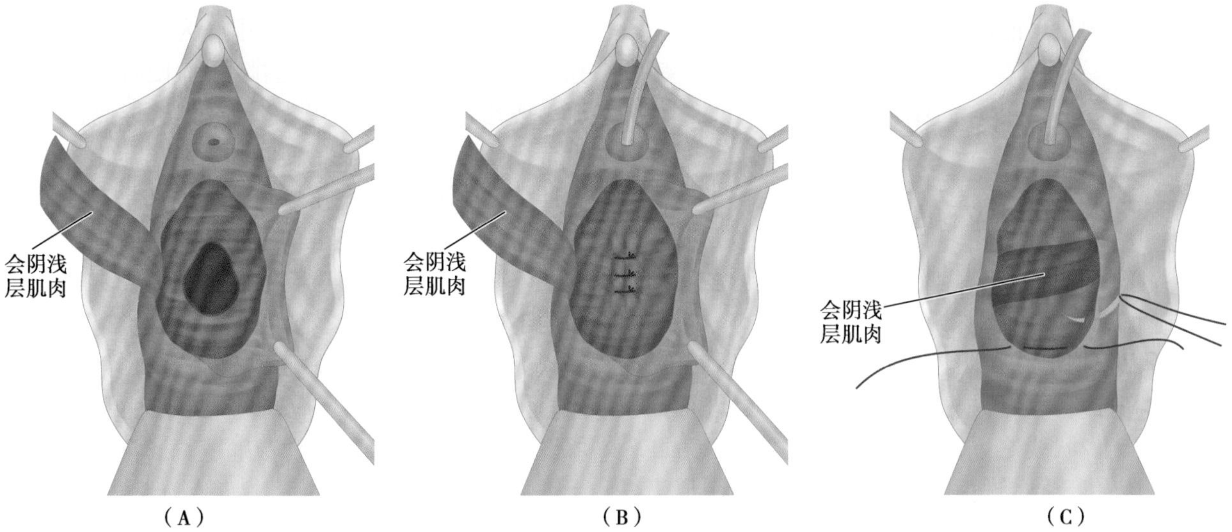

图 19-5 大面积尿道缺损的修补方法
U 形切开阴道壁黏膜，游离阴道前壁，构造管腔代替

3. 放疗后的尿瘘 完整的尿道阴道隔或膀胱阴道隔可以耐受 8 000 拉德的放射线而不发生坏死，但是一些下生殖道恶性肿瘤，如宫颈癌或者阴道癌，放射治疗剂量往往高于正常组织所能够耐受的剂量。放疗后的瘘可以在放疗后的数月甚至数年后出现。放疗导致的尿瘘很少能自行愈合，其比较特殊而且治疗困难，因为瘘孔较大而且常常位于阴道顶端；周围的组织因放疗常失去活力和弹性，形成广泛瘢痕组织，无血管；放疗引起的血栓静脉炎可以进展数月，导致瘘孔进一步扩大；瘢痕组织的游离非常困难，甚至是手术无法完成的。当发现放疗导致的尿瘘时，首先要进行瘘管周围组织多点活检，以除外肿瘤复发。同时评估上尿道的情况及瘘管与输尿管开口的关系。要在瘘管形成 6～12 个月以后进行手术修补，修补成功的关键是给失活的阴道组织找到一个新鲜的血供。如果无法实现，通常采用阴道封闭术治疗放疗导致的尿瘘。经典的修补方法是 Martius 术，游离外阴皮肤下带蒂脂肪垫，穿过小阴唇下方隧道到达修补部位，缝合到瘘孔的边缘。如果瘘孔较大时可以把球海绵体肌一同游离并移植。

六、术后护理

术后护理是保证手术成功的重要环节。术后患者会出现短期血尿，因此要保证患者足够的液体入量，以产生大量的尿液，可以充分冲洗膀胱并避免尿管被血块阻塞。对于手术损伤引起的尿瘘，术后留置尿管 10～14 天；产科因素引起的尿瘘则一般建议留置尿管 21 天；放疗导致的尿瘘，修补术后则要留置尿管 21～42 天；导尿管要保持引流通畅，必要时可以放置耻骨上膀胱造瘘，以利于膀胱引流通畅。在拔除尿管之前，都有必要进行染料试验，当可疑瘘孔没有完全愈合时，应该保留尿管至术后 6 周，以利于组织愈合。术后还要常规应用广谱抗生素预防感染，保证患者营养和蛋白的摄入，以利于组织的生长和创面的愈合。

七、尿瘘的预防

绝大多数尿瘘可以预防，产伤所致尿瘘的预防更重要。提高产科质量是预防产科因素所致尿瘘的关键，尤其是选择性剖宫产的应用和减少难度较大的产钳术。疑有损伤者，留置导尿管 10 天，保证膀胱空虚，有利于膀胱受压部位血液循环恢复，预防尿瘘发生。进一步降低尿瘘的发病率最重要的措施还在于在正确解剖的基础上进行妇科手术，并且在术中及时识别并修补损伤。妇科手术时，对盆腔粘连严重、恶性肿瘤有广泛浸润或者放疗史等估计手术困难时，可以采用经尿道置入器械来确定正确的分离平面。另外，术前经膀胱镜放入输尿管导管，使术中易于辨认。即使是容易进行的全子宫切除术，术中也需明确解剖关系后再行手术操作。术中操作要仔细，并且在手术结束前仔细检查膀胱的完整性，发现输尿管或膀胱损伤，需及时修补。宫颈癌进行放射治疗时注意阴道内放射源的安放和固定，放射剂量不能过大。

第二节 粪 瘘

一、粪瘘的定义和分类

粪瘘(fecal fistula)是指肠道与生殖道之间的异常通道。

可以根据瘘孔在阴道的位置，将其分为低位、中位和高位瘘。还可根据涉及的解剖结构进行分类：来源于齿状线之下，与阴道交通的瘘孔称为肛门阴道瘘；位于直肠和阴道间的瘘称为直肠阴道瘘(图 19-1)；直肠之上的称为结肠阴道瘘；小肠与阴道间的交通称为小肠阴道瘘。

二、粪瘘的病因和临床表现

(一) 病因

1. 产伤 是引起粪瘘的主要原因。阴道分娩中直肠阴道瘘发生率 0.1%~0.5%。因胎头在阴道内停滞过久，直肠受压坏死而形成粪瘘。难产手术操作、手术损伤导致Ⅲ度会阴撕裂，修补手术失败；会阴修补时缝线穿直肠黏膜未发现也可导致直肠阴道瘘；侧切伤口感染或缺血坏死也会形成瘘管；大部分产科损伤引起的直肠阴道瘘往往位于阴道的下 1/3，可伴有会阴体和肛门括约肌缺失。

2. 手术损伤 行根治性子宫切除、困难的子宫切除术(特别是严重的深部结节型子宫内膜异位症)、涉及阴道后壁及会阴手术时的直接损伤。左半结肠和直肠手术时的直接损伤或使用吻合器不当等原因均可导致直肠阴道瘘，此种瘘孔位置一般在阴道穹窿处。

3. 感染性肠疾病 如 Crohn 病或溃疡性结肠炎是引起直肠阴道瘘的另一重要原因。炎症性肠病多数累及小肠，但结肠和直肠也可发生。5%~10% Crohn 病女性患者会进展为直肠阴道瘘。不仅可以在肠管和阴道之间发生瘘，还可以伴有肠管之间及肠管与腹壁之间的瘘。另外，直肠周围脓肿也可以穿破阴道壁形成直肠阴道瘘。

4. 先天性畸形 为非损伤性直肠阴道瘘，发育畸形出现先天直肠阴道瘘，常合并肛门闭锁。

5. 其他 肛肠和生殖道恶性肿瘤、创伤、异物和放射治疗是引起粪瘘的少见原因。放疗导致的直肠阴道瘘常常发生在治疗结束后 6~24 个月。

(二) 临床表现

不能控制的阴道排便或排气为主要症状。瘘孔大者，成形粪便可经阴道排出，稀便时呈持续外流。瘘孔小者，阴道内可无粪便污染，但肠内气体可自瘘孔经阴道排出，稀便时则从阴道流出。可以有反复的阴道、外阴和泌尿道感染。如果存在大便失禁，临床医师要注意肛门外括约肌同时损伤的可能性。粪便引起局部炎症和感染会造成阴道或外阴的不适并可引起性交痛。

炎症性肠病、恶性肿瘤或放疗导致的粪瘘，因同时伴有狭窄或炎症反应，临床表现会更加复杂，可以表现为排便习惯改变、腹痛或直肠出血等。由于炎性肠疾病(Crohn 病、溃疡性结肠炎)发生在年轻人，表现为自发瘘或多个瘘孔，应做相应的检查来明确诊断，如瘘管活检和下消化道的内镜检查。如果诊断成立，则要针对其内在病因采取相应的内科或外科处理措施。一旦通过内科手段使疾病得到控制，瘘孔可能会自行愈合。

三、粪瘘的辅助检查和诊断

(一) 辅助检查

患者有典型的症状而阴道和直肠检查没有发现瘘孔时，需要一些辅助检查方法来进一步确诊。常用的辅助检查包括：亚甲蓝试验、计算机断层扫描(CT)、磁共振成像(MRI)、肛门内超声(EUS)、钡剂灌肠、瘘管造影和肠镜检查。可在阴道检查时，将阴道内注水，同时向直肠内注入气体，当有瘘孔存在时阴道内就会有气泡产生。在直肠指诊检查时也用几滴蓝色染料(亚甲蓝液)与少量润滑胶混合按摩直肠前壁，或者用少量蓝染的灌肠剂来指示，可以发现小的瘘孔。小肠和结肠阴道瘘需行钡剂灌肠检查方能确诊，尤其是炎性肠病引起的粪瘘，不仅可以评价疾病的程度，还可以明确是否有内瘘的形成。磁共振成像和肛门内超声是常用的影像学手段，尤其对评估括约肌是否损伤有帮助。

(二) 诊断

根据病史、症状及妇科检查不难做出诊断。阴道检查时大的粪瘘显而易见，小的粪瘘或高位粪瘘仅靠阴道检查容易漏诊，需要借助其他的诊断手段。直肠指诊能够明确诊断，同时能确定瘘管的肛门开口。检查者将肛门黏膜向阴道方向推压，消除部分阴道皱褶，使瘘管容易暴露。如瘘孔极小，可用探针从阴道肉芽样处向直肠方向探查，直肠内手指触及探针即可明确瘘孔位置。多数源于产伤的肛门阴道瘘和直肠阴道瘘位于阴道中线的下 1/3，手术创伤、放疗和炎性过程造成的瘘管可以出现在直肠阴道隔的任何部位，子宫切除术后的直肠阴道瘘通常位于阴道顶端。另外，还可通过观察瘘孔的位置与齿状线的关系鉴别肛门阴道瘘和直肠阴道瘘。检查时要进一步评价阴道直肠隔的瘢痕组织、肛门括约肌的张力和是否有肛管狭窄。检查时要确定瘘是位于肛门括约肌复合体之上、之下或穿过肛门括约肌复合体。约 1/3 的粪瘘患者同时合并肛门外括约肌损伤，所以要特别注意评估整个括约肌功能以确定是否同时存在括约肌的破坏，这对于手术方式的选择十分重要，如未及时发现和修补括约肌损伤将导致瘘管切除术后的持续大便失禁。准确诊断粪瘘建议在手术室麻醉下进行，可充分进行检查，并可同时行直肠镜检查，这对于炎性肠病引起粪瘘的患者尤其重要，因为可以观察直肠内炎症反应情况，取活检并了解直肠壁的活动性和扩张情况。诊断时还需明确瘘管是否通向其他器官及除外恶性。

四、粪瘘的手术治疗

（一）术前注意事项

粪瘘的治疗需要考虑病史长短、症状、病因、瘘管大小和位置、周围组织的情况、非手术治疗效果以及并发症等因素。约半数分娩导致的小的急性直肠阴道瘘可自行愈合。小的无症状的直肠阴道瘘可以通过调整饮食结构和补充纤维素来治疗。Crohn 病是一种慢性、复发性疾病，其导致的粪瘘的治疗方法应更保守。症状轻微的患者常不需要手术干预，药物治疗可使粪瘘自行愈合。持续性、已成熟的单发瘘管，伴正常直肠黏膜的患者，可以考虑局部手术修复。

（二）适应证与禁忌证

1. 适应证　对于损伤引起的陈旧性直肠阴道瘘均应该选择手术修补。小的、无症状的瘘管，特别是在那些未完成生育任务的妇女当中可以暂不修补。

2. 禁忌证　与尿瘘的手术禁忌证相同。

（三）手术时机

先天性粪瘘应在患者 15 岁左右月经来潮后再行手术，过早手术容易造成阴道狭窄。压迫坏死性粪瘘，应等待 3~6 个月后再行手术修补。高位直肠阴道瘘合并尿瘘者、放疗后引起的或者前次手术失败阴道瘢痕严重者等复杂性瘘，应先行暂时性乙状结肠造瘘，3 个月后再行修补手术。手术修补因炎性肠疾病导致的直肠阴道瘘，其结果存在差别。多数报道指出，大部分继发于 Crohn 病的直肠阴道瘘患者需行直肠切除术或粪便改道控制疾病，如果 Crohn 病处于静止期，可以慎重选择患者进行修补术。

（四）手术方式

手术可以通过阴道、经直肠或经腹途径完成瘘的修补。手术方式有局部修补（local repair）、植入生物材料和组织修补。手术方式的选择应该个体化，有时需要联合多个入路。大部分的阴道下段瘘管可以经阴道或者直肠修补。经腹修补多数是伴有肠道疾病的高位瘘管。当有广泛炎症时，还需要行肠切除和吻合术。对于放疗引起或者手术修补失败的瘘管，往往需要更复杂的修补术。首先要通过乙状结肠或横结肠造口来实现粪便改道，待 8~12 周后瘘管周围的炎症消退，组织恢复弹性并伴有新生血管时，方可进行瘘管的修补。放疗引起的瘘管，血供很差，愈合能力不佳，通常需要自体组织移植来改善血供，从而提高成功率。

多数瘘管修补术是切除瘘管及游离周围组织后进行多层缝合，缝合中彻底止血并消灭无效腔（图 19-6），如果并存有肛门括约肌损伤要同时修补。生物合成材料可以提供生物基质，促进瘘管愈合，优点是不需要切除组织，操作相对简单，也可以与其他方法联合使用。

（五）围手术期管理

围手术期的管理对于手术成功十分重要。术前要严格肠道准备：少渣饮食，术前流质饮食，可口服肠道抗生素以抑制肠道细菌。手术前及当日晨行清洁灌肠。术后 1 周内控制饮食及不排便，同时口服肠蠕动抑制药物，保持会阴清洁。第 5 天起，口服药物软化大便，逐渐使患者恢复正常排便。

（六）手术效果

只要掌握瘘管手术修补的基本原则，根据不同的瘘孔选择合适的手术方法。手术治疗的成功率为 70%~90%。吸烟和 Crohn 病是术后复发的高危因素。复发性粪瘘患者再次手术时，成功率明显降低，手术失败风险较高。术前要与患者及其家属充分交代清楚。

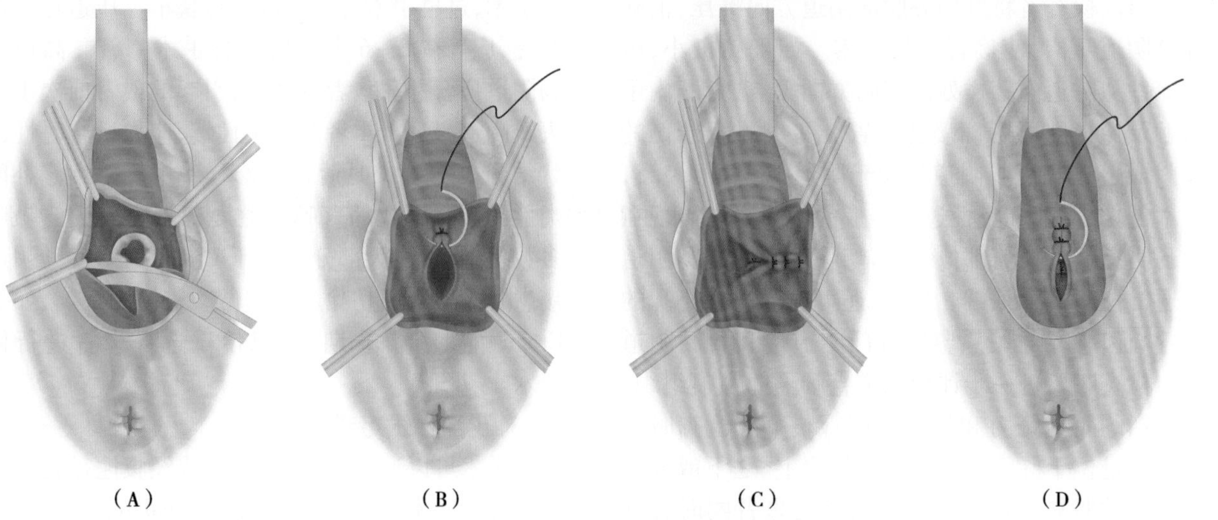

（A）　（B）　（C）　（D）

图 19-6　直肠阴道瘘经阴道手术方法

切除瘘管周围瘢痕，游离周围组织，分别缝合直肠壁、阴道直肠隔和阴道壁

第三节　陈旧性会阴阴道裂伤

大部分会阴裂伤往往伴有阴道下段裂伤，称为会阴阴道裂伤。会阴阴道裂伤常呈纵形，且多发生于会阴阴道口的正中部位。如果修补不及时或修补失败，则发展成陈旧性会阴阴道裂伤。

一、陈旧性会阴阴道裂伤的病因

1. 产伤　是引起会阴阴道裂伤的最主要原因。初产妇、臀位产、胎吸及产钳术易导致会阴阴道裂伤。接产不熟练，保护会阴不当，如过分用力和连续压迫会阴，使局部血流不畅、水肿而不能充分伸展；会阴切开过迟又未及时保护；不恰当选用会阴正中切开术；臀位产后出胎头过快且会阴保护不当；产妇不会正确应用腹压；胎吸及产钳术中未按分娩机转沿顺产轴牵引或牵引速度过快；会阴切口过小，如正中切口过小可向下撕裂至肛门括约肌及直肠，左斜切口过小，则切口下段可向下向内侧延长而撕向肛门括约肌及直肠或造成“T”形会阴阴道裂伤。

2. 粗暴性交。

二、会阴裂伤的分度

为了统一并明确会阴裂伤的分类标准，1999 年 Sultan 提出会阴裂伤 4 度新分度，该标准已被英国皇家妇产科学会、澳洲妇科泌尿协作组及国际尿失禁协会采纳。

1. Ⅰ度　仅阴道上皮损伤（图 19-7A）。

2. Ⅱ度　会阴肌肉损伤，但不包括肛门括约肌（图 19-7B）。

3. Ⅲ度　会阴损伤累及肛门括约肌复合体（图 19-7C）。

（1）Ⅲa：≤50%肛门外括约肌厚度裂伤。

（2）Ⅲb：>50%肛门外括约肌厚度裂伤。

（3）Ⅲc：肛门内括约肌裂伤。

4. Ⅳ度　会阴裂伤累及肛门括约肌复合体及肛门直肠黏膜（图 19-7D）。

三、陈旧性会阴阴道裂伤的临床表现

轻微会阴阴道裂伤有可能自然愈合，但较严重的会阴阴道裂伤将破坏软产道的正常解剖关系，如未及时修补，可导致盆底组织失去支持功能。产科相关肛门括约肌损伤（obstetric anal sphincter injury，OASI）涉及Ⅲ、Ⅳ度会阴裂伤（图 19-8），与Ⅰ、Ⅱ度会阴裂伤相比可导致更严重的临床症状，常伴有不同程度的大便失禁，可能伴有如会阴痛、性交痛的性生活障碍和压力性尿失禁。但患者的临床症状和检查显示裂伤程度之间并无平行关系。

四、陈旧性会阴阴道裂伤的诊断

根据病史及症状，诊断多不困难，肛门指诊基本可以明确肛门括约肌的裂伤范围和程度。经肛管腔内超声技术的出现提高了肛门括约肌裂伤的诊断率，是目前大便失禁诊断的最佳方法（图 19-9）。

二维经肛管腔内超声是目前最常用的检查肛

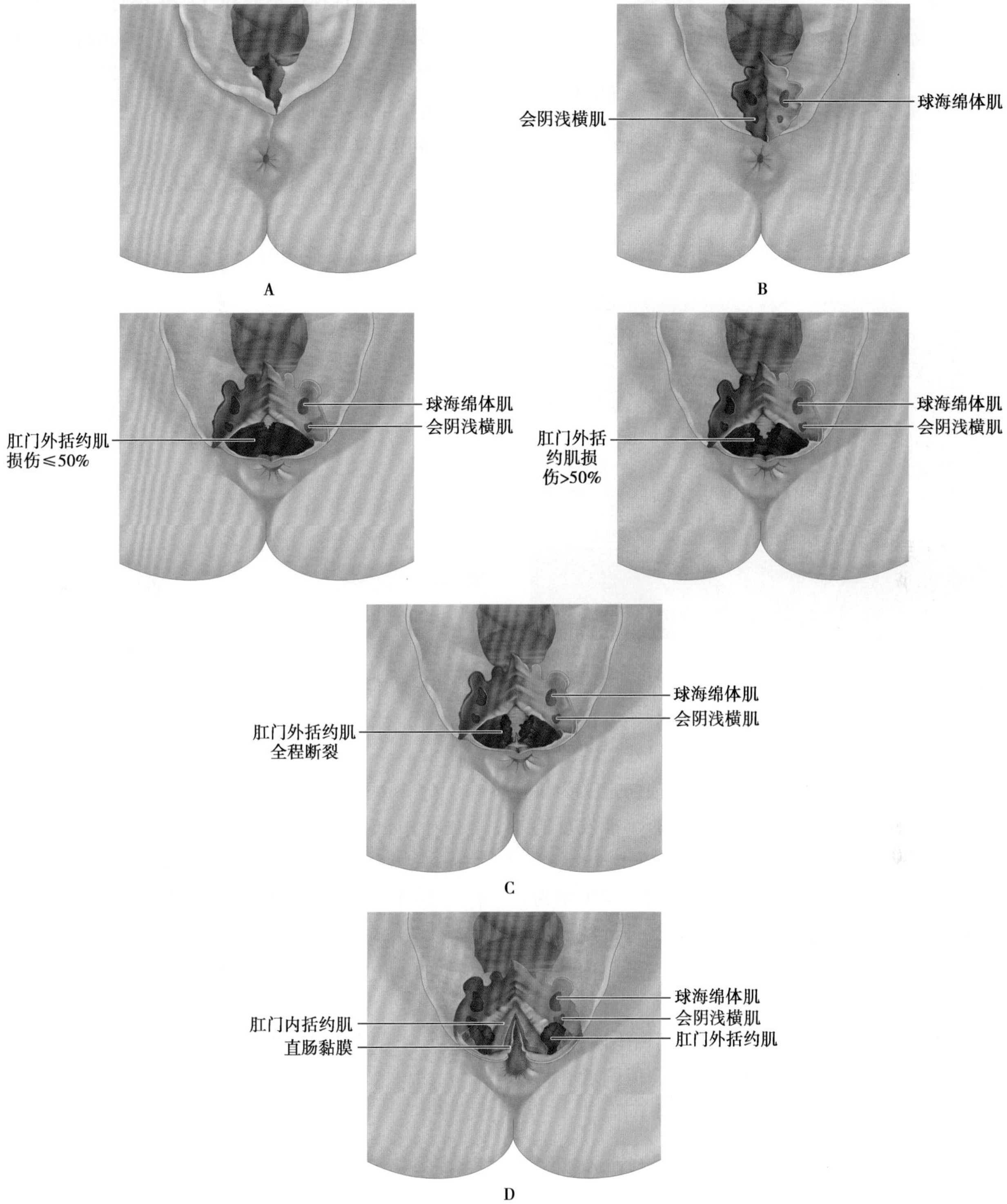
A
会阴浅横肌
球海绵体肌
B
球海绵体肌
会阴浅横肌
肛门外括约肌
损伤≤50%
球海绵体肌
会阴浅横肌
肛门外括
约肌损
伤>50%
球海绵体肌
会阴浅横肌
肛门外括约肌
全程断裂
C
球海绵体肌
会阴浅横肌
肛门外括约肌
肛门内括约肌
直肠黏膜
D

图 19-7　会阴裂伤分度

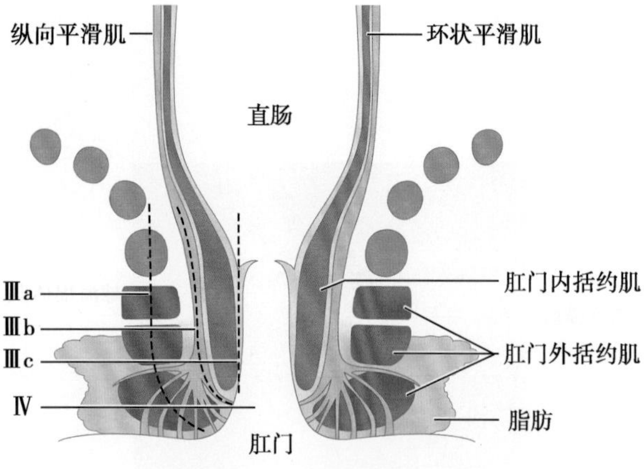

图 19-8　Ⅲ、Ⅳ度会阴撕裂

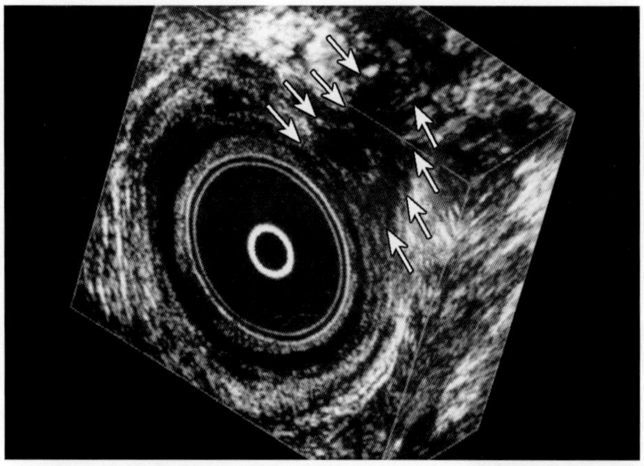
图 19-9　三维经肛管腔内超声显示肛门外括约肌缺陷(箭头所指部分)

门括约肌的方法，无论是否妊娠，肛门外括约肌在 12 点位处最薄弱。肛门括约肌隐性损伤定义为仅经肛管腔内超声能够显示，而临床检查不能发现的肛门括约肌损伤。

单纯肛门内括约肌缺损为隐性损伤，发生率为 2%。而肛门外括约肌损伤在产后常规进行经肛管腔内超声检查时很少漏诊，因此更适合肛门内括约肌损伤的诊断。

三维及四维与二维经肛管腔内超声不同，可以确定肛门括约肌损伤的深度和范围。但两者在诊断肛门括约肌损伤敏感性方面无显著差异。

五、陈旧性会阴阴道裂伤的治疗

Ⅰ、Ⅱ度陈旧性会阴阴道裂伤如不影响患者生活质量可不手术治疗。Ⅲ、Ⅳ度陈旧性会阴裂伤进行手术修补能够有效解除和缓解患者症状。

1. 手术时间的选择　有关手术时机是否影响手术效果的研究显示，分娩后立即修补与分娩后 8~12 小时修补，1 年后肛门括约肌功能相近。分娩后 72 小时内修补与 14 天内修补差异无统计学意义。一般认为，一旦发生产科相关会阴裂伤若需行手术修复应选择尽早修补，以 24 小时之内为佳。如因感染当时不能修补或第一次修补失败者，应在 3~6 个月后，待局部炎症水肿充分消退以后再行修补。生育年龄患者，手术宜在月经净后 3~5 天进行，有利于伤口愈合。

2. 术前准备　目的在于创造手术有利条件，促进伤口愈合。

(1) 控制炎症：预防性应用头孢类抗生素预防感染。

(2) 老年或闭经患者：给少量雌激素，促进阴道黏膜增生变厚，有利于伤口愈合。

(3) 瘢痕严重者：术前局部外阴给肾上腺皮质激素、透明质酸酶或糜蛋白酶等使瘢痕软化。

(4) 肠道准备：所有患者术前 3 天开始进食少渣半流食、流食、禁食各 1 天，手术前晚清洁灌肠。

(5) 外阴及阴道准备：术前 3 天每日外阴阴道冲洗。

3. 手术步骤

(1) 体位及消毒：取截石位。常规消毒外阴及阴道。

(2) 麻醉：缝合可采用局部麻醉或全身麻醉。通常使用利多卡因、氯普鲁卡因或布比卡因，采用一次性无菌注射器和 20 号腰椎穿刺针，经阴道途径行会阴局部阻滞，紧靠坐骨棘下方注射 5~10ml 局麻药。注射药物前应回抽以确定针头不在血管内(图 19-10)。对于无法耐受会阴阻滞麻醉下行

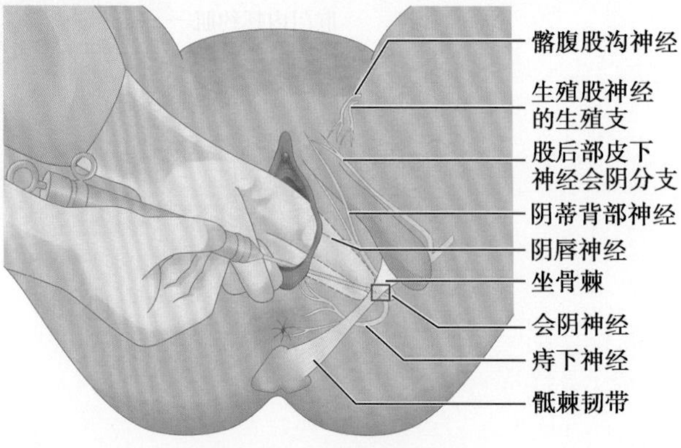

图 19-10　会阴阻滞麻醉

撕裂修补术的患者，也可选择吸入和静脉麻醉的方法。满意的麻醉和患者的配合对于良好的暴露和正确的修补至关重要。

（3）切口：充分暴露，仔细检查裂伤情况，包括评价撕裂向上延展的程度，是否累及直肠黏膜，看清解剖关系，沿裂痕切除瘢痕组织，靠近阴道黏膜分离阴道黏膜。会阴Ⅳ度裂伤需要先解剖肛管3层结构，即直肠黏膜、肛门内括约肌、肛门外括约肌。

（4）缝合直肠黏膜：澳洲指南建议用3-0号薇乔线自直肠黏膜边缘顶上1cm处，内翻、间断、缝合直肠壁，把线结打在肠腔内，并同法加固缝合（图19-11）。

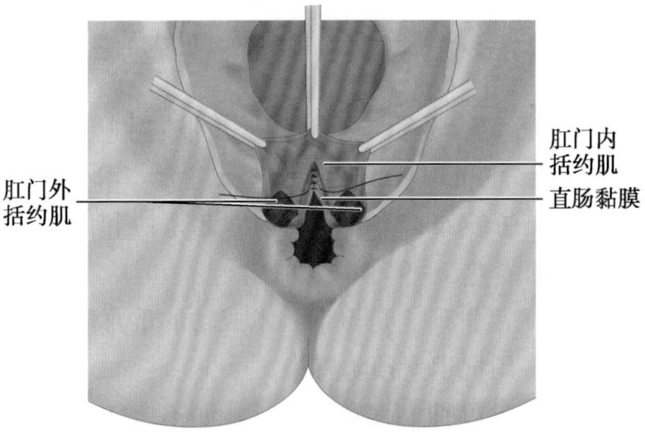

图19-11　缝合直肠黏膜

（5）缝合肛门内括约肌：3-0号可吸收抗菌缝线端-端褥式间断缝合肛门内括约肌3～4针（图19-12）。

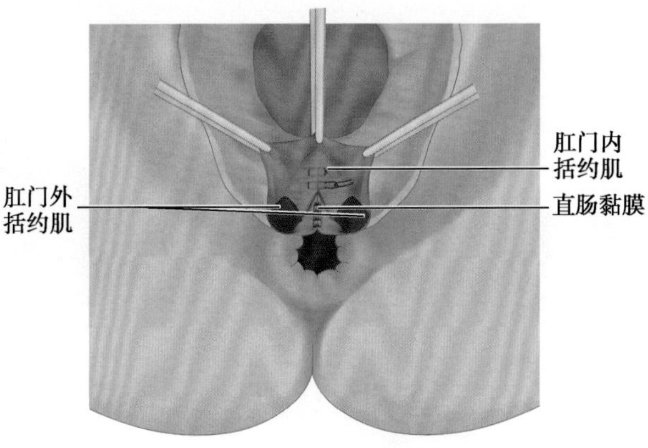

图19-12　缝合肛门内括约肌

（6）缝合断裂的肛门外括约肌：缝合的方法有端-端吻合缝合法（end-to-end technique）和全层重叠缝合法（overlap technique）两种。所谓端-端缝合即是将撕裂的两断端点对点缝合没有重叠（图19-13）；而全层重叠缝合则是将撕裂的两断端部分重叠再缝合的方法，入针处距A端0.5cm，距B端1cm，B端边缘间断加固缝合于A端2～3针（图19-14）。既往认为端-端缝合可能仅仅将部分肛门外括约肌拉合，所以推荐应用全层重叠的方法。文献荟萃分析表明术后1年，两种缝合方法在会阴疼痛、排气失禁情况、性生活情况及生活质量方面比较差异无统计学意义（$P>0.05$）。但重叠缝合修补与端-端缝合修补比较，大便急迫症状相对较少，大便失禁评分更低，且大便失禁症状加重风险明显降低。Farrell等进行的随机对照研究发现术后3年两种方法比较，排气失禁和大便失禁情况比较差异无统计学意义（$P>0.05$）。目前推荐临床医师根据个人经验及实际情况选择适宜的修补方法。用Allis钳在直肠两侧凹陷处钳夹肛门括约肌断端，向中线拉拢，Ⅲa度可采用端-端缝合，Ⅲb度可端-端缝合或全层重叠缝合。括约肌缝合建议采用单股PDS缝线或丝线。为减少肛门括约肌缝合后的张力，可加用

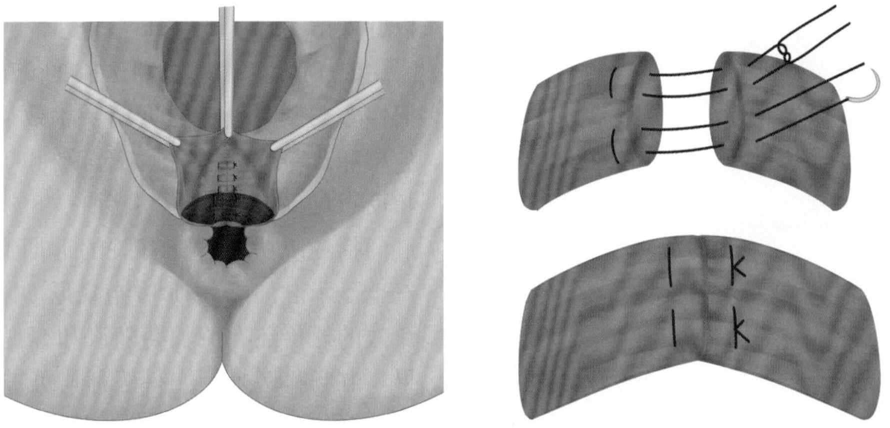

图19-13　端-端吻合缝合法缝合肛门括约肌

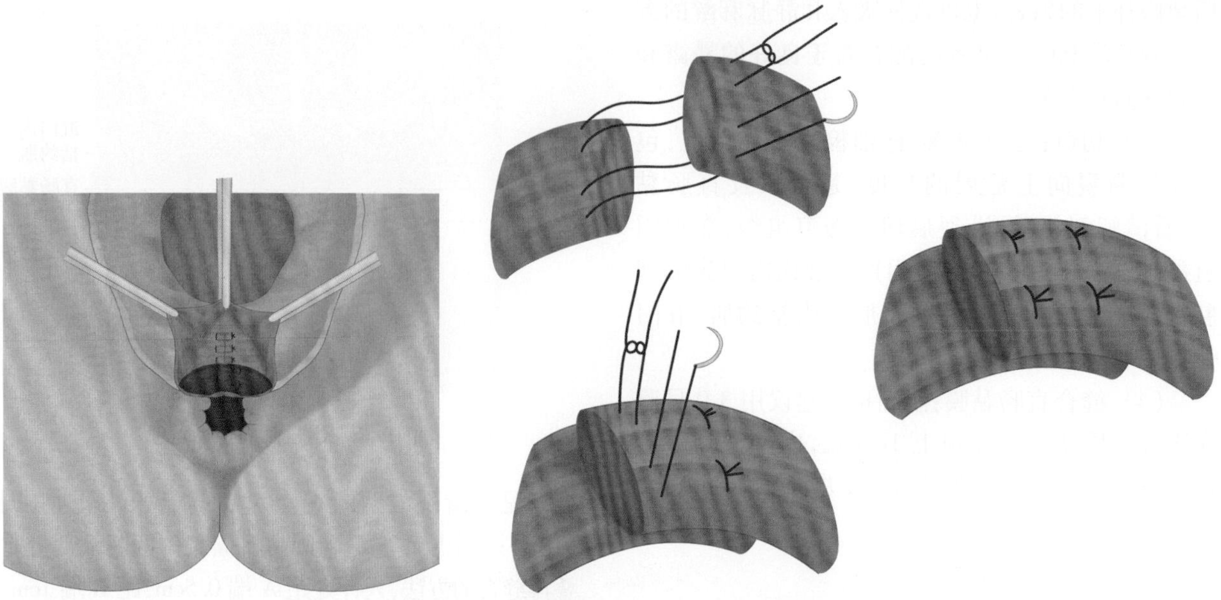

图 19-14 全层重叠缝合法缝合肛门括约肌

中或粗丝线自会阴皮肤穿过两侧肛门括约肌断端作减张缝合。

(7) 检查肛门括约肌及直肠:以手指插入肛门,肛门通过一指略松,嘱患者收缩肛门时,有括约肌收缩感,提示肛门括约肌已缝合完好,亦可检查直肠缝合口情况。肛门太紧可引起排便困难。

(8) 缝合会阴体肌层:用 1-0 号可吸收线对应间断缝合两侧肛提肌、会阴深浅横肌以及球海绵体肌等组织(图 19-15)。

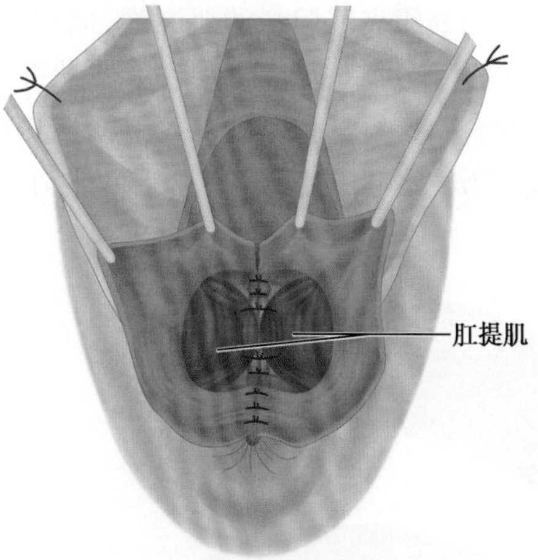

图 19-15 缝合肛提肌

(9) 缝合阴道黏膜:用 1-0 号可吸收线间断或连续锁边缝合阴道黏膜,至处女膜痕对合处,阴道应可容两横指。

(10) 缝合会阴皮下组织及皮肤:用 1 号丝线间断缝合,也可用可吸收线作皮下缝合。术毕阴道内填以碘仿纱布,72 小时取出。北京协和医院一般填以油纱卷,6~9 小时后取出。

4. 术后护理 是保证手术成功的重要环节。

(1) 用抗生素预防感染。

(2) 予以抑制肠蠕动药物,如洛哌丁胺。无渣饮食 3~5 天,保证 1 周内不排便,之后逐渐过渡至普食。保持软便通畅,必要时口服乳果糖 15ml,每日 2 次至术后 7~10 天。

(3) 术后留置 Foley 尿管 12 小时,保持外阴清洁,术后每日常规冲洗外阴两次,并于便后及时冲洗。

(4) 给予必要的支持疗法。

(5) 伤口未愈合前,排便忌用腹压,腹胀可予以肛管排气。

5. 预后 北京协和医院的 27 例Ⅲ~Ⅳ度陈旧性会阴撕裂患者的近期手术效果非常理想,治愈率和改善率分别高达 96.3%和 100%。但亦有相反意见,有报道指出术后有 48%的患者存在与肛门括约肌功能下降有关的远期症状,而客观检查也显示肛门括约肌功能减退。因此,手术远期疗效的评价还有待长期随诊和客观检查指标的结果。肛肠科医师及妇科医师均可进行会阴裂伤的修补,研究显示术后肛管长度是预测排便控制能力的最好指标。

6. 预防　发生 OASI 的危险因素包括会阴正中切、产钳助娩、胎儿枕后位及胎儿体重>4kg。研究显示，在预防 OASI 方面胎吸助娩优于产钳助娩，会阴侧切优于会阴正中切，而临床中只有 22%的产科医师进行了标准的会阴侧切（距中线 40°~60°），距中线角度小的侧切与 OASI 显著相关。也有研究者报告侧切距中线角度每增大 6°发生Ⅲ度会阴裂伤的风险就降低 50%。

针对分娩前后妇女的前瞻性研究显示，近 1/3 的妇女在分娩后存在隐性 OASI。产后细致的阴道直肠检查对降低肛门失禁至关重要，应认识创伤的高危因素并积极处理。早期诊断会阴损伤，培训损伤修补技术及对高危患者的监测对于减少损伤、改善预后具有重要价值（图 19-16）。

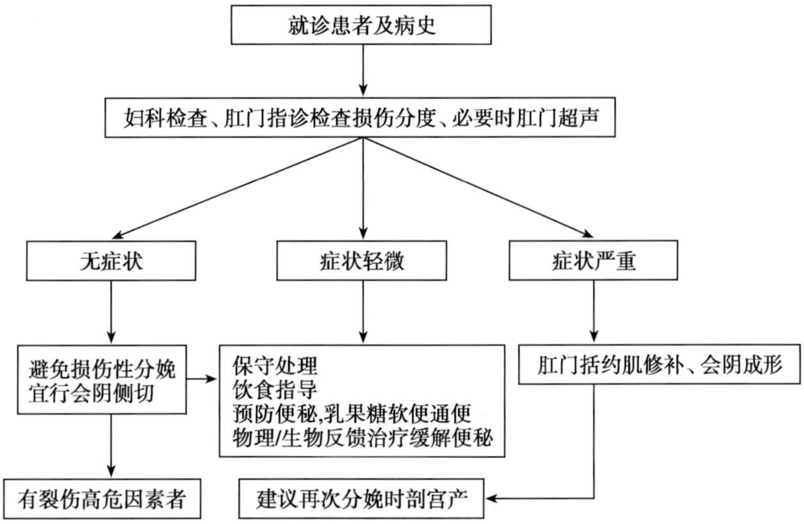

图 19-16　会阴裂伤处理流程

（刘海元　戴毓欣　史宏晖　朱兰）

参考文献

1. BERGER MB, KHANDWALA N, FENNER DE, et al. Colovaginal Fistulas: Presentation, Evaluation, and Management. Female Pelvic Med Reconstr Surg, 2016, 22(5): 355-358.
2. WEN Y, ALTHANS AR, BRADY JT, et al. Evaluating Surgical Management and Outcomes of Colovaginal Fistulas. Am J Surg, 2017, 213(3): 553-557.
3. RYOO SB, OH HK. Outcomes of Surgical Treatments for Rectovaginal Fistula and Prognostic Factors for Successful Closure: A Single-Center Tertiary Hospital Experiences. Ann Surg Treat Res, 2019, 97(3): 149-156.
4. TSIA-SHU LO, YU-HSIN HUANG, et al. Rectovaginal Fistula: Twenty Years of Rectovaginal Repair. J Obstet Gynaecol Res, 2016, 42(10): 1361-1368.
5. HILLARY CJ, OSMAN NI, HILTON P, et al. The Aetiology, Treatment, and Outcome of Urogenital Fistulae Managed in Well-and Low-resourced Countries: A Systematic Review. Eur Urol, 2016, 70(3): 478-492.
6. MIKLOS JR, MOORE RD, CHINTHAKANAN O. Laparoscopic and robotic-assisted vesicovaginal fistula repair: a systematic review of the literature. J Minim Invasive Gynecol, 2015, 22(5): 727-736.
7. SHAW J, TUNITSKY-BITTON E, BARBER MD, et al. Ureterovaginal fistula: a case series. Int Urogynecol J, 2014, 25(5): 615-621.
8. MICHELLE F DELEON, TRACY L HULL. Treatment Strategies in Crohn's-Associated Rectovaginal Fistula. lin Colon Rectal Surg, 2019, 32(4): 261-267.
9. MAHMOUD ABU GAZALA, STEVEN D WEXNER. Management of rectovaginal fistulas and patient outcome. Expert Review of Gastroenterology & Hepatology, 2017, 11(5): 461-471.
10. 中华医学会妇产科学分会妇科盆底学组. 产科相关肛门括约肌损伤缝合修补规范（草案）. 中华妇产科杂志, 2019, 54(11): 721-724.
11. TINA SARA VERGHESE, RITA CHAMPANERIA, DHARMESH S KAPOOR, et al. Obstetric Anal Sphincter Injuries After Episiotomy: Systematic Review and Meta-Analysis.

Int Urogynecol J, 2016, 27(10): 1459-1467.

12. FRIYAN D TUREL, SUSAN LANGER, KA LAI SHEK, et al. Medium-To Long-term Follow-up of Obstetric Anal Sphincter Injury. Dis Colon Rectum, 2019, 62(3): 348-356.

13. Committee on Practice Bulletins-Obstetrics. ACOG Practice Bulletin No. 198: Prevention and Management of Obstetric Lacerations at Vaginal Delivery. Obstet Gynecol, 2018, 132(3): e87-e102.

第二十章 慢性盆腔疼痛

慢性盆腔疼痛(chronic pelvic pain,CPP)是一类涉及多学科、引起盆腹腔多器官功能异常、影响患者社会行为和生活质量的常见临床症状。CPP患者的疼痛可能来源于生殖系统、泌尿系统、消化系统、运动系统和神经内分泌系统。值得注意的是,CPP的患病率因地而异,变化范围较大,为5.6%~30.9%。在美国接受妇科腹腔镜检查的患者中,有40%存在CPP;因良性疾病接受全子宫切除术的患者中,主要手术指征为CPP的占20%。且高达55%的CPP患者即便在腹腔镜评估后也无法得到明确的病理结果。CPP对女性的总体生活质量(QoL)、心理和行为状态均造成了相当大的负担,常常导致抑郁、焦虑、情感功能障碍和疲劳,并与心理异常、性虐待及身体虐待引起的躯体症状相关。上述多因素并存的情况使得对慢性盆腔疼痛患者的评估、诊断和治疗非常困难。

第一节 概 述

一、疼痛与慢性盆腔疼痛的定义

疼痛有不同的定义。目前广泛接受的是1994年国际疼痛研究组织对疼痛的定义:疼痛是一种与客观或潜在的组织损伤相关的,或根据这种损伤进行描述的不愉快的感觉和情感体验。美国妇产科医师学会将CPP定义为:"持续6个月或更长时间的非周期性疼痛,该疼痛可位于盆腔、脐部或脐部以下的前腹壁、腰骶部或臀部,其严重程度足以导致功能性障碍或迫使患者就医"。欧洲泌尿学会(EAU)将CPP定义为:"盆腔相关结构中感知到的慢性或持续性疼痛"。这里对"慢性/持续性"的解释为:①对于证实为(突发的)伤害导致的疼痛,则疼痛必须持续或反复至少6个月;②如果是经过充分证实的非急性或中枢致敏机制导致的疼痛,则可不考虑时间跨度,直接归为慢性疼痛。此外,EAU进一步将慢性盆腔疼痛综合征(chronic pelvic pain syndrome,CPPS)定义为:"CPPS是CPP的一个分支,指当CPP的发生经证实没有感染或其他局部可能导致疼痛的明显病理变化时,CPPS常常导致负面的认知、行为、性和/或情感体验,并可能与下尿路、生殖器官、肠道或其他妇科功能障碍的症状有关"。CPPS患者对疼痛的感知可集中在一个或多个盆腔器官内,甚至与慢性疲劳综合征(chronic fatigue syndrome,CFS)、纤维肌痛(fibromyalgia,FM)等全身症状有关。当疼痛局限于某个单一器官时,一些专家可能会考虑使用与该"末梢器官"相关的术语,"末梢器官"反映了疼痛的部位,如膀胱疼痛综合征(bladder pain syndrome,BPS)。使用"综合征"的含义在于,尽管可能存在外周机制,但中枢神经系统的调节可能更为重要,并可能发生系统性的关联。当疼痛与多个器官相关时,则建议使用"CPPS"一词。

二、引起慢性盆腔疼痛的疾病分类

引起CPP的病因复杂,可能来源于生殖系统、泌尿系统、消化系统、运动系统、神经系统等。1项基于人群的研究发现,妇科疾病所致的CPP仅占所有CPP的20%,泌尿和消化系统相关病因导致的疼痛更为常见。CPP也可能由几种疾病共同导致;如患者可能同时存在子宫内膜异位症、间质性膀胱炎、盆底肌痉挛所致的盆底肌筋膜痛及情绪焦虑等。多种复合因素的共同存在导致对CPP的评估、诊断和治疗变得更为困难。而且往往病因越复杂,疼痛越剧烈。下面根据EAU指南,就常见引起CPP的疾病分系统进行阐述。

(一)生殖系统疾病

1. 子宫内膜异位症。
2. 盆腔炎性疾病。

3. 盆腔粘连。

4. 盆腔静脉淤血综合征。

5. 遗留卵巢综合征和残留卵巢综合征。

6. 外阴疼痛综合征。

7. 其他，与分娩有关的产伤、子宫平滑肌瘤、输卵管脱垂、妇科恶性肿瘤等妇科疾病也可引发 CPP。

（二）消化系统疾病

1. 肠易激综合征是基层医院就诊患者中最常见的 CPP 病因，可达 35%。

2. 炎性肠病（主要是 Crohn 病和溃疡性结肠炎）。

3. 憩室性结肠炎。

4. 慢性肛门疼痛综合征。

5. 其他，如结直肠肿瘤、痔、肛裂等。

（三）泌尿系统疾病

1. 间质性膀胱炎/膀胱疼痛综合征。

2. 反复性泌尿系感染。

3. 尿道憩室。

4. 其他，如膀胱肿瘤及少见的放射性膀胱炎等。

（四）骨骼肌肉系统疾病

1. 15% 的 CPP 患者有盆底肌筋膜疼痛综合征。

2. 躯体形态发育异常。

3. 耻骨炎。

4. 尾骨疼痛及背部疼痛。

（五）神经系统疾病

1. 神经病理性疼痛，如阴部神经痛。

2. 其他，少见的有椎间盘髓核脱出、腹型癫痫、腹型偏头痛等。

（六）精神心理问题

CPP 的患者常常会伴有焦虑、抑郁和睡眠障碍等精神心理问题，但是盆腔疼痛很少是由心理因素导致。对于病因诊断不清楚的患者，不要轻易将疼痛归咎于心理因素。

三、慢性盆腔疼痛的发病机制

CPP 的发病机制尚不明确，对其病因的基础研究提出了一些假说。

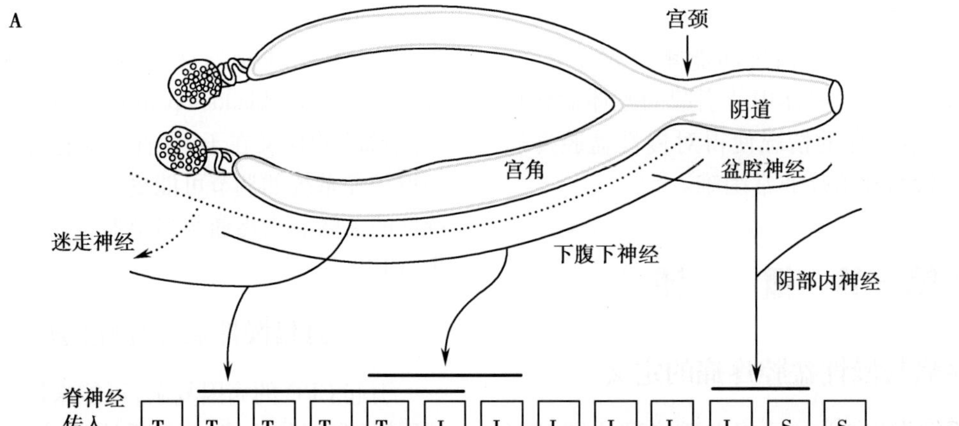

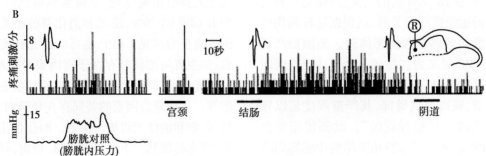

图 20-1　慢性盆腔疼痛的发病机制（T：胸椎；L：腰椎；S：骶椎）

麻醉后小鼠的盆腔泌尿系统（膀胱）、消化系统（结肠）、生殖系统（宫颈、阴道）等器官受到刺激后，脊髓薄束核内相应的神经元的反应。图中“R”表示记录电极插入的部位。不同器官受刺激后的神经元反应分别表现为图中不同峰状柱形图

1. Berkley 等通过 37 年对小鼠的实验研究，总结了与间质性膀胱炎、肠易激综合征、月经等有关的 CPP 发生机制（图 20-1）。

（1）女性生殖器官受盆丛和下腹下丛来源的神经支配。

（2）来源于子宫和阴道的痛觉神经纤维的神经冲动受生殖器官状态的影响。

（3）神经冲动在不同神经传导通路中相互影响。

（4）盆腔器官具有相同的神经传导通路，不同器官的功能状态可以相互影响，例如：①膀胱炎影响子宫的收缩及作用于子宫的药物效果。②结肠炎使正常的子宫、膀胱出现炎性反应。③子宫内膜异位症可以导致阴道痛觉过敏，降低膀胱排尿容量阈值，而输尿管结石可以加重子宫内膜异位症患者的疼痛症状。

2. Tettambel 认为，分娩、妇科手术、剖宫产手术、盆腔炎性疾病、外伤等引起的腹部下神经丛的损伤及由此引起的神经重建可导致 CPP。

3. Fenton 研究认为，CPP 与大脑边缘系统功能异常相关。边缘系统功能异常可引起疼痛传入神经敏感性增强，传出神经冲动引起盆底肌肉持续性收缩，使得疼痛强度增加，进而建立了级联增强的疼痛循环（图 20-2）。

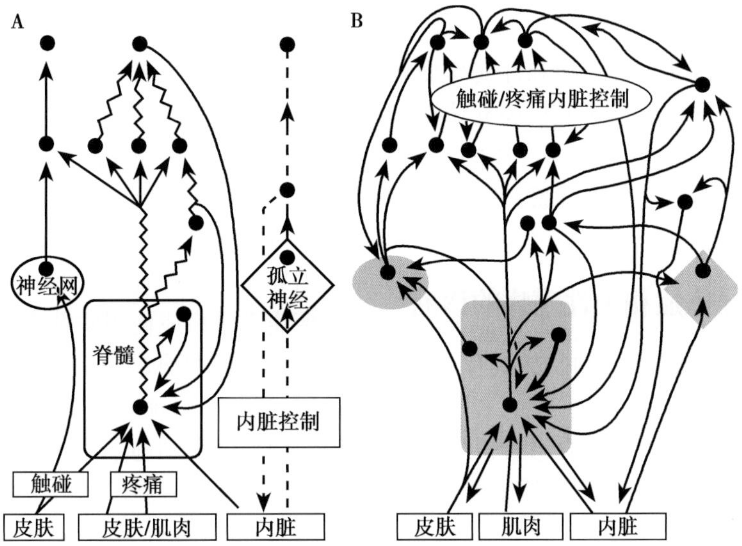

图 20-2　感觉和痛觉的神经传导循环级联增强示意图

EAU 指南强调，CPP 的病理生理机制与中枢神经系统的致敏、调节及可塑性密切相关。近年来的研究发现，许多患者（在某些队列研究中高达 50%）存在神经性疼痛症状。

四、慢性盆腔疼痛的特点及诊治建议

1. 最常引起慢性盆腔疼痛的情况：子宫内膜异位症、盆腔粘连、间质性膀胱炎、肠易激综合征、盆腔炎性疾病、盆腔静脉淤血综合征。

2. 同一位患者疼痛产生常来源于多个脏器功能异常。

3. 近年来，Shoskes 等提出了 UPOINT 表型分析法，用以改善 CPP 的临床治疗效果（图 20-3）。UPOINT 好比一朵雪花，包括泌尿、社会心理、器官特异性、感染、神经/系统性和压痛 6 个领域，并可在每一领域进一步发展分类。这是一种基于多维评估和治疗的理念，基于此，临床医师将认识到对 CPP/CPPS 患者进行个体化多维度治疗较之经验性序贯

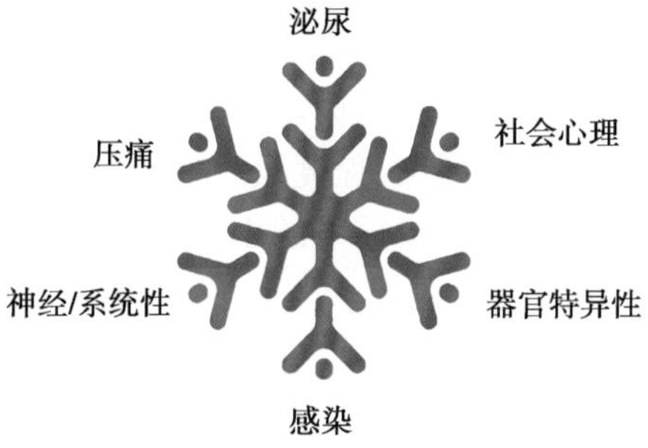

图 20-3　UPOINT 临床表型分类系统

目前仍处于发展阶段，其包括泌尿、社会心理、器官特异性、感染、神经/系统性和压痛 6 个领域

（引自：NICKEL JC，SHOSKES D. Phenotypic approach to the management of chronic prostatitis/chronic pelvic pain syndrome. Curr Urol Rep，2009，10：307-312.）

单疗法更为有效。

第二节 子宫内膜异位症

一、与子宫内膜异位症相关的疼痛类型

子宫内膜异位症(简称“内异症”)引起的疼痛类型包括如下。

1. 深部性交痛。
2. 排卵期腹痛。
3. 非周期性盆腔疼痛(慢性盆腔疼痛)。
4. 月经期腹痛(痛经)。
5. 排尿和/或排便时腹痛。

在子宫内膜异位症相关性疼痛患者中,60%表现为痛经,40%~50%表现为盆腔疼痛和性交疼痛。慢性盆腔痛患者中超过30%患有子宫内膜异位症。疼痛可以是锐痛或隐痛。病变可位于身体的不同位置,包括中线部位、盆腔、后背和直肠,其他症状包括深部性交痛、不孕等。

二、子宫内膜异位症相关性疼痛的诊断

子宫内膜异位症相关性疼痛的临床典型症状为进行性加重的痛经、周期性排卵期疼痛。盆腔子宫内膜异位症的患者经双合诊及三合诊可以发现:子宫多为后位、不活动,宫骶韧带增粗缩短和直肠子宫陷凹存在触痛结节。辅助检查包括血清CA125水平的测定,盆腔B超检查。目前,CPP的诊断可采用患者辅助的腹腔镜疼痛定位(patient-assisted laparoscopy pain mapping,PALPM),患者在清醒的状态下进行腹腔镜的检查,使用钝头探棒或手术钳轻轻触动腹膜或拨动组织、脏器,以寻找痛点并确定疼痛的部位、程度及疼痛的范围;腹腔镜疼痛定位检查及其指导下的手术治疗是疼痛诊断和治疗的有效方法。

三、子宫内膜异位症相关性疼痛的治疗

对于子宫内膜异位症相关性疼痛的治疗主要分为药物治疗、手术治疗及药物与手术联合治疗。

(一)药物治疗

药物对于内异症相关疼痛的治疗主要适用于:①无阳性体征;②病灶轻微;③不愿手术;④不伴不孕;⑤手术前或手术后;⑥无生育要求。并遵循以下原则:①高度怀疑内异症;②尽可能排除其他原因引起的疼痛;③明确内异症(腹腔镜)诊断前使用,特别适用于青少年的盆腔疼痛和/或痛经;④按疼痛药物治疗原则进行[包括非甾体抗炎药、口服避孕药、高效孕激素、促性腺激素释放激素激动药(GnRH-a)等]。同时需注意以下几点:①药物治疗可能延误内异症的诊断,是深部浸润型子宫内膜异位症(DIE)的高危因素;②药物治疗无效(3~6个月)需及时行腹腔镜检查;③即便药物治疗有效也不能确诊内异症。

(二)手术治疗

手术是内异症相关疼痛的主要治疗方法之一。研究显示,腹腔镜下切除异位的子宫内膜病灶可以有效减轻疼痛,改善患者生活质量,且术后5年仍然具有很好的治疗效果。保守性手术对疼痛有明显的缓解作用,但10年的复发率近40%。①内异症相关疼痛的患者如未生育应先促其生育,除非是DIE引起性交痛导致性交困难;②内异症相关疼痛腹膜型的病灶尽量手术切除病灶;③顽固性内异症相关疼痛还可行骶前神经切除术(PSN),但需注意手术风险;④除非合并或怀疑有子宫腺肌病及难治性内异症相关疼痛,一般不切除子宫;⑤内异症相关疼痛手术后应使用防粘连制剂;⑥内异症相关疼痛术后使用左炔诺孕酮宫内缓释节育系统或复方口服避孕药,以预防内异症相关痛经的复发。

因痛经而实施手术治疗对术者来说具有较大的挑战性,因为病灶不确定性、手术技术掌握情况、手术效果亦难以估测。在没有确切把握时,不主张积极实施手术。建议对于具有挑战性的患者首先进行PALPM,待明确病情后再实施手术,包括病灶切除、病灶消融、粘连松解、病灶局部及PSN等非常规手术方式,术中需注意有无子宫腺肌瘤。手术治疗的彻底性是影响内异症治疗预后的主要因素之一,因此在内异症的手术治疗中要特别强调病灶切除的彻底性,要将肉眼可见的病灶(如紫蓝色结节、纤维性结节、受损腹膜、血管异常增生区域等“非子宫内膜异位囊肿”病灶)尽可能彻底地切除,无法切除的病灶处用能量器械实施病灶消融,尤其是侵入宫骶韧带、直肠子宫陷凹、直肠表面、输尿管周围、膀胱肌层的病灶。

(三)药物及手术的联合治疗

部分回顾性研究发现对中重度子宫内膜异位症术前辅助药物治疗有助于提高手术治疗的效果,术后辅助应用GnRH-a治疗6个月,或口服避孕药可以明显减轻盆腔疼痛,同时病变复发时间可延迟12个月以上。

第三节　盆腔粘连

盆腔粘连可能是引起 CPP 的原因，推测相关机制包括：①各种原因引起的下腹下神经丛的损伤及由此引起的神经重建；②致密的含神经的粘连带对周围神经的直接压迫或牵拉作用；③CPP 患者常伴有的心理障碍强化了盆腔器官疼痛传入神经的敏感性；④粘连的盆腔中，大量巨噬细胞产生的细胞因子是重要的致痛物质。然而，近年来 1 项前瞻性研究结果显示，患者报告的疼痛、身体、情绪和功能特征评分与腹腔镜检查中发现的腹腔/盆腔粘连之间没有明确的相关性，甚至大多数有粘连的女性报告的疼痛评分最低。

一、形成盆腔粘连的危险因素及特点

形成盆腔粘连的危险因素主要为：盆腔手术史、盆腔炎性疾病史、阑尾穿孔史、子宫内膜异位症和感染性肠道疾病。其他危险因素包括细菌性腹膜炎、放射治疗、化学性腹膜炎、长期腹膜透析。目前尚无针对盆腔粘连的统一的分类标准。目前国内常用的有北京协和医院的盆腔粘连分级标准及加拿大粘连评分组的盆腹腔粘连评分标准。文献研究显示：因 CPP 行腹腔镜检查的患者中 24%存在粘连。

二、盆腔粘连的诊断

腹腔镜检查是诊断盆腔粘连的主要方法。对于 CPP 患者，在排除或治疗了消化道、泌尿系统和肌肉神经系统引起的盆腔痛的因素，并除外精神因素后，建议行腹腔镜检查。

三、粘连分解手术

目前对 CPP 患者粘连的处理是有争议的；虽然一些妇科医师会在有粘连的情况下进行常规的粘连松解。但多数随机的临床试验认为进行粘连分解手术并不能让慢性盆腔痛患者获益。Swank 等的 1 项随机对照试验显示腹腔镜手术中分离粘连或不分离粘连，对慢性盆腔痛的改善作用没有差异。Peters 等对腹腔镜诊断患有盆腔粘连的慢性盆腔疼痛患者进行随机分组治疗，治疗组进行了腹腔镜粘连松解手术，对照组期待治疗，9~12 个月后两组患者盆腔疼痛无差异，仅治疗组 1 例严重盆腔粘连伴有盲肠腹壁粘连的患者术后腹痛明显缓解。况且粘连松解术有很高的手术并发症，如肠穿孔、再次粘连等；因此除非存在致密、并且影响肠管的粘连或不孕，粘连松解已经不再是治疗慢性盆腔痛的推荐治疗方案。

四、粘连的复发和再次形成

粘连分解手术后再次或新形成粘连的风险>70%。Diamond 和 Nezhat 根据粘连发生的部位将术后粘连分为两种类型。

1. Ⅰ型　新粘连形成，即以前无粘连的部位形成粘连。

（1）Ⅰa：非手术操作部位发生粘连。

（2）Ⅰb：粘连松解手术以外的其他手术部位所发生的粘连。

2. Ⅱ型　再粘连形成，即手术松解粘连部位再度形成。

（1）Ⅱa：粘连仅发生于原粘连松解手术部位。

（2）Ⅱb：粘连不仅发生于原粘连松解处，其他部位也有发生。

第四节　盆腔炎性疾病

一、盆腔炎性疾病的特点

盆腔炎性疾病（pelvic inflammatory disease，PID）是指女性上生殖道及周围组织的一组感染性炎症，主要包括子宫内膜炎、输卵管炎、盆腔腹膜炎、肝周炎和输卵管卵巢脓肿。炎症可以局限于一个部位，也可同时累及多个部位。引起盆腔炎性疾病的最常见的病原菌为淋病奈瑟球菌、沙眼衣原体及阴道内存在的需氧菌和厌氧菌。性传播感染性疾病与盆腔炎性疾病亦密切相关。30%的慢性盆腔炎患者会继发 CPP，发生在盆腔炎性疾病急性发作后的 4~8 周。盆腔炎性疾病导致的疼痛特点主要为持续性钝痛及隐痛，可表现为下腹隐痛、坠痛或腰骶部坠痛、胀痛，劳累或月经期疼痛加重。急性 PID 后容易继发盆腔痛的两个因素是：①粘连的严重性和输卵管损伤；②盆腔包块持续存在 30 天以上。PID 后出现慢性盆腔痛的原因还不是很清楚。一项基于 780 例以黑种人为主人群的研究发现，患有盆腔炎性疾病后更容易出现慢性盆腔疼痛的因素包括：吸烟、≥2 次盆腔炎性疾病史、心理健康评分低。而组织学证实患有子宫内膜炎或有证据证实患

有淋病奈瑟球菌子宫内膜炎或沙眼衣原体性子宫内膜炎的患者与 CPP 没有明确正相关性。

二、盆腔炎性疾病的诊断

盆腔炎性疾病的诊断标准见表 20-1。

表 20-1 PID 诊断标准(2010 年美国疾病预防和控制中心)

基本标准	宫体压痛,附件区压痛或宫颈举痛
附加标准	体温超过 38.3℃(口表) 宫颈或阴道异常黏液脓性分泌物 阴道分泌物生理盐水涂片可见白细胞 实验室证实的宫颈淋病奈瑟球菌或衣原体阳性 红细胞沉降率升高 C 反应蛋白升高
特异标准	子宫内膜活检证实子宫内膜炎 阴道超声或磁共振检查显示充满液体的增粗输卵管,伴有或不伴有盆腔积液、输卵管卵巢肿块 腹腔镜检查发现输卵管炎

注:基本标准为诊断 PID 所必需;附加标准可增加诊断的特异性;特异标准基本可诊断 PID

诊断性检查:实验室检查如血浆中白细胞计数、中性粒细胞数目、红细胞沉降率等针对上生殖道感染的检查均为阴性,可以有效排除上生殖道感染存在的可能性。影像学检查如经阴道超声检查、电子计算机体层摄影(CT)检查、MRI 检查均可用于辅助盆腔炎性疾病诊断。经阴道超声常有助于盆腔炎性疾病并发的输卵管卵巢脓肿的诊断。子宫内膜炎可以通过取部分子宫内膜组织进行组织学检查确诊。腹腔镜检查是首选的确诊盆腔炎性疾病的检查方法,1 项研究显示腹腔镜检查的准确率为 78%,其中敏感性为 27%,特异性为 92%。诊断急性盆腔炎性疾病的特异性标准:子宫内膜活检组织学证实为子宫内膜炎;经阴道超声检查或 MRI 发现输卵管增粗积水;腹腔镜检查发现盆腔炎性疾病相关的异常变化。

三、盆腔炎性疾病的治疗

对于存在盆腔炎性疾病高危因素、无明显原因妇科检查出现宫颈举痛、子宫双附件触痛的患者应尽快进行治疗。治疗药物的抗菌谱应该覆盖沙眼衣原体和淋病奈瑟球菌,尽量包括厌氧菌、革兰氏阴性菌和链球菌。具体治疗方法可参考 2010 年美国疾病预防和控制中心的诊治规范及 2011 年《妇产科抗生素使用指南》,推荐的住院用药包括:头孢替坦、头孢西丁、多西环素、米诺环素、克林霉素、庆大霉素等。针对轻至中度 PID 患者,推荐门诊治疗用药包括:头孢曲松、头孢西丁、其他三代头孢(如头孢噻肟、头孢唑肟等)、多西环素,可合用或不合用甲硝唑。注意在开始治疗前,必须进行淋病奈瑟球菌的检测。如果淋病奈瑟球菌培养阳性,应根据药敏结果选用抗生素。

临床治愈是指临床症状或体征显著或完全改善。细菌学有效是指淋病奈瑟球菌、沙眼衣原体培养转阴。当诊断为盆腔炎性疾病的患者经长期抗炎治疗效果不显著,临床症状较多时,对盆腔炎性疾病的诊断应该慎重,尤其应该与子宫内膜异位症、盆腔淤血综合征等鉴别。

附:盆腔炎性疾病患者住院治疗的标准

1. 妊娠合并盆腔炎。
2. 门诊治疗 3 天症状无改善,症状严重(高热、恶心、呕吐、腹痛严重)。
3. 无法坚持随访、无法耐受口服抗生素类药物治疗(如合并发热、呕吐等症状)。
4. 出现盆腔脓肿,包括输卵管卵巢脓肿。
5. 不排除需要急诊手术可能性。

第五节 盆腔静脉淤血综合征

一、盆腔静脉淤血综合征的特点

盆腔静脉淤血综合征(pelvic congestion syndrome,PCS)的病因复杂。好发于生育年龄女性。由于盆腔静脉回流受到机体激素水平不断变化的影响(特别是经历了妊娠后)及盆腔静脉先天性缺少静脉瓣膜,导致卵巢静脉血液逆行回流到盆腔髂内静脉。盆腔静脉淤血综合征多见于盆腔左侧。淤血的静脉肿胀、扩张,血管壁的损伤,释放一系列炎性介质可引起疼痛。PCS 常见于有静脉曲张家族史、合并外阴静脉曲张或有多产病史的患者。其他原因包括药物的不良反应、患者的生理或心理因素的影响。CPP 患者中 30%存在 PCS。

二、盆腔静脉淤血综合征的诊断

由于 PCS 的症状具有非特异性,一般根据临床表现和辅助检查综合做出诊断。PCS 引起的疼痛可表现为:①单侧或双侧急性或慢性的腹痛,

66%有不同程度的痛经;②由于性交时盆腔充血加剧,故71%的PCS患者存在性交痛,65%有性交后痛,可持续数小时或数天,平卧休息后疼痛可以缓解;③合并存在卵巢体表投射点的压痛;④可伴有月经和阴道分泌物增多;⑤24%~45%的患者有膀胱激惹和功能性胃肠道症状;⑥阳性体征少。以上被概括为“三痛、二多、一少”。临床诊断PCS的敏感性为94%,特异性为77%。其他具有指导意义的体征包括宫颈举痛和宫颈充血。

辅助检查包括非侵袭性检查和侵袭性检查。

1. 非侵袭性检查 ①经腹或经阴道的彩色多普勒超声检查。其特征为盆腔环状或线性、直径超过5mm的扩张静脉,多普勒超声显示在卵巢和子宫周围有多个扩张的静脉回声;血流缓慢(3cm/s)或伴有末端反流;连接双侧盆腔曲张静脉的子宫肌层弓形静脉扩张。通过Valsalva方法可在多普勒超声下观察到静脉曲张程度的改善和多变的双血流峰,以及子宫增大、内膜增厚和卵巢多囊样改变。②CT或MRI检查。CT和MRI检查均表现为盆腔静脉纡曲,可见卵巢、子宫周围、阔韧带和阴道旁扩张扭曲增多的管状血管结构。卵巢静脉和肾静脉同时显影可提示肾静脉反流。由于MRI可以利用3D显像技术在同一循环时间对血管进行显像,而CT则必须在不同的时间段分别对上下层进行扫描。因此,近年来MRI静脉显像已成为PCS无创性检查的首选。但以上检查均需采取仰卧位,从而使盆腔纡曲静脉处于体位上的相对缓解状态,因此会掩盖轻度的曲张。有报道指出,对PCS而言,MRI、CT和超声检查的敏感性分别为58.6%、12.5%和20.0%。

2. 侵袭性检查 主要是指经外阴、子宫或股(颈)静脉穿刺的静脉造影和腹腔镜检查。①静脉造影。PCS的盆腔静脉评分系统为卵巢静脉直径为1~4mm、5~8mm、>8mm时,造影剂停留时间分别为0秒、20秒、40秒,盆腔静脉淤血和/或同侧或对侧髂内静脉轻、中或重度淤血分别评为1~3分,评分≥5分即诊断为PCS。其中以卵巢静脉直径为6mm作为切割值,其阳性预测值可达83.3%。目前认为,直立位或者斜立位的盆腔静脉造影或选择性卵巢静脉造影是诊断PCS的“金标准”。因此,即使多项检查均为阴性,只要临床表现支持,仍应行造影以证实诊断。同时还可以观察到有无反流、对侧静脉显影及腹股沟、外阴、直肠和下肢的静脉扩张情况。②腹腔镜检查。腹腔镜诊断PCS的敏感性为40%,可见盆腔静脉迂曲、增粗或成团。有文献报道,通过降低腹腔内压和采用Trendelenburg体位可以提高腹腔镜诊断PCS的阳性率。

美国血管外科协会和美国静脉论坛制订的指南中,推荐对盆腔静脉异常的患者进行选择性卵巢和髂内静脉造影,在明确PCS的诊断后可以同时进行栓塞治疗。腹腔镜检查可以发现盆腔静脉的改变,但不具有特异性,其诊断的敏感性小于静脉造影。见图20-4、图20-5。

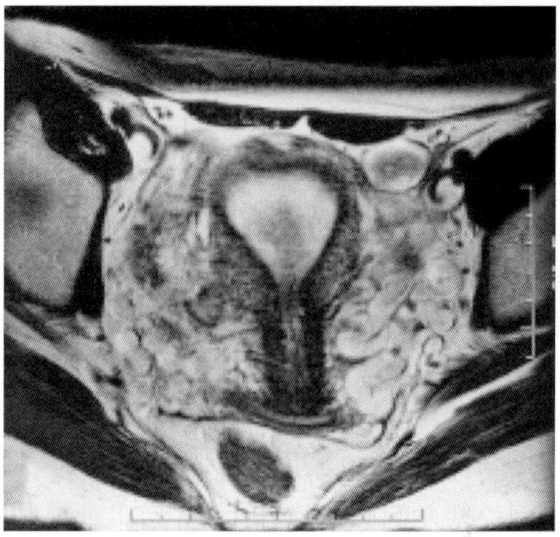

图20-4 MRI-T_2影像盆腔曲张的血管

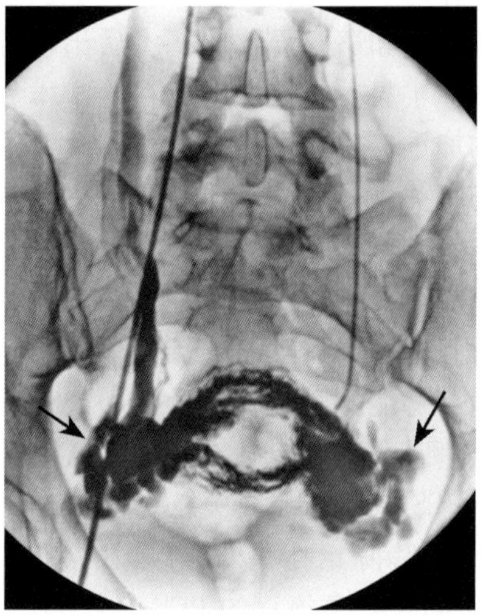

图20-5 数字减影血管造影
箭头提示盆腔曲张的血管丛

三、盆腔静脉淤血综合征的治疗

(一)药物治疗

药物治疗主要包括两类:醋酸甲羟孕酮,依托孕烯(etonogestrel)或促性腺激素释放激素激动药(GnRH-a)等抑制卵巢功能的药物及改善血管张力的药物如地奥司明等。其他对症药物包括非甾体抗炎药物、神经调节和心理治疗药物。需注意药物治疗均为短期缓解，不能根治，在停药后或服药过程中病情即会反复。

（二）血管介入治疗

药物治疗无效者可以考虑介入治疗。对卵巢静脉单独或合并髂内静脉栓塞，可以有效治疗PCS，减少症状的复发。介入性治疗缺乏随机的临床试验，有效性评估均来自观察性研究和病例报道。有文献报道，介入血管栓塞治疗PCS，治愈率或症状改善率为73%~78%。早期PCS的介入手术主要进行单侧（主要为左侧）的线圈栓塞手术，结果显示66%的患者疼痛症状明显减轻，33%的患者症状部分减轻或无改变。一项较大样本的研究发现，127例PCS患者中106例行双侧卵巢静脉硬化剂栓塞+线圈栓塞术，21例行单侧硬化剂栓塞术，手术前后使用视觉模拟评分法（visual analogue scales，VAS）对疼痛程度进行评估，结果发现83%的患者疼痛缓解，13%的患者疼痛程度无变化，4%的患者疼痛加重。该研究建议使用明胶海绵硬化剂+线圈栓塞左侧卵巢静脉，如右侧卵巢静脉亦存在反流情况，使用相同的栓塞剂对右侧卵巢静脉进行栓塞。如术后6周仍然存在明显的疼痛症状，建议再次行介入手术对双侧髂内静脉进行栓塞。

卵巢静脉和髂内静脉栓塞术后出现肺栓塞的严重并发症罕见。少数患者会在栓塞术后出现疼痛症状的加重，分析原因可能与血管的痉挛及血管壁的损伤有关，单纯止痛药物可以有效治疗栓塞引起的疼痛。

（三）手术治疗

1. 子宫悬吊术和宫骶韧带缩短术　适用于要求保留生育功能的后位子宫。

2. 阔韧带筋膜修补术　适用于因阔韧带裂伤所致的年轻PCS患者，但是再次妊娠时需行剖宫产术。

3. 卵巢静脉结扎和/或切除术　有效率可达78%，对于同时要求绝育的PCS经产妇而言，可将腹腔镜下同时结扎性腺静脉作为首选。

4. 子宫全切除伴有或不伴有双侧附件切除术　由于丰富交通支的存在，未行双侧附件切除的单纯子宫切除术不能完全切断血管交通，故对治疗PCS引起的CPP疗效不理想。

四、盆腔静脉淤血综合征的特殊表现形式——胡桃夹综合征

胡桃夹综合征是PCS的特殊表现形式，由于左肾静脉夹藏于肠系膜上动脉和腹主动脉间，导致左肾静脉狭窄，继而引起左肾静脉周围血管屈曲扩张并导致相关组织器官出现的功能紊乱，表现为血尿、左卵巢静脉血液反流等（图20-6）。胡桃夹综合征的诊断：①出现血尿相关的症状；②左侧腰痛；③盆腔充血；④盆腔及外阴静脉曲张；⑤CT、MRI、超声等影像学检查提示存在左肾静脉压迫；⑥血管造影术证实存在左肾静脉压迫。胡桃夹综合征可以通过不同手术方式进行治疗，包括左肾静脉旁路的建立及自体左肾髂窝移位。但文献报道的手术例数均较少，尚待进一步研究。

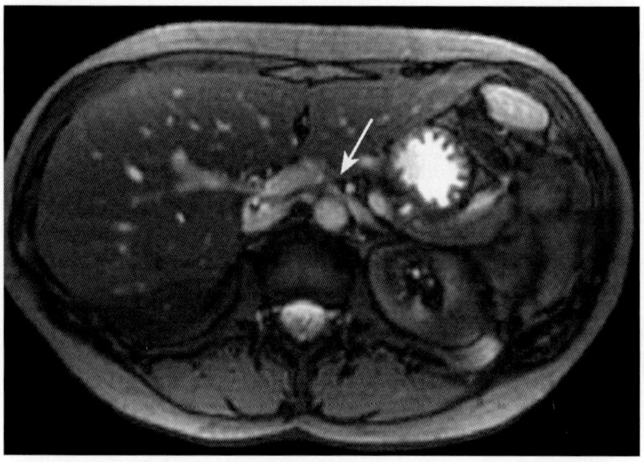

图20-6　MRI-T_2影像显示左肾静脉被肠系膜上静脉压迫出现胡桃夹综合征

第六节　膀胱疼痛综合征/间质性膀胱炎

一、膀胱疼痛综合征/间质性膀胱炎的病因和特点

膀胱疼痛综合征/间质性膀胱炎（bladder pain syndrome/interstitial cystitis，BPS/IC）的定义是随着人们对其认识的进步而变化的。2002年国际尿控协会（ICS）首次提出了疼痛性膀胱综合征（painful bladder syndrome，PBS）的概念，将其定义为一种与膀胱充盈相关的耻骨上疼痛，伴随着其他症状，如昼夜排尿次数增加，但没有尿路感染或其他明显病变的证据，并认为PBS比IC更适合描述这类疾病的特征。2006年，欧洲间质性膀胱炎研究学会（ESSIC）将PBS改为膀胱疼痛综合征，将其定义为一种与膀胱相关的慢性盆腔疼痛、压力或不适感，持续时间>6个月，至少伴随一种下尿路症状如尿频、尿急等，排除有明确病因的疾病。2014年，美

国泌尿外科学会(AUA)诊疗指南中将 PBS/IC 定义为与膀胱相关的不愉快的感觉(疼痛、压力或不适感),并与下尿路症状相关,持续时间>6 周,并排除感染及其他明确的病因。2016 年 EAU 的 CPP 指南将 BPS 界定为膀胱区持续或反复发作的疼痛,伴随至少一种其他症状,如膀胱充盈时疼痛加重、日间或夜间尿频等。

BPS/IC 的病因及发病机制仍不清楚,可能是多个因素或多种途径共同导致的。有以下几种假说:膀胱上皮功能障碍、肥大细胞浸润、自身免疫性疾病、神经源性炎症反应、隐匿性感染等。其中,膀胱上皮功能障碍和氨基葡聚糖层(glycosaminoglycan,GAG)的缺陷是目前的主流假说。GAG 层是位于膀胱黏膜表面的抗黏附屏障,GAG 层受到损害后,尿液中潜在的毒性物质可进入膀胱黏膜下肌肉组织中,使感觉神经去极化,导致膀胱组织损伤并产生膀胱疼痛、尿频、尿急等症状。BPS/IC 的病理表现并无特异性,常为非特异性炎症,因此膀胱组织病理检查并不是诊断 BPS/IC 的必要条件,但是可以排除膀胱原位癌、嗜酸性膀胱炎、膀胱结核等黏膜器质性病变。

BPS/IC 好发于女性,男女比约为 1∶10。通常间质性膀胱炎从轻微症状间断发病到症状明显并持续出现要数十年时间,经过疾病的反复好转、复发,间质性膀胱炎的症状变得越来越严重,持续的时间也越来越长。很多间质性膀胱炎患者疾病早期出现尿频、尿急症状,随着疾病的发展,逐渐出现尿痛症状且尿痛症状进行性加重,严重影响患者正常的工作和生活。

二、BPS/IC 的诊断

2011 年,AUA 提出了 BPS/IC 的基本诊断原则:①患者评估,包括详细的病史采集、体格检查、实验室检查(尿常规、尿培养、吸烟者可做尿脱落细胞学检查);②应排除其他引起相关症状的疾病;③症状严重程度的评估,包括排尿日记、疼痛评估及症状指数(O'Leary-Sant 症状和问题指数、VAS 评分)等;④膀胱镜及尿动力学等有创性检查只用于复杂性 BPS/IC 的诊断。

2016 年,EAU 提出了 BPS/IC 的诊断要点:①应基于与膀胱相关的疼痛、压力感和不适,并至少伴随一种其他症状,如尿频、夜尿增多等,同时应排除有明确病因的疾病;②疼痛位于耻骨上,可放射至腹股沟、阴道、直肠或骶骨,与膀胱充盈相关,排尿后可缓解,但缓解时间较短;部分饮料或食物可使症状加重;③评分量表如 O'Leary-Sant 症状和问题指数症状和问题指数等有助于 BPS 的诊断与评估;④膀胱镜检查对于 BPS/IC 的诊断、分型、治疗及预后有重要的作用;⑤组织病理检查有助于分型和排除膀胱原位癌等疾病;⑥不推荐钾离子敏感试验;⑦尿液分子标志物诊断 BPS 可行性尚未得到证实;⑧UPOINT 评分有助于 BPS/IC 的个体化治疗。

三、BPS/IC 的治疗

AUA 提出了 BPS/IC 5 条治疗原则:①先保守后有创;②初始治疗的选择取决于患者症状的严重程度;③尽可能采取联合治疗以达到最佳疗效;④一旦未达到预期疗效,应及时进行诊断的再评估;⑤疼痛控制应始终贯彻以提高患者的生活质量为准则。

AUA 的六级阶梯疗法如下。

(1)一级治疗方案:①健康宣教;②饮食、行为调整(控制液体摄入量、膀胱区局部热敷或冰敷、避免进食含咖啡因等刺激食品、盆底肌训练和膀胱训练等);③压力控制管理;④疼痛管理。

(2)二级治疗方案:①适当的理疗;②口服阿米替林、西咪替丁、羟嗪、戊聚糖多硫酸钠等药物;③膀胱内灌注二甲亚砜、肝素、利多卡因等;④疼痛管理。

(3)三线治疗方案:①麻醉下膀胱镜检查同时行水扩张术;②如果伴有"Hunner 溃疡",可行电灼术或激光切除术和/或膀胱内灌注曲安奈德;③疼痛管理。

(4)四级治疗方案:①膀胱逼尿肌注射肉毒素 A;②骶神经调节术;③疼痛管理。

(5)五级治疗方案:①口服环孢素 A;②疼痛管理。

(6)六级治疗方案:①替代性膀胱扩大术(代膀胱术);②尿流改道术(伴有或不伴有全膀胱切除术);③疼痛管理。

EAU 治疗方案如下。

(1)A 级推荐:①口服抗抑郁药物、戊聚糖多硫酸钠;②戊聚糖多硫酸钠、二甲基亚砜膀胱内灌注;③A 型肉毒毒素逼尿肌注射联用膀胱水扩张术。

(2)B 级推荐:①口服西咪替丁、环孢素 A;②透明质酸钠、硫酸软骨素膀胱内灌注;③骶神经调节术、膀胱功能训练、理疗、心理治疗。

(3) 不推荐:①卡介苗膀胱内灌注;②羟氯生钠膀胱内灌注;③口服羟嗪。

(4) 其他:①外科手术(尿流改道术等);②电灼术或激光切除术(仅用于存在"Hunner 溃疡"的 BPS/IC 患者)。

第七节 肠易激综合征

肠易激综合征(irritable bowel syndrome, IBS)是一种下消化道症状性和感觉性功能紊乱性疾病,表现为腹胀、腹痛、腹部不适伴有排便习惯的改变,没有器质性改变,影响全球 9%~23%的人群,女性患 IBS 的可能性是男性的 2~4 倍。研究发现:在发达国家 IBS 的人群发病率为 10%~15%,诊断率仅为 2.8%(1.1%~6.3%)。据估计,慢性盆腔痛的患者中,35%患有 IBS。IBS 所致的腹痛可以差别很大,其诊断包括详细的病史询问,同时排除肠道炎性疾病、乳糖耐受异常和其他少见的疾病包括果糖耐受异常、微小病变性结肠炎、慢性胰腺炎等。年轻患者应该注意排除克隆病;年老患者应注意排除结肠癌或感染性肠病。对于年龄>50 岁、出现便血、大便变细、体重减轻等症状的患者建议行结肠镜检查明确诊断。

一、肠易激综合征的分型

根据 IBS 的排便习惯可以分为以下 4 种亚型。

1. 以便秘症状为主(≥25%的排便为硬块样大便或<25%的水样便)。

2. 以腹泻症状为主(≥25%的排便为水样便或<25%的硬块样大便)。

3. 混合型 IBS(≥25%的排便为硬块样大便或≥25%的水样便)。

4. 不典型 IBS(大便性状的改变不满足以上几种分型)。

二、肠易激综合征的诊断标准

诊断依据病史和查体,目前诊断 IBS 主要应用罗马Ⅲ标准。

在过去的 3 个月中,每月出现至少 3 天腹部疼痛或不适感,并且同时出现以下任何 2 种以上情况:①排便后腹痛减轻;②病变开始时出现排便频率改变;③病变开始时出现大便性状的改变。

血常规、甲状腺功能、大便常规和结直肠镜检查、钡灌肠常常需要,尤其是年老患者和对治疗反应不好的年轻患者,这些检查在 IBS 患者中,均应当正常。

以下症状并不是确诊的指标,但是其出现可以增加 IBS 诊断准确性并有益于对 IBS 亚型进行分类。

(1) 排便频率异常(>3 次/d 或<3 次/周)。

(2) 大便性状异常(硬块样大便或水样便)。

(3) 异常排便过程(排便费力、大便急、排便不尽感)。

(4) 黏液样便。

(5) 腹胀。

三、肠易激综合征的治疗

治疗的重点是缓解症状和减轻焦虑。治疗包括恢复患者信心、教育、减轻压力、大便体积增加剂,以及其他对症治疗和小剂量的三环抗抑郁药。推荐药物结合心理治疗的多学科治疗模式。对患者的教育很重要,需要告知其疾病的诊断和自然病程,让患者知道不会因此影响生存期。

(一) 饮食结构的调整

详细记录患者的食谱,可能会发现症状与特定食物相关。推荐对食谱饮食结构进行改进,增加膳食纤维的摄入,减少产气食物、乳糖、山梨糖醇、咖啡、果糖的摄入。

(二) 药物治疗

药物只是辅助治疗,针对不同类型肠易激综合征,可以选择具有不同药学性质的药物。目前治疗肠易激综合征的药物包括解痉类药物、抗抑郁及抗焦虑类药物、缓泻类药物、止泻类药物、促胆汁酸盐排泄药及 5-羟色胺受体激动药和抑制剂等。目前尚未发现能够治愈不同类型肠易激综合征的药物。

第八节 心理性疾病

一、心理性疾病的特点

生物-心理-社会医学模式认为慢性疼痛及所表现出的功能异常是生理因素、心理因素、社会环境因素共同作用的结果。所有慢性疼痛均可导致心理性疾病,同时心理性疾病也可导致躯体功能的异常。

流行病学研究发现,儿童时期受到性虐待的女性出现慢性盆腔疼痛的比例达到31%~64%；慢性盆腔疼痛的女性患者中，遭遇性虐待的患者出现心理性疾病的风险高于未遭遇性虐待的患者。文献报道：与应激反应相关的高糖皮质激素水平可以导致大脑海马系统的损伤。幼年遭受严重性虐待或躯体虐待诊断为应激后创伤的患者，控制年龄、性欲、教育的左侧大脑海马区面积缩小达12%。此外，慢性盆腔疼痛患者中，与应激相关的下丘脑-垂体-肾上腺轴激素调节系统亦发生改变。因此，由于严重创伤性事件如幼年遭遇性虐待可以使大脑产生永久的生理及神经化学性改变，导致患者出现慢性盆腔疼痛。在慢性盆腔痛患者中，抑郁也很常见，两者之间存在密切的关系。它们可能由相同的神经递质所介导，包括去甲肾上腺素、色胺、内啡肽等。

二、心理性疾病引起慢性盆腔疼痛的诊断

许多慢性盆腔疼痛患者担心医生告知其疼痛是心理作用的结果。为消除患者的疑虑，必须让患有慢性盆腔疼痛的患者了解心理和生理功能异常均可导致慢性盆腔疼痛。心理评估应成为每位慢性盆腔疼痛患者标准诊治的内容，评估内容包括疼痛的程度、患者对疼痛的认知能力、疼痛日记、是否存在抑郁和焦虑症状等基本资料。性虐待或躯体虐待的病史在心理评估时也应该得到收集。

三、心理性疾病引起慢性盆腔疼痛的治疗

大多数CPP患者无法在初次就诊时即明确诊断，且许多患者认为医生未针对病情向其提供详细信息，对在就诊过程中获得的治疗方案亦存在不满，并可能认为其病情未被完全理解，其治疗方案的治疗效果也不肯定。运用生物-心理-社会医学模式联合治疗疼痛的方法有利于患者较快恢复正常状态。邀请心理学家参与生物-心理-社会医学模式的治疗非常重要。心理学家通常会为慢性盆腔疼痛患者提供心理评估数据表、心理干预方法，告知患者应激和情绪变化会对神经系统和肌肉的功能产生影响并导致疼痛。当患者在医生指导下充分意识到情感因素导致的躯体功能的变化，患者能更加有效地控制其情绪的变化从而减轻疼痛。同时心理学家为医务工作者提供影响治疗策略制订的信息，如选择药物使用的最佳时机以提高药物治疗的效果。心理治疗的方法包括心理咨询、行为干预、放松训练、自我催眠、焦虑抑郁情绪的控制、积极情绪的培养、个体和夫妇间的性指导治疗和认知治疗等。治疗过程分为心理咨询、技能学习、行为调节及调节后的维持等阶段。Peters等进行的前瞻性随机研究发现，与传统的生物医学模式治疗相比，生物-心理-社会医学模式联合治疗的方法明显降低了疼痛程度、增加了再就业率、改善了躯体症状的整体评分。诊疗计划应随着病情改变，整个治疗周期最好在理疗师、心理学家、性治疗师或其他临床同事的帮助下完成。

第九节　骨骼肌肉病变

一、骨骼肌肉源性盆腔疼痛的常见类型

（一）腹壁肌筋膜疼痛（多为疼痛扳机点）、纤维肌痛

15%的慢性盆腔痛的患者有肌筋膜疼痛综合征。如果仔细检查，会发现患者有疼痛扳机点，是位于一束紧张的骨骼肌或其筋膜之内的一个超敏区域。纤维肌痛，是肌筋膜疼痛综合征的一种。

（二）盆底肌痛（肛提肌或梨状肌综合征）

盆底肌肉痉挛引发的疼痛，肛提肌更容易引起。病因包括感染、分娩、盆腔手术、外伤。会伴有性交痛。其盆腔痛的特点是久坐时加重，平卧或热敷会缓解。

（三）躯体形态发育异常

躯体形态异常可以导致肌肉不均衡，包括腹部肌肉、胸腰筋膜、腰伸肌、髋收肌和髋外展的肌肉。

（四）髂腹下神经、髂腹股沟神经及股神经的神经痛

这些神经损伤可自行发生，也可在耻骨上横切口或腹腔镜手术切开后的数周至数年内发生。髂腹股沟（$T_{12}\sim L_1$）或髂腹下神经（$T_{12}\sim L_1$）可能被卡压在腹横肌和腹内斜肌之间，肌肉收缩时尤其明显。神经还有可能在手术中被结扎或损伤。股神经损伤是妇科开腹手术时最常见的神经损伤之一，是由于切口一侧的深部牵开器的边缘压迫位于牵开器侧缘与侧盆壁之间的神经所导致。症状包括锐痛、灼烧痛，以及受累神经支配的皮肤部位的疼痛或感觉异常。疼痛常被患者认为来自于腹部而不是皮肤。

二、骨骼肌肉源性盆腔疼痛的诊断

诊断骨骼肌肉性疼痛的试验包括后盆腔疼痛激发试验、Lasegue 试验(直腿抬高试验。患者取双下肢伸直仰卧,检查者一手扶住患者膝部使膝关节伸直,另一手握住踝部并徐徐将之抬高,记录此时下肢与床面的角度。正常应>80°)、Faber 试验(骶髂关节分离试验。患者屈膝并外展外旋髋关节,使同侧足外置于对侧膝上。检查者一手压健侧骨盆,另一手将患侧膝部下压,如出现患侧髋关节或骶髂关节疼痛为阳性),骨盆关节的被动运动及盆腔关节触痛检查。虽然后盆腔疼痛激发试验可以有效诊断骶髂关节功能异常引起的盆腔束带综合征和骶髂关节综合征,包括后盆腔疼痛激发试验在内的许多检查的敏感性均低于 80%。由于缺乏有效的检查方法(包括体格检查、组织活检、影像学检查、肌电图及血清学标志物),肌肉骨骼系统病变引起的疼痛通常诊断困难。总的来说,目前尚无针对骨骼肌肉性疼痛的诊断标准。

三、骨骼肌肉源性盆腔疼痛的治疗

(一)物理治疗

降低肌肉的张力可以有效治疗盆底肌肉触痛。Heah 报道了生物反馈方法治疗肛提肌综合征或慢性肛管疼痛,治疗后患者的疼痛评分明显降低,疼痛症状明显改善。Markwell 对不同类型盆腔疼痛的研究发现大多数患者存在会阴体支持功能减弱或肛提肌触痛,通过对 179 例患者持续 5 年的反复盆底肌肉锻炼治疗,87%患者主观评估治疗效果为好或非常好。持续性 Kegel 锻炼、肌肉电刺激治疗、下蹲锻炼均可减轻盆腔疼痛症状。Thiele 最先描述了直肠按摩治疗尾骨疼痛或肛提肌触痛。另外 1 项研究运用直肠按摩辅助肌肉松弛治疗及直肠透热疗法,59%的患者盆底张力性肌痛获得完全缓解。对于局限于体表的盆腔疼痛(如会阴、腹股沟等阴部神经支配的相关区域)经皮电刺激疗法对于持续性肌肉收缩引起的肌肉痉挛,直接电刺激治疗是一种有效的治疗方法。

(二)注射治疗

慢性肌肉痉挛性疼痛可以分为正常肌肉功能紊乱引起的疼痛(如肛门括约肌或尿道括约肌过度活跃引起的排尿或排便延迟)及肌肉局部组织缺氧引起的炎性反应导致的疼痛。对于局部缺氧诱发肌肉痉挛引起的疼痛可以通过体格检查发现触痛点,部分学者称其为激发点。在扳机点局部注射麻醉药 1~5ml(1%利多卡因或 0.25%布比卡因)或同时使用糖皮质激素可缓解症状。Slocumb 对于腹部、阴道及骶骨区激发点进行局部麻醉,50%患者主观盆腔疼痛症状得到减轻。见图 20-7。

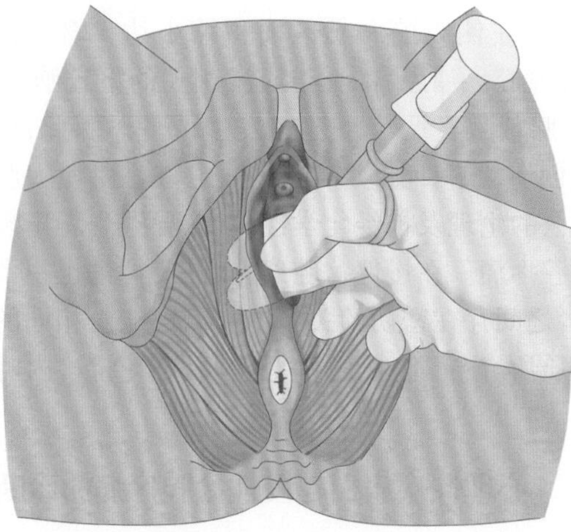

图 20-7 盆底触痛激发点注射治疗

(三)手术治疗

手术治疗盆腔疼痛的目的为恢复骨盆的正常支持结构,减轻神经压迫症状。Olerud 发现,盆腔结构不稳定可以引起盆腔疼痛。在 8 例耻骨联合疼痛或骶髂关节疼痛的患者中,手术纠正耻骨联合分离,7 例患者疼痛完全缓解或明显缓解。对于阴部神经传导阻滞导致的慢性会阴疼痛,建议手术治疗减轻神经压迫症状。

第十节 慢性盆腔疼痛的诊断流程和注意事项

一、慢性盆腔疼痛的诊断治疗流程

CPP 的疼痛特点和强度与潜在的病理生理机制有关,因此,客观的评估工具是临床工作不可或缺的。然而疼痛是一种主观的体验,年龄、性别和教育程度等多种社会因素均会对疼痛特点和强度产生影响。对疼痛进行评估的内容包括:①回顾性访谈和临床检查仍然是疼痛评估的必要工具,医生能够就此了解患者疼痛体验的特点和强度。然而,即便是经验丰富的医生,在许多时候仅基于检查的临床评估可能无法得出确切的诊断;②一些恰当的定性/定量的测量工具可以帮助更快、更全面的诊断,尤其在诊断困难和经验不足的情况下;③心理评估；④最后制订治疗方案并在日常随诊中继续进行评估。

（一）病史采集

1. 疼痛的性质　如疼痛部位、有无放射、严重程度、加重或减轻的因素；月经周期、压力、工作、运动、性交和性高潮对其的影响，并选择合适的疼痛量表（将在后文进行详述）。

2. 既往治疗情况　药物或手术治疗的方法及效果。

3. 筛查有无抑郁症状　记录焦虑、抑郁等心理状况。

4. 评价生活质量及性功能异常情况。

5. 既往病史　包括妇科疾病、性功能、性传播疾病、盆腔炎性疾病、避孕方法、手术史、外伤史、躯体或性虐待病史；排尿或排便异常症状。

6. 家族史　特别是子宫内膜异位症或肠易激综合征病史。

（二）体格检查

1. 腹部检查。

2. 骨骼肌肉检查、必要时中枢神经系统检查。

3. 盆腔检查。

（三）相关检查

1. 阴道分泌物涂片检查或阴拭子检查。

2. 血常规检查。

3. 尿常规和尿培养。

4. 经阴道盆腔 B 超检查，CT、MRI 等影像学检查。

5. 腹腔镜检查（选择性）。

（四）治疗

如果诊断明确，可以针对病因治疗，否则应遵循以下原则。

1. 综合治疗，包括药物、手术、物理治疗、心理治疗等。

2. 一级治疗方案，包括对乙酰氨基酚、非甾体抗炎药物治疗。

3. 二级治疗方案，如果疼痛具有周期性，可以口服避孕药，持续性使用孕激素，促性腺激素释放激素激动药。

4. 三级治疗方案，包括抗抑郁药物、阿片类药物治疗。

5. 盆腔扳机点的注射治疗。

6. 针灸疗法。

7. 中线性痛经治疗方案，如骶前神经切断术。

8. 难治性疼痛，如全子宫切除或全子宫双附件切除术有部分患者有效。

二、慢性盆腔疼痛的诊断注意事项

（一）体格检查

手法必须轻柔，因为患者一旦感觉到剧烈疼痛，检查将很难完成。当进行妇科检查时首先用一棉签检查外阴有无结节或触痛，在阴道内放入 1~2 个手指检查有无盆底疼痛，如患者无疼痛不适，进一步行双合诊检查，如出现膀胱触痛有助于诊断间质性膀胱炎，如发现触痛结节常表明存在子宫内膜异位症的可能性，但多数情况下通过体格检查很难发现病因。

（二）辅助检查

除常规检查项目外，进一步的费用较高的有创检查需要根据病史、体格检查、可疑诊断来确定。腹腔镜检查后仍会有 40%的患者无法明确病因。

（三）量表/问卷

1. 一维疼痛量表　一维疼痛量表简洁实用，可对疼痛进行初步评估。但一维疼痛量表仅能评估疼痛的程度，无法区分疼痛的特征。最常见的是视觉疼痛量表（VAS）和数值评分量表（NRS），它们评估疼痛的程度从 0（无疼痛）增加到 10（可想象的最严重疼痛）。另一个常用的量表是口头数字量表（VNRs）。

2. 多维疼痛量表　对疼痛的评估更加复杂，除了疼痛强度外，还包括疼痛的性质、位置和其他相关特征，以及疼痛对日常生活和情绪的影响。MC-Gill 疼痛问卷（MPQ）是被广泛使用的多维疼痛量表。MPQ 用 0~5 级评估疼痛的强度；并通过代表人体腹侧和背侧的图片来绘制疼痛分布图。此外，患者还需要回答一组问题来描述疼痛的性质和心理状态。MPQ 全面但耗时，在其基础上发展了 MC-Gill 疼痛问卷简化版（SF-MPQ），使用更为简单快速。其他多维量表还包括简明疼痛量表（BPI），用于评估疼痛的严重程度及其对患者日常活动的干扰。

三、慢性盆腔疼痛的治疗

对没有明显病变的患者，以及有病变但病变在疼痛产生方面所起的作用不明确的患者，通常选用综合治疗方案最为有效，这包括妇科医生、心理学医生和物理治疗医生的合作。

1. 药物治疗　包括抗炎药、激素治疗、抗惊厥药、抗胆碱药、抗抑郁药、膜稳定剂和局部麻醉药注射等。在许多情况下,多种模式的药物治疗可以通过针对不同的疼痛途径使治疗更为有效。非甾体抗炎药通过非选择性地抑制环氧合酶(COX)阻止前列腺素和血栓素的产生而起作用,在 CPP 的治疗中有重要的地位。加巴喷丁和普瑞巴林都是钙通道阻滞药,可减少谷氨酸、去甲肾上腺素和 P 物质的再摄取,并在周边和中心发挥膜稳定剂的作用。目前这些药物已成功应用于非特异性疼痛情况及原发性肌肉骨骼功能障碍(即纤维肌痛)的患者。在没有明确妇科病因 CPP 患者中,加巴喷丁是最有疗效的药物之一。痛经或疼痛在黄体或月经期加重的任何患者可给予激素类制剂抑制排卵或者月经,激素治疗包括避孕药、孕激素、GnRH-a 治疗。对于难治性疼痛,治疗包括三环类抗抑郁药物治疗(证据有限)、阿片类药物等。目前认为,女性对阿片受体介导的镇痛比男性更敏感,疼痛阈值也较男性更低。这一差异可能与雌激素对大脑阿片肽水平、大脑阿片肽 mRNA 浓度、阿片受体密度和信号传导的调节有关。此外,雌激素可与阿片类受体结合,并干扰中枢和周围神经系统的长期疼痛调节机制。此外,肉毒杆菌毒素 A 能有效地抑制神经纤维释放神经递质乙酰胆碱,还阻断其他调节疼痛的神经递质;对 12 例 CPP 患者的小规模研究中,将 80U 肉毒杆菌毒素 A 注射到肛提肌中,4 周后静息盆底压力和性交困难显著降低。

2. 物理治疗 物理治疗可恢复组织和关节的柔韧性,提高动作和机体技能,恢复力量和协调性,降低神经系统激惹性,恢复功能,是腹壁、盆底或下背部疼痛的肌筋膜痛患者的重要治疗方法。

3. 手术治疗 诊断性腹腔镜手术是评估慢性非周期性疼痛的方法之一,只有在排除其他非妇科的躯体或内脏病因引起的疼痛后才能做腹腔镜手术。其他手术方式的选择亦应遵循个体化原则。

(娄文佳 陈娟 朱兰)

参考文献

1. ACOG Practice Bulletin No. 51. Chronic pelvic pain. Obstet Gynecol, 2004, 103: 589-605.
2. BERKLEY KJ. A life of pelvic pain. Physiol Behav, 2005, 86: 272-280.
3. BORDMAN R, JACKSON B. Below the belt approach to chronic pelvic pain. Can Fam Physician, 2006, 52: 1556-1562.
4. AHANGARI. Prevalence of chronic pelvic pain among women: An updated review. Pain Physician, 2014, 17(2): E141-E147.
5. AYORINDE AA, BHATTACHARYA S, DRUCE KL, et al. Chronic pelvic pain in women of reproductive and post-reproductive age: a population-based study. European Journal of Pain, 2017, 21(3): 445-455.
6. WHITAKER LHR, REID J, CHOA A, et al. An exploratory study into objective and reported characteristics of neuropathic pain in women with chronic pelvic pain. PLoS ONE, 2016, 11(4): Article ID e0151950.
7. MCDONALD JS. Diagnosis and treatment issues of chronic pelvic pain. World Journal of Urology, 2001, 19(3): 200-207.
8. BRYANT C, COCKBURN R, PLANTE AF, et al. Thepsychological profile of women presenting to a multidisciplinary clinic for chronic pelvic pain: High levels of psychological dysfunction and implications for practice. Journal of Pain Research, 2016, 9: 1049-1056.
9. ENGELER DS, BARANOWSKI AP, DINIS-OLIVEIRA P, et al. The 2013 EAU guidelines on chronic pelvic pain: Is management of chronic pelvic pain a habit, a philosophy, or a science? 10 years of development. European Urology, 2013, 64(3): 431-439.
10. YAMAMOTO MP, CARILLO JF, HOWARD FM. Chronic Abdominal Pain of Gynecologic Causes: Diagnosis and Treatment//Chronic Abdominal Pain, 2015.
11. 陈娟,朱兰. 慢性盆腔痛的分类. 实用妇产科杂志, 2016, 32(5): 321-323.
12. BRAWN J, MOROTTI M, ZONDERVAN KT, et al. Central changes associated with chronic pelvic pain and endometriosis. Human Reproduction Update, 2014, 20(5): 737-747.
13. WHITAKER LHR, REID J, CHOA A, et al. An exploratory study into objective and reported characteristics of neuropathic pain in women with chronic pelvic pain. PLoS ONE, 2016, 11(4): Article ID e0151950.
14. NICKEL JC, SHOSKES D. Phenotypic approach to the management of chronic prostatitis/chronic pelvic pain syndrome. Curr Urol Rep, 2009, 10: 307-312.
15. 崔竹梅,朱兰. 第四届全国子宫内膜异位症及慢性盆腔痛学术研讨会纪要. 中华妇产科杂志, 2011, 46(11): 803-805.
16. 郎景和,崔恒,戴毅,等. 2015 年子宫内膜异位症的诊治指南专家解读. 中华妇产科杂志, 2017, 52(12): 857-861.
17. CHEONG Y, SARAN M, HOUNSLOW JW, et al. Are pel-

vic adhesions associated with pain, physical, emotional and functional characteristics of women presenting with chronic pelvic pain? A cluster analysis. BMC Women's Health, 2018, 18(1): 11.

18. KIM HS, MALHOTRA AD, ROWE PC, et al. Embolotherapy for pelvic congestion syndrome: long—term results. J Vasc Interv Badiol, 2006, 17: 289-297.

19. GAVRILOV SG, TURISCHEVA OO. Conservative treatment of pelvic congestion syndrome: indications and opportunities. Current Medical Research and Opinion, 2017: 1-5.

20. ZIELIŃSKA ANNA, MACIEJ S, MARCIN W, et al. Chronic abdominal pain in irritable bowel syndrome-current and future therapies. Expert Review of Clinical Pharmacology, 2018: 17512433-1494571.

21. TILL SR, AS-SANIE S, SCHREPF A. Psychology of Chronic Pelvic Pain: Prevalence, Neurobiological Vulnerabilities, and Treatment. Clinical Obstetrics and Gynecology, 2018, 62(1): 1.

22. MEISTER MR, NISHKALA S, SIOBHAN S, et al. Physical examination techniques for the assessment of pelvic floor myofascial pain: a systematic review. American Journal of Obstetrics and Gynecology, 2018: S0002937818305301.

23. MCDONALD JS. Diagnosis and treatment issues of chronic pelvic pain. World Journal of Urology, 2001, 19(3): 200-207.

24. STAIKOU C, KOKOTIS P, KYROZIS A, et al. Differences in pain perception between men and women of reproductive age: A laser-evoked potentials study. Pain Medicine, 2016.

25. MELZACK R. The McGill pain questionnaire: from description to measurement. Anesthesiology, 2005, 103(1): 199-202.

26. CAREY ET, AS-SANIE S. New developments in the pharmacotherapy of neuropathic chronic pelvic pain. Future Science OA, 2016, 2(4): FSO148.

27. VERCELLINI P, SOMIGLIANA E, VIGANO P, et al. Chronic pelvic pain in women: etiology, patho-genesis and diagnostic approach. Gynecological Endocrinology, 2009, 25(3): 149-158.

28. CRAFT RF, MOGIL JS, ALOISI AM. Sex differences in pain and analgesia: the role of gonadal hormones. European Journal of Pain, 2004, 8(5): 397-411.

第二十一章

女性性功能障碍

第一节 概 述

一、定义及发病率

女性性功能障碍(female sexual dysfunction, FSD)是指发生在女性性反应周期中一个或几个环节的障碍(性欲减退障碍、性唤起障碍、性高潮障碍、性交疼痛障碍),或者出现与性交有关的疼痛。按照美国精神病学会编写的《美国精神疾病诊断与统计手册(第4修订版)》(DSM-Ⅳ-TR)的定义,性功能问题只有引起心理痛苦,方可诊断为性功能障碍。多数分类方法基于性反应周期,例如 WHO 国际疾病分类法,DSM-Ⅳ分类方法,以及美国泌尿系统疾病基金会(American Foundation of Urological Disease, AFUD)分类法等。现在一般以 1998 年 AFUD 分类为标准,将女性性功能障碍分为性欲减退障碍、性唤起障碍、性高潮障碍、性交疼痛障碍四类。同一个患者中可能不只存在一种性功能障碍。其中每种性功能障碍都可进一步分为原发性的(从首次性接触即开始有性功能障碍,从未经历满意的性反应周期)和继发性的(既往性功能良好,能体验完整而满意的性反应周期,之后才发生性功能障碍),以及境遇性的(对某个人或某些特定的环境下才有性功能障碍,对其他人或另种环境,则能有完整的性反应周期)。女性性功能障碍的四个方面见图 21-1 所示。

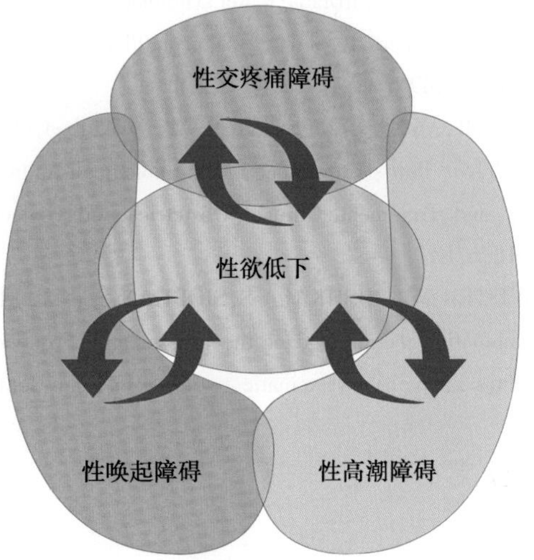

图 21-1 女性性功能障碍的四个方面

性欲低下、性唤起障碍、性高潮障碍和性交疼痛障碍这四个方面彼此重叠,并通过"性欲低下"这一环节彼此影响,成为一个整体

[经授权引自:BUSTER JE. Managing female sexual dysfunction. Fertility and Sterility, 2013, 100(4): 905-915.]

由于研究对象、方法学和评估方法选择的差异,目前的流行病学调查结果提示女性性功能障碍患病率在 26%~76%。利用女性性功能指数(female sexual function Index, FSFI)作为评估量表进行流行病学调查,以 26.55 为 cut off 值,发现女性性功能障碍在伊朗为 27%,芬兰为 33%,德国为 38%,美国为 43.0%,韩国为 43.5%,尼日利亚为 53%,南印度为 73%。其中最常见的是性欲减退,其次是性唤起障碍和性交疼痛障碍。以美国的一项 30 000 位女性参与的流行病学调查为例,使用女性性抑郁量表(female sexual distress scale, FSDS)作为测量工具,性欲低下、性唤起障碍和性高潮障碍的总体发生率为 43%,性交疼痛障碍的发生率为 14%~16%,22%的患者可引起心理痛苦。

我国在女性性功能障碍方面的研究起步较晚,缺乏相关流行病学数据。为填补这一空白,北京协和医院率先对国际上应用较广泛的 FSFI 问卷进行了验证,确立了中文版女性性功能指数(Chinese Version of Female Sexual Function Index, CVFSFI)。2011 年完成了北京市的流行病学调查,并于 2014 年在中国大陆进行了大范围的流行病学调查。结果发现:中国大陆 20~70 岁女性性功能障碍的患病率为 29.7%,性欲低下为 21.6%,性唤起障碍为

21.5%，阴道湿润障碍为18.9%，性高潮障碍为27.9%，性交疼痛为14.1%。接受高等教育和居住于城市可降低发生性功能障碍的风险。少数民族女性发生性功能障碍的比例较汉族女性低。糖尿病、癌症、盆腔炎和盆腔器官脱垂等则显著增加了性功能障碍的发生率。

女性性功能障碍是严重影响女性生殖健康、个人生活质量及家庭稳定的公共卫生问题。但即使在发达国家，女性性功能障碍也常被医生和医疗保健机构忽视。基于妇女性健康的医学与社会学意义，临床对女性性功能维护应作为评价医疗活动效益的重要指标之一，为患者拟定任何医疗干预方案时，接受性医学评估都应作为一个必要的程序，比如各种药物或手术操作对性功能的影响以及相应的处理措施等。美国加州大学洛杉矶分校就已设立了女性学研究中心，以顺应与日俱增的就医需求。我国目前对于女性性功能障碍的诊治尚处于起步阶段。一方面由于亚洲文化的特殊性，患者不情愿主动提及，认为讨论这个问题会引起医生和患者之间的尴尬。另一方面，也与医生对于性功能障碍的诊治缺乏足够的培训、治疗选择少、临床上无充足的时间、对性功能障碍发病率估计不足等有关。

二、病因

性功能障碍的病因是多方面的，主要包括年龄、心理/神经系统疾病、妊娠、妇科疾病/手术、药物、内科疾病及性伴侣等因素。

1. 年龄、围绝经/绝经期　目前绝大部分的流行病学调查均提示女性性功能随年龄增长而减退。美国一项社区老年妇女的调查显示，性功能障碍常见于老年女性，各年龄分层中有性生活者所占比例分别为：57~64岁占61.6%，65~74岁占39.5%，75~85岁占16.7%，明显低于同年龄段男性。其中38.4%~49.1%有性欲低下，35.9%~43.6%有阴道润滑困难，32.8%~38.2%有性高潮障碍，11.8%~17.8%有性交疼痛障碍。中国老人性生活比例及频率较美国更低。程启秀等关于国内老年人性生活现状的调查研究就发现，城市中年龄>75岁的夫妻双方身体基本健康的老年人中，无性生活者约占63%，有性生活者平均1次/月者占34%，2次/月者明显减至3%，而3次/月者则为0。

围绝经期症状如抑郁、睡眠障碍、夜间出汗等对性生活均有负面影响。随着妇女进入绝经状态，体内的雌激素水平不断下降，阴道组织雌激素的缺乏，出现进行性生殖器官萎缩、干燥，盆腔血流量减少及盆底肌肉张力降低等，突出表现为性交困难和性交痛的发生率增加。手术绝经往往比自然绝经对性功能的影响要更大，手术绝经对性高潮和性唤起功能影响较自然绝经更为明显。

2. 心理和神经系统疾病　已明确的药物有焦虑和抑郁均与性功能障碍有关。抗抑郁药选择性5-羟色胺再摄取抑制剂（SSRI）能导致性欲低下和性高潮困难；抗焦虑药苯二氮䓬类药物也对性功能有负面影响。许多中枢和外周神经系统的损伤和疾病均可引起女性性功能障碍，如脊髓损伤或退行性病变、癫痫、多发性硬化、帕金森病和糖尿病性神经病变等。

3. 妇产科生理、疾病和手术

（1）妊娠和分娩：妊娠期可因对胎儿的关心和自身形体的改变，引起女性性功能减退。产后3个月内，有80%~93%的妇女恢复性交，但是性欲低下和性交疼痛依然常见。产后性功能障碍的原因是多方面的，包括解剖、哺乳低雌激素水平的改变及心理和社会因素。1项有关400多名初产妇的研究结果显示，初产妇在产后3个月和6个月有性相关性功能障碍的发生率分别为83%和64%。目前没有证据表明剖宫产和阴道分娩对性功能的远期影响有所差异。会阴侧切术、严重的阴道和会阴撕裂或阴道助产是否增加产后6个月及远期性交痛的风险尚无定论。

（2）盆底功能障碍性疾病：尿失禁的妇女中有26%~47%患有性功能障碍，有11%~45%经历过性交时尿失禁。尿失禁是性功能障碍的独立影响因素。盆腔器官脱垂也与性功能障碍有关。有些研究报道盆底重建手术后性功能有改善，有些则报道没有改善或者有新发性交痛问题，尤其经阴道植入合成网片手术对性功能影响尤为凸显。患有间质性膀胱炎和膀胱疼痛综合征的患者通常也会有性交痛，可能与性欲低下和性唤起困难有关。

（3）子宫内膜异位症和子宫肌瘤：深部性交痛是子宫内膜异位症的主要症状之一，尤其是深部结节子宫内膜异位症。子宫肌瘤导致的大量或者不规则阴道出血也可能对性生活有影响。

（4）妇科手术：卵巢切除去势、外阴癌根治术直接破坏内外生殖器解剖等对性功能的影响极大。子宫和阴道手术也可因为改变阴道解剖结构和盆腔血流等原因影响性功能。子宫切除手术的主要适应证是子宫肌瘤、子宫脱垂和子宫内膜异位症等，这些疾病本身就会降低生活质量和影响性功能。一项性满意度调查研究表明子宫切除前和子宫切除1年后的性满意度相似，子宫切除的不同手术路径间没有差异。大多数前瞻性研究结果表明，子宫次全切除术与子宫全切术后的性功能包括性交频率、性高潮频率、性关系发生率均无显著差异。尽管大多数妇科手术后患者的性功能有所改善或无变化，但是医生仍然要警惕可能出现的负面影响。

4. 其他疾病 健康状态包括机体功能状态和精神状态，是影响性满意的一项重要因素。自觉健康状态良好者其性生活更加活跃。糖尿病、冠心病、肿瘤等对性功能均有影响。

内分泌疾病：糖尿病对女性性功能的影响尚不确切，各项研究结论不一致。高泌乳素血症能降低性欲、性唤起、性高潮、阴道润滑及性满意度，但是尚不明确该病对性功能的影响是泌乳素本身的作用，还是由于继发性垂体功能改变，即甲状腺激素或者雌激素水平减低引起的。

高血压可能是女性性功能障碍的危险因素，一些研究表明高血压患者性功能障碍的发病率高于血压正常者。但也有一些研究认为，高血压或者服用降压药或者降脂药与性功能障碍没有明显相关性。β受体阻滞药与男性性功能障碍的关系比较明确，有研究表明β受体阻滞药对女性性功能也有负面影响。

肾衰竭和透析治疗能导致性功能障碍，可能与不排卵有关，也与患者的心理因素有关。

恶性肿瘤患者特别是妇科肿瘤或者乳腺肿瘤患者在接受手术、化疗或放疗后是性功能障碍的高危人群。原因为化疗可能诱导卵巢早衰，使用芳香化酶抑制剂等辅助内分泌药物，治疗过程中身体疲惫、精神焦虑或者抑郁，以及手术带来的对自身体象的负面影响等综合影响。

5. 药物性因素 药源性性功能障碍的发生率在20%左右。任何能改变人精神状态、神经传导、生殖系统血流、血管舒缩功能及性激素水平的药物均可能影响女性性功能，如抗抑郁类药、降压药、组胺释放阻滞药、抗癫痫药等，此外，大麻、海洛因等毒品，以及酗酒也会抑制性功能。作用于神经递质的药物，如抗抑郁药选择性5-羟色胺再摄取抑制剂（SSRI）和抗精神疾病类药物（如多巴胺抑制剂）对性激素和性功能均有负面影响。

口服避孕药：含雌、孕激素的口服避孕药对性功能的影响还有争议，少部分研究认为口服避孕药可降低性欲，但也有许多研究认为服用避孕药后没有了怀孕的担忧，反而性欲和性交频率增加。理论上讲，口服避孕药通过抑制垂体LH分泌降低卵巢雄激素的产生，其雌激素成分还能提高性激素结合球蛋白水平，最终使得游离睾酮浓度降低。但是没有证据证明口服避孕药对性功能的影响与游离睾酮水平下降有关。口服避孕药中雌激素的剂量，以及孕激素种类与性功能的影响无关。非口服雌、孕激素避孕药，如阴道环或者贴皮制剂，对性功能没有负面影响。单纯孕激素的避孕药与性功能障碍无关。

6. 性伴侣因素 除躯体和心理健康外，与性伴侣之间的关系也是影响性功能的重要因素之一。一项涉及400多名围绝经期妇女的调查结果显示：对于中年妇女来说，性伴侣因素甚至比激素水平对性功能的影响要大。男性的性功能障碍，如最常见的勃起功能障碍，也会对妇女性功能有影响。性虐待史也与性功能障碍密切相关。

三、分类及临床特点

1. 性欲减退障碍（sexual desire disorder） 性欲减退障碍包括性欲减退和性厌恶。依据《美国精神疾病诊断与统计手册（第4修订版）》（DSM-Ⅳ-TR），性欲减退被定义为持久的或经常发生的性欲望缺乏或对性活动的接受能力缺乏，导致痛苦或人际关系困难。性厌恶被定义为持久的或经常发生的对性同伴生殖器接触的厌恶，导致痛苦或人际关系困难。性欲减退是女性性功能障碍最常见的原因，高峰年龄发生在40~60岁及手术绝经的女性。29~49岁的女性中手术绝经的女性出现性欲减退障碍的概率比自然绝经前期的妇女高3倍。

首先，女性的性欲可与生物、心理、社会、人际关系和环境等因素相关，是一个复杂的相互作用过程。如女性长期受错误的传统观念教育，压抑性行为，对性生活持否定排斥的态度，必然会产生性欲减退。其次是心理障碍，如抑郁、愤怒和焦虑情绪，伴侣关系不和睦等也可能造成性欲减退。另外，曾经的创伤性性威胁或性交史、性知识缺乏、惧怕受孕和性传播疾病、居住条件差、工作压力、生活压力均可造成性欲减退。卵巢功能，特别是卵巢中的雄激素，也可能对性欲有一定作用。某些慢性疾病诸如甲状腺疾病、慢性疼痛、尿失禁、抑郁/焦虑等，对于性欲可能会有负面影响。药物治疗也会对性欲有影响，特别是选择性5-羟色胺再摄取抑制剂（SSRI）等抗抑郁药，以及抗高血压药、抗精神病药、皮质类固醇等。萎缩性阴道炎和盆底手术会导致性交困难、性厌恶和性欲望丧失。

2. 性唤起障碍（sexual arousal disorder）女性性唤起有广泛而复杂的生理变化，包括阴道润滑、外生殖器肿胀、阴道下1/3段变窄、阴道上2/3段变宽、盆腔充血、乳房肿胀、乳头勃起等。性唤起障碍指的是反复发作的无法达到或维持充分的性兴奋（通常是缺乏主观性兴奋或生殖道润滑）而导致痛苦或人际关系困难。还可进一步细分为3个亚型：主观型、阴道型和混合型。其主要特点是对性刺激完全无反应，或伴缺乏性快感和性满足，或既没有性兴奋所引起的生理反应，也没有心理上的欣快感。临床发现，许多性唤起障碍的妇女实际上生殖道反应并未受累。Masters、Johnsons 和 Kaplan 理论认为性欲是自发的，并与性唤起相对独立。但目前有许多学者对此存在质疑，并提出了“诱因动机”模式。该理论认为性欲是刺激与应答系统相互作用的结果，性欲并非发生于性唤起之前，而是性唤起的结果或者两者几乎同时发生。两者都是对性刺激的应答，不应被认为是两种不同的感受。性唤起代表的是生殖道变化的主观感受，而性欲代表的是愿意发生性行为的主观感受。

性唤起的生理反应依赖于血管神经系统的完整性，任何影响这两个系统的疾病，都会导致性唤起的困难。如性激素水平的改变、疾病和药物的影响等。紧张、焦虑、羞怯、内疚、厌恶等负面情绪可减少生殖器的血流量，从而导致性反应的缺失。

足够的雌激素水平对于维持阴道壁形态很重要，但是不与生殖道的性唤起有直接关联。当有足够的性刺激时，低雌激素水平并不一定阻碍生殖道的性唤起应答。目前研究对于雄激素与性唤起的关系结论还不统一。

3. 性高潮障碍（sexual orgasmic disorder）性活动时虽受到足够强度和时间的有效刺激，并出现正常的性兴奋期反应，但仍持续或反复发生性高潮困难、延迟或缺乏，导致显著沮丧或人际关系困难。如果女性从未在知觉状态下通过任何手段体验过性高潮，称为原发性性高潮障碍。原发性性高潮障碍通常性欲正常，也有血管充血等性生理反应，但是高潮阈值难以逾越，性反应被阻断于平台期，因此达不到更强烈的性快感和性满足。常与曾有创伤、虐待史或与遗传相关，或者无法解释原因。如果有过性高潮史而目前再也不能达到性高潮，则称为继发性性高潮障碍。在任何场合或状况下都不能获得性高潮称完全性性高潮障碍。继发性性高潮障碍通常继发于其他的性功能障碍，通常与性欲减退、环境和社会心理因素有关，还与盆腔手术和抗抑郁药等的使用有关。选择性5-羟色胺再摄取抑制剂是引起性高潮障碍的常见原因。一些社会心理因素，包括年龄、社会地位、婚姻状况等均与性高潮相关。若在某些情境下可以获得性高潮而在另一些情境下却不能获得时，则属于境遇性性高潮障碍。若女性通过刺激阴蒂等方式能够达到性高潮，则也不将其归属于性高潮障碍。

女性性高潮的表现具有复杂（感受类型和强度的多样化）、多变（个体、刺激方式、时间、场合等都存在很大差异）、迟发（比男性性反应慢得多）、多发（很多女性具有多次性高潮的能力）等特点。目前尚未能建立起能与男性射精等生理活动成分相对应的女性性高潮识别标志。

4. 性交疼痛障碍（sexual pain disorder）　女性的性交疼痛是指性交时阴茎向阴道内插入或在阴道内抽动或在性交后女方出现的外阴、阴道局部或下腹部轻重不等的疼痛。相关疾病包括：外阴疼痛综合征、泌尿生殖道萎缩、下尿道疾病、外阴阴道炎、盆底肌张力高、产伤、盆腔器官脱垂、子宫内膜异位症、妇科手术、精液过敏、外阴皮肤病等。性交疼痛可以表现在外阴、阴道较表浅的部位，也可以表现在较深部位的盆腔并波及下腹部或腰骶部。疼痛部位有些集中固定在某一区域，并且往往性交后数小时消退；有些疼痛部位游走不定，时轻时重，或者在性交后数小时才出现。

女性性交疼痛的表现有原发与继发之分：原发性的性交疼痛是指性生活刚开始疼痛即出现；继发性的性交疼痛是指之前性生活正常，后因种种因素而出现疼痛。

性交疼痛分为伤害性疼痛和神经性疼痛。伤害性疼痛是指与现患疾病或者组织损伤有关的疼痛。神经性疼痛是指由于神经损伤导致的异常神经痛，疾病缓解后仍然持续存在。近年来，流行的神经重塑学说认为来源于前庭部位的反复的痛觉神经信号传入能导致脊髓后角的中枢致敏，使得局部感觉超敏，轻微的碰触就能使患者疼痛。伤害性疼痛如果累及了外周神经、脊髓和大脑就可能成为神经性疼痛。弥漫性的外阴痛往往是神经性疼痛和中枢性疼痛的表现。

女性性交疼痛又可表现为完全性与境遇性：完全性的性交疼痛是指在任何情境下性交都会发生疼痛；境遇性的性交疼痛只是在某些情境下性交而出现疼痛，而在另一些情境下则不会。

部分研究者将性交痛（dyspareunia）和阴道痉挛（vaginismus）相区别。性交痛指的是反复或持续发生与性交相关的生殖器疼痛，年龄<50 岁女性性交痛最主要的原因是局灶性外阴前庭痛，年龄>50 岁的女性性交痛最主要的原因是泌尿生殖道萎缩。阴道痉挛为反复或持续发生的无意识的阴道下 1/3 肌肉痉挛妨碍性交，阴道痉挛不是患者的意识所能控制的。两者均导致明显的沮丧或人际关系困难。

四、诊断

在临床诊治过程中，许多医师并不去询问，且许多患者也并不会主动提供与性功能障碍相关的信息。在一项关于性观念与性态度的全球研究中，科学家调查了来自 29 个国家的 27 000 余名成年人，年龄在 40~80 岁；其中 49%的女性与 43%的男性均反映，至少遇到过一次与性相关的问题；仅 20%的受访者为此寻求过医疗帮助。对与性有关的问题，医师有必要进行主动和常规的卫生保健指导。

首先，医生应该仔细询问病史和性生活史，进行初步评估。详尽的病史，包括全身各系统病史和用药史可提供线索，并指导体格检查和恰当的实验室检查。对性生活史的询问应包括患者目前是否有性生活，对性生活是否感到满意，如果不满意，患者认为目前的问题所在（对性很少有兴趣或不感兴趣；生殖器感觉降低；阴道润滑减少或阴道干涩；不能达到性高潮；性交痛或其他），之前的性生活经历的大致情况，患者对性生活的期望与真实情况有何差距，与伴侣的关系如何等。

在问诊的过程中，医师必须对患者富有同情心，掌握一定的沟通技巧可以使获得的信息更加全面可靠。病史询问或问卷调查都是可行的办法。医生在提问关于性史方面的问题时，可以先这样说："性健康在一个人的整体健康当中是非常重要的，所以我对每个患者都会问一问这方面的情况。接下来我也会问你一些与性这方面有关的问题"。在询问时，医师既可以使用正常化，也可以使用泛化的方式。正常化的方式是指医师在引入一些感情化或是比较困难的主题时，可以暗示患者，这些经历在人群中都是很普遍的："许多人在儿童时期都曾经遭受性虐待或者性骚扰，你小的时候有过类似的经历吗?"。泛化的方式则是在进行相应提问时，如同每个人都做过这些事情，这可以使一些敏感问题更容易得到肯定的回答。例如，可以这样问患者："你多长时间手淫一次?"而不是问"你手淫吗?"。

1976 年，Annon 提出了诊治的 PLISSIT 模式，用于提出那些涉及性的问题：请求允许（permission）、适度的信息（limited information）、具体的建议（specific suggestions）、特别的治疗（intensive treatment）。请求允许包括允许医师与患者交流性方面的问题，允许患者表达对现在或将来的不安，允许继续无潜在危害的性行为；适度的信息包括澄清错误信息和没有事实根据的理论，消除疑虑，以适当的态度提供实际可用的信息；对患者特有的问题，提供直接相关的具体建议；对更深入复杂的问题，提供高度个体化的治疗。PLISSIT 模式可用于决策干预的程度。

临床上女性性反应大多是主观体验，不易客观评定，故临床多采用自我报告或问卷。近几年有很多种简短的问卷用于性功能障碍的评估和筛查，甚至仅针对某种类型的性功能障碍，但尚无某个诊断工具或手段作为"金标准"存在。即便如此，针对性强、标准化和经过验证的问卷对于医师处理性相关问题很有帮助，还可用于评估某种治疗方法的效果。问卷调查比面对面的访谈能更好地保护患者的隐私，也能避免讨论敏感问题的尴尬和压力。不过面对面访谈亦有优势，医师能观察患者的反应，纠正患者的某些错误概念，并根据患者的情况调整问题，使得回答更加贴切精确。

目前国际上常用女性性功能指数（FSFI）（推荐等级：A 级），用于筛查性功能正常和异常的人群。FSFI 共 19 个问题，分为性欲、性唤起、阴道润滑、性高潮、性满意度和性交疼痛 6 个维度，已证实其具有良好的信度和效度，且敏感性和特异性高，已被广泛应用于性功能障碍的流行病学调查评估及临床诊断。FSFI 评分范围为 2~36 分，筛查 FSD 的 FSFI 评分标准在不同的国家和地区并不一致。一般认为 FSFI 评分在 26.55 分以下可诊断 FSD。

五、治疗

性功能障碍的原因复杂，治疗时亦需根据患者的不同情况区别对待，个体化治疗。性功能障碍往往累及多个性反应周期，大多数治疗方法也不是仅针对某种性功能障碍。治疗前应该充分了解患者的预期效果，制订医患双方认为切实可行的治疗方案和治疗目标。在性功能障碍的治疗前和治疗中评估和处理与之相关的躯体和心理疾病，有时伴随疾病的治疗或者治疗方案的调整对性功能有益处。

临床工作中首先要排除器质性病变引起的性功能障碍，针对造成性功能障碍的疾病进行积极治疗，才是解决由器质性病变引起性功能障碍的根本措施。但需要注意的是，在治疗中不要忽略由于疾病或治疗措施给患者带来的精神心理改变对性功能的影响，如子宫切除术后自我体象评价下降造成的性功能障碍，应同时给予咨询及心理治疗，才能获得最佳治疗效果。对于心理疾病，特别是焦虑症和抑郁症，合理的药物和心理治疗能改善性功能状况。激素缺乏和药物作用引起的性功能障碍较易于治疗，比如患有抑郁症的患者如果正在服用选择性 5-羟色胺再摄取抑制剂类药物，更换成其他抗抑郁药可能有效。心理因素引起的性欲障碍和性唤起障碍治疗更为复杂、耗时，需要心理学专家、盆底康复治疗师、婚姻顾问及性治疗专家的共同管理。有时还需要性伴侣共同治疗，性伴侣的积极参与能增加治疗效果。

1. 非药物治疗方法　性功能障碍的妇女应该进行专业的性咨询治疗，对性伴侣之间关系紧张或者缺乏交流者更为有效。性咨询师会解释什么是正常的性反应周期，并结合文化和宗教背景解读性的问题。还可根据患者不同，提供多种初始治疗方法，制订双方均能接受的性生活计划，提供学习资料等。比如对于原发性性高潮障碍患者，加强刺激（包括自我刺激）常可帮助其首次达到性高潮。

行为治疗首先要改变生活方式。疲劳、紧张和缺乏私密性都与性欲低下有关。通过瑜伽等活动放松紧张情绪，暂时从繁重的工作和家庭责任中解脱出来，增进双方的新鲜感等都有利于提高性欲和性满意度。妇女对自我体象的满意度也影响其性满意度，超重的妇女应同时减肥，规律的锻炼也有益于改善性生活质量。

对于性交痛、阴道痉挛和慢性盆腔痛的患者可以进行盆底物理治疗。如手法按摩、使用阴道扩张器，必要时可以使用性辅助用品。阴道干涩致性交困难时使用润滑剂有效。美国 FDA 还批准了一种施加于阴蒂局部的真空吸引装置，能增加阴蒂血流，适合用于性唤起及性高潮困难的女性。一种施于阴蒂局部的理疗器械，其原理是通过负压、震动等方式，使阴蒂充血、敏感性提高，从而促发性唤起。

2. 药物治疗　与 FSD 相关的，有许多中枢性的激素和非激素靶点，这些调节兴奋性和抑制性神经化学物质通过其神经内分泌作用，对性欲/性唤起和性高潮/满足都至关重要。性抑制相关的神经化学物质包括血清素、内源性大麻素和阿片类等，而与性兴奋相关的则包括催产素、去甲肾上腺素、多巴胺和黑素皮质素等。性类固醇物质（如雌激素、孕激素和雄激素）等发挥组织和活性作用，使大脑对性刺激做出选择性的反应；并通过大量分子（如血管肠肽、神经肽 Y、一氧化氮、细胞因子等）调节组织对外部和内部刺激的反应阈值，被认为可以用于改善性唤醒和性高潮。然而，性动机和行为能力在某种程度上是从人类的性激素中解放出来的，在确定循环激素水平和性功能之间的联系方面存在困难，这一研究领域的研究依然在进行中。

药物治疗的适应证应严格限制于明确诊断为性功能障碍的患者并且非药物治疗无效者，包括激素治疗和非激素治疗等。

（1）雄激素：近年来的综述得出结论，在绝经期激素替代治疗中添加睾酮制剂可改善性功能。中华医学会内分泌学分会亦更新了女性使用雄激素治疗的临床实践指南，并建议不要将睾酮制剂用于除性欲减退以外的 FSD 或其他雄激素水平较低的情况。尽管有高质量的随机对照试验表明，经皮睾酮贴片（transdermal testosterone patch，TTP）能改善性欲、性唤起、性高潮频率、性快感和总体满意度，但许多国家（包括美国）并没有明确女性睾酮应用剂量。欧洲监管机构于 2004 年批准了经皮睾酮贴片，将经皮睾酮贴片的处方限制为经手术（双侧卵巢切除加子宫切除术）绝经的性欲减退妇女，但经皮睾酮贴片目前还没有在欧洲上市，与乳腺癌相关的安全性数据亦不充分。在 1 项对 80 名 40~70 岁绝经后妇女进行的随机对照试验中，单独或联合使用阴道复合睾酮制剂乳膏和阴道雌激素乳膏（每周 3 次，连续使用 12 周）表明，自我报告的性功能迅速改善。每日使用阴道睾酮制剂可改善乳腺癌患者使用芳香化酶抑制剂治疗后的性交困难，但其安全性数据亦尚待进一步完善。另一种可能可用来缓解与 FSD 相关症状的雄激素是脱氢表雄酮（DHEA），但尚缺乏证据。

（2）雌激素：大多数的绝经后妇女患有泌尿生殖道萎缩（VVA），可致阴道干涩或者性交痛，使用雌激素治疗绝经后阴道萎缩能改善性交困难或性感不快、增加阴道湿润度、加快阴道黏膜成熟、降低阴道 pH。但之前妇女健康干预研究（Women's Health Initiative，WHI）的一项涉及 27 000 名绝经后妇女的临床试验结果显示，雌激素或者雌、孕激素治疗不能改善性满意度，甚至可能是有害的。最新对随机对照试验（RCT）进行的一项分析表明，与安慰剂或无干预措施相比，单独使用雌激素或与孕激素联合使用的激素替代治疗可使更年期症状妇女的性功能，特别是疼痛方面有小至中等程度的改善。

局部雌激素治疗（LET）是治疗与泌尿生殖道萎缩相关的性功能障碍的一线治疗方法。低剂量阴道内雌激素（雌二醇、雌三醇、PROM-ESTRONE等）制剂（乳膏、环、片剂、凝胶、栓剂）已被证明同样有效，且可安全使用长达 1 年。优选低剂量的阴道用药（阴道雌二醇 10μg 片和 7.5μg 环）。

（3）7-甲异炔诺酮：也称替勃龙，是一种合成类固醇，被归类为选择性组织雌激素活性调节剂，在全世界许多国家广泛用于治疗绝经后症状，对改善性功能也有一定的作用。与安慰剂相比，7-甲异炔诺酮已被证明对改善情绪和通过增强生殖器官血液循环从而改善性欲有效。这种效应可能与 7-甲异炔诺酮的雌激素和轻度雄激素活性有关。在一项对绝经后女性性功能障碍的妇女进行的随机对照试验中，在 24 周后，替勃龙对全身性激素替代（经皮雌二醇-醋酸诺雷酮）对性功能的影响更大，对伴侣性活动的反应性显著增强。

（4）奥培米芬（ospemifene）：是一种选择性雌激素受体调节剂（SERM），用于治疗与泌尿生殖道萎缩相关的性交困难。2013 年被 FDA 批准用于与绝经后泌尿生殖道萎缩相关的中至重度性交困难的治疗。其具有独特的组织选择性，仅对阴道上皮具有独特的雌激素作用，在临床上对乳腺和子宫内膜的安全性高，对性功能的多个方面可带来显著的改善，且患者的耐受性良好，相关研究数据较为完善。

3. 非激素治疗　氟班色林（flibanserin）是一种新型的非激素药物疗法，最初作为抗抑郁药物开发，其用于治疗女性性欲减退的疗效和安全性正在研究中。该药物可促进中枢神经系统神经递质水平正常化，从而增强女性性欲。欧洲研究报告的数据与美国第三阶段的药物试验相似，常见的不良事件，如恶心、头晕、疲劳和嗜睡的发生率约为 10%。目前，由于有效性和安全性之间尚待平衡，尚未获得 FDA 的批准。

4. 润滑剂和保湿剂　也可帮助女性改善性交困难或阴道萎缩症状。在性活动前应用于外阴的 Zestra，已被证明比安慰剂能更有效地改善女性的性欲和性唤起水平。Neogyn 是一种含有皮肤溶解物的非激素乳膏，已被证明能改善女性外阴疼痛。

值得注意的是，安慰剂组在女性性功能障碍研究中显著改善的事实表明，FSD 的很大一部分是心理方面的。研究表明，仅使用安慰剂就可以改善多达 40% 的 FSD 症状。这与男性的研究结果恰恰相反。所以与一种药物就可以显著改善的男性性功能障碍不同，FSD 的最佳治疗除了药物治疗外，还可能包括适当的身体刺激和心理治疗。随着对女性性反应周期的深入了解，FSD 治疗方案可能会继续扩展。

第二节　盆底功能障碍性疾病与女性性功能障碍

盆底功能障碍性疾病与性功能障碍关系密切，文献报道，患有盆底功能障碍性疾病的患者中 25%～50% 有性功能障碍；尿失禁患者中 26%～47% 有性功能障碍；11%～45% 的尿失禁患者经历过性交时的尿失禁，肥胖的患者尤甚。同时患有盆腔器官脱垂和尿失禁的妇女，性相关问题的发生率要高于仅患单一疾病的患者。盆底功能障碍性疾病的手术治疗效果，其评价指标已经从单纯解剖学重建转移到功能恢复，除膀胱和肠管功能外，性功能的保护同样重要。盆底功能障碍性疾病的评估和治疗决策时应考虑对性功能的影响。盆底功能障碍性疾病患者在接受手术治疗后，有些性功能改善，有些无变化，有些甚至新发性功能障碍。医生应在手术前与患者充分沟通。

一、评价盆底功能障碍性疾病性功能的问卷

全面客观地评价盆底功能障碍性疾病对性功能的影响，必须排除一些混杂因素，比如年龄、绝经状态等。选择合适的经过本土语言验证的问卷尤为重要。此外，一些非盆底疾病相关的性功能评估问卷，如 McCoys 女性性功能问卷（MoCoys female sexual function questionnaire,MFSQ)和女性性功能指数(FSFI)等,不适合盆底障碍性疾病本身或者手术治疗前后的评估。而某些盆底疾病特异性问卷,如King健康问卷(King's health questionnaire)及尿失禁影响问卷(incontinence impact questionnaire)等,主要针对的是尿失禁或者盆腔器官脱垂对患者生活质量的总体影响,并非针对性生活质量,亦不适用。Rogers等在2001年设计了用来评价盆底功能障碍性疾病的性活跃女性性功能的特殊问卷,即盆腔器官脱垂和尿失禁性功能问卷(prolapse and incontinence sexual function questionnaire,PISQ)。该问卷有31个问题,包含3个维度:情感因素、生理因素和性伴侣因素。情感因素主要测量性活动的频率、希望的性频率、高潮率、满意度。生理因素包括性交疼痛、性活动中恐惧大便失禁和尿失禁等。性伴侣因素包括勃起障碍、早泄障碍,以及性伴侣是否避免性交等。每个问题有4个选项,主要针对性问题的频次或影响程度而分级,评分越高其性功能越好,总分124分。正常人群应用此问卷,平均得分为94分。Rogers等在2003年进一步研发出盆腔器官脱垂和尿失禁性功能问卷(PISQ-12),与原版有较好的相关性。盆腔器官脱垂和尿失禁性功能问卷简表有12个问题,最高评分48分。盆腔器官脱垂和尿失禁性功能问卷(PISQ-12)评分乘以2.58可换算成长表得分。没有盆腔器官脱垂和压力性尿失禁的性活跃妇女平均盆腔器官脱垂和尿失禁性功能问卷(PISQ-12)评分为40分。该简表已经被翻译成多种语言,其简化汉字版也经过了验证,具有良好的评估性能,缺点是仅能提供一个整体的评分。

二、尿失禁对性功能的影响

膀胱、尿道与阴道的解剖关系很近,性活动可能导致或加重下尿路症状,而下尿路疾病也可能导致女性性功能障碍。较之压力性尿失禁和急迫性尿失禁,混合性尿失禁对女性性功能的影响最大。尿失禁患者对性满意度较低的原因包括对自身体象的评价降低、害怕性交时漏尿及疾病相关的心理问题等。研究表明,尿失禁和下尿路功能障碍的患者中女性性功能障碍的发病率为46%,主要表现为性欲、阴道润滑和性满意度下降和性交疼痛增加。性交时漏尿是影响性生活质量的独立因素,患者害怕性生活时突如其来的漏尿,所以对性生活心理压力很大,自我评价降低。

一项多中心的非手术治疗(联合子宫托和盆底肌锻炼)研究发现,尿失禁治疗成功与否和性功能的改善显著相关,差异有统计学意义。但在性唤起、性欲和性交痛方面和治疗成功与否无关。尽管盆底肌锻炼能增加盆底肌肉强度,但是目前一些与盆腔器官脱垂和尿失禁性功能问卷相关的研究表明增加盆底肌肉强度与性功能的改善无关。

三、盆腔器官脱垂对性功能的影响

流行病学调查显示,盆腔器官脱垂(POP)与性功能障碍有关,31%的POP患者称疾病相关症状对性生活有影响。表现为性欲下降,性交频率下降,阴道干涩等症状。并且由于阴道内肿物脱出和下生殖道不适,导致性交不适或者性交不能。性交时同时存在的尿、便失禁也影响性交频率和性生活的愉悦感。去除年龄、人种、产次和激素替代等混杂因素后,POP患者其盆腔器官脱垂和尿失禁性功能问卷评分明显低于对照组。相比压力性尿失禁,重度盆腔器官脱垂对性生活的影响更大,甚至因此而避免性交。

一般认为,POP患者的症状越严重,发生性功能障碍的可能性越大。患有尿失禁的妇女如果合并Ⅱ度以上的盆腔器官脱垂,则盆腔器官脱垂和尿失禁性功能问卷评分显示其性反应周期的各个阶段均受影响。但近期也有新的研究显示POP分期与性功能无明显相关性。

近年来,有关体象的研究也逐渐受到重视,盆腔器官脱垂可能引起体象改变,影响性生活。重度盆腔器官脱垂(POP-Q Ⅲ~Ⅳ度)患者对自身体象的评价差,对自己形象感到害羞或者难为情,自觉缺乏女性魅力,性吸引力下降。因POP症状感到情绪沮丧者更易发生性欲减退、性唤起障碍和高潮障碍及性交痛等问题。

四、便失禁和排便障碍对性功能的影响

控制排便是一个复杂的生理过程,需要耻骨直肠肌、肛门外括约肌和肛门内括约肌等进行一系列协调运动,并受粪便类型、直肠顺应性、肛管功能、心理状态等多种因素影响。分娩损伤是女

性粪便失禁的主要病因,尤其是肛门括约肌的损伤和盆底肌神经的损伤是常见的病理生理过程。其他病因包括肠道感染、中枢神经损伤、功能性腹泻等。

大便失禁和排便障碍(defecatory disorders, DD)极大地降低了患者的生活质量,严重影响患者的生理、社交和心理状态,也给患者及其家庭带来痛苦和负担。其中,性功能障碍在此类患者中普遍存在,这些患者往往对自身体象的评价降低、害怕性交时出现粪便溢出。问卷调查有助于评估这些患者。1 项近 300 余名有排便功能障碍的患者参与的研究显示,有 31.9%的患者出现严重性功能障碍,她们的平均 PISQ-12 问卷得分比普通人群低 5 分。

第三节　妇科盆底手术与性功能障碍

近年来,大多数研究认为压力性尿失禁手术后性功能改善或者没有变化,改善的主要方面是性交时漏尿以及下尿路症状对性生活的影响。有研究报道,尿道中段悬吊带手术后 6 个月,性交频率增加,性交时尿失禁的恐惧下降,性交时漏尿的尴尬情绪得到改善,但是性交痛以及获得高潮的能力方面手术前后无变化。尿失禁的吊带手术对整体性满意度没有负面影响;近期报道的对 500 余名接受吊带手术患者的长时间随诊则显示,接受经闭孔吊带术的患者其性功能在五年内持续改善。一项双中心回顾性研究对 247 例经闭孔吊带术治疗尿失禁的妇女进行术后问卷调查,近 1/3(31.4%)的女性报告术后性生活有所改善,而 9.3%出现性功能变差,59.3%较前没有变化。但是确有研究提示性功能不如术前,主要原因是生殖道感觉减退,阴道润滑作用减退,网片暴露及性交痛等。北京协和医院王巍等应用盆腔器官脱垂和尿失禁性功能问卷(PISQ),对术后 6 个月至 3 年有活跃性生活的 62 例接受腹腔镜下膀胱颈悬吊(Burch)术或经耻骨的阴道无张力性尿道中段悬吊(TVT)术的患者进行评分,结果显示术后 1 年内两种术式均对患者的性生活产生一定负面影响,但 1 年后可恢复,不会对患者的远期性生活造成影响;TVT 术较 Burch 术更有利于性生活改善;手术前有性生活中不自主溢尿的患者,手术后可改善性生活的质量。有关压力性尿失禁各种手术方式对性生活的影响还有待于进一步积累资料。

盆腔器官脱垂手术对性生活的影响结论不一,原因可能是手术方式众多和评价方法不标准化,应用问卷以及研究人群不同等。手术可以修复支持结构,阴道后壁修补手术和植入合成网片对女性性功能的影响最引人关注。

北京协和医院的陈娟等研究了坐骨棘筋膜固定术对性生活的影响,结果显示 25 例患者术前有性生活,23 例术后 3~6 个月恢复性生活,1 例术前无性生活者术后因脱垂治愈重新开始性生活。12.5%的患者(3/24)主诉术后有新发性交痛,其中 2 例合并有阴道残端息肉或者线头暴露,随时间延长疼痛均逐渐好转。Ko 等亦于近年研究了 55 名 POP 患者随机分组接受阴道骶骨固定术和子宫骶骨固定术,结果显示,无论是否切除宫颈,术后 12 个月患者的性功能均得到明显改善。

北京协和医院报道了协和式植入合成网片改良全盆底重建手术对性生活的影响,结果显示术前有性生活的患者共 80 例(78.9%,80/277)。其中 12 例术后无性生活(9 例主诉因术后性生活时阴道狭窄、疼痛不适,3 例因心理恐惧不愿性生活)。术后新发性交痛的发生率为 11%(9/80)。对于术前及术后均有性生活的 68 例患者 PISQ 评分,术前为(76.6±15.4)分,术后 6 个月为(75.5±14.5)分,术后 1 年为(73.6±12.6)分,术前与术后比较差异无统计学意义。盆腔器官脱垂的阴道加用网片手术术后性交痛值得重视和关注。

总之,盆底功能障碍性疾病与性功能的关系非常复杂,受多种因素影响,很难预测患者对手术干预的反应。医师的责任在于寻找性功能情况恶化的预测指标,以及比较不同手术方式和技巧对性功能的影响,同时倡导应用经过验证的工具,增加数据的可信度和可比较性。

第四节　女性下生殖道畸形与性功能障碍

女性下生殖道畸形是由于胚胎期米勒管及泌尿生殖窦发育或融合异常所引起的一系列疾病,主要包括 MRKH 综合征、阴道斜隔综合征及阴道闭锁。这类疾病常引起下生殖道发育不良或缺如，从而引起严重的性功能障碍及身心健康。

1. MRKH 综合征与女性性功能障碍　MRKH 综合征因先天无阴道的解剖异常导致患者无法进行正常性交，给患者造成了巨大的心理影响，包括反复发作的抑郁及焦虑情绪、女性身份认同感下降、低自尊等。北京协和医院妇产科对 141 例 MRKH 综合征患者进行心理评估发现，34.0%的患者出现中至重度抑郁症状，24.1%的患者出现中至重度焦虑症状，且性功能障碍是患者抑郁症状的危险因素之一。临床上主要应用顶压扩张法及人工阴道成形术来重建阴道，恢复患者性生活的功能。

非手术方法即顶压法，是直接用模具在发育较好的外阴舟状窝处向内顶压成形的方法，过程简便且无手术创伤，可作为具有良好依从性患者的首选治疗方法。治疗后的患者平均阴道长度可达 7～8cm，一项单中心前瞻性研究随访了 11 名接受顶压法的患者，其平均 FSFI 评分为(30.25±6.2)分，性功能评分与正常女性无差异。

人工阴道成形术的基本步骤为在尿道和膀胱与直肠之间分离造穴，形成人工阴道隧道，选择不同的被覆材料或替代组织以重建阴道，目前常用的手术方法包括以下几种。

(1) Vechietti 法阴道成形术：该原理类似顶压扩张法，将阴道前庭浅凹顶端利用缝线牵引并固定于前腹壁以达到重建阴道的目的。该方法无阴道前庭切口，完整保留了阴道前庭神经和血管。Pastor 等对 42 名接受 Vechietti 法阴道成形术的 MRKH 综合征患者进行随访及问卷调查，术后患者平均阴道长度为 7cm，性功能评分(FSFI)总体满意，与正常女性无差异，其中性欲及性高潮维度优于正常女性，80%的患者(28/42)可经历阴蒂高潮，但阴道润滑及性交疼痛维度较正常女性差。

(2) 腹膜阴道成形术：该术式利用道格拉斯窝的腹膜及部分膀胱和直肠浆膜衬垫在人工阴道内，组织特性适于作为被覆材料，目前应用较广泛。腹膜法术后患者性生活基本满意，Bianchi 和 Cao 等分别将腹膜法与 Vechietti 法及乙状结肠代替阴道法的术后功能结局进行对比，发现相较于 Vechietti 法，腹膜法术后阴道长度更长，平均约为 8.5cm；但接受腹膜法的患者 FSFI 评分与 Vechietti 法及乙状结肠法无显著差异。总结近年来的文献报道，性交疼痛、阴道润滑不足、性唤起障碍及人造阴道的狭窄为几种常见的影响患者性交满意度的原因。

(3) 肠道代阴道成形术：该术式采用空肠、乙状结肠等作为人工阴道移植物，重建阴道为各种术式中最长的方法，平均可达 12.87cm，且肠道本身腺体分泌使得阴道润滑较好。Carrard 等对 48 名接受乙状结肠代阴道的 MRKH 患者进行随访，其中 83%的患者人工阴道解剖学改善满意，术后性功能评分(FSFI)等同正常人。尽管如此，McQuillan 等通过对 162 篇阴道成形术相关文献的系统评价发现，肠道法术后性交疼痛(4.8%，45/945)、阴道狭窄(10.5%，99/945)的比例也是各种术式中最高的，且有肠腺分泌导致异味、黏膜脱垂等其他影响性生活的并发症，其患者主观性生活满意度是较低的。

(4) McIndoe 法阴道成形术：是指利用阴唇皮瓣、腹股沟或大腿区域皮片或羊膜等作为人工阴道衬垫物的手术方法。Alessandrescu 等对 1943～1994 年间共 201 例采用皮片进行阴道成形的 MRKH 患者进行随访，发现术后 71.8%的患者对性生活满意，其余患者主要报道了阴道润滑不足及性高潮障碍的问题。皮瓣或皮片形成的阴道壁常有毛发生长，且分泌功能差，可能是导致阴道润滑不足的原因。该术式还会影响外观，现已少用。

(5) 羊膜法术：该术式是利用新鲜分娩后生理盐水洗净且浸泡过抗生素溶液的羊膜作为人工阴道的衬垫材料。Vatsa 等随访 50 名羊膜法阴道成形术后患者，其阴道平均长度为(8.2±1.0)cm，术后性功能评分(FSFI)与正常人无差异，总体满意。优点在于材料来源广泛、取材容易且花费少，但羊膜法缺点在于术后需要黏膜化时间长，且应用非自体组织有交叉感染风险，现已少用。

(6) 生物补片法阴道成形术：该术式利用无抗原性的生物材料衬垫阴道壁作为细胞生长的支架，剪取阴道前庭黏膜组织作为种子细胞使人造阴道上皮化。北京协和医院朱兰等随访了 53 例生物补片法术后患者，结果显示该术式术中及术后无严重的并发症，术后有 6 例患者出现阴道顶端息肉，患者 FSFI 评分与正常对照组女性比较无显著差异，且在 6 个维度评价上也与正常女性相似。陈娜等对比了接受生物补片法、顶压法及腹膜法阴道成形术的三组 MRKH 患者的术后性功能评分，发现在性欲及性唤起方面，生物补片法术后患者优于接受顶压法的患者，而在阴道润滑、性高潮、性交痛及性满意度 4 个维度方面无显著差异。

2. 阴道斜隔综合征与性功能障碍　阴道斜隔综合征是一种以双子宫、双宫颈、一侧阴道斜隔为特征的先天性畸形，通常合并斜隔同侧的泌尿系统发育异常，如肾缺如、输尿管异位、肾发育不良等。1985 年，北京协和医院提出了阴道斜隔综合征的 3 种临床分型（图 21-2）：Ⅰ型为无孔斜隔型，即一侧阴道完全闭锁，隔后子宫与外界及对侧子宫均不相通，经血不能流出，聚集在隔后腔中；Ⅱ型为有孔斜隔型，即一侧阴道不完全闭锁，有小孔与外界相通，但与对侧子宫不相通，经血可通过小孔流出，但引流不畅；Ⅲ型为无孔斜隔合并宫颈瘘管型，即阴道斜隔虽完全闭锁，但隔后腔与对侧子宫颈间形成瘘管，经血可由对侧引流，但引流不畅。以上分型方法可涵盖临床中绝大部分的特征畸形，但仍有少数不典型的畸形未能纳入其中。2015 年，朱兰等结合临床疾病特征提出了该类疾病一种新的临床类型，即无孔斜隔合并一侧宫颈闭锁型，指的是一侧阴道完全闭锁，隔后子宫亦不与外界相通，但合并斜隔侧宫颈发育不良或闭锁。由于解剖异常导致的经血引流不畅，患者出现痛经、周期性下腹痛、阴道异常分泌物等临床表现，还常合并子宫内膜异位症及感染。

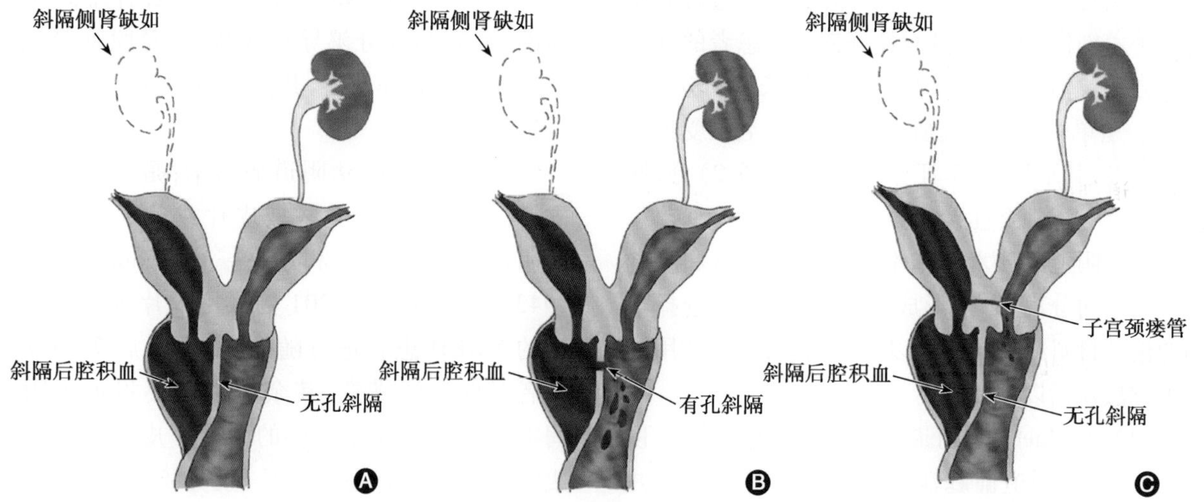

图 21-2　阴道斜隔综合征的临床分型

A. Ⅰ型，即无孔斜隔型；B. Ⅱ型，即有孔斜隔型；C. Ⅲ型，即无孔斜隔合并宫颈瘘管型

［引自：朱兰，郎景和，宋磊. 关于阴道斜隔综合征、MRKH 综合征和阴道闭锁诊治的中国专家共识，2018，53(1)：35-42.］

目前，尚无有关阴道斜隔综合征患者性功能评价的研究发表，但经血引流不畅引起的子宫内膜异位症、慢性盆腔痛等是性交疼痛障碍的危险因素之一，且有病例报道描述了患者存在妇科检查置入阴道窥器时的严重疼痛，这都提示阴道斜隔综合征患者可能易患与之相关的性功能障碍。

阴道斜隔综合征的基本治疗原则是尽早行阴道斜隔切除术以解除梗阻、缓解临床症状及防止相关并发症发生，这也可以改善患者性生活质量及生育结局。北京协和医院仝佳丽等对 70 例已手术的阴道斜隔综合征患者进行了长期随访，在 33 例有意愿妊娠的患者中，28 例（84.8%）成功妊娠，说明经过治疗患者生育结局较好。

3. 阴道闭锁与性功能障碍　阴道闭锁是一种由于胚胎期泌尿生殖窦发育异常而未形成贯通阴道的疾病。根据其解剖学特点，阴道闭锁可以分为两种类型（图 21-3）：Ⅰ型为阴道下段闭锁，患者的阴道上段、宫颈及子宫体均发育正常；Ⅱ型为阴道完全闭锁，大多合并宫颈发育不良，子宫体发育正常或有畸形，但子宫内膜有功能。由于下生殖道梗阻，患者多于青春期发病，主要临床表现为原发性闭经合并周期性下腹痛。但也有部分患者以性交困难或性交疼痛为主诉就诊，Zhang 等对 39 例Ⅰ型及Ⅱ型阴道闭锁患者进行回顾性研究，其中 4 例

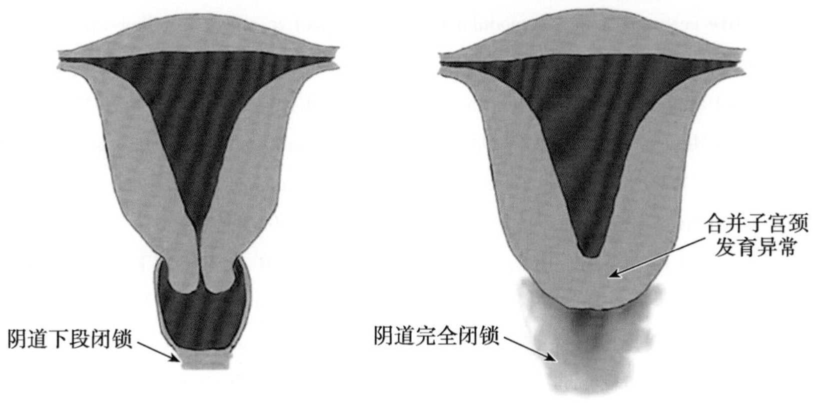

图 21-3　阴道闭锁的解剖学分型

A. Ⅰ型阴道闭锁，即阴道下段闭锁；B. Ⅱ型阴道闭锁，即阴道完全闭锁

［引自：朱兰，郎景和，宋磊. 关于阴道斜隔综合征、MRKH 综合征和阴道闭锁诊治的中国专家共识，2018，53(1)：35-42.］

(10.3%)患者出现性交疼痛障碍。目前，尚无有关阴道闭锁患者治疗前后的性功能评价研究发表。

对于阴道下段闭锁，应尽早行阴道闭锁段切开以解除梗阻。对于闭锁段短、创面小的患者，术中可缝合阴道前庭与阴道上段的黏膜，术后患者的性功能改善良好。但若闭锁段长度较长、创面较大，应在阴道创面未完全上皮化之前坚持放置阴道模具，之后也可间断放置模具或自行扩张直至有规律性生活，以防止阴道再次闭锁或狭窄。

对于阴道完全闭锁，可根据患者宫颈、宫体、并发症的情况判断是否保留子宫。若不保留子宫，则可先切除子宫以缓解周期性下腹痛，后行人工阴道成形术以恢复患者性生活的正常功能。人工阴道成形术的术式及其对术后性功能的影响同前 MRKH 综合征部分所述。评估宫颈发育较好、无子宫体畸形，且不合并或仅合并轻至中度子宫内膜异位症的患者，可行阴道、宫颈成形及贯通术以保留生育功能，但术后仅少数患者能保持月经通畅并成功生育。北京协和医院陈娜等总结了 167 例宫颈发育异常患者的临床资料，其中行保留生育功能手术者 118 例，103 例成功，仅 12 例成功妊娠，总体妊娠成功率仍较低。目前尚未见性功能方面的研究报道。

（娄文佳　陈娟　朱兰）

参考文献

1. 朱兰，孙之星，娄文佳. 女性性功能障碍诊治中的注意事项. 中国实用妇科与产科杂志，2012，28(10)：790-792.
2. RATNER ES，EREKSON EA，MINKIN MJ，et al. Sexual satisfaction in the elderly female population：A special focus on women with gynecologic pathology. Maturitas，2011，70(3)：210-215.
3. BOARDMAN LA，STOCKDALE CK. Sexual pain. Clin Obstet Gynecol，2009，52(4)：682-690.
4. FASHOKUN TB，HARVIE HS，SCHIMPF MO，et al. Sexual activity and function in women with and without pelvic floor disorders. Int Urogynecol J，2013，24(1)：91-97.
5. RAMEZANI TEHRANI F，FARAHMAND M，SIMBAR M，et al. Factors associated with sexual dysfunction：a population based study in Iranian reproductive age women. Arch Iran Med，2014，17：679-684.
6. ZHANG C，TONG J，ZHU L，et al. A Population-Based Epidemiologic Study of Female Sexual Dysfunction Risk in Mainland China：Prevalence and Predictors. The Journal of Sexual Medicine，2017，14(11)：1348-1356.
7. HOUMAN J，FENG T，EILBER KS，et al. Female Sexual Dysfunction：Is It a Treatable Disease?. Current Urology Reports，2016，17(4)：28.
8. WIERMAN ME，ARLT W，BASSON R，et al. Androgen therapy in women：a reappraisal：an Endocrine Society clinical practice guideline. J Clin Endocrinol Metab，2014，99：3489-3510.
9. CUI Y，ZONG H，YAN H，et al. The efficacy and safety of ospemifene in treating dyspareunia associated with postmenopausal vulvar and vaginal atrophy：a systematic review and meta-analysis. J Sex Med，2014，11：487-497.
10. PORTMAN D，PALACIOS S，NAPPI RE，et al. Ospemif-

ene, a non-oestrogen selective oestrogen receptor modulator for the treatment of vaginal dryness associated with postmenopausal vulvar and vaginal atrophy: a randomised, placebo-controlled, phase Ⅲ trial. Maturitas, 2014, 78: 91-98.

11. THORP J JR, PALACIOS S, SYMONS J, et al. Improving prospects for treating hypoactive sexual desire disorder (HSDD): development status of flibanserin. BJOG, 2014, 121: 1328-1331.

12. BELKIN ZR, KRAPF JM, GOLDSTEIN AT. Drugs in early clinical development for the treatment of female sexual dysfunction. Expert Opin Investig Drugs, 2015, 24: 159-167.

13. BILGIC D, GOKYILDIZ S. Quality of life and sexual functıon in obese women with pelvic floor dysfunction. Women & Health, 2018, (5): 03630242. 2018. 1492497.

14. VURAL M, AKYÜZ, FATMA. Evaluation of effects of urinary incontinence subtypes on women's sexual function using the Golombok-Rust Inventory of Sexual Satisfaction. Journal of Obstetrics and Gynaecology Research, 2017, 43 (3): 551-556.

15. LI-YUN-FONG RJ, LAROUCHE M, HYAKUTAKE M, et al. Is Pelvic Floor Dysfunction an Independent Threat to Sexual Function? A Cross-Sectional Study in Women With Pelvic Floor Dysfunction. Journal of Sexual Medicine, 2017, 14(2): 226-237.

16. ÖZENGIN N, DUYGU E, ÇANKAYA H, et al. Does Stage of Pelvic Organ Prolapse Affect Female Sexual Functions? A Retrospective Study. International Journal of Sexual Health, 2017.

17. PELLINO G, RAMAGE L, SIMILLIS C, et al. Evaluation of sexual dysfunction in female patients presenting with faecal incontinence or defecation disorder. International Journal of Colorectal Disease, 2017, 32(4): 1-8.

18. KENTON K, STODDARD AM, ZYCZYNSKI H, et al. 5-Year Longitudinal Followup after Retropubic and Transobturator Mid Urethral Slings. Journal of Urology, 2015, 193 (1): 203-210.

19. KO YC, YOO EH, HAN GH, et al. Comparison of sexual function between sacrocolpopexy and sacrocervicopexy. Obstetrics & Gynecology Science, 2017, 60(2): 1034-1042.

20. ZHU L, ZHOU H, SUN Z, et al. Anatomic and sexual outcomes after vaginoplasty using tissue-engineered biomaterial graft in patients with Mayer-Rokitansky-Küster-Hauser syndrome: a new minimally invasive and effective surgery. J Sex Med, 2013, 10(6): 1652-1658.

21. CALLENS N, WEYERS S, MONSTREY S, et al. Vaginal dilation treatment in women with vaginal hypoplasia: a prospective one-year follow-up study. Am J Obstet Gynecol, 2014, 211(3): 228. e1-228. e12.

22. CARRARD C, CHEVRET-MEASSON M, LUNEL A, et al. Sexuality after sigmoid vaginoplasty in patients with Mayer-Rokitansky-Küster-Hauser syndrome. Fertil Steril, 2012, 97 (3): 691-696.

23. PASTOR Z, FRONĚK J, NOVÁČKOVÁ M, et al. Sexual life of women with Mayer-Rokitansky-Küster-Hauser syndrome after laparoscopic vecchietti vaginoplasty. Sexual Medicine, 2017, 5(2): e106-113.

24. VATSA R, BHARTI J, ROY KK, et al. Evaluation of amnion in creation of neovagina in women with Mayer-Rokitansky-Küster-Hauser syndrome. Fertil Steril, 2017, 108(2): 341-345.

25. WU J, GUO R, CHU D, et al. Comparison of two techniques of laparoscopy-assisted peritoneal vaginoplasty. J Minim Invasive Gynecol, 2016, 23(3): 346-351.

26. CSERMELY T, HALVAX L, SÁRKÁNY Á, et al. Sexual function after modified laparoscopic Vecchietti's vaginoplasty. J Pediatr Adolesc Gynecol, 2011, 24(3): 147-152.

27. MCQUILLAN SK, GROVER SR. Systematic review of sexual function and satisfaction following the management of vaginal agenesis. Int Urogenecol J, 2014, 25 (10): 1313-1320.

28. DABAGHI S, ZANDI M, ILKHANI M. Sexual satisfaction in patients with Mayer-Rokitansky-Küster-Hauser syndrome after surgical and non-surgical techniques: a systematic review. Int Urogenecol J, 2019, 30(3): 353-362.

29. ALESSANDRESCU D, PELTECU GC, BUHIMSCHI CS, et al. Neocolpopoiesis with split-thickness skin graft as a surgicall treatment of vaginal agenesis: retrospective review of 201 cases. Am J Obstet Gynecol, 1996, 175(1): 131-138.

30. SONG S, CHEN N. Anxiety symptoms in patients with Mayer-Rokitansky-Küster-Hauser syndrome: a cross-sectional study. Chin Med J, 2020, 133(4): 388-394.

31. CAO L, WANG Y, LI Y, et al. Prospective randomized comparison of laparoscopic peritoneal vaginoplasty with laparoscopic sigmoidvaginoplasty for treating congenital vaginal agenesis. Int Urogynecol J, 2013, 24(7): 1173-1179.

32. BIANCHI S, FRONTINO G, CIAPPINA N, et al. Creation of a neovagina in Rokitansky syndrome: comparison between two laparoscopictechniques. Fertilteril, 2011, 95(3): 1098-1100.

33. ZHU L, CHEN N, TONG JL, et al. New classification of Herlyn-Werner-Wunderlich syndrome. Chin Med J, 2015, 128 (2): 222-225.

34. TONG JL, ZHU L, LANG JH. Clinical characteristics of 70 patients with Herlyn-Werner-Wunderlich syndrome. Int J Gynaecol Obstet, 2013, 121(2): 173-175.
35. 朱兰,郎景和,宋磊,等. 关于阴道斜隔综合征、MRKH综合征和阴道闭锁诊治的中国专家共识. 中华妇产科杂志,2018,53(1):35-42.
36. ZHANG M, ZHANG MX, LI GL, et al. Congenital vaginal atresia: A report of 39 cases in a regional Obstetrics and Gynecology Hospital. Current Medical Science, 2017, 37(6): 928-932.
37. 陈娜,朱兰,冷金花,等. 阴道闭锁的特点和处理. 中国计划生育和妇产科,2017,9(9):3-5.

第二十二章 老年女性盆底障碍性疾病手术治疗要点

第一节 老年医学基本概念

中国是世界老年人口最多、人口老龄化速度最快的国家。在中国国家统计局发布的国民经济和社会发展统计公报中，截至 2018 年年底，全国 65 周岁及以上老年人口 1.67 亿，占总人口的 11.9%。

老年患者是一个特殊而复杂的患者群体，具有以下 4 个方面的特点：①生理功能减退和储备能力下降，衰老与疾病的表现难以区分，如记忆力下降和阿尔茨海默病。②多种慢性疾病共存。慢性疾病指疾病持续 1 年以上，影响日常生活，需要医疗；除了身体疾病如高血压、糖尿病、心脑血管病及骨质疏松等，还包括物质滥用和成瘾、精神疾病、阿尔茨海默病和其他认知功能障碍疾病。共病即多病共存（multiple chronic conditions，MCC），我国老年人中 75%患有 1 种及以上慢性疾病，美国的数据显示半数老年人患有 3 种或 3 种以上 MCC。③失能即功能残障，主要有视力、听力、生理功能和认知心理功能障碍。④老年综合征（由多种因素引起的一组症候群）和老年问题，常见的老年综合征包括压疮、谵妄、跌倒、抑郁、睡眠障碍、尿失禁、疼痛、视力和听力障碍、记忆问题；常见的老年问题有多重用药、便秘、营养不良、吸入性肺炎、深静脉血栓、肺栓塞、临终关怀、医疗不连续及受虐等；其中发病率很高的尿失禁、便失禁及便秘均与盆底障碍性疾病相关。上述这些问题互相缠绕，使得老年人的疾病表现不典型，诱因不同，住院制动引起肌少症和衰弱，影响生活质量和独立生活能力。因此，临床思维需要由“一元论”转为“多元论”；诊疗上由“以疾病为中心”转变为“以病人为中心”的个体化医疗及医、护、养相结合的“全人管理”；由于老年人群异质性非常高，罹患慢性疾病、营养、认知功能、精神心理、支持情况（包括家庭、医疗保障支持等）等都是与老年人功能状态和生活质量密切相关的因素，现代老年医学关注的是如何处理好这些因素与老年人健康之间的关系，将对慢性病的治愈转为改善或维持功能，始终追求的目标是最大限度地维持和恢复患者的功能状态，提高患者的生活质量。

第二节 老年盆底手术患者的术前评估与围手术期的管理

老年人常有共病，生理储备能力下降、对应激的适应能力差，这使得老年人的手术风险增加、术后恢复时间延长、可能出现功能下降。特别是对高龄、衰弱的老年人，手术像个“扳机”，可能带来一系列的并发症。制订手术目标及决策不应只看手术是否能够治疗某种疾病和近期预后，更要考量患者预期生存时间及有无多病共存，即从全人考虑。手术是否获益要看远期结局，如可否延长患者健康预期寿命、维持患者术前功能状态、避免手术带来生活依赖和生活质量下降。手术治疗需在评估并客观翔实地将问题告知患方后，由医患双方共同决策。手术不良结局的高风险因素包括认知功能损害、躯体功能依赖、营养不良及衰弱。只有手术与治疗目标一致，才能继续进行后续的手术风险评估与管理。对老年患者进行围手术期的评估和管理十分必要。需要包括手术科室、老年科、麻醉科、内科、物理医学康复科、营养科、药剂科等组成跨学科团队（interdisciplinary geriatric team），进行综合评估和全人、个体化、连续性的管理。妇科盆腔手术多属于中、低危手术，也要避免过度检查带来医源性伤害、资源浪费和延长住院日。腹腔镜手术时需气腹，可能会引起空气栓塞、高碳酸血症、出血、腹内压升高，导致胃食管反流、吸入性肺炎，腹压升高后对心血管、呼吸系统造成影响。

一、术前评估及处理

（一）老年综合评估

全面了解患者的慢性病史、老年综合征及用药情况，并进行生理功能、认知功能和社会支持的评估。目的是：①明确患者医疗需求，判断有无其他影响寿命的疾病？有无其他非手术治疗的方式更加适合？多学科团队共同制订可行的全人干预策略。②评估手术的风险因素，做针对性预防和干预。重点是心血管、呼吸系统及肝肾功能，术后谵妄、血栓形成、便秘等老年问题/综合征。注重术后功能的改善。

（二）心血管系统

围手术期的死亡原因中25%～30%是心血管因素，2014年美国心脏病学学会和美国心脏学会（ACC/AHA）联合发布了非心脏手术患者围手术期心血管状况的评估指南，其中不提倡对于稳定的冠心病或无心血管事件风险的患者行无创的负荷试验和有创的冠状动脉血管重建。手术前的心血管评估和治疗仅仅在患者处于心血管病不稳定期时才是必要的。可常规行心电图检查，无心脏症状患者不建议行超声心动、心脏负荷试验及冠状动脉造影检查。严重瓣膜病变或不稳定心血管疾病患者可行超声心动等进一步检查。

1. 心功能评估　根据纽约心脏病协会（NYHA）4级分类法，心脏病患者心功能可分为4级：Ⅰ级为无症状，日常活动不引起疲乏、心悸和呼吸困难等；Ⅱ级为日常活动轻度受限，且可出现疲劳、心悸、呼吸困难或心绞痛，但休息后感舒适；Ⅲ级为体力活动显著受限，轻度活动即出现症状，但休息后尚感舒适；Ⅳ级为休息时也出现心功能不全症状或心绞痛综合征，任何体力活动将会增加不适感。若心功能为Ⅰ～Ⅱ级患者进行一般手术安全性应有保障，Ⅳ级则属高危患者，麻醉和手术的危险性很大，Ⅲ级患者需经术前准备与积极治疗使心功能获得改善。术前应积极纠正各项不利于心功能的因素，如高热、贫血、电解质和酸碱平衡紊乱、低氧血症、高碳酸血症、低血容量或高血压等。

对于有冠心病或冠心病风险的患者使用β受体阻滞药可改善预后。术前尽早开始，至少术前1周至1个月前开始应用，不建议术前1周内开始用，目标心率60～70次/min，收缩压>100mmHg；使用时应从低剂量开始逐步加量，不建议直接使用大剂量的β受体阻滞药。对高风险患者还建议使用他汀类药物，但应注意监测其不良反应。这两种药均用至手术当天。

2. 高血压　为防止发生心脑血管意外，减少围手术期心、脑、肾等脏器损害的发生率，术前应将血压控制在安全水平。老年人血压控制在145/90mmHg为宜。现已公认抗高血压治疗应持续到麻醉前，突然停用降压药可能导致心肌梗死、心力衰竭和脑血管意外等发生。

3. 心律失常　应积极处理影响血流动力学的心律失常：①快速房颤；②室性心律失常；③心脏传导阻滞。除药物治疗外，紧急情况下可安装起搏器和电复律。

一般术前停用抗血小板药、抗凝药（术前血INR应<1.5）、非甾体抗炎药（NSAIDs）应用7～10天。需要持续抗凝者（如人工瓣膜）、抗血小板（PCI术后阿司匹林+氯吡格雷）则用低分子肝素或肝素过渡，手术当日停用。

（三）呼吸系统

呼吸道疾病患者（如慢性阻塞性肺疾病等）术后发生肺部并发症的风险显著高于正常人群；与术后肺部并发症相关的其他高危因素还包括：吸烟、营养不良、增龄、肥胖、神经系统疾病、意识障碍等，与手术相关的因素包括手术部位、手术时间及麻醉方式、麻醉时间等。有睡眠呼吸暂停的患者，麻醉、手术后恢复可能较差，并且发生术后呼吸暂停次数增加及严重低氧血症的可能性增加。镇静药、麻醉药和镇痛药可能通过降低咽部肌肉的张力，抑制对低氧的通气和觉醒反射，抑制CO_2通气反射以及引起气道梗阻等作用，加重睡眠呼吸暂停综合征（OSAS）患者的病情。术后患者通常采用的仰卧位也加重睡眠呼吸暂停。老年人术后吸入性肺炎多见，术前应明确有无吞咽困难。对于诊断不明确的呼吸困难或喘息患者，应建议行肺功能检查。有严重肺病的患者最好在术前几周即戒烟并开始呼吸锻炼。治疗包括：减轻体重、控制感染、解除气道痉挛、祛痰、鼓励患者咳嗽、深呼吸锻炼、使用气流计锻炼呼吸，以期降低发生肺部并发症的风险。

（四）内分泌系统

在我国，老年人糖尿病的发病率为15%～20%，是老年人最常见的慢性病之一。糖尿病会增加围手术期感染的风险及术后的心血管并发症发病率和死亡率。建议术前口服降糖药物或注射胰岛素，住院的非危重病患者的血糖目标值为110~180mg/dl(6.1~10mmol/L)，避免低血糖发生。

对于单纯通过饮食控制或口服降糖药物血糖控制良好，无糖尿病急、慢性并发症的患者，如接受小型手术(手术时间<1小时，局部麻醉，无须禁食)，可维持原治疗方案不变，仅在术前、术后监测血糖；如需接受大、中型手术(手术时间>1小时，椎管麻醉或全身麻醉，需禁食)，应在术前3天停用长效口服降糖药，改用短效或中效口服降糖药；或于手术当日清晨停用短效降糖药物，改为短效胰岛素或胰岛素类似物进行术前血糖准备。对于血糖控制不佳、病程较长，合并有急、慢性并发症的糖尿病患者，均需于术前改为胰岛素治疗，禁食期间停止应用餐前胰岛素。

对于服用糖皮质激素的患者(如泼尼松≥20mg/d，使用时间>1周)，或者明确有肾上腺皮质功能不全的患者，根据不同的手术，应当给予应激剂量的激素。

(五)消化系统

老年人便秘的病因是多因素的，首先要核查有无药物所致，制动、液体摄入不足、饮食的热量和膳食纤维不足是主要的因素。盆腔手术患者便秘的处理：调节生活方式，增加液体入量[约30ml/(kg·d)]；保证膳食纤维摄入(6~25g/d)；寻找可纠正的疾病并控制(如水、电解质紊乱及高血糖等)。术后尽早下地活动。避免应用引起便秘的药物。若用吗啡类镇痛药物，应同时加用通便药物。通便药物包括：①渗透性泻药，乳果糖15~30ml/d，1~2天起效；聚乙二醇-4000 10~20g/d，起效慢，2~4天；可合用，注意在清除硬便后使用，个体剂量差异大。可能的不良反应有代谢紊乱、肠梗阻、肠缺血。②刺激性泻药，番泻叶3g，代茶饮；复方芦荟胶囊每日1~2粒；酚酞100~200mg/d，4~8小时起效；比沙可啶5~10mg/d，12小时起效。最好短期、间断使用，长期服用可产生依赖性，引起结肠黑变病。③盐水或温开水灌肠。开塞露或甘油灌肠剂置肛。④其他，润滑性泻药：麻仁润肠丸，每日1~2丸，长期服用可影响脂溶性维生素的摄取；促动力剂莫沙必利5mg，每日3次，餐前30分钟服用，持续使用疗效下降，可周末停服。⑤对于软便、排便费力的出口阻塞型便秘或卧床患者，指导正确的排便方式、盆底肌训练，局部润滑或手助排便。

有消化道出血或消化性溃疡病史的患者，应警惕手术致应激性溃疡引起大出血的风险。可预防性使用抑酸药或胃黏膜保护剂。

(六)肾脏

肾小球及肾小管老化导致老年人肾功能下降，因老年人血肌酐产生减少，因而血肌酐水平不能反映老年人的真实肾功能。建议使用Cockcroft-Gault(CG)公式来计算肌酐清除率(creatinine clearance，Ccr)。慎用肾毒性药物及造影剂。

Cockcroft-Gault公式：Ccr=体重(140-年龄)(女性×0.85)/72[稳定的血清肌酐(mg/dl)](肌酐换算：1mg/dl=88.41μmol/L)

(七)认知功能

老年人围手术期发生谵妄比较常见。谵妄的术前危险因素：高龄(≥70岁)，认知功能损害，睡眠障碍，活动受限，酗酒，水、电解质紊乱，感染。术中危险因素为麻醉药物、失血，术后血细胞比容<30%，其谵妄风险增加。对于谵妄高风险的老年患者，应注意纠正水、电解质和代谢的异常，补充术中的失血，维持正常睡眠生理周期，鼓励日间下床活动，夜间减少对睡眠的干扰。慎用可能诱发谵妄的药品(如镇静药)。

意识模糊评估法(confusion assessment method，CAM)：①急性智力状态改变、波动性病程；②注意力不集中；③思维紊乱；④意识清晰程度改变。具备①和②，加上③或④其中1条即可诊断谵妄。

(八)术前康复指导

如呼吸训练、咳嗽和排痰训练、肢体功能训练等，有助于患者在术前将躯体功能状态调整至最佳，并在术后早期即进行适合的康复锻炼，减少因卧床带来的并发症。运动方式可涉及抗阻训练、有氧运动、呼吸训练及专门针对前列腺手术和妇科手术的盆底肌训练等。

二、术后并发症及处理

手术治疗常常会引起老年人原有的慢性疾病或共存疾病不稳定，并且由于老年人生理储备功能下降，术后也可能会出现一些新的医学问题。

(一)心血管系统

1. 术后高血压　应检查是否恢复了术前的降压药物；另外需注意评估容量状态。在患者不能进食时，可考虑采用局部用药，如硝酸甘油含服或贴剂；必要时经静脉泵入降压药。注意有无非心血管的原因，如疼痛或尿潴留。

2. 严重心律失常　诱发因素多为术后的感

染、电解质紊乱及低氧等，可导致心肌缺血和心力衰竭。最多见的类型为室上性心律失常。处理上应早期恢复窦性心律，或者控制心室率；室上性心动过速可静脉用药，如普罗帕酮、β受体阻滞药（艾司洛尔）或钙通道拮抗药（维拉帕米）；快速房颤可静脉用胺碘酮控制心室率。房颤持续时间≥48小时，会增加血栓栓塞的危险，应当考虑抗凝治疗，以减少发生脑卒中的风险。

3. 心功能不全 老年人心脏储备功能下降，心肌缺血、心律失常和容量过多均可诱发心力衰竭，应注意监测每日出入量。

4. 术后心肌缺血 其是术后死亡的高危险因素。没有冠心病风险的患者应注意有无心血管功能不全的表现；特别要注意的是，心绞痛症状有可能被镇痛药物掩盖；对于有冠心病风险的患者，术后应立即行心电图检查，术后1~2天应每日复查心电图；血清肌钙蛋白（CTnI）水平监测也有助于发现心肌梗死。

（二）呼吸系统

老年人术后吸入性肺炎多见，积极抗感染、加强痰液引流，鼓励患者咳嗽，术后尽早下地活动。以期降低发生肺部并发症的风险。

（三）下肢深静脉血栓与肺栓塞

盆腔术后患者需警惕下肢静脉血管血栓、肺栓塞的发生，高危患者术后应进行抗凝治疗。手术后鼓励患者尽早下地活动，并可采取包括弹力袜，间歇性充气压迫装置、足底泵，可以增加下肢静脉血流速度，减少血液淤滞，降低下肢深静脉血栓发生的风险。

（四）内分泌系统

术后老年患者中高血糖很多见。由于手术大多禁食水，应在手术当日停用降糖药。术后密切监测血糖水平，临时静脉滴注或皮下注射胰岛素控制血糖，直至患者可以正常进食再逐步恢复术前的降糖治疗。现有的研究不支持在围手术期严格控制血糖，认为并不能促进功能康复、减少感染或促进伤口愈合。因此，允许老年患者在术后血糖稍高（<12mmol/L即可）。

（五）术后谵妄

除了纠正可能的诱因外，大多可通过对环境因素的干预来改善，包括床旁陪护、家属探视、加强定向力刺激、减少突然的环境变化、恢复正常昼夜节律。避免应用镇静药物、束缚等。

（六）术后疼痛

部分术后严重疼痛患者需要使用麻醉镇痛药物来治疗。认知功能正常的患者可以使用由患者自己控制的镇痛泵（PCA）；疼痛不太严重的患者可以规律服用对乙酰氨基酚（每日不超过4g）；认知功能异常的患者在应用镇痛药物时，医生需经常评价药物疗效，避免药物过量。麻醉镇痛药物如阿片类药物通常会引起便秘，建议同时加用通便药物。老年患者术后过度镇静容易导致肺部并发症、诱发谵妄、延迟康复，应尽量避免使用巴比妥类、苯二氮䓬类、肌肉松弛药及有催眠效果的药物；对于适合的患者，采用局部用药可避免全身用药不良反应。

（七）术后营养支持

术后早期肠内营养及出院转诊家庭肠内营养有助于长期获益。

术前对老年患者进行周详的老年综合评估，避免过度检查，针对手术风险制订个体化的预防和干预的策略，术中及术后科学管理，维持患者的功能，最大限度地保障围手术期安全。

第三节 老年盆底手术患者的围手术期并发症及处理

老年妇女择期盆底手术与其他择期手术面临相同的风险，围手术期死亡率为0~4.1%，手术并发症的发生率为15.5%~33.0%。

（一）出血和血肿

可表现为大量出血和隐匿性出血，后者常形成血肿。在阴道前壁修补术中，分离阴道与膀胱间隙时出血过多的可能原因包括阴道组织分离过薄、解剖层次不正确；过度分离耻骨后及坐骨棘侧方间隙等。阴道后壁修补术中，过度分离尾骨肌上方或坐骨棘侧方间隙，可能损伤臀下血管、直肠旁静脉丛及阴部内血管，导致严重出血，甚至危及生命。术中尽可能暴露找到出血处缝合止血，缝合困难可考虑阴道填塞纱布压迫止血，止血困难时可行血管栓塞治疗。若术后出现隐匿性血肿，可导致血红蛋白降低、持续发热或有脓性分泌物经阴道流出，可行抗感染治疗和物理治疗，必要时切开引流。

（二）组织损伤

常见的包括膀胱损伤、直肠损伤。分离阴道前壁与膀胱间隙或穿刺过程中可能造成膀胱损伤，水分离和解剖层次正确是预防膀胱损伤的关键。如术中发现膀胱损伤严重，建议不加用合成网片，或在覆盖膀胱损伤表面的合成网片表面加盖生物补片，术后留置导尿管7~10天。阴道后壁全层切开后，如未能找到真正的直肠阴道间隙，分离过程中易导致直肠损伤；在行后路穿刺时，带导管的导引器穿刺方向不正确可能穿透直肠。术中如发现直肠损伤，一般不建议继续放置合成网片，同时根据直肠损伤程度行直接修补。

（三）术后疼痛

可能与血肿压迫神经、穿刺损伤神经、肌肉等有关。腿痛、臀部疼痛及阴部疼痛一般无需处理，多自行缓解，可给予患者心理安慰、理疗和口服镇痛药物治疗。网片植入术后直肠压力感或不适通常6~8周后消失。合并高血压的患者术后应积极镇痛，因疼痛可诱发血压升高，继发其他严重并发症。术后手术部位持续疼痛、髋部疼痛和阴部神经疼痛为少见和严重的并发症，发生率为1%~3%，必要时给予对症处理，如物理治疗及局部阻滞麻醉。顽固性疼痛及直肠持续压力感可行网片切开或去除网片。网片术后疼痛应积极处理，长期疼痛引发心理问题。为减少术后疼痛的发生，网片植入必须是无张力的。

（四）新发下尿路症状

通常表现为术后尿急、尿频、尿潴留症状，有报道显示膀胱过度活动和急迫性尿失禁的发生率为28%。新发尿路症状的发生与术后感染、术后异物反应及尿道解剖学梗阻有一定的关系。对术后新发生的膀胱过度活动（尿急、尿频及尿急后漏尿）症状，建议使用抗胆碱能药物治疗。部分患者因术后疼痛或神经损伤导致短暂性尿潴留，可予以留置尿管治疗及物理治疗，常于1周内恢复。尿潴留是术后并发泌尿系感染的常见原因，对于有症状的泌尿系感染应积极处理，以防感染上行造成急性肾盂肾炎。

（五）术后静脉血栓栓塞

由于高龄和手术创伤较大，根据美国胸科医师学会（American College of Chest Physicians，ACCP）静脉血栓预防指南，接受盆底手术治疗的患者被列为发生静脉血栓栓塞（venous thromboembolic events，VTE）的高风险人群。预防措施包括围手术期穿着弹力袜、低分子肝素抗凝或两者结合。然而，近年文献提示盆底手术后患者VTE发生率仅为0.1%-0.7%。肥胖、住院时间延长、美国麻醉医师协会（American Society of Anesthesiologists，ASA）麻醉风险评分≥3分，术后发生VTE风险增加。Solomon等回顾分析了1 104例行妇科泌尿手术患者VTE和肺栓塞的发生情况，患者术中、术后穿弹力袜，对术后怀疑有VTE症状的患者行胸部计算机断层成像（computed tomography，CT）和下肢B超检查，术后总体VTE发生率为0.3%（95% *CI* 0.1%-0.8%）。作者认为，妇科泌尿手术后发生VTE风险低，围手术期穿着弹力袜即可很好地预防VTE的发生，无须全身抗凝。手术医师应根据手术患者静脉血栓预防指南，全面评估患者的具体情况，提供个体化的VTE预防措施。

（六）伤口愈合不良

老年人组织生长愈合能力减弱，合并糖尿病、贫血、营养不良等合并症时更容易发生伤口感染、愈合不良，甚至全层裂开。术前应纠正上述危险因素；术中严格无菌操作，彻底止血；术后加强支持治疗，控制咳嗽、呕吐，特别防止突发性咳嗽，必要时延期拆线。

（七）网片及吊带暴露与侵蚀

网片暴露是指网片外露于阴道，多发生于手术后近期，而网片侵蚀多指网片侵入器官，多发生于术后远期，为严重的网片并发症。阴道壁切口过大、修剪过度、缝合张力过大，网片未放置于阴道全层下方，网片折叠，术后感染和血肿形成等因素，均增加网片暴露和侵蚀的风险，术中应注意预防。网片暴露与侵蚀的发生还与网片的密度、编织方式有关，目前多股编织的网片和吊带在临床上已不建议使用。老年女性体内雌激素含量明显下降，导致阴道壁变薄，从而增加网片外露的概率。术前、术后阴道局部使用雌激素乳膏，可有效地预防感染，有助于伤口愈合，降低暴露和侵蚀率。

（八）其他并发症

详见本章第二节。

（曲璇　刘晓红　曹杨　朱兰）

参考文献

1. ANDERSON G. Chronic Care：Making the Case for Ongoing Care. Princeton，NJ：Robert Wood Johnson Foundation，2010.
2. 冷晓. 美国老年医学理念与实践. 中国实用内科杂志，2011，31（1）：31-33.
3. SCHLITZKUS LL，MELIN AA，JOHANNING JM，et al. Perioperative management of elderly patients. Surg Clin North

Am,2015,95:391-415.

4. KRISTENSEN SD, KNUUTI J, SARASTE A, et al. 2014 ESC/ESA Guidelines on non-cardiac surgery: cardiovascular assessment and management: the Joint Task Force on non-cardiac surgery: cardiovascular assessment and management of the European Society of Cardiology (ESC) and the European Society of Anaesthesiology (ESA). Eur Heart J, 2014, 35:2383-2431.
5. van GESTEL YR, HOEKS SE, SIN DD, et al. Effect of statin therapy on mortality in patients with peripheral arterial disease and comparison of those with versus without associated chronic obstructive pulmonary disease. Am J Cardiol, 2008, 102:192-196.
6. MALONE DL, GENUIT T, TRACY JK, et al. Surgical site infections: reanalysis of risk factors. J Surg Res, 2002, 103: 89.
7. UMPIERREZ GE, HELLMAN R, KORYTKOWSKI MT, et al. Management of hyperglycemia in hospitalized patients in non-critical care setting: an endocrine society clinical practice guideline. J Clin Endocrinol Metab, 2012, 97:16.
8. POWER M, OSTROW CL. Preoperative diabetes management protocol for adult outpatients. J Perianesth Nurs, 2008, 23:371-378.
9. BRANDT LJ, PRAT HER CM, QUIGLEY EM, et al. Systematic review on the management of chronic constipation in North America. Am J Gastroenterol, 2005, 100(1):S5-S21.
10. RAMKUMAR D, RAO SS. Efficacy and safety of traditional medical therapies for chronic constipation: systematic review. Am J Gastroenterol, 2005, 100(4):936-971.
11. KERTAI MD, BOERSMA E, BAX JJ, et al. Comparison between serum creatinine and creatinine clearance for the prediction of postoperative mortality in patients undergoing major vascular surgery. Clin Nephrol, 2003, 59:17-23.
12. 朱鸣雷,刘晓红,等. 老年患者围手术期管理北京协和医院专家共识. 协和医学杂志,2018,1(9):36-41.
13. 杨欣. 老年妇女盆底手术耐受状况的评估. 现代妇产科进展,2011,20(7):515-518.
14. 薛蓓蓓,韩丽英,等. 盆底重建术的并发症及防治. 中国老年学杂志,2012,32(2):441-442.
15. 朱兰,郎景和. 女性盆底手术精要与并发症. 北京:北京大学医学出版社,2012:55-56,108-117.
16. 朱华,胡燕,郑飞云,等. 老年妇科手术特点及其围手术期处理(附588例临床分析). 实用妇产科杂志,2008,24(8):482-485.
17. GERTEN KA, MARKLAND AD, LLOYD LK, et al. Prolapse and incontinence surgery in older women. J Urol, 2008, 179:2111-2118.
18. GIANNINI A, RUSSO E. Current management of pelvic organ prolapse in aging women: EMAS clinical guide. Maturitas, 2018, 110:118-123.
19. Committee Opinion No. 694: Management of Mesh and Graft Complications in Gynecologic Surgery. Obstet Gynecol, 2017, 129(4):e102-e108.
20. 中华医学会妇产科学分会妇科盆底学组. 女性盆底重建手术人工合成移植物相关并发症处理的中国专家共识. 中华妇产科杂志,2018,53(3):145-148.
21. BOMBELI T, SPAHN DR. Updates in perioperative coagulation: physiology and management of thromboembolism and haemorrhage. Br J Anaesth, 2004, 93:275-287.
22. SOLOMON ER, FRICK AC, PARAISO MFR, et al. Risk of deep venous thrombosis and pulmonary embolism in urogynecologic surgical patients. Am J Obstet Gynecol, 2010, 203(510):e1-e4.
23. HOKENSTAD ED, HABERMANN EB. Risk of venous thromboembolism in patients undergoing surgery for pelvic organ prolapse. Int Urogynecol J, 2016, 27(10): 1525-1528.
24. MUELLER MG, PILECKI MA. Venous thromboembolism in reconstructive pelvic surgery. Am J Obstet Gynecol, 2014, 211(5):552. e1-6.
25. TIKKINEN KAO, CRAIGIE S. Procedure-specific Risks of Thrombosis and Bleeding in Urological Non-cancer Surgery: Systematic Review and Meta-analysis. Eur Urol, 2018, 73(2):236-241.

附　　录（验证后的国际常用盆底疾病相关问卷）

附录 1　国际尿失禁咨询问卷-膀胱过度活动症分问卷(ICIQ-OAB)

患者姓名首字母缩写:__________　年龄:______　日期:________

婚姻:已婚/其他　月经情况:绝经前/绝经后　生育次数:0/1~6　顺产次数:　次

教育程度:1 小学及以下　2 中学　3 大学及以上　总分计算(0~16):1a+2a+3a+4a=

1a 您日间解小便的频率是怎样的?	分值
□ 每小时 1 次	3
□ 每 2 小时 1 次	2
□ 每 3 小时 1 次	1
□ 每 4 小时 1 次或更长时间	0

1b 该情况对您产生的困扰能够达到什么程度? 请在下列分值中勾选(0 为完全没有影响,程度随数值增加而增大,10 分为最难以承受的影响)

0　1　2　3　4　5　6　7　8　9　10

2a 您每晚平均起夜排尿几次?	分值
□ 0 次	0
□ 1 次	1
□ 2 次	2
□ 3 次	3
□ 4 次及以上	4

2b 该情况对您产生的困扰达到什么程度? 请在下列分值中勾选(0 为完全没有影响,程度随数值增加而增大,10 分为最难以承受的影响)

0　1　2　3　4　5　6　7　8　9　10

3a 当您有便意时,会觉得难以忍受必须马上去厕所吗?	分值
□ 从来没有	0
□ 很少有	1
□ 有时有	2

续表

□ 大部分时间是									3	
□ 总是									4	
3b 该情况对您产生的困扰能够达到什么程度?请在下列分值中勾选(0为完全没有影响,程度随数值增加而增大,10分为最难以承受的影响)										
0	1	2	3	4	5	6	7	8	9	10
4a 当您到厕所排尿前有漏尿情况发生吗?									分值	
□ 从来没有									0	
□ 每周少于或等于1次									1	
□ 每周2~3次									2	
□ 大概每天1次									3	
□ 每天发生几次									4	
□ 总是这样									5	
4b 该情况对您产生的困扰能够达到什么程度?请在下列分值中勾选(0为完全没有影响,程度随数值增加增大,10分为最难以承受的影响)										
0	1	2	3	4	5	6	7	8	9	10

附录2 国际尿失禁咨询问卷-膀胱过度活动症调查问卷(OAB-Q)

在过去的1个月里,膀胱过度活动症使您遭受过以下困扰吗?	量化评分					
	完全没有	略微	有些	相当大	很大	极大
1 令人不适的尿急感	1	2	3	4	5	6
2 稍有预兆或毫无预兆的尿急感	1	2	3	4	5	6
3 意外的少量尿失禁	1	2	3	4	5	6
4 夜尿带来的困扰	1	2	3	4	5	6
5 夜间因不得不排尿而醒来	1	2	3	4	5	6
6 与强烈尿急感相关的尿失禁	1	2	3	4	5	6

在过去的1个月里,膀胱过度活动症使您遭受过以下困扰吗?	量化评分					
	从来没有	很少有	有时有	很多时候	大部分时间	每时每刻
1. 在公共场所您会留在可以方便去厕所的地方	1	2	3	4	5	6
2. 使您觉得自己有问题	1	2	3	4	5	6
3. 使您晚上不能充分休息	1	2	3	4	5	6
4. 因为上厕所要花很多时间使您感到生气或厌烦	1	2	3	4	5	6

续表

在过去的1个月里,膀胱过度活动症使您遭受过以下困扰吗?	量化评分					
	从来没有	很少有	有时有	很多时候	大部分时间	每时每刻
5. 使您尽量避免远离厕所的活动(如跑步、散步、旅游等)	1	2	3	4	5	6
6. 使您从睡眠中醒来	1	2	3	4	5	6
7. 使您刻意减少体力活动(如健身、锻炼等)	1	2	3	4	5	6
8. 使您和性伴侣的关系产生问题	1	2	3	4	5	6
9. 和他人共乘交通工具时,因为自己需要下车如厕而感到尴尬	1	2	3	4	5	6
10. 影响了您与家人及朋友的关系	1	2	3	4	5	6
11. 该病剥夺了您的睡眠时间	1	2	3	4	5	6
12. 该病让您感到难为情	1	2	3	4	5	6
13. 当您到达一个陌生地方时,您要马上寻找最近的厕所	1	2	3	4	5	6

附录3　健康调查12条简表(SF-12)

说明:这份问卷调查的目的是希望通过多方面的问题内容,包括整体健康、体能、日常活动精力、身体疼痛、心理健康和社交活动等,加深我们对您健康状况及日常生活质量的了解,所以请您尽量回答问卷内的所有问题,并且圈出最合适的答案,每一个问题只可选择一个答案。如对某一个问题不能肯定或不太清楚,就选出最近似一个答案。谢谢合作。

1. 总体来说,您认为您现时的健康状况是

(1)非常好　(2)很好　(3)好　(4)一般(不好不坏)　(5)差

1a. 在过去一年,您有否换上一些长期疾病?(注:长期疾病是指某一疾病影响您已有很长的一段时间或您因某一疾病而又很长的一段时间已受到困扰)

(1)有(转至问题1b)　(2)没有(转至问题2)

1b. 如有,您有否因这些疾病而限制了您的日常生活?

(1)有　(2)没有

以下各项是您日常生活中可能进行的活动。以您目前的健康状况,您在进行这些活动时,有没有受到限制?如果有,程度如何?

2. 您在进行中等强度的活动时,如搬桌子、打扫或清洁地板,打保龄球,或打太极拳?

(1)有很大限制　(2)有一点限制　(3)没有任何限制

3. 是否影响你步行上楼

(1)有很大限制　(2)有一点限制　(3)没有任何限制

以下问题是关于您的身体健康状况与日常活动的关系:

4. 在过去四个星期里,您是否会因为身体健康的原因,在日常生活或工作中感到力不从心?

(1)会　(2)不会

5. 在过去四个星期里的工作或日常活动中,您是否会因为身体健康的原因而令您工作或活动受到限制?
(1)会　(2)不会
6. 在过去四个星期里,您是否会因为情绪方面的原因(比如感到沮丧或焦虑)而令您在工作或日常活动中感到力不从心?
(1)会　(2)不会
7. 在过去四个星期的工作或日常活动中,您是否会因为情绪方面的原因(比如感到沮丧或焦虑)而令您的工作或活动受到限制?
(1)会　(2)不会
8. 在过去四个星期里,您身体上的疼痛对您的日常工作(包括上班和做家务)有多大影响?
(1)完全没有影响　(2)很少有影响　(3)有一些影响
(4)有较大影响　(5)有非常大的影响　(6)不适用

以下问题是有关您在过去四个星期里自我感觉及其他的情况。针对每一个问题,请选择一个最接近您感觉的答案。

9. 在过去四个星期里,您有多长时间感到心平气和?
(1)常常　(2)大部分时间　(3)很多时间
(4)一半　(5)只有很少时间　(6)从来没有
10. 在过去四个星期里,您有多长时间感到精力充足?
(1)常常　(2)大部分时间　(3)很多时间
(4)一半　(5)只有很少时间　(6)从来没有
11. 在过去四个星期里,您有多长时间觉得心情不好、闷闷不乐或沮丧?
(1)常常　(2)大部分时间　(3)很多时间
(4)一半　(5)只有很少时间　(6)从来没有
12. 在过去四个星期里,有多少时间由于您身体健康或情绪问题而妨碍了您的社交活动(比如探亲、访友等)?
(1)常常都有　(2)大部分时间有　(3)有时有
(4)偶尔有一次半次　(5)完全没有

附录 4　膀胱过度活动症症状评分问卷(OABSS)

问题	症状	频率/次	得分(请画√)
1. 白天排尿次数	从早晨起床到晚上入睡的时间内,小便的次数是多少	≤7	0
		8~14	1
		≥15	2
2. 夜间排尿次数	从晚上入睡到早晨起床的时间内,因为小便起床的次数是多少	0	0
		1	1
		2	2
		≥3	3
3. 尿急	是否有突然想要小便,同时难以忍受的现象发生	无	0
		每周<1	1
		每周>1	2
		每日 =1	3
		每日 2~2	4
		每日 ≥5	5

续表

问题	症状	频率/次	得分(请画√)
4. 急迫性尿失禁	是否有突然想要小便,同时无法忍受并出现尿失禁的现象	无	0
		每周<1	1
		每周>1	2
		每日=1	3
		每日2~2	4
		每日≥5	5
总得分			

注:OAB的诊断标准:问题3(尿急)的得分≥2分,且总分≥3分;OABSS对OAB严重程度的定量标准:①轻度OAB,3≤得分≤5;②中度OAB,6≤得分≤11;③重度OAB,得分≥12

附录5 尿失禁生活质量问卷(Ⅰ-QOL)

尿失禁使您有以下困扰吗?	量化评分				
	完全如此	常常如此	有时这样	很少这样	从未如此
1. 我害怕不能及时赶到厕所	□	□	□	□	□
2. 我担心咳嗽/打喷嚏时会尿失禁	□	□	□	□	□
3. 担心会有尿失禁,我从座位上起立时会分外小心	□	□	□	□	□
4. 在新环境中,我特别注意厕所的位置	□	□	□	□	□
5. 尿失禁等问题使我觉得很沮丧	□	□	□	□	□
6. 尿失禁等问题使我不能外出过久	□	□	□	□	□
7. 尿失禁等问题使我放弃了很多想做的事情,感觉沮丧	□	□	□	□	□
8. 我担心旁边的人会闻到我身上的尿味	□	□	□	□	□
9. 我总担心会发生尿失禁等问题	□	□	□	□	□
10. 我经常去厕所小便	□	□	□	□	□
11. 每次做事前我都得考虑周到,避免尿失禁带来麻烦	□	□	□	□	□
12. 我担心随着年龄的增长尿失禁等问题会更加严重	□	□	□	□	□
13. 因为尿失禁等问题,夜间我几乎没有正常的睡眠	□	□	□	□	□
14. 我担心因尿失禁等问题出现尴尬场面或受到羞辱	□	□	□	□	□
15. 尿失禁等问题使我觉得自己不是一个正常人	□	□	□	□	□
16. 尿失禁等问题让我觉得很无助	□	□	□	□	□
17. 尿失禁等问题使我觉得生活乐趣变少了	□	□	□	□	□
18. 我担心尿失禁时弄湿衣物	□	□	□	□	□
19. 我觉得我没法控制膀胱了	□	□	□	□	□
20. 我很注意喝什么、喝多少,能够避免发生尿失禁等问题	□	□	□	□	□
21. 尿失禁等问题限制了我挑选衣物	□	□	□	□	□
22. 尿失禁等问题使我对性生活有顾虑	□	□	□	□	□
合计分值:	最后评分=(合计分-22)/88×100(范围0~100)				

附录6 尿失禁严重度索引(ISI)

患者姓名首字母缩写:________________________ 年龄:________日期:_____________

婚姻:已婚/其他 月经情况:绝经前/绝经后 生育次数:0/1~6 顺产次数: 次

教育程度:1. 小学及以下 2. 中学 3. 大学及以上 病程: 月

体重: kg 身高: cm BMI: (kg/m^2)

1小时尿垫试验结果: g

漏尿等级评分:0 1 2 3 4

简易(正规)尿动力检查:最大尿流率 ml/s,平均尿流率 ml/s,残余尿 ml,膀胱最大容量 ml

Q1 您发生漏尿的频率是多少?	分值/分
A. 少于每月1次	1
B. 多于每月1次	2
C. 多于每周1次	3
D. 每天都有	4
Q2 您每次漏尿会漏多少?	**分值/分**
A. 几滴或很少	1
B. 量比较多	2

注:严重程度为两项相加的总分:1~2分为轻度;3~4为中度;6~8分为重度

附录7 尿失禁影响问卷简版(ⅡQ-7)

以下这些问题涉及您生活的几个方面,它们可能受尿失禁的影响或因尿失禁而改变。

尿失禁可能影响到您的一些日常活动、人际关系或者个人情绪,请在每道题的后面把最符合您自身情况的选项勾出来。本问卷结果及个人信息将绝对保密。

尿失禁是否影响到你?

	没有影响	有一些影响	相当影响	非常影响
1. 做家务事,如做饭、打扫卫生、洗衣服				
2. 体力活动,如散步、游泳或者其他体育锻炼				
3. 娱乐活动,如看电影或者去听音乐会之类的				
4. 乘坐汽车或公交车离家30分钟以上				
5. 对家庭以外社交活动的参与程度				
6. 情感健康,如神经紧张或者情绪低落之类的				
7. 感到沮丧				

附录 8 女性外阴自评量表简版(FGSIS-4)

说明:对以下每一个问题请结合您的自身实际情况,选择认为符合您感受的描述,答案没有对错之分。请回答每一个问题,并在最合适的选项框上画“√”。如果您没有这个感受,请选择“完全没有”。

	总是	大部分时间有	有的时候有	从来没有
1. 我满意我的外生殖器外观				
2. 我能坦然地让伴侣看我的外生殖器				
3. 我想我的外生殖器的气味是好的				
4. 我不会对我的外生殖器感到不安				

注:每个问题从 1~4 分为 4 种得分等级,总分为 7~28,分数越高,态度越积极

附录 9 盆底障碍影响简易问卷(PFIQ-7)

说明:有些妇女发现膀胱、肠道或阴道的一些不适影响了她们的日常活动、人际关系及个人情绪。以下列了一些问题,请把您**最近 3 个月因**膀胱、肠道或阴道不适影响到您的日常生活、人际关系或个人情绪的最恰当的描述找出来,画“×”。您可能不见得这三个部位都有不适,但请在每个问题后面的**三栏里均勾出**一个选项。如果您在某一方面没有出现问题的话,那么合适的选项应该是“没有影响”,请在相应的那一栏里画勾出。

例如以下这个问题:

如果对您来说,膀胱的问题“相当影响您的驾驶能力”,肠道的问题“有一点儿影响您的驾驶能力”,而阴道或骨盆的问题“不影响您的驾驶能力或者您没有阴道或盆腔方面的问题”,那么您应该像下面这样在相应的选项上画勾出。

这些部位的不适→ 是否会经常影响到您的↓	膀胱或尿道	肠道或直肠	阴道或盆腔
驾驶能力	□没有影响 □有一点儿影响 × 相当影响 □非常影响	□没有影响 × 有一点儿影响 □相当影响 □非常影响	× 没有影响 □有一点儿影响 □相当影响 □非常影响

请确保每一个问题的三栏都要回答

盆底障碍影响简易问卷(PFIQ-7)

这些部位的不适→ 是否会经常影响到你的↓	膀胱或尿道	大肠、小肠或直肠	阴道或盆腔
1. 做家务事,如做饭、打扫卫生、洗衣服	□没有影响 □有一点儿影响 □相当影响 □非常影响	□没有影响 □有一点儿影响 □相当影响 □非常影响	□没有影响 □有一点儿影响 □相当影响 □非常影响

续表

这些部位的不适→ 是否会经常影响到你的↓	膀胱或尿道	大肠、小肠或直肠	阴道或盆腔
2. 体力活动,如散步、游泳或者其他体育锻炼	□没有影响 □有一点儿影响 □相当影响 □非常影响	□没有影响 □有一点儿影响 □相当影响 □非常影响	□没有影响 □有一点儿影响 □相当影响 □非常影响
3. 娱乐活动,如看电影或者去听音乐会之类的	□没有影响 □有一点儿影响 □相当影响 □非常影响	□没有影响 □有一点儿影响 □相当影响 □非常影响	□没有影响 □有一点儿影响 □相当影响 □非常影响
4. 乘坐汽车或公交车离家30分钟以上	□没有影响 □有一点儿影响 □相当影响 □非常影响	□没有影响 □有一点儿影响 □相当影响 □非常影响	□没有影响 □有一点儿影响 □相当影响 □非常影响
5. 对家庭以外社交活动的参与程度	□没有影响 □有一点儿影响 □相当影响 □非常影响	□没有影响 □有一点儿影响 □相当影响 □非常影响	□没有影响 □有一点儿影响 □相当影响 □非常影响
6. 情感健康,如神经紧张或情绪低落之类的	□没有影响 □有一点儿影响 □相当影响 □非常影响	□没有影响 □有一点儿影响 □相当影响 □非常影响	□没有影响 □有一点儿影响 □相当影响 □非常影响
7. 感到沮丧	□没有影响 □有一点儿影响 □相当影响 □非常影响	□没有影响 □有一点儿影响 □相当影响 □非常影响	□没有影响 □有一点儿影响 □相当影响 □非常影响

附录10　盆腔器官脱垂术后患者全身状况改善问卷(PGI-I)

患者姓名首字母缩写:____________　年龄:________　日期:__________

婚姻:已婚/其他　月经情况:绝经前/绝经后　生育次数:0/1~6　顺产次数:　　次

教育程度:1. 小学及以下　2. 中学　3. 大学及以上

与术前相比,以下哪项最符合您现在的情况	术后6周	术后3个月	术后6个月	术后1年
1. 明显改善(+++)				
2. 有改善(++)				
3. 比术前稍好(+)				
4. 没有明显变化				
5. 比术前稍差(-)				
6. 比术前差一些(--)				
7. 比术前差很多(---)				

附录 11　盆腔脏器脱垂和尿失禁性功能问卷(PISQ-12)

说明:以下是一些涉及您和您的伴侣性生活的问题。所有问卷及个人信息都会严格保密。您的回答只会用于让医生了解患者性生活的一些关键问题。请找出对您来说每个问题的最佳选项。在回答这些问题的时候,请参照您最近6个月的性生活情况。谢谢合作。

1. 您多久有一次性欲望(这种欲望可以是指想性爱、计划性爱、因缺乏性生活而感到沮丧等)?
   □一直　□经常　□有时　□很少　□从没有过
2. 您与伴侣性交时是否有高潮?
   □一直　□经常　□有时　□很少　□从没有过
3. 您与伴侣进行性生活时是否会感到兴奋?
   □一直　□经常　□有时　□很少　□从没有过
4. 您对目前的性生活丰富程度感到满意吗?
   □一直　□经常　□有时　□很少　□从没有过
5. 您性交时是否会感到疼痛?
   □一直　□经常　□有时　□很少　□从没有过
6. 您性交时是否会有尿失禁?
   □一直　□经常　□有时　□很少　□从没有过
7. 您是否会害怕(大便或小便)失禁会妨碍您的性生活?
   □一直　□经常　□有时　□很少　□从没有过
8. 您是否会因为阴道膨出(不管是膀胱、直肠还是阴道的膨出)而避免性交?
   □一直　□经常　□有时　□很少　□从没有过
9. 当您和伴侣性交时,有没有害怕、厌恶、害羞或内疚这样的负面情绪?
   □一直　□经常　□有时　□很少　□从没有过
10. 您的伴侣是否有影响你们性生活的勃起功能障碍问题?
   □一直　□经常　□有时　□很少　□从没有过
11. 您的伴侣是否有影响你们性生活的早泄问题?
   □一直　□经常　□有时　□很少　□从没有过
12. 与您以前曾有过的高潮相比,过去6个月您的性高潮程度如何?
   □远不如以前　□不如以前　□一样　□更强烈　□强烈得多

附录 12　子宫肌瘤症状及健康相关生活质量问卷(UFS-QOL)

患者姓名首字母缩写:______________　年龄:________　日期:______________血红蛋白(Hb):　　g/L

B超肌瘤:　单发/多发　婚姻:已婚/其他

月经情况:绝经前/绝经后　　生育次数:0/1~6

教育程度:1. 小学及以下　2. 中学　3. 大学及以上

术后肌瘤情况:总体重量　　g

以下列出的是患有子宫肌瘤的妇女可能出现的症状。对于下列每一个问题,请结合您的自身与子宫肌瘤或月经相关的实际情况,回答在过去3个月里该症状对您产生的困扰程度,答案没有对错之分。请回答每一个问题,并在最合适的选项框上画"✓"。如果您没有此症状,请选择"完全没有"。

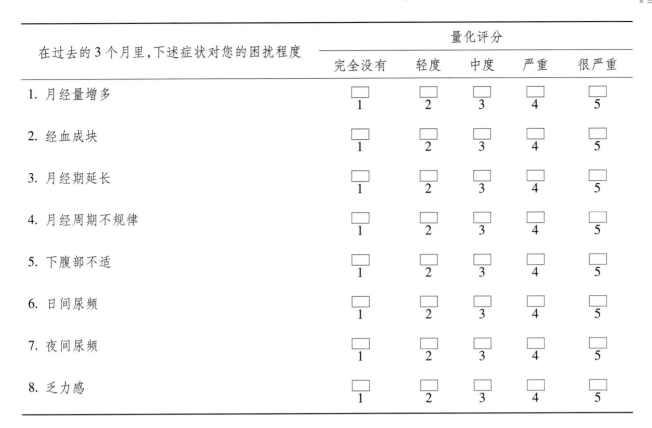

在过去的3个月里，下述症状对您的困扰程度	量化评分				
	完全没有	轻度	中度	严重	很严重
1. 月经量增多	□ 1	□ 2	□ 3	□ 4	□ 5
2. 经血成块	□ 1	□ 2	□ 3	□ 4	□ 5
3. 月经期延长	□ 1	□ 2	□ 3	□ 4	□ 5
4. 月经周期不规律	□ 1	□ 2	□ 3	□ 4	□ 5
5. 下腹部不适	□ 1	□ 2	□ 3	□ 4	□ 5
6. 日间尿频	□ 1	□ 2	□ 3	□ 4	□ 5
7. 夜间尿频	□ 1	□ 2	□ 3	□ 4	□ 5
8. 乏力感	□ 1	□ 2	□ 3	□ 4	□ 5

下面的问题是有关子宫肌瘤症状对您生活的影响，请根据您过去3个月的实际情况作答，答案没有对错之分。请在最合适的选项框上画“✓”。如果该症状对您没有影响，请选择“从来没有”。

在过去的3个月里，您由子宫肌瘤引起的下述症状发生的频率是	量化评分				
	从来没有	很少有	有时有	大部分时间	总是
9. 您为月经不准时或经期时间长短不定感到紧张吗？	□ 1	□ 2	□ 3	□ 4	□ 5
10. 您会对外出旅游感到紧张吗？	□ 1	□ 2	□ 3	□ 4	□ 5
11. 您的健身锻炼被干扰了吗？	□ 1	□ 2	□ 3	□ 4	□ 5
12. 您感到疲倦不堪吗？	□ 1	□ 2	□ 3	□ 4	□ 5
13. 您的健身或其他锻炼的时间减少了吗？	□ 1	□ 2	□ 3	□ 4	□ 5
14. 您觉得生活失控吗？	□ 1	□ 2	□ 3	□ 4	□ 5
15. 您担心月经期出血会弄脏内衣裤吗？	□ 1	□ 2	□ 3	□ 4	□ 5
16. 您的工作效率下降了吗？	□ 1	□ 2	□ 3	□ 4	□ 5
17. 白天您会感觉到困倦或昏昏欲睡吗？	□ 1	□ 2	□ 3	□ 4	□ 5

续表

在过去的3个月里,您由子宫肌瘤引起的下述症状发生的频率是	量化评分				
	从来没有	很少有	有时有	大部分时间	总是
18. 您发觉自己的体重增加了吗?	□1	□2	□3	□4	□5
19. 您进行平日的活动会感到力不从心吗?	□1	□2	□3	□4	□5
20. 您的社交活动受到影响了吗?	□1	□2	□3	□4	□5
21. 您会感到腹部的外观变化吗?	□1	□2	□3	□4	□5
22. 您担心经期会弄脏床单吗?	□1	□2	□3	□4	□5
23. 您感到伤心、气馁、无望吗?	□1	□2	□3	□4	□5
24. 您觉得近期情绪低落、沮丧吗?	□1	□2	□3	□4	□5
25. 您感觉到精疲力竭了吗?	□1	□2	□3	□4	□5
26. 您担心子宫肌瘤会影响自己的健康吗?	□1	□2	□3	□4	□5
27. 您在计划安排活动时会格外小心吗?	□1	□2	□3	□4	□5
28. 您会为需要携带额外的卫生巾、内用卫生棉条及内衣裤来应付意外情况而感到不便吗?	□1	□2	□3	□4	□5
29. 因月经问题给您造成过尴尬局面吗?	□1	□2	□3	□4	□5
30. 您对未来有不确定感吗?	□1	□2	□3	□4	□5
31. 您感到烦躁、易怒吗?	□1	□2	□3	□4	□5
32. 您担心经期会弄脏外衣吗?	□1	□2	□3	□4	□5
33. 月经期间您的穿衣尺码会受到影响吗?	□1	□2	□3	□4	□5
34. 您觉得您对自己的健康失去控制了吗?	□1	□2	□3	□4	□5
35. 您是否有全身能量被消耗殆尽的虚弱感?	□1	□2	□3	□4	□5
36. 您的性需求降低了吗?	□1	□2	□3	□4	□5
37. 会导致您刻意躲避性生活吗?	□1	□2	□3	□4	□5
合计分值:	填写日期: 年 月 日				

中英文名词对照索引

B

C

D

F

N

P

Q

R

S

T